高等职业学校“十四五”规划药学类及中医药类专业新形态一体化特色教材

供药学、药品生产技术、化学制药技术、生物制药技术、药品质量与安全、药品服务与管理等专业使用

U0957508

药 剂 学

主 审 陈彬辉

主 编 王 琳 黄翠翠

副主编 刘龙云 高亚男 黄 倩

编 者 （按姓氏笔画排序）

王 琳（苏州卫生职业技术学院）

王佳丽（苏州卫生职业技术学院）

王莉楠（辽宁医药职业学院）

王晓晨（枣庄科技职业学院）

刘龙云（合肥职业技术学院）

江兴菊（贵州护理职业技术学院）

高亚男（海南医学院）

黄 倩（重庆三峡医药高等专科学校）

黄翠翠（枣庄科技职业学院）

华中科技大学出版社

中国·武汉

内容简介

本书为高等职业学校"十四五"规划药学类及中医药类专业新形态一体化特色教材。

本书为新型活页式教材，理论部分共四个模块，十九个项目，分为认识篇，制药卫生篇，制药用水生产技术，药物制剂的稳定性，粉碎混合技术，中药浸出制剂，液体制剂，灭菌制剂与无菌制剂，散剂、颗粒剂与胶囊剂，片剂，滴丸剂与丸剂，外用膏剂，栓剂，膜剂与涂膜剂，气雾剂、喷雾剂与粉雾剂，缓释、控释制剂，经皮给药制剂，靶向制剂，药物制剂新技术。

本书可供药学、药品生产技术、化学制药技术、生物制药技术、药品质量与安全、药品服务与管理等专业使用。

图书在版编目(CIP)数据

药剂学/王琳，黄翠翠主编. —武汉：华中科技大学出版社，2022.8(2024.3重印)
ISBN 978-7-5680-8587-8

Ⅰ. ①药… Ⅱ. ①王… ②黄… Ⅲ. ①药剂学-高等职业教育-教材 Ⅳ. ①R94

中国版本图书馆 CIP 数据核字(2022)第 136971 号

药剂学 王 琳 黄翠翠 主编
Yaojixue

策划编辑：史燕丽
责任编辑：毛晶晶 方寒玉
封面设计：原色设计
责任校对：王亚钦
责任监印：周治超
出版发行：华中科技大学出版社(中国·武汉) 电话：(027)81321913
武汉市东湖新技术开发区华工科技园 邮编：430223
录 排：华中科技大学惠友文印中心
印 刷：湖北新华印务有限公司
开 本：787mm×1092mm 1/16
印 张：21.25
字 数：568 千字
版 次：2024 年 3 月第 1 版第 2 次印刷
定 价：89.90 元

华中出版

本书若有印装质量问题，请向出版社营销中心调换
全国免费服务热线：400-6679-118 竭诚为您服务

高等职业学校“十四五”规划药学类及中医药类专业新形态一体化特色教材编委会

网络增值服务

使用说明

欢迎使用华中科技大学出版社医学资源网 yixue.hustp.com

1 教师使用流程

（1）登录网址：http://yixue.hustp.com（注册时请选择教师用户）

注册 → 登录 → 完善个人信息 → 等待审核

（2）审核通过后，您可以在网站使用以下功能：

下载教学资源　建立课程　管理学生　布置作业　查询学生学习记录等

教师

2 学员使用流程

（建议学员在PC端完成注册、登录、完善个人信息的操作）

（1）PC 端操作步骤

① 登录网址：http://yixue.hustp.com（注册时请选择普通用户）

注册 → 登录 → 完善个人信息

② 查看课程资源：（如有学习码，请在个人中心－学习码验证中先验证，再进行操作）

首页课程（选择课程）› 课程详情页 › 查看课程资源

（2）手机端扫码操作步骤

手机扫码 → 登录 → 查看数字资源

手机扫码 → 注册 → 登录

前言

为全面贯彻国家教育方针，落实《国务院关于加快发展现代职业教育的决定》《高等职业教育创新发展行动计划》和《教育部关于深化职业教育教学改革全面提高人才培养质量的若干意见》等文件精神，明确职业教育的战略地位、发展方向。将现代职业教育发展理念融入教材建设全过程，按照国家高职高专教育人才培养模式，积极推进高职高专课程和教材改革，适应新形势下药学类职业教育改革和发展的需要，坚持以培养"高素质技术技能人才"为主要任务，突出职业教育的特色，充分体现"以就业为导向、以能力为本位、以学生为主体"的教育理念。华中科技大学出版社组织有关专家、教师及临床一线人员编写了此本《药剂学》教材。本教材既可供全国高职高专药学及相关专业使用，也可作为医院、药厂、药品检验部门的药学人员参加各类职业资格考试的复习备考用书。本教材同步进行了数字资源建设，着力打造融合型教材。本教材的编写着重突出以下特点。

(1) 遵循"五个对接、一个强调、两个突出"职业教育理念，教材与学生对接、与临床对接、与学科发展对接、与社会需求对接、与职业资格考试对接，强调培养学生的职业能力与职业素质，体现"工学结合""工作过程导向"的课程设置，突出教材的针对性、适用性和实用性。

(2) 全新的教材理论与教材结构，教材中设置"学习目标""操作任务""知识链接""课堂互动""实例分析""拓展知识""项目小结"等，内容新颖，增强了教材的可实践性。

(3) 在编写过程中以"贴近学生，贴近社会，贴近岗位"为原则，构建"理论-实验-训练"三位一体的卫生职业教育的教材体系，紧紧围绕"工学结合"的要求，参照国家职业技能标准"药物制剂工"中的考核标准，按照药品生产岗位所需的知识、能力和素质要求来设置，以《中国药典》(2020 年版)为指导，介绍药物制剂的基本知识、基本理论和基本技能，实现学习内容"零距离"对接岗位实际操作，确保课证融通，使其成为一本既是学历教育的教科书，又是职业资格证书的培训教材，实现"双证书"培养。

(4) 开发活页式教材体系，本书按照工作过程的顺序和学生自主学习的要求进行教学设计并安排教学活动，实现理论教学与实践教学融通合一、能力培养与工作岗位对接，后期可以根据医药行业的发展补充拓展性的知识内容，为多元化的人才培养提供更多的信息知识支撑。

(5) 体现课程思政元素，强调对学生职业素养的培养，在案例中体现药学人员的行为准则和道德规范，以及精益求精的工作态度，以弘扬劳动光荣、技能宝贵的工匠精神。

全书理论部分分为四个模块，共十九个项目，由枣庄科技职业学院黄翠翠(项目一认识篇；项目二制药卫生篇；项目三制药用水生产技术；项目五粉碎混合技术)、枣庄科技职业学院王晓晨(项目四药物制剂的稳定性；项目十五气雾剂、喷雾剂与粉雾剂)、苏州卫生职业技术学院王佳丽(项目六中药浸出制剂；项目十四膜剂与涂膜剂)、辽宁医药职业学院王莉楠(项目七液体制剂）、苏州卫生职业技术学院王琳（项目八灭菌制剂与无菌制剂）、重庆三峡医药高等专科学校黄倩（项目九散剂、颗粒剂与胶囊剂；项目十三栓剂）、贵州护理职业技术学院江兴菊（项目十片剂）、合肥职业技术学院刘龙云（项目十一滴丸剂与丸剂；项目十二外用膏剂）、海南医学院高亚男（项目十六缓释、控释制剂；项目十七经皮给药制剂；项目十八靶向制剂；项目十九药物制剂新技术）共同编写，王琳负责全书的校稿和统稿工作。

本书在编写过程中得到了各位编者所在院校及所在地医药行业，包括苏州大学附属第一医院、苏州市药品检验检测研究中心、苏州天吉生物制药有限公司、苏州二叶制药有限公司等单位的技术支持和实训拍摄，在此深表谢意。因编者时间及能力有限，书中不足之处在所难免，恳请各位读者给予批评指正。

王　琳　黄翠翠

目录

模块一　概论

模块二　液体类制剂篇

模块三　固体类制剂篇

模块四　其他类制剂篇

模块五　新型制剂与新技术篇

模块一

概论

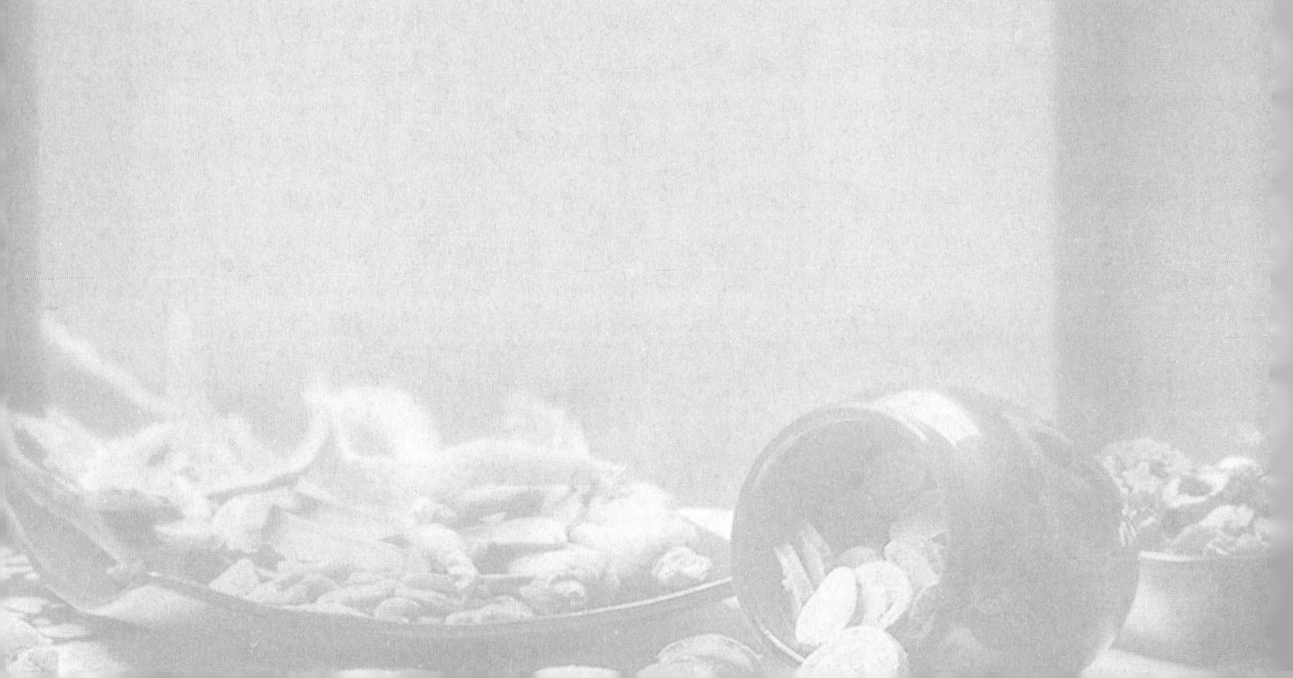

项目一

认识篇

扫码

看 PPT

学习目标

理论知识

掌握：药剂学的概念及其常用术语；药物剂型的分类方法；药典及药品标准的概念。

熟悉：药物剂型的选择原则；辅料的类型及作用；《中华人民共和国药典》的沿革及收载品种的特点。

了解：药剂学的发展史；常用的外国药典。

专业技能

能按不同分类方法进行剂型分类。

学会《中华人民共和国药典》的查阅方法。

职业素养

树立药品质量第一的理念。

操作任务

学习查阅《中华人民共和国药典》

一、操作目的

通过查阅《中华人民共和国药典》（简称《中国药典》）有关项目和内容，熟悉《中国药典》现行版的体例结构，熟练掌握《中国药典》的使用方法。

二、操作用物

《中国药典》（2020 年版）。

三、操作内容

查阅《中医药典》有关项目和内容，并将结果填入表 1-1 中。

表 1-1 《中国药典》查阅内容项目表

序号	查阅项目	药典页数	查阅结果
1	沙丁胺醇吸入气雾剂的性状	部 页	
2	有机氟化物的检查方法	部 页	
3	药品检验要求室温进行的室温控制范围	部 页	
4	地龙的质量标准	部 页	
5	80 目筛网的孔径范围	部 页	
6	盐酸雷尼替丁胶囊的规格	部 页	

续表

序号	查阅项目	药典页数	查阅结果
7	六味地黄丸的类别	部　　页	
8	胰岛素注射液的贮存条件	部　　页	
9	微溶的含义	部　　页	
10	注射剂的装量检查方法	部　　页	
11	皮内注射用卡介苗的使用注意事项	部　　页	
12	亚硝酸钠滴定液的标定方法	部　　页	
13	中药饮片微生物限度检查法	部　　页	
14	丸剂的含水量要求	部　　页	
15	抗生素微生物检定法	部　　页	
16	精密称定的准确度	部　　页	
17	诺氟沙星滴眼液的 pH 要求	部　　页	
18	注射用大豆油的质量标准	部　　页	
19	甘草的性状	部　　页	
20	湿热灭菌法的概念	部　　页	

四、思考题

(1)《中国药典》(2020 年版)中溶液百分比浓度表示方法有哪几种?

(2)《中国药典》(2020 年版)共收载了多少种剂型?

一、概述

(一) 药剂学的性质与任务

药剂学是研究药物制剂的基本理论、处方设计、制备工艺、质量控制和合理使用等内容的综合性应用技术科学,是药学专业的一门主要专业课程。其基本任务是将原料药物加工制成适用于疾病的治疗、预防或诊断的给药形式,为临床提供安全、有效、稳定、经济、使用方便的药物制剂。

(二) 药剂学的常用术语

1. 药物　能用于诊断、治疗、预防疾病,有目的地调节人的生理功能的物质。药物不能直接作用于患者,必须制备成适宜剂型之后才能使用,可分为天然药物、化学药物(包括抗生素)、生物技术药物三大类。

2. 药品　用于预防、治疗、诊断疾病,有目的地调节人的生理功能并规定有适应证或者功能主治、用法和用量的物质。包括化学原料药及其制剂、抗生素、中药材、中药饮片、中成药、生化药品、放射性药品、血清、疫苗、血液制品和诊断药品等。

3. 剂型　将药物经加工制成适合疾病诊断、治疗或预防应用的给药形式,称为药物剂型,简称剂型,如胶囊剂、片剂、注射剂、软膏剂等。同一种药物可制成多种剂型。

4. 制剂　根据药典或药品监督管理部门批准的标准,将药物制成适合临床需要的、具有一定规格的药剂,称为药物制剂,简称制剂。制剂是剂型中的具体品种。根据制剂命名原则,制剂名为药物通用名加剂型名,如维生素 C 注射剂、阿莫西林胶囊、阿奇霉素干混悬剂等。

5. 辅料 制剂中除了具有活性成分的药物之外的其他成分统称为辅料或赋形剂，如片剂中的稀释剂、黏合剂、崩解剂、润滑剂等，液体制剂中的溶媒、增溶剂、乳化剂、助悬剂，注射剂中的 pH 调节剂、渗透压调节剂等。

6. 新药 未曾在中国境内上市销售的药品。

7. 医疗机构制剂 医疗机构根据本单位临床需要，经批准而配制的自用的固定处方制剂。

8. 成药 即成品药物，是根据疗效确切、性质稳定、应用广泛的处方，将原料药物加工配制成具有一定剂型和规格的制剂，冠以通用名称，并标明其功能、用法、用量等，临床上可以直接应用。

9. 特殊药品 国家实行特殊管理的药品，包括麻醉药品、精神药品、医疗用毒性药品和放射性药品等。

二、药剂学的发展

（一）古代药剂简况

中医药历史悠久，最初人们是将新鲜的动植物捣碎后作药用，随后为了更好地发挥药效和便于服用，人们学会了将药材加工制成一定的剂型使用。汤剂是我国最早使用的中药剂型，在商代已有使用。我国现存最早的医药典籍《黄帝内经》中已有汤、丸、散、膏、药酒等剂型的记载。东汉张仲景在《伤寒论》和《金匮要略》中收载了栓剂、洗剂、软膏剂、糖浆剂等十余种剂型，并记载了可以动物胶、炼制的蜂蜜和淀粉糊为黏合剂制成丸剂。晋代葛洪在《肘后备急方》中收载了铅硬膏、干浸膏、蜡丸、浓缩丸、尿道栓剂等剂型。唐代孙思邈的《备急千金要方》《千金翼方》和王焘的《外台秘要》等医药书籍中都收载了各科应用的方剂和各种制剂的内容，唐代政府下令编纂的《新修本草》是我国第一部药典，也是世界最早的法定药典。宋代已有大规模的成方制剂生产，并出现了官办药厂及我国最早的国家制剂规范。明代药学家李时珍编著了《本草纲目》，总结了 16 世纪以前我国的用药经验，收载了药物 1892 种，剂型 61 种。

（二）现代药剂的发展简况

19 世纪以来，由于机械化、电气化等科学技术的发展对药物制剂技术的发展产生了重要影响，片剂、胶囊剂、注射剂等现代剂型在传统制剂的基础上发展起来。1847 年德国药师总结了以往的药物制剂成果，出版了第一本药剂学教科书《药剂工艺学》，标志着以剂型和制备为中心的药剂学成为一门独立学科。20 世纪 50 年代物理化学的部分理论如溶解理论、流变学、粉体学等知识进一步促进了药剂学的发展。20 世纪 60—80 年代，高分子材料、生物技术、信息技术、纳米技术等学科的发展与应用，使药物制剂的处方设计、制备工艺和临床应用进入了系统化和科学化阶段，剂型的概念进一步延伸，诞生了给药系统的概念。20 世纪 80 年代开始，生物药剂学与药物代谢动力学的发展，使药物制剂从原来的体外评价转向体内外相结合。同时，新辅料、新工艺和新设备的不断出现，也极大地促进了药剂学的发展。

现代药物制剂的发展过程可划分为四个时代。第一代药物制剂包括片剂、注射剂、胶囊剂、气雾剂等，即普通制剂，这一时期主要是通过体外试验控制制剂的质量；第二代药物制剂为口服缓释制剂和长效制剂，开始注重疗效与体内药物浓度的关系，即定量给药问题，这类制剂不需要频繁给药，便能在体内较长时间维持药物的有效浓度；第三代药物制剂为控释制剂，包括经皮给药系统、脉冲式给药系统等，更强调定时给药的问题；第四代药物制剂为靶向给药系统，目的是使药物浓集于靶器官、靶组织或靶细胞中，强调药物定位给药，以提高疗效并降低毒副作用。

三、剂型与辅料

（一）剂型分类与选择的基本原则

1. 药物剂型的分类

1）按形态分类

（1）固体剂型：如散剂、颗粒剂、胶囊剂、片剂、丸剂等。

（2）半固体剂型：如软膏剂、眼膏剂等。

（3）液体剂型：如溶液剂、乳剂、注射剂、洗剂、搽剂、芳香水剂等。

（4）气体剂型：如气雾剂、喷雾剂等。

2）按给药途径分类

（1）经胃肠道给药剂型：药物经口服后进入胃肠道，起局部作用或经吸收而发挥全身作用的剂型，如溶液剂、乳剂、混悬剂、散剂、颗粒剂、片剂、胶囊剂等。

（2）非经胃肠道给药剂型：除口服给药途径以外的所有其他剂型统称为非经胃肠道给药剂型，可在给药部位起局部作用或被吸收后发挥全身作用。①注射给药型：一般较胃肠道给药起效快，生物利用度高，包括静脉注射剂、肌内注射剂、皮内注射剂、皮下注射剂及腔内注射剂等。②呼吸道给药型：如喷雾剂、气雾剂、粉雾剂等。③皮肤给药型：如外用洗剂、搽剂、溶液剂、软膏剂、贴剂和糊剂等。④黏膜给药型：如含漱剂、滴眼剂、眼膏剂、滴鼻剂、舌下片剂、贴膜剂等。⑤直肠、阴道或尿道给药型：如栓剂、灌肠剂等。

3）按分散系统分类

（1）溶液型：药物以分子或离子状态（直径小于 1 nm）分散于液体分散介质中形成的均匀分散体系，又称为低分子溶液，如芳香水剂、溶液剂、糖浆剂、甘油剂等。

（2）胶体溶液型：药物以高分子（直径在 1～100 nm）状态分散在液体分散介质中所形成的均匀分散体系，又称为高分子溶液，如涂膜剂、火棉胶剂、胶浆剂等。

（3）乳剂型：油类药物或药物油溶液以液滴形式分散在液体分散介质中所形成的非均匀分散体系，如口服乳剂、静脉注射乳剂等。

（4）混悬液型：固体药物以微粒状态分散在液体分散介质中所形成的非均匀分散体系，如混悬剂、洗剂等。

（5）气体分散型：液体或固体药物以微粒状态分散在气体分散介质中所形成的分散体系，如气雾剂、喷雾剂等。

（6）固体分散型：固体药物以聚集状态存在的分散体系，如散剂、颗粒剂、胶囊剂、丸剂等。

（7）微粒分散型：药物以不同大小微粒呈液体或固体状态分散，如微球、微囊、脂质体、纳米粒等。

4）按制备方法分类

（1）浸出制剂：用浸出方法制成的各种剂型，如流浸膏剂、浸膏剂、酊剂等。

（2）无菌制剂：用灭菌方法或无菌技术制成的剂型，如注射剂、滴眼剂等。

5）按作用时间分类　包括普通、速释和缓、控释制剂等。这种分类方法能直接反映用药后起效的快慢和作用持续时间的长短，有利于合理用药。

2. 剂型选择的依据　药物剂型的选择需要综合考虑各个方面的因素，例如疾病的急缓、药物的性质及药理作用、药物生产、运输、贮存和使用等的方便性以及给药途径等。

（1）根据临床需要设计药物剂型。由于疾病有急缓，所以对剂型的要求亦有不同，如对急症患者，需要迅速发挥药效，宜采用注射剂、气雾剂、栓剂和舌下片剂等；对于需要延长药物作用时间的患者，则可选用混悬剂、丸剂、缓释制剂、控释制剂等。

(2) 根据药物的性质、作用强弱和持续时间设计药物剂型。如药剂中含有毒性或刺激性药物，宜制成缓释片或其他长效剂型，使其在体内缓慢释放药物，既可延长药物作用时间又能降低刺激性或毒性；对胃的酸性环境不稳定或对胃有刺激性的药物，可制成肠溶制剂、栓剂或注射剂使用。

(3) 根据使用、生产、携带和贮存运输等的方便设计药物剂型。如将儿童用的药剂制成色、香、味俱佳的液体剂型或栓剂等方便儿童使用；又如将中药有效成分制成药酒、片剂、注射剂等剂型，可以减小体积，便于使用。

(4) 根据给药途径选择药物剂型。例如口服给药可以选择多种剂型，如散剂、颗粒剂、片剂、胶囊剂、丸剂、溶液剂、混悬剂、乳剂等；皮肤给药可选择软膏剂；直肠给药可选择栓剂；眼部给药可以选择液体、半固体剂型。总之，药物剂型必须与给药途径相适应。

(二) 辅料的类型与作用

1. 辅料的类型

(1) 按来源可分为天然物、半合成物和全合成物。天然高分子辅料如淀粉、阿拉伯胶、琼脂等天然产物；半合成高分子辅料是在天然高分子材料的基础上进行结构改造得到的，如纤维素类、淀粉衍生物等；全合成高分子辅料是由简单的小分子经过聚合反应得到的，如聚乙烯吡咯烷酮、聚乙二醇等。

(2) 按作用不同可分为溶剂、防腐剂、矫味剂、着色剂、增溶剂、助溶剂、潜溶剂、乳化剂、絮凝剂与反絮凝剂、助悬剂、起泡剂、消泡剂、润湿剂、吸收剂、稀释剂、黏合剂、崩解剂、润滑剂、助流剂、渗透压调节剂、pH 调节剂、增稠剂、增塑剂、遮光剂、抑菌剂、抛射剂、包衣材料、保湿剂、助滤剂等。

(3) 按给药途径可分为口服给药、注射给药、黏膜给药、经皮或局部给药、吸入给药和眼部给药等辅料。

2. 辅料的作用　辅料是制剂中不可或缺的重要组成部分，可以改变药物的释放速度、释放时间和药物吸收，进而影响药物的生物利用度、疗效的发挥和毒副作用。其作用主要体现在以下几个方面。

(1) 有利于制剂形态的形成：如在液体制剂中加入溶媒，在软膏剂、栓剂中加入基质，在片剂中加入稀释剂、黏合剂等使制剂具有形态特征。

(2) 使制备过程顺利进行：如在溶液剂中加入增溶剂、助溶剂帮助药物溶解，在混悬剂中加入润湿剂使药物均匀分散，在乳剂中加入乳化剂使乳剂形成，在片剂中加入助流剂、润滑剂可改善颗粒的粉体性质，使压片顺利进行。

(3) 提高药物的稳定性：制剂中往往加入化学稳定剂(抗氧剂等)、物理稳定剂(助悬剂等)、生物稳定剂(防腐剂等)来维持药物的稳定性，如在维生素 C 注射剂中加入焦亚硫酸钠作抗氧剂，在炉甘石洗剂中加入羧甲基纤维素钠作助悬剂。

(4) 调节药物作用：选用不同的辅料，可使制剂具有速释性、缓释性、肠溶性、靶向性、生物降解性等。

(5) 提高生理适应性，增加患者用药的依从性：如在注射剂中加入渗透压调节剂，口服制剂中加入矫味剂。

随着科学技术的发展、社会的进步，新型、优质、多功能的药用辅料不断涌现，对制剂性能的改良、新剂型的开发、生物利用度的提高具有非常显著的作用。为了适应现代化药物剂型和制剂的发展，药用辅料应继续向安全性、功能性、适应性、高效性等方向发展，并在实践中不断得以广泛应用。

四、工作依据

（一）药典

1. 概述 药典是一个国家记载药品标准、规格的法典，一般由国家药典委员会组织编撰、出版，并由政府颁布实施，具有法律约束力。药典收载的是疗效确切、副作用小、质量稳定的常用药品及其制剂，并明确规定了这些品种的质量标准，是药品生产、检验、供应和使用的依据，药典在一定程度上可以反映一个国家药品生产、医疗保健和科学技术的水平，在保证人民用药安全有效、促进药物研究和生产方面具有重要作用。随着现代医药事业的发展，新的药物和试验方法不断出现，药典收载品种、检验方法等也随之修订和更新。

2.《中华人民共和国药典》 《中华人民共和国药典》，简称《中国药典》，由国家药典委员会组织编写，国家药品监督管理局审批颁布。第一版《中国药典》发行于1953年，并于1963年、1977年、1985年分别颁布了第二、三、四版《中国药典》，随后每五年修订一次。1963年开始，《中国药典》分为两部，一部收载中药及中药成方制剂，二部收载化学药品、抗生素、生物制品及其制剂。随着生物制品的发展，为适应生物技术药物在医疗领域日益扩大的作用，2005年，《中国药典》将生物制品单独列出，成为第三部。2015年版《中国药典》首次将上版药典附录整合为通则，并与药用辅料独立成卷增设为第四部，使《中国药典》分类更加清晰明确。

2020年版《中国药典》是我国现行版药典，共收载品种5911种。一部中药收载2711种，其中新增117种、修订452种。二部化学药收载2712种，其中新增117种、修订2387种。三部生物制品收载153种，其中新增20种、修订126种；新增生物制品通则2个、总论4个。四部收载通用技术要求361个，其中制剂通则38个、检测方法及其他通则281个、指导原则42个；药用辅料收载335种，其中新增65种、修订212种。本版《中国药典》的颁布实施，对进一步保障公众用药安全，推动医药产业结构调整，促进我国医药产品走向国际，实现由制药大国向制药强国的跨越具有重要作用。

3. 国外药典 据不完全统计，世界上已有近40个国家编制了国家药典，另外还有3种区域性药典和世界卫生组织编制的《国际药典》。国际上影响较大的药典有《美国药典》(USP)、《英国药典》(BP)、《日本药局方》(JP)、《欧洲药典》(EP)和《国际药典》。《欧洲药典》是欧洲药品质量检查的唯一指导文献，是药品在欧洲范围内推销和使用过程中必须遵循的质量标准。《国际药典》由世界卫生组织(WHO)出版，仅供各国参考使用，无法律约束力。

（二）药品标准

药品标准是指对药品的质量规格及检验方法所做的技术规定，是药品的生产、流通、使用及检验、监督管理部门共同遵循的法定依据。我国的国家药品标准，主要有国家药品监督管理局颁布的《中国药典》、药品注册标准和其他药品标准等，其内容包括质量指标、检验方法以及生产工艺等技术要求。

药品注册标准，是指国家药品监督管理局批准给申请人特定药品的标准，生产该药品的药品生产企业必须严格执行该注册标准。

目前所有药品的执行标准均为国家标准，主要包括《中国药典》标准、国家卫生健康委员会颁布的药品标准、国家药品监督管理局颁布或批准的药品标准。

项目小结

教学提纲		主要内容简述
一级	二级	
一、概述	（一）药剂学的性质与任务	药剂学的概念；药剂学的任务
	（二）药剂学的常用术语	药物；药品；剂型；制剂；辅料；新药；医疗机构制剂；成药；特殊药品
二、药剂学的发展	（一）古代药剂简况	汤剂是我国最早使用的中药剂型，在商代已有使用；东汉张仲景在《伤寒论》和《金匮要略》中收载了栓剂、洗剂、软膏剂、糖浆剂等十余种剂型；唐代《新修本草》是世界最早的法定药典；明代药学家李时珍编写的《本草纲目》收载了药物 1892 种，剂型 61 种
	（二）现代药剂的发展简况	普通制剂；口服缓释制剂和长效制剂；控释制剂；靶向给药系统
三、剂型与辅料	（一）剂型分类与选择的基本原则	药物剂型的分类（按形态、给药途径、分散系统、制备方法及作用时间分类）；剂型选择的依据
	（二）辅料的类型与作用	辅料的类型（按来源、作用、给药途径分类）；辅料的作用
四、工作依据	（一）药典	药典的概念；《中国药典》的沿革与现行版《中国药典》；国外药典
	（二）药品标准的概念	药品标准的概念；国家药品标准；药品注册标准

达标检测题

参考答案

一、单项选择题

1. 下列关于剂型的叙述中，不正确的是（　　）。

A. 剂型是药物供临床应用的形式

B. 同一种药物可以根据临床的需要制成不同的剂型

C. 同一种药物不同剂型的临床应用都是相同的

D. 药物剂型必须与给药途径相适应

2. 我们把阿莫西林胶囊称为（　　）。

A. 特殊药品　　B. 剂型　　C. 制剂　　D. 药物

3. 既可以经胃肠道给药又可以非经胃肠道给药的剂型是（　　）。

A. 注射剂　　B. 胶囊剂　　C. 气雾剂　　D. 溶液剂

4. 不属于按分散系统分类的剂型是（　　）。

A. 浸出药剂　　B. 溶液剂　　C. 乳剂　　D. 混悬剂

5. 不属于国家标准的是(　　)。

A. 药品注册标准　　B. 企业药品标准

C.《中国药典》　　D. 国家卫生健康委中药成方制剂

二、配伍选择题

题 1～5

A. 制剂　　B. 剂型　　C. 成药　　D. 药品　　E. 辅料

1. 用于防治、诊断人的疾病，调节其生理功能并规定有适应证、用法和用量的物质称为(　　)。

2. 在制剂中药物之外的其他成分称为(　　)。

3. 药物制剂的形式或类别称为(　　)。

4. 根据药典等药品标准，将药物制成适合临床需要并具有一定规格的药剂称为(　　)。

5. 根据疗效确切、性质稳定、应用广泛的处方，将原料药物加工配制成具有一定剂型和规格的制剂称为(　　)。

三、多项选择题

1. 关于剂型分类的叙述正确的是(　　)。

A. 按给药途径不同可分为经胃肠道给药剂型与非经胃肠道给药剂型

B. 按分散系统分类便于应用物理化学的原理来阐明各类剂型的特征

C. 浸出制剂和无菌制剂是按制法分类的

D. 滴眼剂属于按给药途径分类，溶液型属于按分散系统分类

E. 按分散系统分类，密切结合临床，便于选用

2. 关于《中国药典》的叙述正确的是(　　)。

A.《中国药典》一部收载药材及饮片、植物油脂和提取物、成方制剂和单味制剂等

B.《中国药典》二部收载化学药品、抗生素、生化药品、放射性药品及其制剂等

C.《中国药典》三部收载生物制品

D.《中国药典》是国家为保证药品质量、保护人民用药安全有效而制定的法典

E.《中国药典》是执行《中华人民共和国药品管理法》监督检验药品质量的技术法规

（黄翠翠）

项目二

制药卫生篇

扫码

看 PPT

学习目标

理论知识

掌握：制药卫生的重要性；无菌制剂生产环境的洁净度要求；灭菌法的分类及各种灭菌方法的特点与适用范围；无菌操作法的概念。

熟悉：制药卫生的基本要求；洁净室的洁净度标准；不同制剂生产环境的空气洁净度级别要求。

了解：制剂被污染的途径；灭菌效果的验证方法。

专业技能

能选择合适的灭菌方法进行灭菌操作。

学会热压灭菌器的使用方法。

职业素养

深刻认识制药卫生的重要意义，培养无菌制剂生产过程的无菌观念。

一、概述

(一) 制药卫生的重要性

药品质量关系着患者的身体健康和生命安全，药品不仅要有确切的疗效，而且必须安全可靠，便于长期保存。药品一旦被污染就会腐败变质，导致疗效降低，甚至产生一些有害物质，引起机体发热、感染，甚至中毒等不良反应。制药卫生可以有效降低药品生产过程中的污染风险，是保证药品质量的重要手段，是制剂生产和质量控制的依据之一，也是实施《药品生产质量管理规范》(简称 GMP)的基本保证。因此，在药品生产的各个过程中，都要强化制药卫生管理，采取相应的技术和措施，对环境卫生、厂房卫生、制药设备卫生、物料卫生和人员卫生进行科学、系统、严格的控制，以达到 GMP 的要求，确保药品质量。

(二) 制药卫生的基本要求

1. 生产环境要求

(1) 药品生产企业应有整洁的生产环境，根据厂房及生产防护措施综合考虑选址；厂房所处的环境应能最大限度地降低物料或产品遭受污染的风险。

(2) 生产区的地面、路面及运输等不会对药品的生产造成污染；厂区设计按生产、行政、生活和辅助区进行规划，总体布局合理，不得互相妨碍；厂区和厂房内的人流、物流走向应合理。

2. 厂房的设计要求

(1) 厂房的选址、设计、布局、建造、改造和维护必须符合药品生产要求，应当能够最大限度地避免污染、交叉污染、混淆和差错，便于清洁、操作和维护。

(2) 应当根据厂房及生产防护措施综合考虑选址，厂房所处的环境应当能够最大限度地降低物料或产品遭受污染的风险。

(3) 应当能对厂房进行适当维护，并确保维修活动不影响药品的质量。应当按照详细的书面操作规程对厂房进行清洁或必要的消毒。

(4) 厂房应当有适当的照明、温度、湿度和通风，确保生产和贮存的产品质量以及相关设备性能不会直接或间接地受到影响。

(5) 厂房、设施的设计和安装应当能够有效地防止昆虫或其他动物进入。应当采取必要的措施，避免所使用的灭鼠药、杀虫剂、烟熏剂等对设备、物料、产品造成污染。

(6) 应当采取适当措施，防止未经批准人员的进入。生产、贮存和质量控制区不应作为非本区工作人员的直接通道。

3. 制药设备要求

(1) 设备的设计、选型、安装、改造和维护必须符合预定用途，应当尽可能降低产生污染、交叉污染、混淆和差错的风险，便于操作、清洁、维护，以及必要时进行的消毒或灭菌。

(2) 应当建立设备使用、清洁、维护和维修的操作规程，并保存相应的操作记录。

(3) 与药品直接接触的生产设备表面应当平整、光洁、易清洗或消毒、耐腐蚀，不得与药品发生化学反应、吸附药品或向药品中释放物质。

(4) 设备所用的润滑剂、冷却剂等不得对药品或容器造成污染。

(5) 生产设备应当有明显的状态标志，标明设备编号和内容物(如名称、规格、批号)。

4. 物料要求

(1) 药品生产所用的原辅料、与药品直接接触的包装材料应符合相应的质量标准。药品上直接印字所用的油墨应符合食用标准要求。进口原辅料应符合国家相关的进口管理规定。

(2) 应当建立物料和产品的操作规程，确保物料和产品的正确接收、贮存、发放、使用和发运，防止污染、交叉污染、混淆和差错。物料和产品的处理应当按照操作规程或工艺规程执行，并有记录。

(3) 物料供应商的确定及变更应当进行质量评估，并经质量管理部门批准后方可采购。

(4) 物料和产品的运输应当能够满足其保证质量的要求，对运输有特殊要求的，其运输条件应当予以确认。

(5) 原辅料、与药品直接接触的包装材料和印刷包装材料的接收应有操作规程，所有到货物料均应当检查，以确保与订单一致，并确认供应商已经质量管理部门批准。物料的外包装应当有标签，并注明规定的信息。必要时，还应当进行清洁，发现外包装损坏或其他可能影响物料质量的问题，应当向质量管理部门报告，并进行调查和记录。

(6) 物料接收和成品生产后应当及时按照待验管理，直至放行。

(7) 物料和产品应当根据其性质有序分批贮存和周转，发放及发运应当符合先进先出和近效期先出的原则。

(8) 使用计算机化仓储管理的，应当有相应的操作规程，防止因系统故障、停机等特殊情况而造成物料和产品的混淆和差错。

5. 人员要求

(1) 所有人员都应当接受卫生要求的培训，企业应当建立人员卫生操作规程，最大限度地降低人员对药品生产造成污染的风险。

(2) 人员卫生操作规程应当包括与健康、卫生习惯及人员着装相关的内容。生产区和质量控制区的人员应当正确理解相关的人员卫生操作规程。企业应采取措施确保人员卫生操作规程的执行。

(3) 企业应当对人员健康进行管理，并建立健康档案。直接接触药品的生产人员上岗前应当接受健康检查，以后每年至少进行一次健康检查。

(4) 企业应当采取适当措施，避免体表有伤口、患有传染病或其他可能污染药品的疾病的人员从事直接接触药品的生产工作。

(5) 参观人员和未经培训的人员不得进入生产区和质量控制区，特殊情况确需进入的，应当事先对个人卫生、更衣等事项进行指导。

(6) 任何进入生产区的人员均应当按照规定更衣。工作服的选材、式样及穿戴方式应与所从事的工作和空气洁净度级别要求相适应。

(7) 进入洁净生产区的人员不得化妆和佩戴饰物。

(8) 生产区、仓储区应当禁止吸烟和饮食，禁止存放食品、饮料、香烟和个人用药品等非生产用物品。

(9) 操作人员应当避免裸手直接接触药品、与药品直接接触的包装材料和设备表面。

(三) 制剂被污染的途径及处理措施

1. 原辅料污染 药品生产所用的原辅料应当符合相应的质量标准，物料的接收、贮存、发放、使用和发运等环节严格按照标准操作规程进行，防止污染、交叉污染和混淆。

2. 制药设备污染 选择便于操作、清洁、维护以及必要时进行消毒或灭菌的设备，使用完毕立即清洁，定期进行维护和保养，尽可能降低污染的风险。

3. 生产环境污染 生产车间的设计、布局、建造、维护应当符合药品生产要求，按规定对厂房进行清洁和消毒，最大限度地避免污染。

4. 操作过程污染 建立人员卫生操作规程，操作人员应按照规定更衣，进入洁净生产区不得化妆和佩戴饰物，避免裸手直接接触药品、与药品直接接触的包装材料和设备表面，最大限度地降低操作过程对药品造成污染的风险。

5. 包装材料污染 选择符合相应质量标准的药品包装材料，严格操作过程管理，避免包装材料在接收、贮存、发放、使用等环节的污染。物料的外包装应有标签，必要时进行清洁，确保外包装无损坏。

(四) 制药环境的卫生管理

1. 洁净室的洁净度标准 我国现行 GMP(2010 年修订)附录将药品生产区域的净化标准划分为 A、B、C、D 四个级别。

A 级：高风险操作区，如灌装区、放置胶塞桶和与无菌制剂直接接触的敞口包装容器的区域及无菌装配或连接操作的区域，应当用单向流操作台(罩)维持该区的环境状态。单向流系统在其工作区域必须均匀送风，风速为 0.36～0.54 m/s(指导值)。应有数据证明单向流的状态并经过验证。

B 级：无菌配制和灌装等高风险操作 A 级洁净区所处的背景区域。

C 级和 D 级：无菌药品生产过程中进行重要程度较低操作步骤的洁净区。

以上各洁净度级别空气悬浮粒子的标准及微生物检测的标准分别如表 2-1 和表 2-2 所示。

表 2-1 各洁净度级别空气悬浮粒子标准

洁净度级别	悬浮粒子最大允许数/立方米			
	静态①		动态②	
	≥0.5 μm	≥5.0 μm	≥0.5 μm	≥5.0 μm
A级	3520	20	3520	20
B级	3520	29	352000	2900
C级	352000	2900	3520000	29000
D级	3520000	29000	不做规定	不做规定

注:①所有生产设备均已安装就绪,但无生产活动且无操作人员在场的状态。②生产设备按预定的工艺模式运行且有规定数量的操作人员在场操作的状态。

表 2-2 各洁净度级别微生物检测的标准

洁净度级别	浮游菌/(cfu①/m³)	沉降菌(φ90 mm)/(cfu/4 h②)	表面微生物	
			接触碟(φ55 mm)/(cfu/碟)	五指手套/(cfu/手套)
A级	<1	<1	<1	<1
B级	10	5	5	5
C级	100	50	25	—
D级	200	100	50	—

注:①菌落形成单位。②单个沉降碟的暴露时间可以少于 4 h,同一位置可使用多个沉降碟连续进行监测并累计计数。

2. 不同制剂生产环境的空气洁净度级别要求 不同制剂、不同工序对空气洁净度的要求不同,口服固体制剂、口服液体制剂、黏膜给药制剂、小容量注射剂、输液剂等对洁净度的要求依次升高。输液剂生产过程中,灌封过程的洁净度要求最高。

1) 无菌制剂生产环境的空气洁净度要求 无菌制剂是指法定标准中列有无菌检查项目的剂型,如注射剂、供角膜创伤或手术用滴眼剂、眼内注射剂、用于眼部手术的眼膏剂、大面积烧伤用软膏剂等。无菌制剂的不同工序对洁净度级别的要求如表 2-3 和表 2-4 所示。

表 2-3 最终灭菌产品的生产工序对洁净度级别的要求

洁净度级别	生产操作示例
C级背景下的局部A级	高污染风险①的产品灌装或灌封
C级	1. 产品灌装或灌封 2. 高污染风险②产品的配制和过滤 3. 眼用制剂、无菌软膏剂、无菌混悬剂等的配制、灌封 4. 直接接触药品的包装材料和器具最终清洗后的处理
D级	1. 轧盖 2. 物料的准备 3. 产品配制(指浓配或采用密闭系统的配制)和过滤 4. 接触药品的包装材料和器具的最终清洗

注:①产品容易长菌、灌装速度慢、灌装的容器为广口瓶、容器需暴露数秒后方可密封等状况。②产品容易长菌、配制后需要等待较长时间方可灭菌或不在密封系统中配制等情况。

表 2-4 非最终灭菌产品的生产工序对洁净度级别的要求

洁净度级别	生产操作示例
B级背景下的局部A级	1. 处于未完全密封[①]状态下产品的操作和转运，如产品灌装、分装、压塞、轧盖[②]等 2. 灌装前无法除菌过滤的药液或产品的配制 3. 直接接触药品的包装材料、器具灭菌后的装配以及处于未完全密封状态下的转运和存放 4. 无菌原料药的粉碎、过筛、混合、分装
B级	1. 处于未完全密封[①]状态下的产品置于完全密封容器内的转运 2. 直接接触药品的包装材料、器具灭菌后处于密闭容器内的转运和存放
C级	1. 灌装前可除菌过滤的药液或产品的配制 2. 产品的过滤
D级	直接接触药品的包装材料、器具的最终清洗、装配或包装、灭菌

注：①轧盖前产品视为处于未完全密封状态。②根据已压塞产品的密封性、轧盖设备的设计、铝盖的特性等因素，轧盖操作可选择在C级或D级背景下的A级送风环境中进行。A级送风环境应至少符合A级区的静态要求。

2）非无菌制剂生产环境的空气洁净度要求　口服液体和固体制剂、腔道用药、皮肤用药等非无菌制剂生产的暴露工序及其直接接触药品的包装材料最终处理的暴露工序操作环境参照GMP附录“无菌药品”中D级洁净区的要求设置。

（五）空气净化技术与应用

空气净化技术与应用见项目八无菌制剂。

二、灭菌技术

（一）知识准备

灭菌与无菌操作技术是制备无菌制剂所必需的单元操作之一，可以杀灭或除去微生物的繁殖体和芽胞，最大限度地提高药物制剂的安全性，保证药物制剂的质量。

灭菌是指采用物理或化学方法杀灭或除去一切微生物繁殖体及其芽胞的技术。灭菌法是指利用适当的物理或化学方法将药物制剂中的微生物杀灭或除去的方法。根据微生物的种类不同，灭菌方法不同，灭菌效果也不同。细菌的芽胞具有较强的抗热能力，因此灭菌效果常以杀灭芽胞为标准。由于灭菌的对象是药物制剂，许多药物不耐高温，因此应根据药物的性质选择合适的灭菌方法，既要保证杀灭或除去微生物，达到灭菌的目的，又要保证药物不受破坏，保持其疗效和稳定性。

无菌操作法是将整个操作过程在无菌环境下进行的一种技术。

常用的灭菌法可分为物理灭菌法和化学灭菌法。一般可根据被灭菌物品的性质采用一种或多种方法灭菌。只要物品性质允许，应尽可能选用灭菌法灭菌。若物品不适合采用灭菌法，可选用过滤除菌法或使整个生产工艺过程达到无菌要求。灭菌法的分类如图 2-1 所示。

（二）物理灭菌法

物理灭菌法是利用高温、射线或过滤等方式杀灭或除去微生物的方法。常用的物理灭菌法包括干热灭菌法、湿热灭菌法、过滤除菌法以及射线灭菌法。

1. 干热灭菌法　干热灭菌法是指在干燥环境中通过加热进行灭菌的方法，包括火焰灭菌

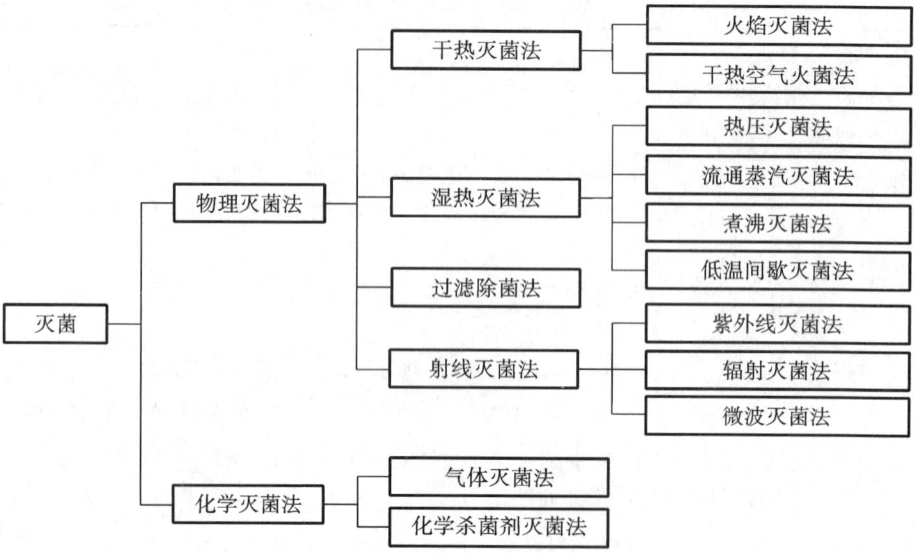

图 2-1　灭菌法的分类

法和干热空气灭菌法。

1）火焰灭菌法　利用火焰灼烧实现灭菌的方法。该方法灭菌迅速、可靠、简便，适用于含耐火材质（如金属、玻璃及陶器等）的物品与用具的灭菌，不适合药品的灭菌。

2）干热空气灭菌法　利用高温干热空气灭菌的方法。由于干热空气潜热低，穿透力弱，故灭菌需要较高的温度和较长的时间。干热空气灭菌的条件通常为：160～170 ℃灭菌 120 min，170～180 ℃灭菌 60 min，或者 250 ℃灭菌 45 min，其中 250 ℃加热 45 min 的干热灭菌可除去无菌产品包装容器及有关生产灌装用具中的热原物质。

常用的干热空气灭菌设备有干热灭菌柜、隧道灭菌系统等。该法适用于耐高温的玻璃器具、金属容器以及不允许湿气穿透的油脂类（如油脂性软膏基质、注射用油等）和耐高温的粉末药物的灭菌，不适用于橡胶、塑料及大部分制剂的灭菌。

2. 湿热灭菌法　湿热灭菌法是指利用高压蒸汽、沸水或流通蒸汽灭菌的方法。由于蒸汽潜热大，穿透力强，易使细菌蛋白质变性或凝固，故灭菌效率高，为制剂生产中最有效、应用最广泛的灭菌方法。湿热灭菌法包括热压灭菌法、流通蒸汽灭菌法、煮沸灭菌法和低温间歇灭菌法。

1）热压灭菌法　在密闭的高压蒸汽灭菌器内，利用高压饱和水蒸气来杀灭微生物的方法。热压灭菌法效果可靠，能杀灭所有繁殖体和芽胞，适用于耐高温、高压的药物制剂以及玻璃容器、金属容器、瓷器、橡胶塞等用具的灭菌。

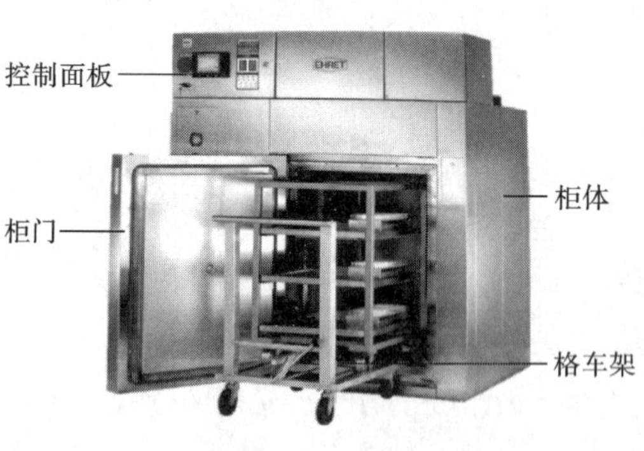

图 2-2　热压灭菌柜

（1）灭菌设备与操作方法：常用的热压灭菌设备为热压灭菌柜（图 2-2），其结构主要由柜体、夹套、压力表、温度表、安全阀等部件组成。热压灭菌柜在使用时，首先开启夹层蒸汽阀，使蒸汽通入夹套中加热，同时将待灭菌物品置于金属篮中，排列于格车架上，推入柜内并关闭柜门。待夹套加热完成后，将加热蒸汽通入柜内，同时打开放气阀排出冷空气，当排气口无雾滴时，关闭排气阀开始加热。当柜内温度、压力上升至规定值时开始计时。灭菌完成后，先关闭总蒸汽和夹层蒸汽阀，排气至柜室压力表降至“0”后（0～15 min）再打开柜门，待灭菌物品冷却后取出。

（2）热压灭菌条件：通常采用 121 ℃灭菌 15 min（表压 97 kPa），121 ℃灭菌 30 min（表压 97 kPa），或 116 ℃灭菌 40 min（表压 69 kPa），也可采用其他温度和时间参数，但应保证灭菌效果。

（3）热压灭菌柜使用注意事项：①必须使用饱和蒸汽。饱和蒸汽不含水滴，潜热大，穿透力强，灭菌效果可靠。②使用前必须排净柜内空气。若有空气存在，压力表所示压力是柜内蒸汽与空气两者的总压，而非单纯的蒸汽压，灭菌温度难以达到规定值。③灭菌时间应从全部药液真正达到要求的温度时开始计时。由于温度表指示的是柜内温度，而非灭菌物品的温度，因此灭菌时要有一定的预热时间。④灭菌完毕后，必须使压力表降到“0”后 10～15 min 再打开柜门，以防柜内外温差大，灭菌物品冲出或玻璃瓶炸裂造成伤害。

2）流通蒸汽灭菌法　在常压下，采用 100 ℃流通蒸汽加热杀灭微生物的方法。灭菌时间一般为 30～60 min，不能保证杀灭所有的芽胞。本法适用于 1～2 mL 的安瓿剂、口服液或不耐高温的制剂的灭菌，也可用于不耐热无菌制品的辅助灭菌。

3）煮沸灭菌法　将待灭菌物品置于沸水中加热灭菌的方法。灭菌时间一般为 30～60 min。本法灭菌效果差，常用于注射器等器具的灭菌。

4）低温间歇灭菌法　将待灭菌物品于 60～80 ℃加热 60 min，杀灭微生物的繁殖体后，然后在室温下放置 24 h，使其芽胞发育成繁殖体。按相同操作进行第二次灭菌，反复多次，直至杀灭所有的芽胞。此法灭菌时间长、效率低、灭菌效果较差，仅适用于必须加热灭菌而又不耐高温的物料和制剂的灭菌。

3. 过滤除菌法　过滤除菌法是利用细菌不能通过致密具孔滤材的原理除去气体或液体中微生物的方法。该法属于机械除菌方法，常用于对热不稳定的药物溶液、气体和水的除菌。

知识链接

除菌用滤器应具有较高的过滤效率，能有效地除尽物料中的微生物，具有性质稳定、易清洗、操作方便等特点。制剂生产常用的滤器为 0.22 μm 的微孔滤膜和 G_6 垂熔玻璃。采取过滤除菌法的无菌产品应监控其生产环境的洁净度，在无菌环境下进行过滤操作，所用滤器及接收滤液的容器均须经 121 ℃热压灭菌。

4. 射线灭菌法　采用紫外线、辐射和微波杀灭微生物的方法，包括紫外线灭菌法、辐射灭菌法和微波灭菌法。

1）紫外线灭菌法　用紫外线照射杀灭微生物的方法。紫外线不仅能作用于核酸、蛋白质使其变性，还可使空气照射后产生微量臭氧，起共同杀菌作用。用于灭菌的紫外线波长一般为 200～300 nm，灭菌力最强的紫外线波长为 254 nm。但紫外线灭菌穿透能力弱，不能透入溶液或固体深部，故只适用于物体表面、无菌室的空气等的灭菌，不适合药液、固体制剂深部的灭菌。

2）辐射灭菌法　采用放射性同位素（^{60}Co 和 ^{137}Cs）放射的 γ 射线杀灭微生物的繁殖体和芽胞的方法。辐射灭菌的主要灭菌参数为辐射剂量（指灭菌物品的吸收剂量），设备费用高，对操作人员有潜在的危险，操作时应注意安全防护。该法具有不升高灭菌产品的温度、穿透力强、灭菌效率高等特点，适用于热敏物料及其制剂、医疗器械、容器、生产辅助用品、药用包装材料等物质的灭菌。

3）微波灭菌法　利用微波（300 MHz～300 kMHz）照射而杀灭微生物的方法，其优点是低温、高效、经济、无污染、操作简单、易维护。由于微波能穿透到介质和物料的内部，使物料外表和深部一致受热，故本法适合液体和固体物料的灭菌，对固体物料还具有干燥作用。

(三) 化学灭菌法

化学灭菌法是利用化学药品直接杀灭微生物的方法，包括气体灭菌法和化学杀菌剂灭菌法。化学灭菌法仅对微生物繁殖体有效，不能杀死芽胞。

1. 气体灭菌法　利用化学消毒剂形成的气体杀灭微生物的方法。常用的化学消毒剂包括环氧乙烷、甲醛蒸气、气态过氧化氢、臭氧等。本法适合环境消毒以及在气体中稳定的物品灭菌。

2. 化学杀菌剂灭菌法　利用化学杀菌剂杀灭微生物的方法。常用的化学杀菌剂有0.1%～0.2%苯扎溴铵(新洁尔灭)溶液、2%甲酚皂溶液、3%过氧化氢溶液、75%乙醇、1%聚维酮碘溶液等。该法适用于无菌室墙壁、地面、台面、器具、设备以及操作人员皮肤等的消毒。

(四) 无菌操作法

无菌操作法是指把整个操作过程控制在无菌条件下进行的一种操作方法。本法适用于不能加热灭菌的无菌制剂，如注射用粉针剂、生物制剂、抗生素等。无菌操作所用的一切器具、物料以及操作环境必须进行灭菌，以保持操作环境的无菌。按无菌操作法制备的产品，一般不再灭菌，但某些耐热品种亦可进行补充灭菌。

1. 无菌操作室的灭菌　无菌操作室应定期进行灭菌，可采用紫外线、化学杀菌剂和气体灭菌法对无菌操作室的环境进行灭菌。

2. 无菌操作　无菌操作室、层流洁净工作台、无菌操作柜等是无菌操作的主要场所，操作中所用到的物料、器具均应经过灭菌处理。操作人员进入无菌操作室应严格遵守无菌操作规程，按规定洗净双手并消毒，换上已灭菌的工作服和专用鞋、帽、口罩等，不得外露头发并尽可能减少皮肤外露，以免造成污染。

知识链接

(五) 灭菌效果的验证

现行的无菌检验方法往往难以检出极微量的微生物，为保证产品无菌，有必要对灭菌方法的可靠性进行验证，F 值与 F_0 值可作为验证灭菌可靠性的参数。

1. D 值与 Z 值

1) D 值　一定温度下，杀灭90%微生物所需的灭菌时间，单位为min。在一定的灭菌条件下，不同微生物具有不同的 D 值，D 值越大，说明微生物耐热性越强。

2) Z 值　某一特定微生物的 D 值减少到原来的1/10所需升高的温度，即灭菌时间缩短到原来的1/10所需升高的温度，单位为℃。如 $Z=10$ ℃，表示灭菌时间缩短到原来的1/10，要达到原来的灭菌效果，需升高的灭菌温度为10 ℃。

2. F 值与 F_0 值

1) F 值　在一定灭菌温度(T)下给定的 Z 值所产生的灭菌效果与参比温度(T_0)下给定的 Z 值所产生的灭菌效果相同时所相当的时间，单位为min。即整个灭菌过程效果相当于 T_0 温度下 F 时间的灭菌效果。如 $F=3$，表示该灭菌过程的灭菌效果，相当于被灭菌物品置于参比温度 T_0 下灭菌3 min的灭菌效果。F 值常用于干热灭菌。

2) F_0 值　在一定灭菌温度(T)下给定 Z 值为10 ℃，所产生的灭菌效果与121 ℃、Z 值为10 ℃所产生的灭菌效果相同时，所相当的时间，单位为min。F_0 值是将不同灭菌温度折算到相当于121 ℃热压灭菌时的灭菌效力，可作为灭菌过程的比较参数，对验证灭菌效果有重要的意义。因此，F_0 值又称为标准灭菌时间，灭菌过程只需记录被灭菌物品的温度与时间，就可计算出 F_0 值。F_0 值仅用于热压灭菌。

项目小结

教学提纲		主要内容简述
一级	二级	
一、概述	(一) 制药卫生的重要性	制药卫生可以有效降低药品生产过程中的污染风险,是保证药品质量的重要手段,是制剂生产和质量控制的依据之一,也是实施 GMP 的基本保证
	(二) 制药卫生的基本要求	生产环境要求;厂房的设计要求;制药设备要求;物料要求;人员要求
	(三) 制剂被污染的途径及处理措施	原辅料污染;制药设备污染;生产环境污染;操作过程污染;包装材料污染
	(四) 制药环境的卫生管理	洁净室的洁净度标准;不同制剂生产环境的空气洁净度级别要求(无菌制剂、非无菌制剂)
	(五) 空气净化技术与应用	见项目八无菌制剂
二、灭菌技术	(一) 知识准备	灭菌法的概念;无菌操作法的概念;灭菌法的分类
	(二) 物理灭菌法	干热灭菌法(火焰灭菌法、干热空气灭菌法);湿热灭菌法(热压灭菌法、流通蒸汽灭菌法、煮沸灭菌法、低温间歇灭菌法);过滤除菌法;射线灭菌法(紫外线灭菌法、辐射灭菌法、微波灭菌法)
	(三) 化学灭菌法	气体灭菌法;化学杀菌剂灭菌法
	(四) 无菌操作法	无菌操作室的灭菌;无菌操作
	(五) 灭菌效果的验证	D 值与 Z 值;F 值与 F_0 值

达标检测题

参考答案

一、单项选择题

1. 关于灭菌法的叙述错误的是(　　)。
A. 灭菌法的选择是以既要杀死或除去微生物又要保证制剂的质量为目的的
B. 灭菌法是指杀灭或除去物料中所有微生物的方法
C. 细菌的芽胞具有较强的抗热性,不易杀死,因此灭菌效果应以杀死芽胞为准
D. 热压灭菌法灭菌效果可靠,应用广泛,适用于各类制剂的灭菌

2. 热压灭菌应首用(　　)。
A. 饱和蒸汽　B. 干热蒸汽　C. 过热蒸汽　D. 湿热蒸汽

3. 紫外线灭菌力最强的波长是(　　)。
A. 136 nm　B. 208 nm　C. 254 nm　D. 320 nm

4. 无菌操作法的主要目的是(　　)。
A. 除去细菌　　B. 杀灭细菌
C. 防止细菌生长　　D. 保持原有灭菌度
5. 可用于过滤除菌的滤器是(　　)。
A. G_3垂熔玻璃　　B. G_4垂熔玻璃
C. 0.22 μm 微孔滤膜　　D. 0.45 μm 微孔滤膜
6. 最有效的湿热灭菌法是(　　)。
A. 热压灭菌法　　B. 流通蒸汽灭菌法
C. 煮沸灭菌法　　D. 气体灭菌法
7. 下列药物中属于气体灭菌剂的是(　　)。
A. 甲醛　　B. 尼泊金甲酯　　C. 苯甲酸　　D. 75%乙醇
8. 必须采用加热灭菌法而又不耐高温的制剂应选用(　　)。
A. 热压灭菌法　　B. 流通蒸汽灭菌法
C. 煮沸灭菌法　　D. 低温间歇灭菌法
9. 空气洁净度为 A 级的生产区间,每立方米含有不小于 0.5 μm 的尘粒的最大允许量是(　　)。
A. 29000　　B. 2900　　C. 20　　D. 3520
10. 无菌装配的环境洁净度要求是(　　)。
A. B 级　　B. D 级　　C. A 级　　D. C 级

二、配伍选择题

题 1～5
请选择适宜的灭菌法
A. 干燥空气灭菌　　B. 热压灭菌
C. 流通蒸汽灭菌　　D. 紫外线灭菌　　E. 过滤除菌
1. 5%葡萄糖注射液适宜选用(　　)。
2. 胰岛素注射液适宜选用(　　)。
3. 操作室空气和台面适宜选用(　　)。
4. 维生素 C 注射液适宜选用(　　)。
5. 注射用油、液体石蜡适宜选用(　　)。
题 6～8
A. F 值　　B. F_0 值　　C. D 值　　D. Z 值　　E. K 值
6. 验证热压灭菌可靠性的参数是(　　)。
7. 在一定温度下,杀灭 90%的微生物所需的时间是(　　)。
8. 灭菌效果相同,灭菌时间缩短到原来的 1/10 所需升高的温度是(　　)。

三、多项选择题

1. 属于物理灭菌法的是(　　)。
A. 干热灭菌法　　B. 热压灭菌法
C. 紫外线灭菌法　　D. 辐射灭菌法　　E. 气体灭菌法
2. 有关灭菌叙述正确的是(　　)。
A. 辐射灭菌法特别适用于一些不耐热药物的灭菌

B. 紫外线灭菌法只适用于物体表面、无菌室的空气等的灭菌
C. 1～2 mL 的安剖剂或不耐热的制剂可考虑流通蒸汽灭菌法
D. 煮沸灭菌法是化学灭菌法的一种
E. 热压灭菌法可使葡萄糖注射液的 pH 降低
3. 关于热压灭菌器使用错误的是（　　）。
A. 灭菌时被灭菌物排布越紧越好，随海拔升高适当降低表压
B. 灭菌时排除冷空气
C. 灭菌时采用过热蒸汽
D. 灭菌时间必须从药液温度真正达到 115 ℃算起
E. 灭菌完毕后应停止加热，待压力表所指示压力至 0 时，才可打开灭菌器
4. 关于影响湿热灭菌法的因素叙述正确的是（　　）。
A. 微生物的种类和数量对湿热灭菌法无影响
B. 过热蒸汽温度高，穿透力强
C. 细菌芽胞的耐热性较强
D. 饱和蒸汽的穿透力大，灭菌效力最强
E. 繁殖期的细菌对高温的抵抗力小

（黄翠翠）

项目三

制药用水生产技术

扫码
看 PPT

学习目标

理论知识

掌握：制药用水的分类及用途；注射用水的制备方法及质量控制要求。

熟悉：离子交换法、电渗析法、反渗透法、蒸馏法的概念与应用。

了解：各类制水设备的工作原理。

专业技能

能根据制剂种类的不同选择合适的制药用水。

学会纯化水、注射用水的制备技术。

职业素养

牢固树立药品质量第一的理念和生产过程中的安全、节约、环保意识，营造规范、整洁、有序的工作环境；养成实事求是、一丝不苟的工作态度。

一、知识准备

制药用水主要是指药物制剂配制、使用时所用的溶剂、稀释剂及药品包装容器、制药器具的洗涤清洁用水。

（一）制药用水的种类

《中国药典》(2020年版)收载的制药用水，根据其使用范围的不同分为饮用水、纯化水、注射用水及灭菌注射用水。

1. 饮用水 天然水经净化处理所得的水。饮用水的质量应符合现行中华人民共和国国家标准《生活饮用水卫生标准》。

2. 纯化水 饮用水经蒸馏法、离子交换法、反渗透法或者其他适宜的方法制备的制药用水，不含任何附加剂。纯化水的质量应符合《中国药典》所收载的纯化水项下的规定。

3. 注射用水 纯化水经蒸馏所得的水，应当符合细菌内毒素试验的要求。注射用水必须在防止细菌内毒素产生的设计条件下生产、贮藏及分装，其质量应符合《中国药典》所收载的注射用水项下的规定。

4. 灭菌注射用水 注射用水按照注射剂生产工艺制备所得的水，不含任何附加剂。其质量应符合《中国药典》所收载的灭菌注射用水项下的规定。

（二）制药用水的用途

制药用水作为广泛使用的制药原料，各国药典制定了不同的质量标准和使用用途，一般应根据各生产工序或使用目的与要求不同选用适宜的制药用水。

1. 饮用水 可作为药材净制时的漂洗、制药用具的粗洗用水，也可作为饮片的提取溶剂。

2. 纯化水 可作为配制普通药物制剂的溶剂或者试验用水；也可作为中药注射剂、滴眼剂等灭菌制剂所用饮片的提取溶剂，口服、外用制剂的配制溶剂或者稀释剂，非灭菌制剂用器具的清洗用水及所用饮片的提取溶剂。纯化水不得用于注射剂的配制和稀释。

3. 注射用水 可作为配制注射剂、滴眼剂等的溶剂或稀释剂，也可用于直接接触药品的设备、容器及用具的最后清洗及无菌原料药的精制。

4. 灭菌注射用水 主要用于注射用无菌粉末的溶剂或注射剂的稀释剂。

二、纯化水生产技术

原水经离子交换、反渗透、电渗析和蒸馏等方法处理可得到纯化水。离子交换法制得的去离子水可能存在热原、乳光等问题，主要供蒸馏法制备注射用水使用，也可用于洗瓶，但不得用来配制注射剂。电渗析法与反渗透法广泛用于原水预处理，供离子交换法使用，以减轻离子交换树脂的负担。

（一）离子交换法

离子交换法是指利用离子交换树脂，除去水中阴离子、阳离子以制备纯化水的方法，对细菌和热原也有一定的清除作用。其特点是设备简单、成本低、所得水的化学纯度高，但树脂再生需要消耗大量酸碱。

离子交换法利用阴、阳离子交换树脂上的极性基团与水中的阴、阳离子进行交换，从而达到制备纯化水的目的。当原水通过阳离子交换树脂时，水中阳离子被阳树脂所吸附，树脂上的 H^+ 被置换到水中，并和水中的阴离子组成相应的无机酸；含无机酸的水再通过阴离子交换树脂时，水中阴离子被阴树脂所吸附，树脂上的 OH^- 被置换到水中，并和水中的 H^+ 结合成水。如此原水不断地通过阴、阳离子交换树脂进行交换，得到纯化水。

阳离子交换树脂装在树脂柱中，称为阳树脂床；阴离子交换树脂装在树脂柱中，称为阴树脂床；阳离子交换树脂和阴离子交换树脂按一定比例装在树脂柱中，称为混合床。生产中一般采用阳树脂床、阴树脂床和混合床的组合方式制备纯化水。离子交换法的工艺流程如图 3-1 所示。

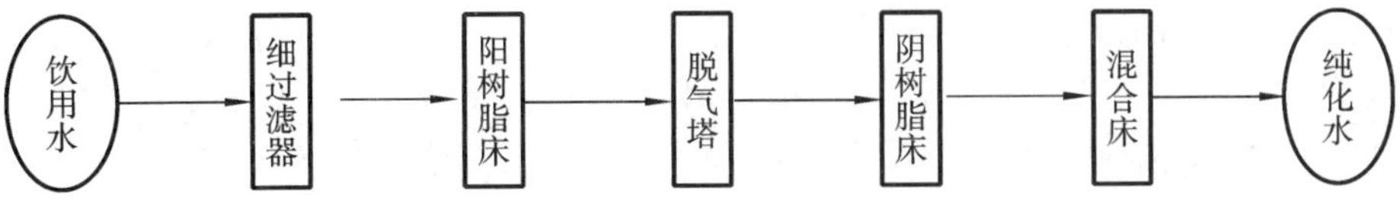

图 3-1 离子交换法的工艺流程图

（二）反渗透法

知识链接

反渗透法是在 20 世纪 60 年代发展起来的新技术，国内目前主要用于原水处理，但若装置合理，也能达到注射用水的质量要求。

反渗透法的原理如图 3-2 所示，采用一个半透膜将 U 形管内的纯水与盐溶液隔开，则纯水就会透过半透膜扩散到盐溶液一侧，此过程为渗透。两侧液柱产生的高度差，即表示此盐溶液所具有的渗透压。若在盐溶液一侧施加一个大于此盐溶液渗透压的力，

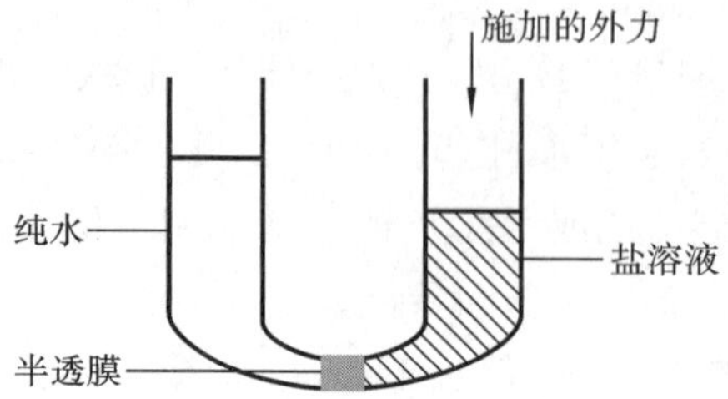

图 3-2　反渗透法的原理

则盐溶液中的水将透过半透膜向纯水一侧渗透，结果水就从盐溶液中分离出来，此过程作做反渗透。

实践证明，一级反渗透装置除去氯离子的能力达不到药典的要求，为达到较好的制备效果，通常采用二级反渗透装置进行纯化水的制备。分子量大于 300 的有机物几乎全部除去，热原的分子量在 1000 以上，故可用此法除热原。

(三) 电渗析法

电渗析法是指在外加电场的作用下，利用离子的定向迁移和离子交换膜的选择透过性除去水中离子的方法。本法原理如图 3-3 所示，阳离子交换膜装在阴极端，显示负电场，只允许阳离子通过；阴离子交换膜装在阳极端，显示正电场，只允许阴离子通过。在电场作用下，负离子向阳极迁移，正离子向阴极迁移，从而去除水中的电解质而制得纯化水。

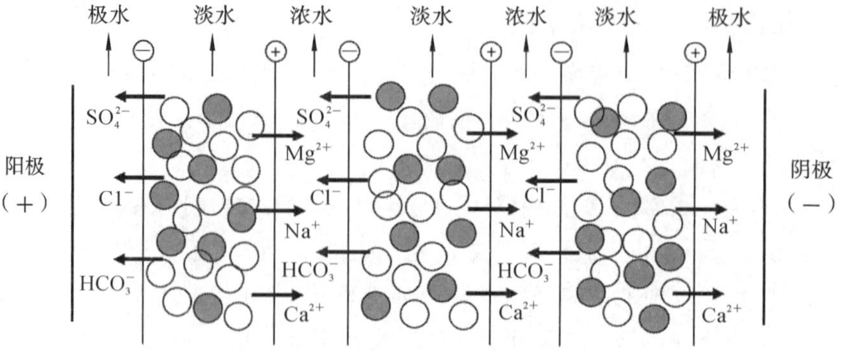

图 3-3　电渗析法的工作原理

(四) 纯化水的质量控制

纯化水应符合《中国药典》(2020 年版)二部所收收载的纯化水标准。

1. 酸碱度　取本品 10 mL，加甲基红指示液 2 滴，不得显红色；另取本品 10 mL，加溴麝香草酚蓝指示液 5 滴，不得显蓝色。

2. 硝酸盐　取本品 5 mL 置试管中，于冰浴中冷却，加 10%氯化钾溶液 0.4 mL 与 0.1%二苯胺硫酸溶液 0.1 mL，摇匀，缓缓滴加硫酸 5 mL，摇匀，将试管于 50 ℃水浴中放置 15 min，溶液产生的蓝色，与标准硝酸盐溶液(取硝酸钾 0.163 g，加水溶解并稀释至 100 mL，摇匀，精密量取 1 mL，加水稀释成 100 mL，再精密量取 10 mL，加水稀释成 100 mL，摇匀，即得。每 1 mL 相当于 1 μg NO_3)0.3 mL，加无硝酸盐的水 4.7 mL，用同一方法处理后的颜色比较，不得更深(0.000006%)。

3. 亚硝酸盐　取本品 10 mL，置纳氏管中，加对氨基苯磺酰胺的稀盐酸溶液(1→100)1 mL 与盐酸萘乙二胺溶液(0.1→100)1 mL，产生的粉红色，与标准亚硝酸盐溶液[取亚硝酸钠 0.750 g(按干燥品计算)，加水溶解，稀释至 100 mL，摇匀，精密量取 1 mL，加水稀释成 100 mL，摇匀，再精密量取 1 mL，加水稀释成 50 mL，摇匀，即得。每 1 mL 相当于 1 μg NO_2]0.2 mL，加无亚硝酸盐的水 9.8 mL，用同一方法处理后的颜色比较，不得更深(0.000002%)。

4. 氨　取本品 50 mL，加碱性碘化汞钾试液 2 mL，放置 15 min；如显色，与氯化铵溶液(取氯化铵 31.5 mg,加无氨水适量使溶解并稀释成 1000 mL)1.5 mL,加无氨水 48 mL 与碱性碘化汞钾试液 2 mL 制成的对照液比较,不得更深(0.00003%)。

5. 电导率 应符合规定(通则 0681)。

6. 总有机碳 不得过 0.50 mg/L(通则 0682)。

7. 易氧化物 取本品 100 mL,加稀硫酸 10 mL,煮沸后,加高锰酸钾滴定液(0.02 mol/L)0.10 mL,再煮沸 10 min,粉红色不得完全消失。

8. 不挥发物 取本品 100 mL,置 105 ℃恒重的蒸发皿中,在水浴上蒸干,并在 105 ℃干燥至恒重,遗留残渣不得超过 1 mg。

9. 重金属 取本品 100 mL,加水 19 mL,蒸发至 20 mL,放冷,加醋酸盐缓冲液(pH 3.5)2 mL 与水适量使成 25 mL,加硫代乙酰胺试液 2 mL,摇匀,放置 2 min,与标准铅溶液 1.0 mL 加水 19 mL 用同一方法处理后的颜色比较,不得更深(0.00001%)。

10. 微生物限度 取本品不少于 1 mL,经薄膜过滤法处理,采用 R2A 琼脂培养基,30～35 ℃培养不少于 5 天,依法检查(通则 1105),1 mL 供试品中需氧菌总数不得过 100 cfu。

三、注射用水生产技术

(一) 注射用水生产

蒸馏法是制备注射用水最经典的方法。将纯化水经蒸馏水器蒸馏制备即得到注射用水。蒸馏水器的形式很多,一般由蒸发锅、隔膜装置和冷凝器组成。生产中常用的蒸馏水器有多效蒸馏水器和气压式蒸馏水机。塔式蒸馏水器由于耗能多、效率低,目前已停止使用。

1. 多效蒸馏水器 多效蒸馏水器为制备注射用水的主要设备,其结构主要由蒸馏塔、冷凝器及一些控制元件组成。多效蒸馏水器的效数不同但工作原理相同,三效蒸馏水器的工作原理如图 3-4 所示。

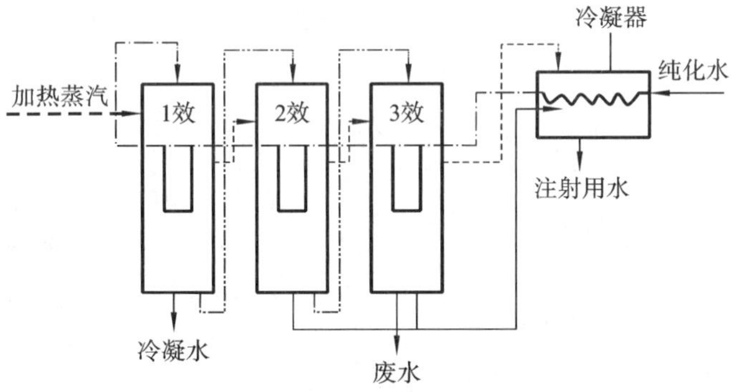

图 3-4 三效蒸馏水器工作示意图

纯化水经冷凝器进入,依次通过各效塔内进行预热,最后进入 1 效塔内,经高压蒸汽加热迅速蒸发。外来的加热蒸汽从 1 效塔蒸汽口进入管间,加热纯化水后,形成冷凝水从冷凝水口排出。1 效塔产生的蒸汽经隔膜装置作为热源进入 2 效塔,2 效塔内的纯化水被蒸发产生的蒸汽作为热源进入 3 效塔。2 效塔、3 效塔的加热蒸汽(作为热源的)被冷凝后生成的蒸馏水与 3 效塔内蒸汽冷凝后生成的蒸馏水汇集于收集器,即为注射用水。多效蒸馏水器制备注射用水具有耗能低、质量优、产量高等特点,是近年来发展起来的制备注射用水的重要设备。

2. 气压式蒸馏水机 利用动力对二次蒸汽进行压缩,并循环蒸发来制备注射用水。常采用离心式蒸汽压缩机,将二次蒸汽加压,使其温度升高到 120 ℃,再送回蒸发器内作为热源使用。气压式蒸馏水机的优点是不用冷却水，耗汽量很少，具有很高的节能效果，但价格较高。

3. 注射用水的收集和贮存 收集蒸馏水时，最初蒸馏液应弃去一部分，经检查合格后，方可收集。应采用带有无菌过滤装置的密闭收集系统，并每 2 小时检查一次氯化物，每天检查一次氨。注射用水贮罐的通气口应安装不脱落纤维的疏水性除菌过滤器。注射用水的贮存可采用在 80 ℃以上保温或 70 ℃以上保温循环或 4 ℃以下无菌状态贮存，贮存时间不得超过 12 h。

（二）注射用水的质量控制

注射用水的质量应符合《中国药典》（2020 年版）二部所收载的注射用水标准。

1. pH 取本品 100 mL，加饱和氯化钾溶液 0.3 mL，依法测定（通则 0631），pH 应为 5～7。

2. 氨 取本品 50 mL，照纯化水项下的方法检查，其中对照用氯化铵溶液改为 1.0 mL，应符合规定（0.00002%）。

3. 硝酸盐与亚硝酸盐、电导率、总有机碳、不挥发物与重金属 照纯化水项下的方法检查，应符合规定。

4. 细菌内毒素 取本品，依法检查（通则 1143），每 1 mL 中含内毒素的量应小于0.25 EU。

5. 微生物限度 取本品不少于 100 mL，经薄膜过滤法处理，采用 R2A 琼脂培养基，30～35 ℃培养不少于 5 天，依法检查（通则 1105），100 mL 供试品中需氧菌总数不得过 10 cfu。

项目小结

教学提纲		主要内容简述
一级	二级	
一、知识准备	（一）制药用水的种类	饮用水；纯化水；注射用水；灭菌注射用水
	（二）制药用水的用途	饮用水；纯化水；注射用水；灭菌注射用水
二、纯化水生产技术	（一）离子交换法	离子交换法的概念、原理、工艺流程
	（二）反渗透法	反渗透法的原理、应用
	（三）电渗析法	电渗析法的概念、原理
	（四）纯化水的质量控制	酸碱度、硝酸盐、亚硝酸盐、氨、电导率、总有机碳、易氧化物、不挥发物、重金属、微生物限度
三、注射用水生产技术	（一）注射用水生产	多效蒸馏水器；气压式蒸馏水机；注射用水的收集与贮存
	（二）注射用水的质量控制	pH、氨、硝酸盐与亚硝酸盐、电导率、总有机碳、不挥发物与重金属、细菌内毒素、微生物限度

达标检测题

参考答案

一、单项选择题

1.《中国药典》规定的注射用水是（　　）。

A. 纯化水　　B. 纯化水经蒸馏制得的水

C. 纯化水经反渗透制得的水　　D. 蒸馏水

2. 下列关于纯化水的叙述错误的是（　　）。

A. 纯化水不得用于注射剂的配制与稀释
B. 纯化水由饮用水采用电渗析法、反渗透法、离子交换法等方法处理制成
C. 纯化水常用作中药注射剂制备时原药材的提取溶剂
D. 纯化水可作为滴眼剂的配制溶液
3. 制备注射用水的流程最合理的是（　　）。
A. 饮用水→过滤→离子交换→蒸馏→电渗析→注射用水
B. 饮用水→过滤→电渗析→离子交换→蒸馏→注射用水
C. 饮用水→过滤→离子交换→电渗析→蒸馏→注射用水
D. 饮用水→过滤→离子交换→蒸馏→电渗析→注射用水
4. 下列关于注射用水的叙述错误的是（　　）。
A. 应为无色的澄明溶液，不含热原
B. 经过灭菌处理的纯化水
C. 应使用新鲜的注射用水，贮存时间以不超过 12 h 为宜
D. 采用 80 ℃以上保温、70 ℃保温循环或 4 ℃以下无菌状态下贮存

二、配伍选择题

题 1～4
A. 饮用水　　B. 纯化水　　C. 注射用水
D. 制药用水　　E. 灭菌注射用水
1. 配制注射剂用的溶剂是（　　）。
2. 用于配制普通药物制剂的溶剂或试验用水是（　　）。
3. 包括纯化水、注射用水和灭菌注射用水的是（　　）。
4. 用作注射用无菌粉末的溶剂和注射用浓溶液的稀释剂的是（　　）。

三、多项选择题

1. 制药用水包括（　　）。
A. 原水　　B. 纯化水　　C. 蒸馏水
D. 注射用水　　E. 灭菌注射用水
2. 关于制药用水的表述正确的是（　　）。
A. 纯化水中不含有任何附加剂
B. 纯化水为原水经蒸馏、离子交换法、电渗析法等制得的水
C. 注射用水为纯化水经蒸馏所得的水，不含任何附加剂
D. 灭菌注射用水可用作无菌粉末的溶剂或注射剂的稀释剂
E. 纯化水可作为配制普通药物制剂的溶剂

（黄翠翠）

项目四

药物制剂的稳定性

扫码

看 PPT

学习目标

理论知识

掌握：药物的化学降解途径；影响药物制剂稳定性的因素和提高药物制剂稳定性的方法。

熟悉：药物制剂稳定性试验的内容和要求。

了解：影响因素试验、加速试验、长期试验的方法；药物制剂稳定性重点考察项目。

专业技能

能分析一般药物稳定性的影响因素，并能采取措施提高药物稳定性。

能按照要求进行药品的储存养护。

能够在药学服务工作中指导患者正确储存药品。

职业素养

树立为患者服务的意识，养成认真负责、质量第一的工作态度。

一、概述

（一）药物制剂稳定性研究的意义和任务

药物制剂稳定性的研究是药物制剂研制、生产、贮存、运输和使用过程中的基本内容，对于保证药物制剂的质量及安全有效具有十分重要的作用。

药物制剂的稳定性一般包括药物及其制剂的物理稳定性、化学稳定性、微生物稳定性、治疗学稳定性和毒理学稳定性五个方面。在药物制剂稳定性研究中，通常考察在不同环境条件（如湿度、温度、光照等）和处方条件（如 pH、敷料、离子强度等）下制剂特性变化的规律，探讨影响制剂稳定性的因素和解决方法，为制剂生产、包装、贮存、运输条件的确定和制定药品的有效期提供稳定性依据。

（二）制剂中药物的化学降解途径

由于药物具有不同的化学结构，其降解途径也不相同。水解和氧化是其中主要的两种途径，其他途径还包括异构化、聚合、脱羧等反应。

1. 水解途径 水解是药物降解的主要途径之一，含有酯类（包括内酯类）和酰胺类（包括内酰胺类）结构的药物较易水解。

1）酯类药物 酯类药物在水溶液中，易受到 H^+、OH^- 及广义酸碱的催化而加速水解。尤其是在碱性环境中，酯键被完全水解。盐酸普鲁卡因可作为此类药物的代表，盐酸普鲁卡因在水解后生成对氨基苯甲酸和二乙氨基乙醇。盐酸可卡因、硫酸阿托品、羟苯甲酯等酯类药物也可在水溶液中被水解。

酯类药物的水解通常使溶液 pH 下降。部分酯类药物在灭菌后出现 pH 下降，则提示有可能发生了水解反应。内酯类药物在碱性环境中同样易水解开环，如毛果芸香碱、螺内酯等。

2）酰胺类药物　酰胺类药物较酯类药物更稳定，同样通过水解途径降解，水解后生成酸与胺。内酰胺类药物被水解后易开环、失效。属于此类药物的有青霉素和头孢菌素、氯霉素、巴比妥类、利多卡因、对乙酰氨基酚等。

①青霉素和头孢菌素：青霉素和头孢菌素类抗菌药物均属于β-内酰胺类抗菌药物，分子结构中含有不稳定的β-内酰胺环，易在酸碱催化作用下发生水解开环。如氨苄西林水溶液在酸性或碱性条件下易水解生成α-氨苄青霉酰胺酸，在 pH 5.8 时最为稳定，因此在临床应用时需制成无菌粉针剂，临用前与 0.9%氯化钠注射液配制使用；头孢唑林钠也易在酸性或碱性水溶液中水解失效，在 pH 4～7 的条件下较为稳定，在临床应用时，其粉针剂可用 0.9%氯化钠注射液或 5%葡萄糖注射液配制使用。

②氯霉素：氯霉素在固体状态下较为稳定，其水溶液易受温度和光线的影响发生水解生成氯霉素二醇物。氯霉素水溶液在 115 ℃热压灭菌 30 min 可水解 15%，因此不宜采取此方法灭菌。氯霉素在硼砂缓冲液中的水解速度较慢，因此氯霉素滴眼液常采用硼酸缓冲液调节 pH，用低温储存的方式抑制水解反应的发生。

③巴比妥类：巴比妥类药物属于六元环酰胺类药物，易发生水解反应。

④利多卡因：分子结构中同样含有酰胺基的利多卡因不易水解，因为利多卡因的酰胺基旁边存在较大的基团，产生了空间效应，阻碍了水解反应的发生。

3）其他药物　抗肿瘤药阿糖胞苷在酸性环境下易发生水解脱氨生成阿糖脲苷，在碱性环境下则易发生嘧啶环的破裂，因此常制成粉针剂供临床使用。B 族维生素、地西泮等药物也常通过水解途径降解。

2. 氧化途径　失去电子或脱氢统称为氧化，氧化也是药物常见的降解途径之一。药物的氧化分解大多为自动氧化，即在大气中氧的作用下缓慢地进行氧化，但在催化剂、光、热的影响下，氧化可加速进行。药物的氧化不仅伴随着效价的降低，还会产生颜色的改变或沉淀，以及产生不良的气味，严重影响药品的质量。酚类、烯醇类、芳胺类等药物易发生氧化。

1）酚类药物　酚类药物如肾上腺素、左旋多巴、水杨酸钠、吗啡等，因分子结构中含有酚羟基，易氧化变色。

2）烯醇类药物　烯醇类药物结构中具有烯醇基，其代表药物维生素 C 极易氧化且氧化过程复杂。维生素 C 在有氧条件下先生成去氢维生素 C，再水解为 2,3-二酮古罗糖酸，最后进一步氧化生成草酸与 L-丁糖酸；在无氧条件下维生素 C 发生脱水和水解反应，生成呋喃甲醛和二氧化碳，由于 H^+ 的催化作用，维生素 C 在酸性条件下比碱性条件更快发生脱水反应。

3）其他类药物　噻嗪类药物（氯丙嗪、异丙嗪等）、吡唑酮类药物（氨基比林、安乃近等）、芳胺类药物（磺胺嘧啶钠等）、含有碳碳双键的药物（维生素 A、维生素 D 等）均易发生氧化反应，生成有色物质。

3. 其他途径

1）聚合　聚合是两个或多个分子结合在一起形成复杂分子的过程。氨苄西林水溶液在贮存时易发生聚合反应，生成的聚合物可诱发氨苄西林过敏。

2）异构化　异构化一般包括光学异构化和几何异构化。四环素、维生素 A、肾上腺素等药物发生异构化后活性降低或失去活性。如肾上腺素左旋体有生理活性，右旋体无活性，发生外消旋后活性降低50%；维生素A全反式有生理活性，2,6位顺式异构化后活性降低。

3）脱羧　分子结构中含有羧基的药物，如对氨基水杨酸钠，在生产、贮存的过程中，由于光照、温度和水分的变化，易发生脱羧反应生成间氨基酚，间氨基酚可进一步氧化变色。普鲁卡因的水解产物对氨基苯甲酸可脱羧生成苯胺，苯胺进一步氧化生成有色物质。

二、药物制剂的稳定性

（一）影响药物制剂稳定性的因素

1. 处方因素

1）pH　许多药物的降解在H^+和（或）OH^-催化下进行，因此药物的降解速度在很大程度上受pH的影响。如酯类药物和酰胺类药物，在H^+和OH^-催化下发生水解反应，这种催化又称为专属酸碱催化或特殊酸碱催化，此类药物的水解速度主要由pH决定。

2）广义的酸碱催化　根据Bronsted-Lowry酸碱理论，给出质子的物质为广义的酸，接受质子的物质为广义的碱，除被H^+和OH^-催化外，一些药物的降解受广义酸碱的催化，称为广义酸碱催化或一般酸碱催化。用来调节pH的缓冲液，如磷酸盐缓冲液、枸橼酸盐缓冲液、乙酸盐缓冲液、硼酸盐缓冲液等，都可称为广义的酸碱。

3）离子强度　在药物制剂中常加入多种附加剂，如等渗调节剂、缓冲液、抗氧剂等。这些附加剂会增加药物制剂中的离子强度。离子强度对药物降解速率的影响可用式（4-1）表示：

$$\lg K = \lg K_0 + 1.02 z_A z_B \sqrt{\mu} \tag{4-1}$$

式中，K为药物降解速率常数；μ为离子强度；K_0为溶液无限稀释时（$\mu=0$）的降解速率常数；z_A、z_B分别为溶液中离子和药物所带的电荷。

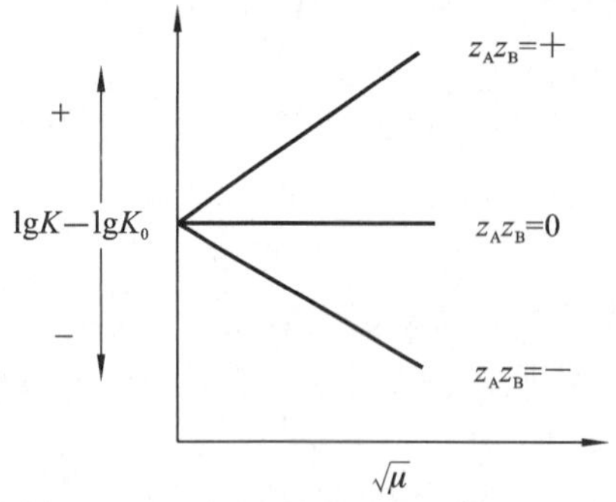

图4-1　离子强度与降解速率的关系

从图4-1中可以看出，如果z_A、z_B正负性相同，即z_Az_B为正值，则离子强度越大，降解越快；如果z_A、z_B正负性相反，即z_Az_B为负值，则离子强度越大，降解越慢。

4）溶剂　溶剂对药物稳定性的影响较为复杂，水溶剂可促进易水解药物的降解，非水溶剂的介电常数也会对药物的降解速率产生影响。

5）表面活性剂　一方面，由于表面活性剂可在溶液中形成胶束包裹药物，保护药物免受H^+、OH^-的影响，从而提高易水解药物的稳定性。如溶液中加入十二烷基硫酸钠可保护苯佐卡因免受OH^-催化水解。另一方面，有些药物会受到表面活性剂的影响加快降解，如吐温80会降低维生素D的稳定性。

6）辅料　对于一些半固体制剂，如栓剂、软膏剂、霜剂等，制剂处方中的基质可影响药物的稳定性。如阿司匹林栓剂和氢化可的松软膏的制备中，如果选用聚乙二醇作为基质则会导致药物的分解；在片剂的制备中，淀粉和糖粉的使用会使维生素U片发生变色；在阿司匹林片的制备中，如果将硬脂酸钙或硬脂酸镁作为润滑剂使用，则可导致阿司匹林水解加速。

2. 外界因素　影响药物制剂稳定性的外界因素包括温度、光线、空气、金属离子、湿度、包装材料等。其中温度对药物的各种降解途径都有影响；光线、空气、金属离子主要影响药物的氧化；湿度主要影响固体制剂的稳定性；包装材料是所有制剂都应考虑的影响因素。

1）温度　根据范特霍夫规则，温度每升高10℃，许多反应的速度会加快2～3倍。在制剂的生产过程中，涉及高温的操作较多，如干燥、加热溶解和高温灭菌等，这些操作均会显著加快药物的降解速度。

2）光线　光作为一种辐射能，和热能一样可激发药物发生化学反应。药物受光线影响发生分解的反应为光化降解，分解速度和药物的化学结构相关。易发生光化降解的药物称为光敏药物，如硝普钠、氯丙嗪、叶酸、维生素 A、B 族维生素、硝苯地平、氢化可的松等。

3）空气　空气中的氧是引起药物氧化的重要因素。在药物制备过程中，药物可与溶解在水中的氧、容器空间和固体颗粒空隙中的氧接触发生氧化反应。

4）金属离子　微量的金属离子如铜、铁、钴、镍、锌等都可缩短氧化作用的诱导期，加快游离基生成的速度，从而对氧化反应产生显著的催化作用，如 0.2 mmol/L 的铜离子可使维生素 C 的氧化反应增速约 1 万倍。药物制剂中的微量金属离子主要来源于原辅料、溶剂及操作过程中使用的容器和工具等。

5）湿度和水分　空气湿度和原辅料中的水分是影响固体药物制剂稳定性的重要因素。固体药物吸附水后，在表面形成液膜，而水作为化学反应的媒介，降解反应就在液膜中发生，如阿司匹林、对氨基水杨酸钠、青霉素钠、硫酸亚铁等。除降解外，在相对湿度（RH）较大的情况下，药物还可吸收水分溶化，如临界相对湿度为 47%的氨苄西林极易吸湿，在相对湿度为 75%的环境下放置 24 h 可吸收水分达 20%，同时粉末溶解。

6）包装材料　药品的包装设计应能保护药物免受光、热、水和氧的影响，同时兼顾药品的临床用途，并充分考虑包装材料与药物之间的相互作用。药品常用的包装材料有玻璃、塑料、橡胶、金属等。

玻璃材料理化性质稳定，不易与药物产生相互作用，气体不能透过，棕色玻璃还可阻挡一部分光线，适用于光敏性药物的包装。但玻璃材料在应用中可释放碱性物质、脱落不溶性碎片，用于注射剂包装时需谨慎。

塑料是聚乙烯、聚丙烯等高分子聚合物的总称，塑料材料质轻、价廉、易成型，但其在生产中常加入增塑剂、防老剂等附加剂，可能含有毒性，且塑料材料透湿、透气、有吸附作用，可影响药物制剂的稳定性。

橡胶材料常用于制作塞子、垫圈、滴头等，可吸附药物和抑菌剂，橡胶中的填充剂和防老剂还可污染药物。

金属材料常见于软膏剂、眼膏剂的包装，牢固、密封性好，但易被氧化及被酸性物质腐蚀。

（二）提高药物制剂稳定性的方法

根据影响药物制剂稳定性的影响因素，可分别从制剂处方设计和外界环境因素等方面入手，采取措施提高药物制剂的稳定性。

1. 药物制剂处方设计方面

1）调节 pH　为了减慢药物的降解速度，在制剂时通常将药物溶液的 pH 调节到最稳定的范围内供临床使用。常用的 pH 调节剂有盐酸和氢氧化钠，也可用磷酸、枸橼酸、醋酸及其盐类组成缓冲液进行调节。pH 的调节不仅要考虑到药物的稳定性，还应考虑药物的溶解度、药效、人体的适应度，如大多数的生物碱在偏酸环境中较为稳定，其注射液一般配制成偏酸性，而制成滴眼液时为了减小对眼的刺激性，其 pH 一般偏中性。常见药物最稳定的 pH 见表 4-1。

表 4-1　常见药物最稳定的 pH

药物	pH	药物	pH
甲氧西林	6.5～7	克林霉素	4
头孢噻吩钠	3～8	氢氯噻嗪	2.5
盐酸丁卡因	3.8	盐酸可卡因	3.5～4
毛果芸香碱	5.12	溴丙胺太林	3.38
对乙酰氨基酚	5～7	阿司匹林	2.5
地西泮	5	吗啡	4
维生素 C	6～6.5	维生素 B_1	4

2）选择适当的附加剂，减少广义酸碱催化和离子强度的影响　在药物制剂处方设计中，为了减少广义酸碱催化对药物降解的影响，应尽量使用浓度低的缓冲液或没有催化作用的缓冲液。在加入包括缓冲液在内的附加剂时，还要考虑离子强度的变化对药物降解速率的影响。对于带相同电荷（$z_A z_B > 0$）的药物制剂，应尽量降低附加剂的浓度，从而减慢药物的降解。

3）选择适当的溶剂和表面活性剂　对于易水解的药物，在制剂时应采用非水溶剂，同时应考虑非水溶剂介电常数的影响。对于具体的药物，应通过试验的方法来选择溶剂。表面活性剂的选择也应通过试验确定，尽可能增加药物的稳定性。

4）选择适当的辅料　在设计药物制剂处方时，辅料的选择不仅要考虑辅料本身的功能，还应充分考虑药物与辅料之间的相互作用。如阿司匹林片的制备中，为了减少阿司匹林的降解，可选用滑石粉或硬脂酸作为润滑剂使用。

2. 外界环境因素方面

1）控制温度　在药物的生产、制备中应选择合理的制备工艺，比如在保证完全灭菌的前提下，可适当缩短加热时间，降低灭菌温度。对于一些热敏感药物，如生物制品，在生产的过程中可采取冷冻干燥、无菌操作等特殊工艺，并在贮存时采用低温贮存，以提高药物稳定性，保证产品质量。

2）避光　对光敏感的药物在制备和贮存时应采取避光措施，如在包衣材料中加入遮光剂，包装时使用棕色玻璃瓶或在容器内衬黑纸，在贮存时避光等，都可减少或避免药物受光线影响而加速降解。

3）防止氧化　去除氧气是防止药物被氧化的根本措施。对于易氧化的药物，在制备的过程中，可采取在溶液及容器中充入二氧化碳或氮气等惰性气体的方式置换其中的氧，对于固体制剂还可采用真空包装隔绝氧气。在制剂中加入抗氧剂也是有效措施之一，有些抗氧剂本身是强还原剂，遇氧后首先被氧化，从而起到保护药物的作用，如亚硫酸钠、亚硫酸氢钠；另一些抗氧剂是链反应阻化剂，能与游离基结合中断链反应，如丁基羟基茴香醚、二丁基羟基甲苯。在使用抗氧剂时，要注意抗氧剂是否会和主药产生相互作用。

4）避免金属离子的影响　为避免金属离子的影响，在药物制剂的制备中，应使用纯度高的原辅料，操作过程中减少金属器具的使用。同时还可在药物制剂处方中加入依地酸盐等络合剂或酒石酸、枸橼酸等附加剂以提高药物制剂的稳定性。

5）控制湿度和水分　为减少水分对药物的影响，在制剂过程中使用的原料含水量需控制在1%左右，并避免选择吸湿性强的辅料；生产环境中的相对湿度应低于药物的临界相对湿度；在包装时选用密封性好的材料。

6）改善包装　对易吸潮的药物制剂应采用防潮包装；对光敏感的药物制剂可改善包装的颜色、组成；对易氧化的药物制剂应采用小剂量或单剂量包装。在包装材料的选择上，应通过装样试验来确定，选择最优的包装材料。

3. 其他方面

1）改进药物制剂和生产工艺　在水溶液中不稳定的药物，可制成固体制剂。供口服使用的药物可制成胶囊、片剂、颗粒剂等。注射用药物可制成无菌粉末，如青霉素类抗菌药物。易氧化的药物如维生素 C、硫酸亚铁，可制成微囊防止氧化。挥发油类药物可制成包合物防止药物挥发。

对湿热不稳定的药物，传统湿法制粒压片易导致药物的降解，采用粉末直接压片或干法制粒可避免药物与水分接触，同时也避免干燥过程中高温对降解的影响。采用包衣工艺也是提高片剂稳定性的常用方法之一。

2）制成稳定的衍生物

一般情况下，药物混悬液的降解速度主要取决于药物在溶液中的浓度，与产品中药物的总浓度无关，因此药物溶解度越小，稳定性越高。对于稳定性差的药物，可制成难溶性盐、酯类、酰胺类衍生物，再制成混悬液以提高稳定性。如易水解的青霉素钾盐，可制成溶解度小的普鲁卡因青霉素，稳定性显著提高；青霉素还可与 *N*,*N*-双苄乙二胺生成苄星青霉素，溶解度进一步减小，稳定性更高。

（三）药物制剂稳定性试验方法

稳定性试验的目的是考察原料药物或制剂在温度、湿度、光线的影响下随时间变化的规律，为药品的生产、包装、贮存、运输条件提供科学依据，同时通过试验建立药品的有效期。

药物制剂稳定性试验方法在《中国药典》（2020 年版）四部中的“原料药物与制剂稳定性试验指导原则”有所收载，包括原料药物和药物制剂稳定性试验。

1. 稳定性试验的基本要求

（1）稳定性试验包括影响因素试验、加速试验与长期试验。影响因素试验用 1 批原料药物或 1 批制剂进行；如果试验结果不明确，则应加试 2 个批次样品。生物制品应直接使用 3 个批次。加速试验与长期试验要求用 3 批供试品进行。

（2）原料药物供试品应是一定规模生产的。供试品量相当于制剂稳定性试验所要求的批量，原料药物合成工艺路线、方法、步骤应与大生产一致。药物制剂供试品应是放大试验的产品，其处方与工艺应与大生产一致。每批放大试验的规模，至少是中试规模。大体积包装的制剂，如静脉输液等，每批放大试验的规模的数量通常应为各项试验所需总量的 10 倍。特殊品种、特殊剂型所需放大试验的规模的数量，根据情况另定。

（3）加速试验与长期试验所用供试品的包装应与拟上市产品一致。

（4）研究药物稳定性，要采用专属性强、准确、精密、灵敏的药物分析方法与有关物质（含降解产物及其他变化所生成的产物）的检查方法，并对方法进行验证，以保证药物稳定性试验结果的可靠性。在稳定性试验中，应重视降解产物的检查。

（5）若放大试验比规模生产的数量要小，申报者应承诺在获得批准后，从放大试验转入规模生产时，对最初通过生产验证的 3 批规模生产的产品仍需进行加速试验与长期试验。

（6）对包装在有通透性容器内的药物制剂应当考虑药物的湿敏感性或可能的溶剂损失。

（7）制剂质量的“显著变化”通常定义如下：①含量与初始值相差 5%；或采用生物或免疫法测定时效价不符合规定。②降解产物超过标准限度要求。③外观、物理常数、功能试验（如颜色、相分离、再分散性、黏结、硬度、每揿剂量)等不符合标准要求。④pH 不符合规定。⑤12 个制剂单位的溶出度不符合标准的规定。

2. 药物制剂稳定性试验方法

1) 影响因素试验　药物制剂进行此项试验的目的是考察制剂处方的合理性与生产工艺及包装条件。制剂供试品用 1 批进行,将供试品如片剂、胶囊剂、注射剂(注射用无菌粉末如为西林瓶装,不能打开瓶盖,以保持严封的完整性)除去外包装,并根据试验目的和产品特性考虑是否除去内包装,置适宜的开口容器中。影响因素试验包括高温试验、高湿试验与强光照射试验。

(1)高温试验:供试品开口置适宜的恒温设备中,设置温度一般高于加速试验温度 10 ℃以上,考察时间点应基于原料药本身的稳定性及影响因素试验条件下稳定性的变化趋势设置。通常可设定为 0、5 天、10 天、30 天等取样,按稳定性重点考察项目进行检测。若供试品质量有明显变化,则适当降低温度试验。

(2)高湿试验:供试品开口置恒湿密闭容器中,在 25 ℃于相对湿度 90%±5%条件下放置 10 天,于第 5 天和第 10 天取样,按稳定性重点考察项目要求检测,同时准确称量试验前后供试品的质量,以考察供试品的吸湿潮解性能。若吸湿增重 5%以上,则在相对湿度 75%±5%条件下,同法进行试验;若吸湿增重 5%以下,其他考察项目符合要求,则不再进行此项试验。恒湿条件可在密闭容器中设置,如干燥器下部放置饱和盐溶液,根据不同相对湿度的要求,可以选择 NaCl 饱和溶液(相对湿度 75%±1%,15.5～60 ℃)、KNO_3 饱和溶液(相对湿度 92.5%,25 ℃)。

(3)强光照射试验:供试品开口放在光照箱或其他适宜的光照装置内,可选择输出与D65/ID65发射标准相似的光源,或同时暴露于冷白荧光灯和近紫外灯下,在照度为(4500±500) lx 的条件下,且光源总照度应不低于 1.2×10^6 lux·hr、近紫外灯能量不低于200 W·hr/m^2,于适宜时间取样,按稳定性重点考察项目进行检测,特别要注意供试品的外观变化。

关于光照装置,建议采用定型设备"可调光照箱",也可用光橱,在箱中安装相应光源使达到规定照度。箱中供试品台高度可以调节,箱上方安装抽风机以排除可能产生的热量,箱上配有照度计,可随时监测箱内照度,光照箱应不受自然光的干扰,并保持照度恒定,同时防止尘埃进入光照箱内。

对于需冷冻保存的中间产物或药物制剂,应验证其在多次反复冻融条件下产品质量的变化情况。

2) 加速试验　此项试验在加速条件下进行。其目的是通过加速药物制剂的化学或物理变化,探讨药物制剂的稳定性,为制剂设计、工艺改进、质量研究、包装改进、运输、贮存提供必要的资料。供试品在温度(40±2) ℃、相对湿度 75%±5%的条件下放置 6 个月。所用设备应能控制温度±2 ℃、相对湿度±5%,并能对真实温度与湿度进行监测。在至少包括初始和末次的 3 个时间点(如 0、3、6 个月)取样,按稳定性考察项目检测。如在(25±2) ℃、相对湿度 60%±5%条件下进行长期试验,当加速试验 6 个月中任何时间点的质量发生了显著变化,则应进行中间条件试验。中间条件为(30±2) ℃、相对湿度 65%±5%,建议考察时间为 12 个月,应包括所有的稳定性重点考察项目,检测至少包括初始和末次的 4 个时间点(如 0、6、9、12 个月)。溶液剂、混悬剂、乳剂、注射剂等含有水性介质的制剂可不要求相对湿度。试验所用设备与原料药物相同。

对温度特别敏感的药物,预计只能在(5±3) ℃的冰箱内保存使用,此类药物制剂的加速试验，可在温度(25±2) ℃、相对湿度 60%±5%的条件下进行，时间为 6 个月。

对拟冷冻贮藏的药物，应对一批样品在(5±3) ℃或(25±2) ℃条件下放置适当的时间进行试验，以了解短期偏离标签贮藏条件(如运输或搬运时)对药物的影响。

乳剂、混悬剂、软膏剂、乳膏剂、糊剂、凝胶剂、眼膏剂、栓剂、气雾剂、泡腾片及泡腾颗粒宜直接采用温度(30±2) ℃、相对湿度 65%±5%的条件进行试验，其他要求与上述相同。

对于包装在半透性容器中的药物制剂，例如低密度聚乙烯制备的输液袋、塑料安瓿、眼用制剂容器等，则应在温度(40±2) ℃、相对湿度 25%±5%的条件(可用 $CH_3COOK \cdot 1.5H_2O$ 饱和溶液)下进行试验。

3) 长期试验　长期试验在接近药品的实际贮存条件下进行，其目的是为制订药品的有效期提供依据。供试品在温度(25±2) ℃，相对湿度 60%±5%的条件下放置 12 个月，或在温度(30±2) ℃、相对湿度 65%±5%的条件下放置 12 个月，至于上述两种条件选择哪一种由研究者确定。每 3 个月取样一次，分别于 0 个月、3 个月、6 个月、9 个月、12 个月取样，按稳定性重点考察项目进行检测。12 个月以后，仍需继续考察的，根据产品特性，分别于 18 个月、24 个月、36 个月取样进行检测。将结果与 0 个月比较，以确定药物的有效期。由于实测数据的分散性，一般应按 95%可信限进行统计分析，得出合理的有效期。如 3 批统计分析结果差别较小，则取其平均值为有效期。若差别较大，则取其最短的为有效期。数据表明很稳定的药品，不做统计分析。

对温度特别敏感的药品，长期试验可在温度(5±3) ℃的条件下放置 12 个月，按上述时间要求进行检测，12 个月以后，仍需按规定继续考察，制订在低温贮藏条件下的有效期。

对拟冷冻贮藏的制剂，长期试验可在温度(−20±5) ℃的条件下至少放置 12 个月进行。货架期应根据长期试验放置条件下实际时间的数据而定。

对于包装在半透性容器中的药物制剂，则应在温度(25±2) ℃、相对湿度 40%±5%，或(30±2) ℃、相对湿度 35%±5%的条件进行试验，至于上述两种条件选择哪一种由研究者确定。

对于所有制剂，应充分考虑运输路线、交通工具、距离、时间、条件(温度、湿度、振动情况等)、产品包装(外包装、内包装等)、产品放置和温度监控情况(监控器的数量、位置等)等对产品质量的影响。

此外，有些药物制剂还应考察临用时配制和使用过程中的稳定性。例如，应对配制或稀释后使用、在特殊环境(如高原低压、海洋高盐雾等环境)使用的制剂开展相应的稳定性研究，同时还应对药物的配伍稳定性进行研究，为说明书/标签上的配制、贮藏条件和配制或稀释后的使用期限提供依据。

长期试验采用的温度为(25±2) ℃、相对湿度为 60%±10%，或温度(30±2) ℃、相对湿度 65%±5%，是根据国际气候带制定的。国际气候带见表 4-2。

表 4-2　国际气候带

气候带	计算数据			推算数据	
	温度①/℃	MKT②/℃	RH/(%)	温度/℃	RH/(%)
Ⅰ温带	20.0	20.0	42	21	45
Ⅱ地中海气候、亚热带	21.6	22.0	52	25	60
Ⅲ干热带	26.4	27.9	35	30	35
Ⅳ湿热带	26.7	27.4	76	30	70

注：①记录温度；②MKT 为平均动力学温度。

温带主要有英国、北欧、加拿大、俄罗斯;亚热带有美国、日本、西欧(葡萄牙—希腊);干热带有伊朗、伊拉克、苏丹;湿热带有巴西、加纳、印度尼西亚、尼加拉瓜、菲律宾。中国总体来说属亚热带,部分地区属湿热带,故长期试验采用温度为(25±2) ℃、相对湿度为 60%±5%,或温度(30±2) ℃、相对湿度 65%±5%,与美、日、欧国际协调委员会(ICH)采用条件基本是一致的。

3. 药物制剂稳定性重点考察项目 《中国药典》(2020 年版)规定的药物制剂稳定性重点考察项目见表 4-3。

表 4-3 药物制剂稳定性重点考察项目

剂型	稳定性重点考察项目
原料药	性状、熔点、含量、有关物质、吸湿性以及根据品种性质选定的考察项目
片剂	性状、含量、有关物质、崩解时限或溶出度或释放度
胶囊剂	性状、含量、有关物质、崩解时限或溶出度或释放度、水分,软胶囊要检查内容物有无沉淀
注射剂	性状、含量、pH、可见异物、不溶性微粒、有关物质,应考察无菌
栓剂	性状、含量、融变时限、有关物质
软膏剂	性状、均匀性、含量、粒度、有关物质
乳膏剂	性状、均匀性、含量、粒度、有关物质、分层现象
糊剂	性状、均匀性、含量、粒度、有关物质
凝胶剂	性状、均匀性、含量、有关物质、粒度,乳胶剂应检查分层现象
眼用制剂	如为溶液,应考察性状、可见异物、含量、pH、有关物质;如为混悬液,还应考察粒度、再分散性;洗眼剂还应考察无菌;眼丸剂应考察粒度与无菌
丸剂	性状、含量、有关物质、溶散时限
糖浆剂	性状、含量、澄清度、相对密度、有关物质、pH
口服溶液剂	性状、含量、澄清度、有关物质
口服乳剂	性状、含量、分层现象、有关物质
口服混悬剂	性状、含量、沉降体积比、有关物质、再分散性
散剂	性状、含量、粒度、有关物质、外观均匀度
气雾剂(非定量)	不同放置方位(正、倒、水平)有关物质、揿射速率、揿出总量、泄漏率
气雾剂(定量)	不同放置方位(正、倒、水平)有关物质、递送剂量均一性、泄漏率
喷雾剂	不同放置方位(正、水平)有关物质、每喷主药含量、递送剂量均一性(混悬型和乳液型定量鼻用喷雾剂)
吸入气雾剂	不同放置方位(正、倒、水平)有关物质、微细粒子剂量、递送剂量均一性、泄漏率
吸入喷雾剂	不同放置方位(正、水平)有关物质、微细粒子剂量、递送剂量均一性、pH,应考察无菌
吸入粉雾剂	有关物质、微细粒子剂量、递送剂量均一性、水分
吸入液体制剂	有关物质、微细粒子剂量、递送速率及递送总量、pH、含量,应考察无菌
颗粒剂	性状、含量、粒度、有关物质、溶化性或溶出度或释放度
贴剂(透皮贴剂)	性状、含量、有关物质、释放度、黏附力

续表

剂型	稳定性重点考察项目
冲洗剂、洗剂、灌肠剂	性状、含量、有关物质、分层现象(乳状型)、分散性(混悬型),冲洗剂还应考察无菌
搽剂、涂剂、涂膜剂	性状、含量、有关物质、分层现象(乳状型)、分散性(混悬型),涂膜剂还应考察成膜性
耳用制剂	性状、含量、有关物质,耳用散剂、喷雾剂与半固体制剂分别按相关剂型要求检查
鼻用制剂	性状、pH、含量、有关物质,鼻用散剂、喷雾剂与半固体制剂分别按相关剂型要求检查

注:有关物质(含降解产物及其他变化所生成的产物)应说明其生成产物的数目及量的变化,如有可能应说明有关物质中何者为原料中的中间体,何者为降解产物,稳定性试验重点考察降解产物。

项目小结

教学提纲		主要内容简述
一级	二级	
一、概述	(一)药物制剂稳定性研究的意义和任务	保证产品质量及安全有效;为制剂生产、包装、贮存、运输条件的确定和制订药品的有效期提供稳定性依据
	(二)制剂中药物的化学降解途径	水解途径;氧化途径;其他途径
二、药物制剂的稳定性	(一)影响药物制剂稳定性的因素	处方因素;外界因素
	(二)提高药物制剂稳定性的方法	药物制剂处方设计方面;外界环境因素方面;其他方面
	(三)药物制剂稳定性的试验方法	稳定性试验的基本要求;药物制剂稳定性试验方法;药物制剂稳定性重点考察项目

达标检测题

参考答案

一、单项选择题

1. 属于影响药物制剂稳定性的处方因素是(　　)。

A. 湿度　　B. 温度　　C. pH　　D. 光线

2. 为了提高易水解的药物的稳定性,在制成注射剂可以选择(　　)。

A. 溶液型注射剂　　B. 冻干粉针剂

C. 乳剂型注射剂　　D. 大输液

3. 属于影响药物制剂稳定性的外界因素是(　　)。

A. 表面活性剂　　B. 溶剂

C. 湿度　　D. 广义酸碱催化

4. 酯类药物的化学性质不稳定,是因为易发生(　　)。

A. 水解反应　　B. 氧化反应　　C. 差向异构　　D. 聚合反应

5. 维生素 C 降解的主要途径是(　　)。

A. 脱羧 B. 氧化 C. 聚合 D. 水解

6. 关于广义酸碱催化，按照 Bronsted-Lowry 酸碱理论叙述正确的是（ ）。

A. 接受质子的物质叫广义的酸

B. 给出质子的物质叫广义的碱

C. 有些药物也可被广义的酸碱催化水解

D. 常用的缓冲剂如醋酸盐缓冲液、磷酸盐缓冲液、硼酸盐缓冲液均为专属的酸碱

E. 许多酯类、酰胺类药物常受 H^+ 或 OH^- 催化水解，这种催化作用也叫广义酸碱催化

7. 关于药物制剂长期试验，下列说法正确的是（ ）。

A. 供试品要求 3 批，按市售包装，在温度（40±2）℃，相对湿度 75%±5%的条件下放置 6 个月

B. 在接近药品的实际贮藏条件（25±2）℃下进行，其目的是为制订药物的有效期提供依据

C. 供试品开口置适宜的洁净容器中，在温度 60 ℃的条件下放置 10 天

D. 供试品开口置恒湿密闭容器中，在相对湿度 75%±5%及 90%±5%的条件下放置 10 天

二、配伍选择题

题 1～3

A. 处方中加入络合剂 B. 采用棕色瓶密封包装

C. 制备过程中充入氮气 D. 调节溶液的 pH E. 产品冷藏保存

1. 光照射可加速药物氧化，为提高药物稳定性可采用（ ）。

2. 氧气存在加速药物降解，为提高药物稳定性可采用（ ）。

3. 所制备的药物溶液对热极为敏感，为提高药物稳定性可采用（ ）。

题 4～6

A. 维生素 C B. 四环素

C. 青霉素 G 钾盐 D. 硝普钠 E. 肾上腺素

4. 易发生氧化降解的是（ ）。

5. 易发生水解降解的是（ ）。

6. 易发生光化降解的是（ ）。

题 7～11

A. 片剂 B. 糖浆剂 C. 口服乳剂 D. 注射剂 E. 口服混悬剂

7. 稳定性试验中重点考查性状、含量、崩解时限或溶出度及有关物质的是（ ）。

8. 稳定性试验中重点考查性状、含量、沉降体积比、再分散性及有关物质的是（ ）。

9. 稳定性试验中重点考查性状、检查有无分层、含量及有关物质的是（ ）。

10. 稳定性试验中重点考查性状、含量、pH、澄明度、相对密度及有关物质的是（ ）。

11. 稳定性试验中重点考查外观色泽、含量、pH、澄明度及有关物质的是（ ）。

三、多项选择题

1. 主要降解途径是水解的药物有（ ）。

A. 酯类 B. 酚类 C. 烯醇类 D. 芳胺类 E. 酰胺类

2. 药物降解主要途径是氧化的有（ ）。

A. 酯类 B. 酚类 C. 烯醇类 D. 酰胺类 E. 芳胺类

3. 防止药物氧化的措施有（ ）。

A. 驱氧 B. 制成液体制剂 C. 加入抗氧剂

D. 加金属离子络合剂　　E. 选择适宜的包装材料

4. 防止药物水解的方法有(　　)。

A. 改变溶剂　　B. 调节溶液 pH　　C. 将药物制成难溶性盐　　D. 制成包合物　　E. 改善包装

5. 稳定性影响因素试验包括(　　)。

A. 高温试验　　B. 高湿度试验　　C. 强光照射试验　　D. 在 40 ℃、相对湿度 75%条件下试验　　E. 长期试验

(王晓晨)

项目五

粉碎混合技术

扫码
看 PPT

学习目标

理论知识

掌握：药物称量、粉碎、混合的方法；混合操作的注意事项；药筛及粉末的分等。

熟悉：粉体学的基本性质；药物粉碎、过筛、混合的目的。

了解：粉碎、过筛、混合的常用设备；固体粉粒密度与流动性的表示方法；粉体学在药物制剂中的应用。

专业技能

能规范完成称量、粉碎、过筛、混合的基本操作。

职业素养

在制剂制备过程中树立安全、环保的意识；养成实事求是、一丝不苟的工作态度。

一、知识准备

（一）称量

称量是药物制剂工作的基本操作，称量操作的准确性，直接影响药品的含量，对于保证药品的有效性和安全性具有重要意义。因此在药物制剂工作中，必须做到准确称量。

称量器具的性能由分度值和最大称量决定。分度值又称为感量，是指天平平衡位置上微分标尺移动一个分度所需的毫克数，最大称量为天平所能负荷的最大称重量。选择合适的天平是准确称量的前提，实验室常用的天平有架盘天平和电子天平。

（1）架盘天平：实验室最常用的称量器具。常用的分度值一般为 0.1 g、0.2 g 或 0.5 g，最大称量有 100 g、200 g、500 g 等。

架盘天平的使用注意事项：①将天平置于稳固而平整的工作台上，检查各部分的灵活性，调整杠杆平衡螺母，使指针对准零点。②称量时将药品放在左盘中央位置，镊子取砝码放在右盘，调整游码使天平平衡。任何药品不得直接接触托盘，应放置于称量纸上，称量腐蚀性或液体药物时应将药物置于表面皿或烧杯中。③量取药物时左手执药瓶和瓶盖，药瓶标签应向上，右手执药匙进行操作。操作过程保证瓶盖不离手，操作后立即盖上瓶盖，避免药物污染（图 5-1）。④称量完毕将砝码放回砝码盒，将游码归零，两盘合放使天平处于休止状态。

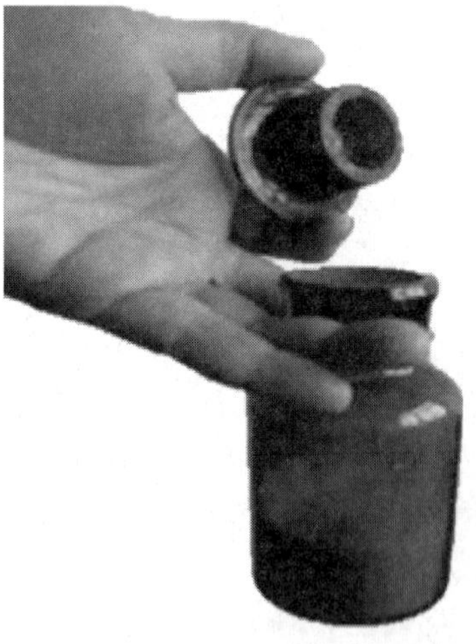

图 5-1　量取药物操作示意图

(2) 电子天平：实验室常用电子天平的分度值有 0.01 g(百分之一)、0.001 g(千分之一)和 0.0001 g(万分之一)，常用电子天平的称量范围一般为 500 g。

液体药物的量一般以体积计量，采用量取操作进行，简便迅速。药物制剂中常用的量器有量筒、量杯、滴定管、移液管等。量取操作注意事项如下。

(1) 正确选择量器：量器的选择一般以所量取液体的体积不少于量器总量的 1/5 为原则。

(2) 量取操作：用量杯或量筒量取液体时，一般应左手持量器和瓶盖，右手拿试剂瓶，并使瓶签朝向手心，以免药液污染标签。操作中做到瓶盖不离手，取后立即盖回试剂瓶，以免错盖造成污染。

(3) 药液注入：药液注入量器时，应将试剂瓶瓶口紧贴量器边缘，沿其内壁缓缓注入，以防止药液溅出。如注入过量，多余药液不得倒回原瓶。

(4) 读数：读数时应使量器垂直，视线与液体凹液面相平，以免产生误差。

(5) 量取甘油、糖浆、流浸膏等黏稠液体，在注入和倾出时，需要停留充分的时间使其流尽，以保证用量准确，必要时可以用处方中的水稀释后倾出。

(二) 粉体学基础

粉体是固体细小粒子的集合体，由于组成粉体的粒子大小、粒度分布以及粒子形状不同，粉体的性质可发生变化。粉体学是研究固体粒子集合体性质及其应用的科学，为固体制剂的处方设计、制备、质量控制以及产品包装等提供重要的理论依据和技术方法。

(1) 粉体粒子大小。

粉体中粒子的大小范围很广，制剂中常用的粒子范围在几微米到十几毫米之间，通常把小于 100 μm 的粒子叫作“粉”，大于 100 μm 的粒子叫作“粒”。粒子大小是粉体最基本的性质，粒子大小不同，其溶解注度、吸湿性以及粉体的密度、流动性等也存在明显不同。

(2) 粉体密度。

粉体的密度是指单位体积粉体的质量。由于粉体的颗粒内部和颗粒间存在空隙，粉体的体积具有不同含义。粉体的密度根据所指的体积不同分为真密度、粒密度、松密度三种。计算公式如式(5-1)、式(5-2)、式(5-3)所示。

真密度(true density，ρ_t)是指粉体质量(W)除以不包括颗粒内外空隙的体积(真体积 V_t)所求得的密度。

$$\rho_t = W/V_t \tag{5-1}$$

粒密度(granule density，ρ_g)是指粉体质量除以不包括颗粒间空隙的体积(粒体积 V_g)所求得的密度。

$$\rho_g = W/V_g \tag{5-2}$$

松密度(bulk density，ρ_b)是指粉体质量除以该粉体所占容器的体积(松体积 V_b)求得的密度，亦称堆密度。

$$\rho_b = W/V_b \tag{5-3}$$

测定堆密度时，可将粉体装入量筒内，并经多次振动直至体积不再改变，此时测定体积而求得的密度又称为振实密度。

若颗粒致密，无细孔和空洞，则 $\rho_t = \rho_g$；几种密度的大小顺序在一般情况下为 $\rho_t \geqslant \rho_g \geqslant \rho_b$。

(3) 粉体的流动性。

流动性是粉体的重要性质，流动性的好坏对颗粒剂、胶囊剂、片剂等制剂的装量差异或质量差异具有重要影响。粉体的流动性常用休止角、流出速度和压缩度来表示。

① 休止角：休止角是静止状态下粉体堆积层的自由斜面与水平面所形成的最大角，用 θ 表示（图 5-2）。休止角是检验粉体流动性好坏的最简便的方法。休止角越小，粉体流动性越好，一般认为 $\theta \leqslant 30^\circ$ 时，流动性好；$\theta \leqslant 40^\circ$ 时，可以满足生产过程中流动性的需求。黏性粉体（sticky powder）或粒径小于 100 μm 的粉体粒子间相互作用力较大而流动性差，所测休止角较大。值得注意的是，测量方法不同，所得的数据亦有所不同，且重现性差，所以不能把它看作粉体的物理常数。

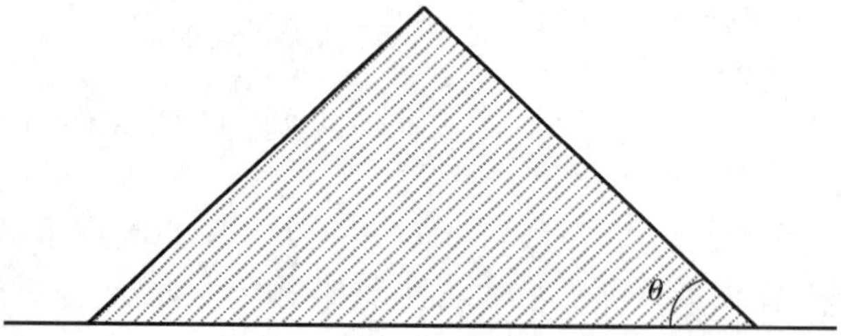

图 5-2 休止角

② 流出速度：将粉体加入漏斗中，全部粉体流出所需的时间表示流出速度，流出时间越短，流动性越好。如果粉体的流动性很差而不能流出时，可加入粒径 100 μm 的玻璃球助流，测定自由流动所需玻璃球的量（质量分数），以表示流动性，加入量越多流动性越差。

③ 压缩度：将一定量的粉体轻轻装入量筒后测量最初松体积；采用轻敲法使粉体处于最紧状态，测量最终的体积；计算最松密度 ρ_0 与最紧密度 ρ_f；根据式（5-4）计算压缩度 C。

$$C = \frac{\rho_f - \rho_0}{\rho_f} \times 100\% \tag{5-4}$$

压缩度是粉体流动性的重要指标，其大小反映粉体的凝聚性、松软状态。压缩度小于 20% 时流动性较好，压缩度增大时流动性下降，当压缩度为 40%～50% 时，粉体很难从容器中自动流出。

（三）粉体学在药物制剂中的应用

1. 粉体性质影响药物吸收和疗效 难溶性药物的溶出速度与粒子大小有关，一般粒子越细，表面积越大，吸收和疗效越好。如灰黄霉素是一种溶解度很小的药物，其超微粉化与一般微粒的灰黄霉素制剂相比，血药浓度高且用药剂量小。

知识链接

2. 粉体性质影响制剂制备过程 固体制剂往往是由多种成分组成的，为了保证制剂中各成分含量的均匀性，需要将各成分进行粉碎制成一定粒度的粉末之后再进行混合，粉碎后的粒子大小、形态、表面光滑度等都会影响混合的效果。在片剂压缩成型的过程中，粉体可压性差可能会导致松片、裂片现象，因此多数药物在压缩前需先制粒，改善可压性。散剂、胶囊剂、颗粒剂等一般采用容积法分剂量，物料的流动性、填充性对分剂量的准确性具有重要影响。对于流动性差的粉末，可通过加入润滑剂的方式提高其流动性。

二、粉碎技术

（一）知识准备

粉碎是指借助机械力将大块固体药物粉碎成适宜程度的颗粒或粉末的操作过程。现代粉碎技术也可借助超声波、超声气流等将固体药物粉碎成微粉。粉碎操作对制剂制备的意义如下：①增加药物的表面积，促进药物的溶解与吸收，提高药物的生物利用度；②便于制成多种剂型，如散剂、颗粒剂、丸剂、片剂、浸出制剂等；③加速药材中有效成分的溶解；④便于各成分混合均匀和服用。

通常把粉碎前药物的平均直径（Φ）与粉碎后药物的平均直径（Φ_1）的比值称为粉碎度（n），计算公式如式（5-5）所示。

$$n=\frac{\Phi}{\Phi_1} \tag{5-5}$$

由此可知，粉碎度与粉碎后的药物颗粒平均直径成反比，即粉碎度越大，颗粒越小。粉碎度的大小，取决于药物本身的性质、制备的剂型及临床使用要求。如内服散剂中不溶或难溶性药物用于治疗胃溃疡时，必须将药物制成细粉，以利于分散，充分发挥药物的保护和治疗作用；而易溶于胃肠液的药物则不必粉碎成细粉；浸出中药材时若粉末过细则易于形成糊状物而达不到浸出目的；用于眼黏膜的外用散剂需要极细粉，以减轻刺激性。因此，固体药物的粉碎应根据需要而选择适当的粉碎度。

（二）常用的粉碎技术

根据物料的性质和产品粒度的要求，可采用下列不同的粉碎方法，其选用原则以能达到粉碎效果及便于操作为目的。

1. 循环粉碎与开路粉碎 粉碎的产品中，如含有未充分粉碎的物料，一般通过筛分或分级后，粗颗粒重新返回到粉碎机中进行二次粉碎，称为循环粉碎。开路粉碎则是物料只通过粉碎设备一次，即将产品排出。循环粉碎得到的粒子粒径分布更为均一，更适合药物制剂的加工。

2. 混合粉碎与单独粉碎 混合粉碎是指两种或两种以上药物放在一起同时粉碎的操作方法。混合粉碎可以避免黏性物料在单独粉碎时黏壁或发生物料间的聚结现象，又可将粉碎与混合操作结合进行。但混合粉碎后的药物粉末中各种药物组成比例被确定，所以在使用方面会受到一定程度的限制。

单独粉碎是指将一种药物单独进行粉碎的操作方法。此法既可根据物料的性质选择合适的粉碎设备，又可避免粉碎时因不同物料损耗不同而引起含量不准确的现象出现。宜单独粉碎的药物如下：①氧化性药物与还原性药物：若混合粉碎，可引起爆炸，如氯酸钾、高锰酸钾等氧化性物料忌与硫、淀粉等还原性物料混合粉碎。②贵重药物：为减少损耗，宜单独粉碎，如羚羊角等。③毒性、刺激性大的药物：为便于劳动保护，防止中毒和交叉污染，宜单独粉碎，如雄黄、蟾酥等。

3. 干法粉碎与湿法粉碎 干法粉碎是指物料处于干燥状态下进行粉碎的操作方法。在药物制剂生产中大多数物料采用干法粉碎。湿法粉碎是指在药物中加入适量液体（水或有机溶剂）进行研磨粉碎的方法。由于加入的液体可以渗入药物颗粒的裂隙中，可降低分子间的内聚力，从而有利于粉碎。根据粉碎时加入液体种类和体积的不同，湿法粉碎可分为加液研磨法和水飞法。①加液研磨法：药物中加入少量液体进行研磨粉碎的方法。液体用量以能湿润药物成糊状为宜。此法粉碎度高，避免粉尘飞扬，可减轻毒性或刺激性药物对人体的危害，减少贵重药物的损耗。如樟脑、冰片、薄荷脑、牛黄等加入少量挥发性液体（乙醇等）研磨粉碎。②水飞法：药物与水共置乳钵或球磨机中研磨，使细粉飘浮于液面或混悬于水中，倾出此混悬液，余下的药物再加水反复研磨，至全部药物研磨完毕，将所得混悬液合并，静置沉降，倾去上清液，将湿粉干燥即得极细粉。此法适用于矿物药、动物贝壳的粉碎，如朱砂、炉甘石、滑石等。

知识链接

4. 低温粉碎 低温粉碎是指将药物或粉碎机进行冷却的粉碎方法。由于药物在低温时脆性增加，韧性与延展性降低，故可提高粉碎效果。此法适用于弹性大的药物或高温时不稳定的药物的粉碎，如动物药(甲鱼、蛇)、树脂、树胶、干浸膏、含挥发性成分的物料及抗生素类药物等。

5. 流能粉碎 利用高压气流(空气、蒸气或惰性气体)使药物的粗粒之间相互碰撞而产生强烈的粉碎作用。流能粉碎时，由于气流在粉碎室中膨胀时的冷却效应，故被粉碎物料的温度不升高，因此本法适用于抗生素、酶、低熔点或其他对热敏感的药物的粉碎。而且在粉碎的同时就进行分级，所以可得到 5 μm 以下的微粉。

(三) 常用的粉碎器械

1. 万能粉碎机 万能粉碎机是一种应用较广的冲击式粉碎机，如图 5-3、图 5-4 所示，它在高速旋转的转盘上固定有若干圈钢齿(冲击柱)、另一与转盘相对应的固定盖上也固定有若干圈钢齿。药物由加料口进入粉碎室，由于惯性离心作用，药物从中心部位被抛向外壁，在此过程中受到钢齿的冲击而被粉碎。细粉通过环状筛板，从粉碎机底部的出粉口收集，粗粉继续在机内粉碎。

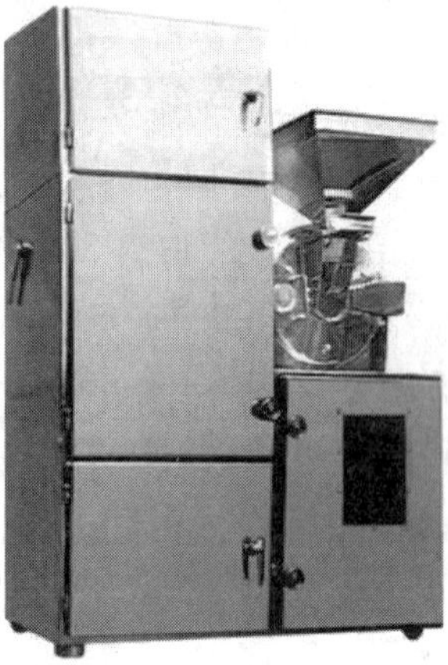

图 5-3 万能粉碎机

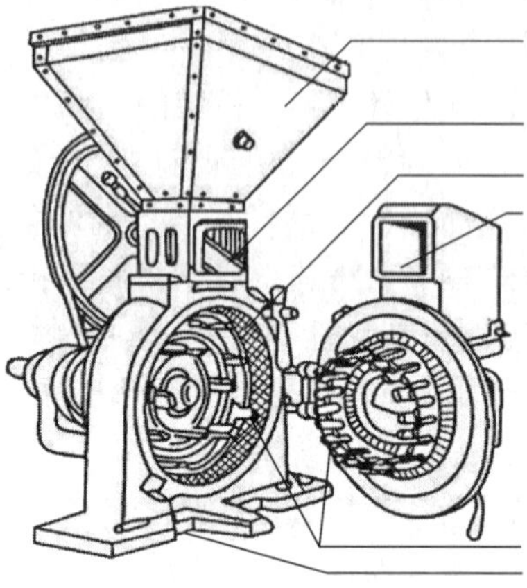

图 5-4 万能粉碎机结构示意图

万能粉碎机适用范围广，宜用于粉碎各种干燥的非组织性的药物及中药的根、茎、皮等，故有“万能”之称。但由于在粉碎过程中发热，故不宜用于含有大量挥发性成分、低熔点及黏性药物的粉碎。

2. 球磨机 球磨机由不锈钢或瓷制的圆筒和内装有一定数量和大小的圆形钢球或瓷球构成，是兼有冲击力和研磨力的粉碎设备(图 5-5)。粉碎时圆筒转动，筒内圆球随筒滚动，利用圆球起落的冲击作用和圆球与筒壁及圆球之间的研磨作用将药物粉碎。当球磨机转速适当，钢球达到一定高度并在重力和惯性力的作用下呈抛物线抛下，从而产生撞击和研磨的联合作用时，粉碎效果好。若转速过慢，圆球不能到达一定高度即沿壁滚下，此时仅发生研磨作用，粉碎效果较差；若转速较快，圆球受离心力作用沿筒壁做圆周运动而不能落下，失去物料与球体的相对运动，粉碎效果差。球磨机转速示意图如图 5-6 所示。

球磨机结构简单、密闭操作、粉尘少，适用于毒性药物、贵重药物以及刺激性药物的粉碎，还可在通入惰性气体的条件下，密闭粉碎易氧化药物或爆炸性药物。球磨机除广泛用于干法粉碎外，还可用于湿法粉碎。

3. 流能磨 流能磨亦称气流粉碎机，结构如图 5-7 所示。其粉碎机制完全不同于其他粉碎机，物料被压缩空气引射进入粉碎室，7～10 个气压的压缩空气通过喷嘴沿切线进入粉碎室时

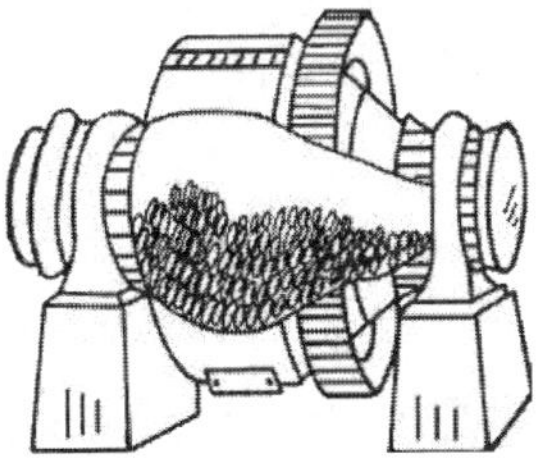

图 5-5 球磨机结构示意图

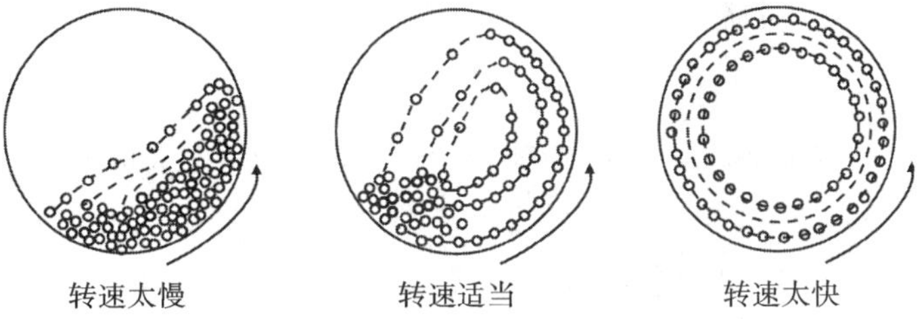

图 5-6 球磨机转速示意图

产生超音速气流，物料被气流带入粉碎室被气流分散、加速，并在物料与物料间、物料与器壁间发生强烈撞击、冲击、研磨而得到粉碎。压缩空气夹带的细粉由出料口进入旋风分离器或袋滤器进行分离，较大颗粒由于离心力的作用沿器壁外侧重新进入粉碎室，重复粉碎过程。粉碎程度与喷嘴的个数和角度、粉碎室的几何形状、气流的压缩压力以及进料量等有关。一般进料量越多，所获得粉碎物的粒度越大。

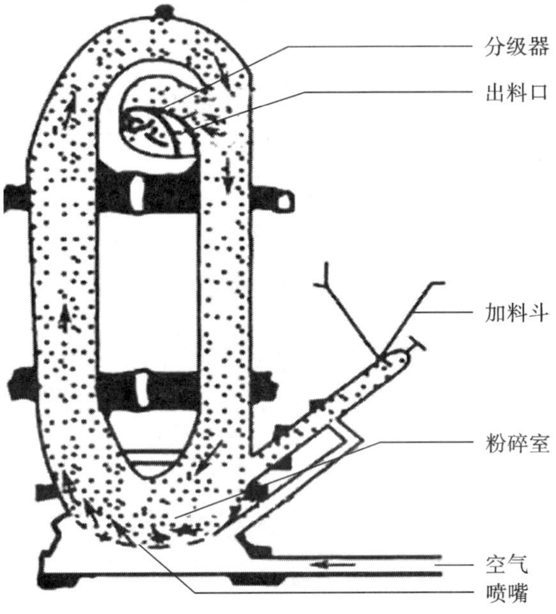

图 5-7 流能磨结构示意图

流能磨粉碎药物的过程中，由于气流在粉碎室中膨胀时的冷却效应抵消了粉碎时产生的热量，因此特别适用于抗生素、酶、低熔点或其他对热敏感的药物的粉碎。应用流能磨粉碎药物的同时也就进行了分等，所以可得 5 μm 以下均匀的极细粉末。

4. 乳钵 以研磨力为主的粉碎设备，主要用于少量药物的粉碎。乳钵以瓷制和玻璃制较常用。瓷制乳钵内壁较粗糙，适用于结晶性及脆性药物的粉碎，但吸附作用大，不宜用于粉碎少量药物。毒性药物或贵重药物的粉碎宜采用玻璃乳钵。

用乳钵进行粉碎时，每次所加药量一般不超过乳钵容积的 1/4，以防研磨时药物溅出或影响粉碎效能。研磨时，杵棒由乳钵中心按螺旋方式逐渐向外旋转，到达最外层后再逆向旋转至中心，如此反复以提高研磨效率。

三、过筛技术

（一）知识准备

过筛是指粉碎后的物料通过一种网孔工具以使粗粉与细粉分离的操作。这种网孔工具称为药筛。药物粉碎后所得粉末的粒度是不均匀的，过筛的目的主要是将粉碎后的物料按粒度大小加以分等，从而获得较均匀的粉末，以适应医疗和制备制剂的需要。过筛还能及时将合格的药粉筛出以减少能量的消耗，将不合要求的药粉进行再粉碎。多种物料过筛兼有混合的作用。

1. 药筛及药筛的分等 药筛按制作方法不同分为冲眼筛和编织筛两种。冲眼筛又称模压筛，是在金属板上冲压出圆形的筛孔制成。此筛坚固耐用，筛孔不易变形，多用作粉碎机上的筛板。编织筛是以金属丝（不锈钢丝、铜丝等）或非金属丝（尼龙丝、绢丝等）编织而成的。用尼龙丝制成的筛网具有一定的弹性，比较耐用，且对一般药物较稳定，在制剂生产中应用较多，但使用时筛线易移位致筛孔变形，分离效率下降。

药筛的分等有两种方法，一种是以筛孔内径大小（μm）为依据，共规定了九种筛号，如表 5-1 所示，一号筛的筛孔内径最大，九号筛的筛孔内径最小。另一种是以每英寸（2.54 cm）长度上所含筛孔的数目来表示，即用“目”表示，例如，每英寸有 100 个孔的筛称为 100 目筛，筛目数越大，筛孔内径越小。

表 5-1 《中国药典》（2020 年版）药筛分等表

筛号	筛孔内径（平均值）	目号
一号筛	(2000±70) μm	10 目
二号筛	(850±29) μm	24 目
三号筛	(355±13) μm	50 目
四号筛	(250±9.9) μm	65 目
五号筛	(180±7.6) μm	80 目
六号筛	(150±6.6) μm	100 目
七号筛	(125±5.8) μm	120 目
八号筛	(90±4.6) μm	150 目
九号筛	(75±4.1) μm	200 目

2. 粉末的分等 药物粉末的分等是按通过相应规格的药筛而定的。《中国药典》（2020 年版）规定了六种粉末等级，具体如表 5-2 所示。

表 5-2 《中国药典》（2020 年版）粉末等级标准

等级	分等标准
最粗粉	能全部通过一号筛，但混有能通过三号筛不超过 20%的粉末
粗粉	能全部通过二号筛，但混有能通过四号筛不超过 40%的粉末
中粉	能全部通过四号筛，但混有能通过五号筛不超过 60%的粉末
细粉	能全部通过五号筛，并含能通过六号筛不少于 95%的粉末
最细粉	能全部通过六号筛，并含能通过七号筛不少于 95%的粉末
极细粉	能全部通过八号筛，并含能通过九号筛不少于 95%的粉末

（二）常用的过筛器械

过筛设备应根据对粉末的粗细要求、粉末性质和数量选择。在药厂大量生产中，多用粉碎、筛分、风选、集尘联动装置，对提高粉碎与过筛效率、保证产品质量尤为重要，亦可单用筛分设备进行过筛。生产上常用旋涡式振荡筛，实验室中常用手摇筛。

1. 旋涡式振荡筛 旋涡式振荡筛如图 5-8、图 5-9 所示，由料斗、筛网、振荡室、电机、出料口等组成。可调节的偏心重锤经电机驱动传递到主轴中心线，在不平衡状态下，产生离心力，使物料在筛内形成轨道旋涡，从而达到需要的筛分效果。重锤调节器的振幅大小可根据不同物料和筛网进行调节。旋涡式振荡筛具有分离效果好、处理能力强等优点，适用于筛分无黏性的植物药，化学药物，毒性、刺激性大及易风化或潮解的药物粉末。

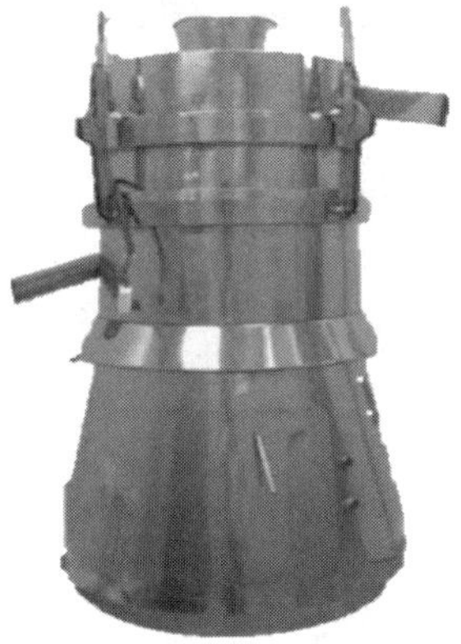

图 5-8 旋涡式振荡筛

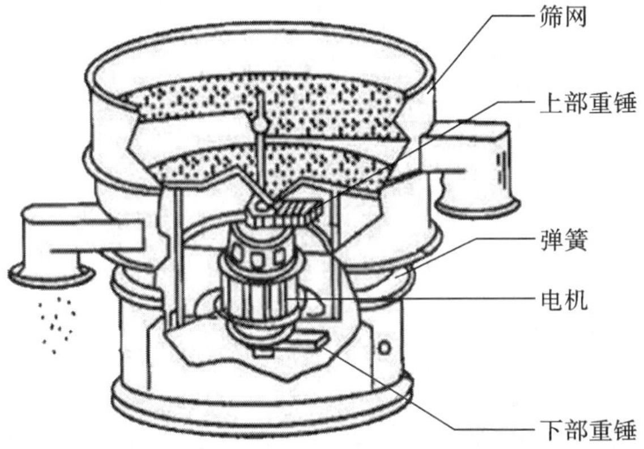

图 5-9 旋涡式振荡筛结构示意图

2. 手摇筛 手摇筛是由筛网固定在圆形的金属圈上制成，并按筛号大小依次叠放成套，最底层为接收器，药筛按照细号在下，粗号在上的顺序套在接收器上，最上面为筛盖。操作时将物料置于最上层药筛上，盖好筛盖，用手摇动过筛，即可实现物料分等。手摇筛适用于少量、毒性小、刺激性小或质轻药粉的筛分，也常用于粉末粒度分析。

四、混合技术

（一）知识准备

混合是将两种或两种以上组分的物料均匀混合的操作。混合的目的是使制剂中各组分分布均匀、含量均一，以保证用药剂量准确、安全有效。对于含量较低的毒性、刺激性药物等，主要含量不均匀对生物利用度、疗效、不良反应等影响非常大。因此科学合理的混合操作是保证制剂质量的关键之一。

（二）常用混合设备

大量生产中，混合过程一般在混合筒中完成，混合筒的形状及运动轨迹直接影响到药粉的混合均匀度，混合筒的形状从最初的滚筒型发展到目前常用的槽型、V 形、双锥形等，运动轨迹从简单的单向旋转发展到空间立体旋转，出现了一批混合均匀度高、效率高、能耗小的新型混合机。

1. 槽型混合机 亦称捏合机，如图 5-10、图 5-11 所示，其主要有混合槽、搅拌桨、固定轴、电机等部件。搅拌桨装于槽内固定轴上，转动时使物料上下翻转而混合。槽型混合机搅拌效率低，混合时间较长，但操作简单，便于卸料和维修，除适用于混合各种粉料外，还常用于混合片剂、丸剂等制软材。

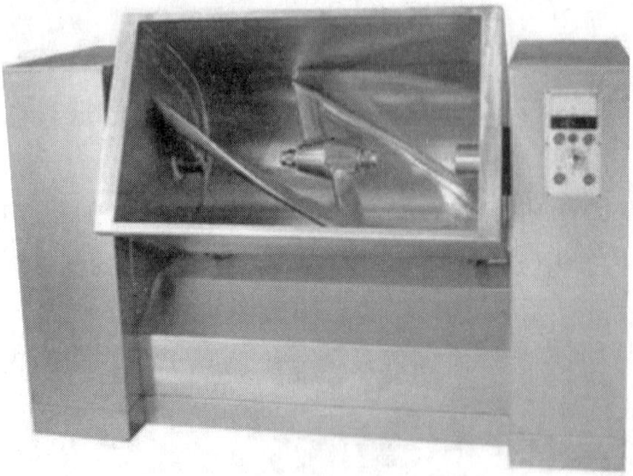

图 5-10　槽型混合机

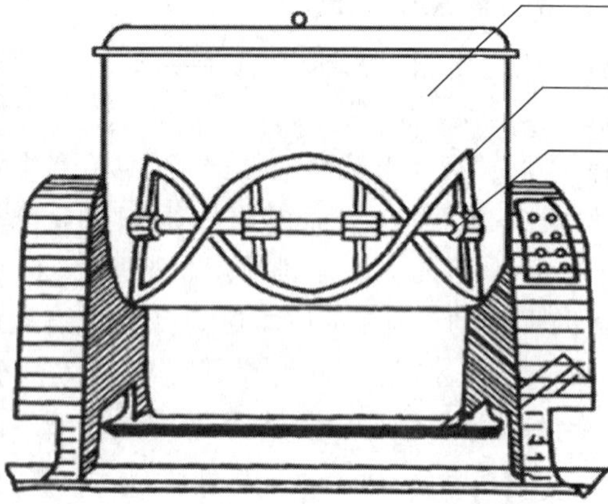

图 5-11　槽型混合机结构示意图

2. 旋转型混合机　其利用容器本身的旋转作用使物料在容器内流动、翻转、扩散，从而混合均匀。生产中常用的设备有 V 型混合机和三维混合机。

V 型混合机（图 5-12、图 5-13）由 V 形混合筒、旋转轴和支架等组成，使用时 V 形混合筒围绕水平轴旋转，带动物料向上运动，物料在重力作用下自上向下翻滚进行混合。容器不停转动时物料被多次分开、聚合，通过不断循环，使物料在较短时间内混合均匀。

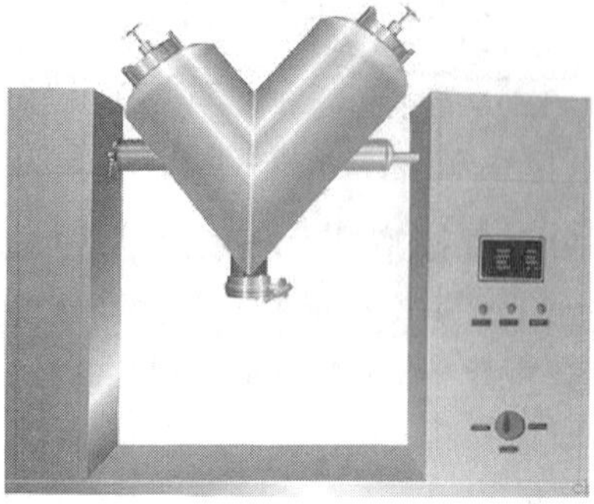

图 5-12　V 型混合机

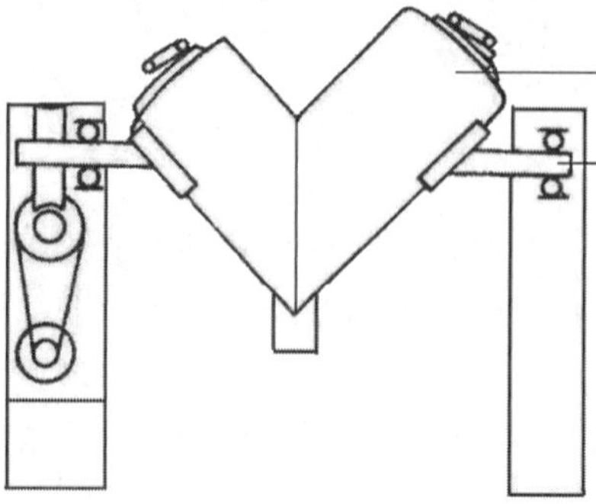

图 5-13　V 型混合机结构示意图

三维混合机（图 5-14、图 5-15）由筒体和机身两部分组成。装料的筒体在主动轴的带动下做平行移动及摇滚等复合运动，促使物料沿着筒体做环向、径向和轴向的三向复合运动，从而实现多种物料的相互流动扩散、掺杂，以达到高均匀度混合的目的。三维混合机的特点是筒体各处为圆弧过渡，经过精密抛光处理，物料装料率大，效率高，混合时间短，物料无离心力作用，无密度偏析及分层、积聚现象，混合效果好，是目前使用较理想的混合机。

3. 双螺旋锥形混合机　如图 5-16、图 5-17 所示，主要由锥形容器、螺旋杆、转臂等组成。锥形容器内安装有螺旋推进器，混合时左右两个螺旋推进器既自转又绕容器中心轴摆动旋转，物料在推进器的作用下自底部上升，同时随着机械转动在全容器内做旋涡和上下循环运动，使物料以双循环方式迅速混合。此混合机混合效率高，对物料适应性广，不会压碎和磨碎颗粒物料，混合相对密度悬殊和粒度不同的物料时不会产生分屑离析现象。

（三）混合方法及影响因素

1. 混合方法

1）搅拌混合　将各物料置于适当大小的容器中搅匀，以达到物料混匀的目的。此法简便

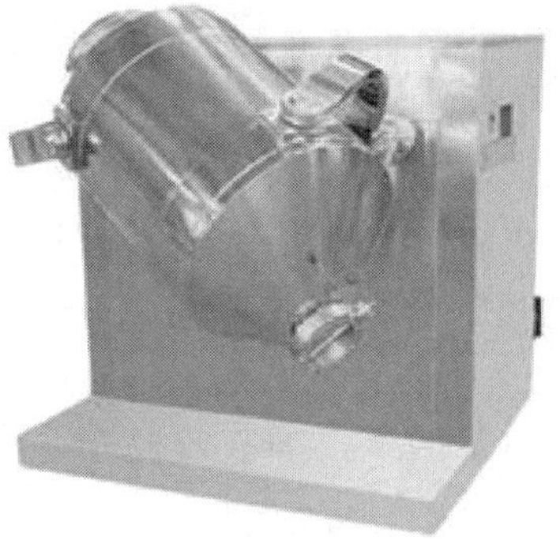

图 5-14 三维混合机

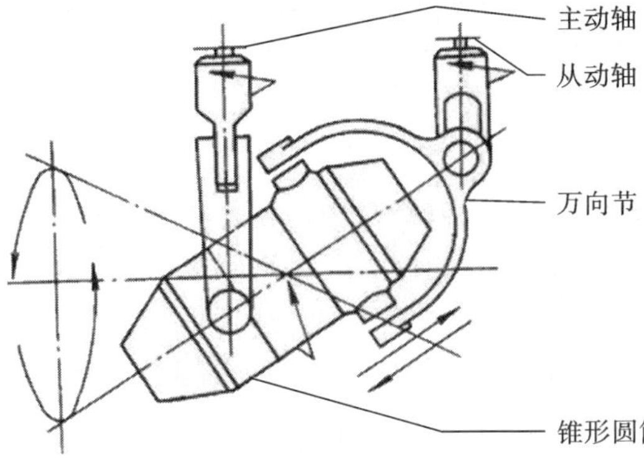

图 5-15 三维混合机结构示意图

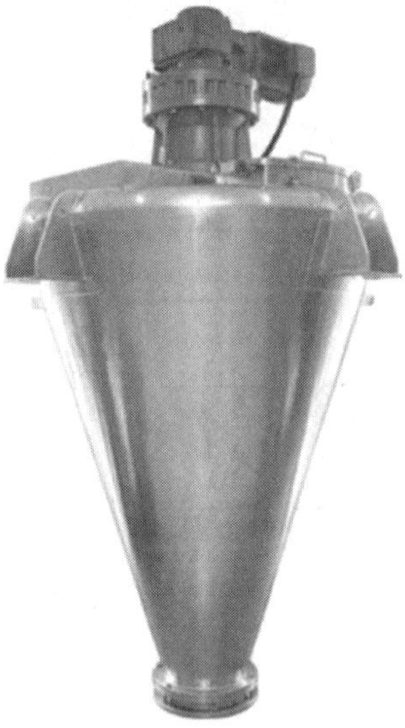

图 5-16 双螺旋锥形混合机

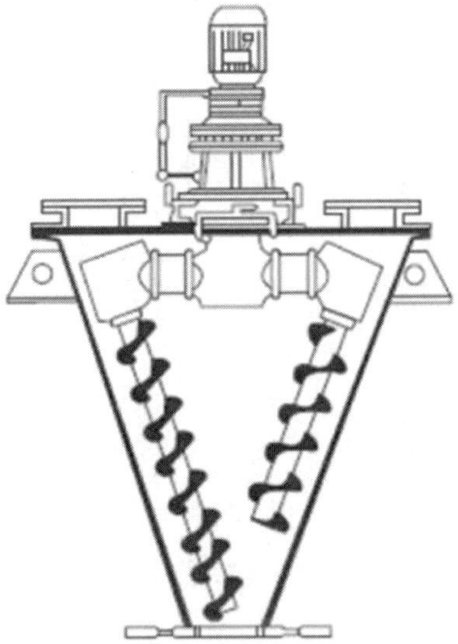

图 5-17 双螺旋锥形混合机结构示意图

但不易混匀，多作为初步混合之用。

2）研磨混合　将各组分物料置乳钵中，共同研磨达到混合的目的。此法适用于少量尤其是结晶性药物的混合，不适用于引湿性或爆炸性物质的混合。

3）过筛混合　将各组分物料先搅拌做初步混合，再通过适宜孔径的筛网使之混匀的操作。由于较细、较重的粉末先通过筛网，故在过筛后仍须进行适当的搅拌，才能混合均匀。

2. 影响因素　药粉混合均匀性与各组分的比例量、密度、粒度、形状和混合时间等因素有关。

1）各组分的比例量　各组分比例量相差过大时，不易混合均匀，此时应采用配研法（又称等量递加法）进行混合，即先用量大的组分饱和混合容器后，倾出，然后取量小的组分，加入等体积量大的组分混匀后，再加入与此混合物等量的量大组分混匀，如此倍量增加量大的组分，直至全部混合均匀。此法尤其适用于毒性药物、贵重药物和小剂量药物的混合。

2）各组分的粒度与密度　各组分粒度相近时，物料容易混匀；相反，粒度相差较大时，物料不容易混匀。各组分粒度相差较大时，应先将粒径大的物料粉碎后再进行混合。各组分密度相差较大时，在混合过程中存在自然分离的趋势，一般先将质轻的组分放入混合容器中，再加入质重者混合，这样既可避免轻质组分浮于上部或飞扬，又可避免重质组分沉于底部而不易混匀。

3）含低共熔组分　当两种或两种以上药物按一定比例混合后，产生熔点降低而出现润湿和液化的现象称为共熔现象。常见产生共熔的药物有樟脑与苯酚、麝香草酚、薄荷脑，乙酰水杨酸与对乙酰氨基酚和咖啡因等。共熔现象在研磨混合时通常出现较快，其他方式的混合有时需若干时间后才能出现。

含共熔组分的制剂是否需混合使其共熔，应根据共熔后对药理作用的影响而定，一般原则：①若药物共熔后，药理作用增强，则宜采用共熔混合，形成的共熔混合物比其单独成分吸收快、疗效高。②若药物共熔后，药理作用减弱，应设法避免共熔混合。③若药物共熔后，药理作用几乎无变化，可将共熔组分先共熔，再用处方中其他组分或加入适量的赋形剂吸收混合，使分散均匀。

4）混合时间　并非混合时间越长混合的均匀性越好，不同的组分要通过试验确定合适的混合时间。

5）其他　制剂含液体成分时，可采用处方中其他固体成分吸收；若液体量较大时，可另加赋形剂吸收；若液体为无效成分且量过大时，可采取先蒸发再加赋形剂吸收的方法。

课堂互动

讨论：如何将 1 g 朱砂与 20 g 滑石粉混合均匀？

项目小结

教学提纲		主要内容简述
一级	二级	
一、知识准备	（一）称量	选择合适的天平；量取操作注意事项
	（二）粉体学基础	粉体粒子大小；粉体密度；粉体的流动性
	（三）粉体学在药物制剂中的应用	粉体性质影响药物吸收和疗效；粉体性质影响制剂制备过程
二、粉碎技术	（一）知识准备	粉碎的概念、目的、粉碎度要求
	（二）常用的粉碎技术	循环粉碎与开路粉碎；混合粉碎与单独粉碎；干法粉碎与湿法粉碎；低温粉碎；流能粉碎
	（三）常用的粉碎器械	万能粉碎机；球磨机；流能磨；乳钵
三、过筛技术	（一）知识准备	过筛的概念、目的；药筛及药筛的分等；粉末的分等
	（二）常用的过筛器械	旋涡式振荡筛；手摇筛
四、混合技术	（一）知识准备	混合的概念、目的
	（二）常用混合设备	槽型混合机；旋转型混合机；双螺旋锥形混合机
	（三）混合方法及影响因素	混合方法（搅拌混合、研磨混合、过筛混合）；影响因素（各组分的比例量、各组分的粒度与密度、含低共熔组分、混合时间、其他）

达标检测题

参考答案

一、单项选择题

1. 粉体密度的大小顺序正确的是(　　)。
A. 松密度>粒密度>真密度　　B. 松密度>真密度>粒密度
C. 真密度>粒密度>松密度　　D. 真密度>松密度>粒密度
2. 在固体石蜡的粉碎过程中加入干冰的方法属于(　　)。
A. 低温粉碎　　B. 单独粉碎　　C. 加液研磨法　　D. 混合粉碎
3. 不必单独粉碎的药物是(　　)。
A. 氧化性药物　　B. 性质相同的药物
C. 贵重药物　　D. 刺激性药物
4.《中国药典》标准筛中下列哪种筛号的孔径最小?(　　)
A. 五号筛　　B. 六号筛　　C. 七号筛　　D. 九号筛
5. 能全部通过六号筛,并含能通过七号筛不少于95%的粉末是(　　)。
A. 粗粉　　B. 细粉　　C. 极细粉　　D. 最细粉
6. 我国工业用标准筛号常用“目”表示,“目”是指(　　)。
A. 以每1英寸长度上的筛孔数目表示
B. 以每1平方英寸面积上的筛孔数目表示
C. 以每1 cm长度上的筛孔数目表示
D. 以每1平方寸面积上的筛孔数目表示
7. 密度不同的粉状物料混合时应特别注意(　　)。
A. 搅拌　　B. 过筛混合　　C. 重者在上　　D. 轻者在上

二、配伍选择题

题1～4
A. 质轻者先加入混合容器中,质重者后加入　　B. 采用等量递加法混合
C. 先形成低共熔混合物,再与其他固体组分混匀　　D. 粉碎后再混合
E. 用固体组分或辅料吸收至不显湿润,充分混匀
1. 比例量相差悬殊的组分,粉碎时应(　　)。
2. 密度差异大的组分,粉碎时应(　　)。
3. 处方中含有薄荷油,粉碎时应(　　)。
4. 处方中含有薄荷脑和樟脑,粉碎时应(　　)。

三、多项选择题

1. 关于药物粉碎的叙述正确的是(　　)。
A. 增加表面积　　B. 利于浸出
C. 越细越好　　D. 粉碎度越大越好　　E. 利于干燥
2. 下列关于混合的叙述正确的是(　　)。
A. 药物组分的比例量差异悬殊时,难以混合均匀
B. 倍散一般采用等量递加法制备
C. 药物组分的密度差异较大时,应将密度大者先放入混合容器中,再放入密度小者

D. 若药物共熔后药理作用较单独混合者好，则宜采用共熔混合

E. 含液体成分时，可采取用处方中的其他固体成分吸收

3. 影响混合均匀性的主要因素有（　　）。

A. 各组分的比例量　B. 各组分的粒度与密度

C. 含低共熔组分　D. 混合速度　E. 混合时间

（黄翠翠）

模块二

液体类制剂篇

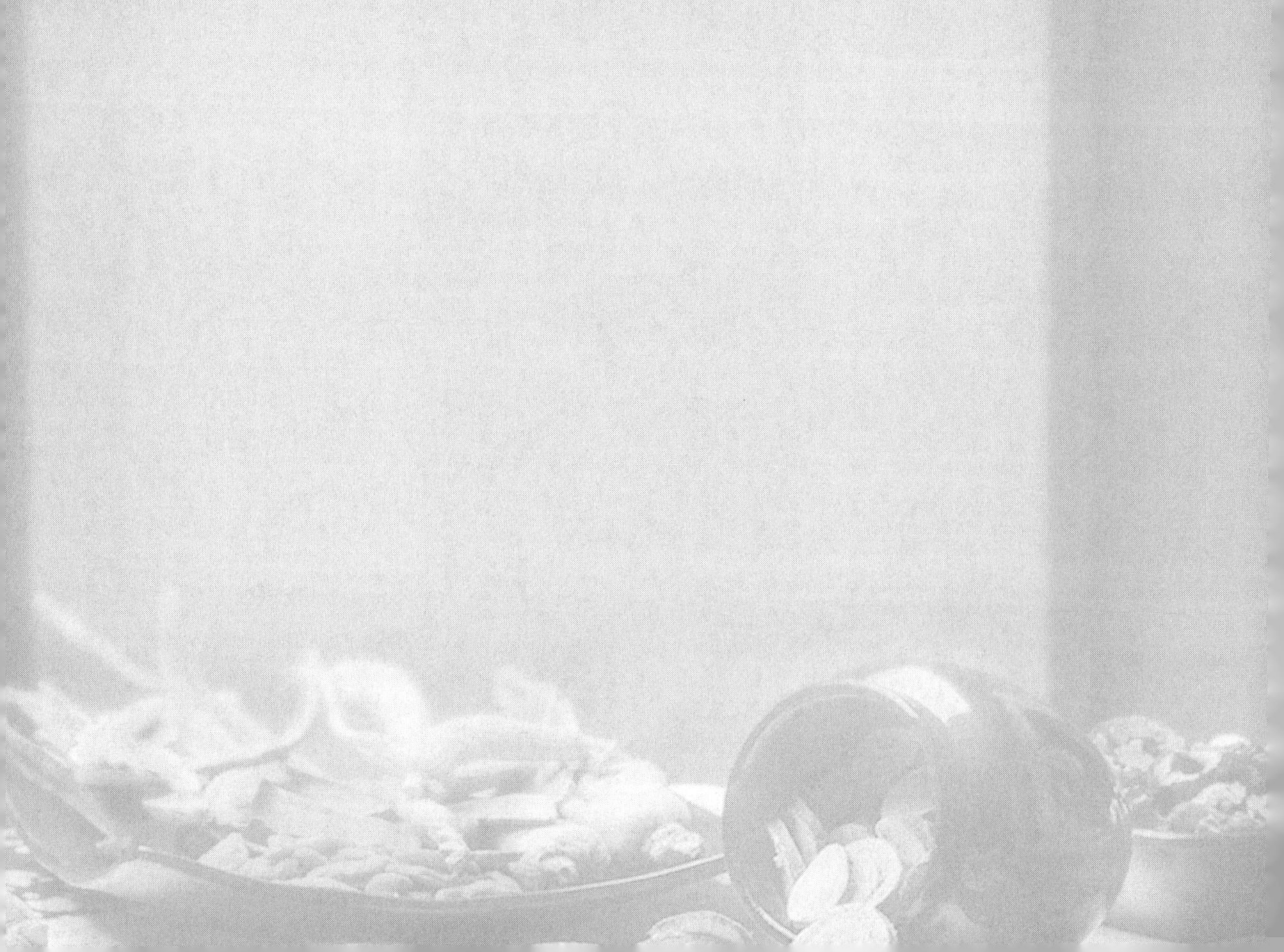

项目六

中药浸出制剂

扫码
看 PPT

学习目标

理论知识

掌握：浸出过程；常用浸出方法的特点、适用范围、操作方法及操作注意事项；常用的蒸发及干燥的方法；各种常用浸出制剂的概念、特点及制备方法。

熟悉：影响浸出的因素；常用浸出溶剂及其特点；常用的精制技术；影响蒸发的因素；常用浸出制剂制备的操作要点、适用范围、注意事项等。

了解：浸出辅助剂及其作用；干燥的影响因素；常用的蒸发和干燥设备；浸出制剂的质量控制。

专业技能

熟练运用各种浸出方法完成药材有效成分的提取，浸出制剂的质量控制。

能够选择合适的方法对浸出液进行浓缩和精制，能进行常见浸出制剂的制备。

能够选择合适的干燥设备对物料进行干燥，会设计汤剂、酒剂、酊剂、煎膏剂的制备工艺流程。

职业素养

树立安全、节约、环保和质量意识；营造规范、整洁、有序的工作环境；养成实事求是、一丝不苟的工作习惯。

操作任务

益母草膏的制备

一、操作目的

(1) 掌握用煎煮法制备煎膏剂的方法。

(2) 会进行收膏火候的控制。

(3) 会进行相对密度的测定。

二、器材与药品

器材：煎锅、电炉、纱布、漏斗、天平等。

药品：益母草、红糖等。

三、操作内容

益母草膏为活血调经药物，用于血瘀所致的月经不调、产后恶露不绝，症见月经量少、淋漓不净、产后出血时间过长；产后子宫复旧不全见上述证候者。口服，一次 10 g，一日 1～2 次。

［处方］　益母草 100 g　红糖适量

［制法］　将切碎的益母草，加水煎煮 2 次，每次 2 h，合并煎液，过滤，滤液浓缩至相对密度为 1.21～1.25(80 ℃)的清膏。每 100 g 清膏加红糖 200 g，加热溶化，混匀，浓缩至规定的相对密度，即得。

［注解］

①本品为棕黑色稠厚的半流体；气微，味苦、甜。相对密度检查应不低于 1.36。

②中药材煎煮前应浸泡一定时间，有利于有效成分溶出和扩散。

③煎煮时沸前用武火，沸后文火。器械宜用搪瓷、不锈钢材质。

④收膏加糖时边加边搅拌，并减弱火候，以防止结底焦化。

⑤包装时应冷却至室温再分装，以免水蒸气冷凝回流于膏剂中，含水量高易产生霉败现象。

四、思考题

(1) 收膏火候控制如何进行经验判断？

(2) 药典中规定如何控制煎膏剂的稠度？

一、常用的浸出技术与精制技术

(一) 浸出过程

浸出过程是指溶剂进入药材细胞组织，溶解或分散其成分后形成浸出液的全部过程。树脂类和矿物类药材无细胞结构，其成分可直接溶解或分散于溶剂中。植物类药材的各成分并存于植物组织细胞中，药材经粉碎后，细胞受到一定程度的破坏，扩大了细胞内成分与溶剂的接触面而有利于各成分的浸出。对于具有完整细胞结构的中药材，其浸出过程一般分为浸润与渗透阶段、解吸附与溶解阶段、扩散阶段与置换阶段。

1. 浸润与渗透阶段　当浸出溶剂与药材接触后，溶剂首先附着于药材表面使其润湿，然后通过毛细管作用或细胞间隙渗透进入细胞中。因此，浸出溶剂能否润湿并渗透药材决定了浸出过程能否顺利进行。而浸出溶剂能否润湿药材进入细胞组织中，则取决于浸出溶剂与药材的性质及两者之间的界面张力。通常根据相似相溶原理，选择与药材有效成分极性相似的浸出溶剂。含有蛋白质、糖类、纤维素等极性成分的药材，宜选择水或乙醇等极性或半极性溶剂浸出；含油脂性成分较多的药材，可用氯仿、石油醚等非极性溶剂浸出或脱脂后再用极性溶剂提取。选择非极性溶剂浸出时，应将药材先干燥。实际工作过程中，可通过强力搅拌或加入表面活性剂降低溶剂与药材间的界面张力，促进溶剂润湿并渗透药材。

2. 解吸附与溶解阶段　药材中的有效成分往往被药材组织吸附，故浸出溶剂须对有效成分具有更大的亲和力才能解除这种吸附作用，从而使各成分溶解、分散于溶剂中，形成溶液。选用复合溶剂如水、乙醇或添加适量的酸、碱、表面活性剂有助于溶解吸附。随着可溶性成分的不断溶解，细胞内溶液浓度不断增大，渗透压随之增大，细胞内外的渗透压差促使更多的溶剂进入细胞，最终导致细胞壁膨胀破裂，为已溶解的成分向外扩散创造了条件。

3. 扩散阶段　浸出溶剂溶解大量可溶性成分后，在细胞内形成浓溶液，由于细胞内、外浓度差的存在，使细胞内高浓度的溶液不断向细胞外低浓度方向扩散；同时细胞内较高的渗透压，又促进溶剂不断地由细胞外进入细胞内，直至整个浸出体系中浓度相等，渗透压达到平衡，扩散终止。由此可见，浓度差是渗透和扩散的推动力，也是浸出过程的主要动力，若能在浸出过程中保持较大的浓度差，则扩散速度快，浸出效率高。

4. 置换阶段 当扩散达到平衡时，浸出过程就无法进行下去，只有重新建立良好的浓度梯度才能使有效成分继续溶解。可在浸出时加强搅拌或采用流动溶剂浸出，促使新鲜溶剂或稀浸出液置换药材周围的浓浸出液，创造良好的浓度梯度，使扩散继续进行，从而提高浸出效率。

浸出过程是由浸润与渗透、解吸附与溶解、扩散、置换等连续进行又相互联系的四个阶段组成的，其中前三个阶段是自发进行的，最后一个阶段则需要人工辅助进行。

（二）影响浸出的因素

1. 药材的性质

1）药材粉碎度　药材粉碎得越细，粒径越小，与溶剂的接触面积越大，扩散速度越快，浸出效果越好。因此，药材要预先进行适当粉碎。但药材粉碎过细常致大量细胞破裂，细胞内大量不溶物及较多的树脂、黏液质等成分浸出，使浸出液中杂质增多黏度增大，从而给后续过滤、精制带来困难。因此，药材的粉碎程度应根据浸出溶剂、药材性质而定。以水作溶剂时，药材易膨胀，宜粉碎得粗些，可采用小段或薄片状；若用乙醇作溶剂，药材膨胀作用小，可粉碎成粗粉。叶、花、草等疏松药材，宜粉碎得粗一些，甚至不粉碎；坚硬的根、茎、皮类药材宜粉碎成薄片或粉末。

2）药材成分　药材中的有效成分多为小分子物质，由于小分子物质的溶解扩散速度较快，故最初的浸出液中含有较多的有效成分。药材中的大分子物质多为无效成分，其溶解扩散速度较慢，因此随着浸出时间的延长，浸出的杂质相应增多。

2. 浸出溶剂

1）浸出溶剂的极性　遵循相似相溶原理，根据药材中各种成分的理化性质选择适宜极性大小的溶剂，以尽可能地提取其中的有效成分，同时尽量避免无效成分浸出。

2）浸出溶剂的用量　增加浸出溶剂的用量，可以降低细胞外液的溶液浓度，延长药物成分扩散达到平衡的时间，有利于药物成分的充分浸出，但用量过大，浸出液浓度过低，会给后续浓缩操作带来不便。

3）浸出溶剂的 pH　为了提高溶剂的浸出效果，有时可加入一些浸出辅助剂。例如，适当的酸可以促进生物碱的浸出，适当的碱可以促进某些有机酸的浸出。适宜的 pH 也有助于增加某些成分的稳定性。

3. 浸出条件

1）浸出温度　温度升高，可溶性成分的溶解速度加快，浸出液的黏度降低，分子运动加快，有效成分的扩散速度也加快，浸出效率提高。同时，温度升高可使细胞内蛋白质凝固，酶被破坏，从而有利于制剂稳定。但温度升高，会使药材中挥发性组分损失、某些不耐热的成分分解破坏以及无效成分浸出量增加。一般药材的浸出温度维持在溶剂沸点温度下或接近于沸点温度时对药材浸出比较有利，但应保证药材有效成分不被破坏。

2）浸出时间　一般浸出时间越长，有效成分的浸出越完全。但当扩散达到平衡后，延长浸出时间不再起作用，反而会使无效成分浸出量增加，引起苷类等有效成分的水解失效和水性浸出液的霉败。因此，浸出时间应根据药材性质、浸出溶剂和浸出方法而定。

3）浸出压力　药材组织坚实，浸出溶剂较难浸润时，加大浸出压力有利于加快浸润和渗透过程，缩短浸出时间。同时，在加压下的渗透可使部分细胞壁破裂，有利于浸出成分的扩散。但加大浸出压力对组织松软、容易润湿的药材的影响不明显。

4）浓度梯度　浓度梯度是指药材组织内的浓溶液与外部溶液之间的浓度差，它是扩散作用的主要动力，浓度梯度越大，扩散速度越快，浸出效率越高。在浸出过程中可以通过更换新鲜溶剂、加强搅拌、采用渗漉法、循环式动态提取等方法来增大浓度梯度，提高浸出效率。

5）新技术的应用　应用超声波提取、流化浸出、电磁场浸出、电磁振动浸出、脉冲浸出、超临界二氧化碳萃取等强化浸出技术，不但可以提高药材有效成分的浸出效率，大大缩短浸出时间，同时可以提高制剂质量。

（三）常用浸出溶剂

用于浸出药材中有效成分的液体称为浸出溶剂。浸出后所得到的液体称为浸出液，浸出后的残留物称为药渣。在浸出过程中，浸出溶剂的选择特别重要，它关系到药材中有效成分的浸出和制剂的稳定性、安全性、有效性及经济效益等。常用的浸出溶剂按极性不同可分为极性溶剂、半极性溶剂和非极性溶剂。

1. 水　水是最常用的极性浸出溶剂，经济易得，无药理作用，能溶解药材中的生物碱盐、苷类、有机酸盐、鞣质、蛋白质、黏液质、树胶、色素、多糖等。其缺点是选择性差，容易浸出大量无效成分，过滤困难；化学活性强，会促进某些有效成分的水解、氧化；无防腐能力，浸出液易霉变，不易贮存。

知识链接

2. 乙醇　乙醇是常用的半极性溶剂，溶解范围广，能提取药材中的生物碱及其盐、苷类、挥发油、有机酸、鞣质、树脂、叶绿素、蒽醌类化合物等。含醇量＞20％时，具有防腐作用；含醇量＞40％时，可以延缓酯类、苷类等成分的水解。乙醇具有一定的药理作用，价格高，易燃，易挥发，浸出过程中要注意安全防护。

3. 乙醚　为常用的非极性浸出溶剂，溶解选择性强，可溶解药材中的树脂、脂肪、挥发油、游离生物碱等。乙醚沸点低，极易燃烧，有强烈的药理作用，价格昂贵，常用于有效成分的提纯与精制。

（四）浸出辅助剂

在进行浸出操作时，为了增加浸出效能、增加浸出成分的溶解度、增加制品的稳定性、除去或减少某些杂质而加入浸出溶剂中的附加剂，称为浸出辅助剂。常用的浸出辅助剂有酸、碱、表面活性剂等物质。

1. 酸　酸可与生物碱生成可溶性盐，增加生物碱在水中的溶解度以利于浸出；酸还可使有机酸游离，便于用有机溶剂的提取；适当的酸还可以对一些生物碱产生稳定作用或沉淀某些酸不溶性杂质。常用的酸有盐酸、硫酸、醋酸、枸橼酸和酒石酸等。

2. 碱　主要用于增加酸性有效成分的溶解度和稳定性，还可除去某些碱不溶性杂质。常用的碱有氨水、氢氧化钙、碳酸钠，其中氨水最常用。

3. 表面活性剂　能降低药材与浸出溶剂之间的界面张力，促进溶剂对药材的润湿，提高浸出效果。通常选择化学性质稳定且毒性较小的非离子型表面活性剂，如吐温 80、吐温 20 等。

4. 甘油　甘油是鞣制的良好溶剂，具有稳定鞣制的作用。

（五）常用浸出技术与设备

常用的浸出方法有煎煮法、浸渍法、渗漉法、回流法、水蒸气蒸馏法等，应根据药材有效成分的性质、溶剂的性质、剂型的要求以及生产实际选择合适的方法。

1. 煎煮法　煎煮法是指以水为溶剂，将药材加热煮沸来提取有效成分的一种方法。煎煮法操作简单易行，但煎出液中杂质较多，给后续精制带来麻烦。另外，水为溶剂提取制剂容易霉败变质，一些不耐热及挥发性成分在煎煮过程中易被破坏或挥发而损失。煎煮法适用于有效成分能溶于水，且对湿、热较稳定的药材。由于煎煮法能煎煮出大部分有效成分，符合中医用药的习惯，因而对于有效成分尚未清楚的中草药或方剂进行剂型改革时，也常用此法。

1）操作方法　煎煮法操作工艺流程图如图 6-1 所示。称取规定量药材，适当切碎或粉碎，置适宜煎煮器中，加水适量浸没药材，浸泡适宜时间后加热至沸，保持微沸状态一定时间，分离煎出液，药渣继续加水煎煮 2～3 次至液味淡薄，合并煎出液，离心或沉降后分离出煎出液供使用，或低温浓缩至规定浓度，供进一步制备所需制剂用。

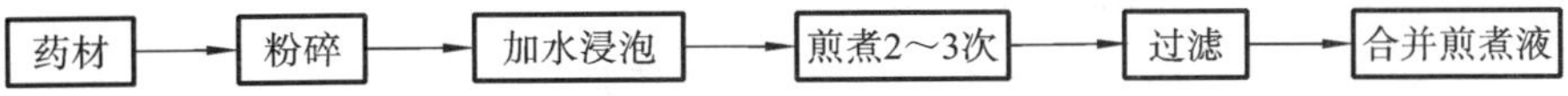

图 6-1　煎煮法操作工艺流程图

2）操作注意事项　①煎煮容器与火候：煎煮容器应选择化学稳定性及保温性好的材料制成的煎煮器具，小量生产可选用陶制器具或砂锅进行直火加热，煎煮火候要求沸前用大火（武火）使其快速沸腾，然后用小火（文火）保持微沸状态。大量生产宜选用不锈钢或搪瓷制器具，一般不宜采用铜、铁制器具，加热方式常采用蒸汽加热，煮沸前可适当增加加热蒸汽的流量，煮沸后可适当减少蒸汽流量保持微沸。②煎煮用水：煎煮法所用的水应是经过处理的饮用水，水的用量应视药材的性质而定，第一次煎煮的用水量一般为药材量的 7～10 倍，第二次煎煮为 5～8 倍，质地疏松的药材可适当增加用水量，质地坚硬的药材可适当减少用水量。具体用水量还应根据煎煮时间、所用设备等因素综合考虑。③药材浸泡：加热前应先用冷水将药材饮片浸泡一段时间，使药材组织充分软化膨胀，以利于溶剂的渗透及有效成分的浸出。若开始就用沸水浸泡或直接进行煎煮，则会导致药材表面所含的蛋白质凝固、淀粉糊化，妨碍水分进入细胞内部，影响有效成分的浸出。④煎煮时间和次数：根据药材的性质、投料量确定，大量生产时一般第一次煎煮 1～2 h，之后可以酌减，一般煎煮 2～3 次。

3）常用设备　小量生产常用敞口倾斜式夹层锅，该设备为敞口操作，水分蒸发大，易污染，为强化提取，可在提取器上加盖，增设搅拌器、循环泵等。

目前中药制剂生产企业普遍采用的提取设备是多功能提取罐。多功能提取罐是一种密闭间歇式多功能提取设备，整个操作过程在密闭可循环系统内完成，设备带夹层，可以通蒸汽加热或通水冷却。提取过程中可以用泵对药液进行强制循环，使药液从罐底排液口排出后，再经管道重回罐体，以提高提取效率。多功能提取罐可用于常压、减压、加压条件下中药的煎煮、浸渍、渗漉、回流、水蒸气蒸馏等浸出操作，也可用于浸出液浓缩、有机溶剂回收等。

2. 浸渍法　浸渍法是将药材置于密闭容器中，用适当的溶剂在常温或温热条件下浸泡，使其有效成分浸出的一种方法。本法适用于黏性药材、无组织结构的药材、新鲜药材及易于膨胀的药材的浸取，尤其适用于有效成分遇热易破坏或易挥发的药材。但此法为静态浸出过程，操作时间长，浸出效率差，有效成分浸出不完全，故不适用于贵重药材、毒性药材、有效成分含量低的药材的提取或制备较高浓度的制剂。

1）操作方法　浸渍法操作工艺流程如图 6-2 所示。取适当粉碎的药材，置于有盖容器中，加入定量的溶剂密盖，在室温下浸渍 3～5 天或规定的时间，其间时常振摇或搅拌，使有效成分充分浸出。倾取上清液，过滤，压榨药渣，压榨液与滤液合并，静置 24 h 过滤，即得浸出液。

2）分类　根据浸渍温度与次数的不同，浸渍法可分为冷浸渍法、热浸渍法和重浸渍法。

冷浸渍法又称常温浸渍，是在室温条件下进行的浸渍操作，适用于不耐热、含易挥发以及黏性成分的药材，所制成品澄明度好，常用于酊剂、酒剂的制备。

热浸渍法是指通过水浴或蒸汽加热，在低于溶剂沸点、高于室温条件下进行的浸渍操作。

以水为溶剂一般浸渍温度控制在60～80 ℃，以乙醇为溶剂浸渍温度一般控制在40～60 ℃。本法浸渍时间短，浸出效率高，有效成分浸出完全，但杂质的浸出量增加，冷却后易析出沉淀，故成品澄明度差，常用于酒剂的制备。

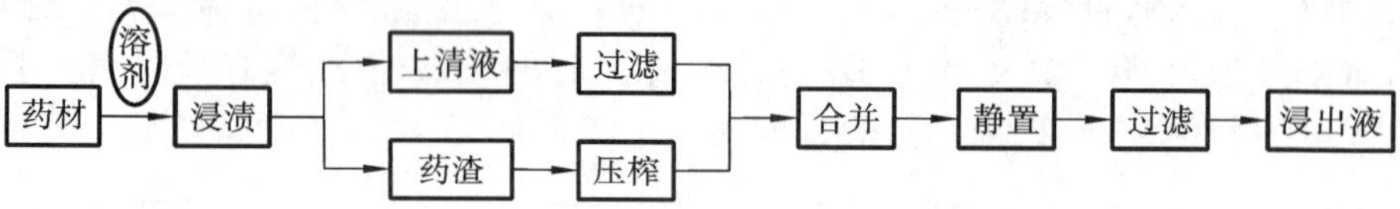

图6-2　浸渍法操作工艺流程图

重浸渍法又称多次浸渍法，是将全部浸出溶剂分成几份，药材用第一份溶剂浸出后，收集浸出液，药渣再用第二份溶剂浸渍，如此重复2～3次，最后将各份浸出液合并。重浸渍法可形成较大的浓度梯度，有效成分浸出完全，同时克服了由于药渣吸附而引起的成分损失，较一次浸渍效果好。

3）操作注意事项　①浸渍容器：应选用化学性质稳定性并具密封盖的容器，带搅拌功能、有夹层者更好。②浸出溶剂：多采用蒸馏酒、乙醇，也可以用水、酸水等，热浸渍法一般以水为浸出溶剂。溶剂的用量应按处方规定使用，若无明确规定，一般为药材量的10倍左右，可根据药材性质适当加减。③浸渍过程：应振摇或加强搅拌，促进溶剂循环，提高浸出效率。④静置过滤：压榨药渣时，易使药渣细胞破裂，并使相当量的不溶性成分进入浸出液中，故应静置一段时间再过滤，必要时冷藏后再过滤。

4）常用设备　浸渍法所用的主要设备为浸渍器和压榨器。用于小剂量制备的浸渍器可选用具塞玻璃容器，工业生产可选择多功能提取罐、带有搅拌装置的搪瓷罐、陶瓷罐、不锈钢罐等。压榨器小量生产可用螺旋压榨器，大量生产时宜采用水压机。

3. 渗漉法　渗漉法是将药材适当粉碎后装于渗漉器内，溶剂连续从渗漉器上部添加，渗过药材往下流动过程中浸出的方法，流出的浸出液称为渗漉液。此法属于动态浸出过程，溶剂自上而下经过药材，与药材中的浓溶液形成较大的浓度梯度，扩散速度快，浸出效率高。此法溶剂用量较浸渍法少，可省去浸出液与药渣的分离操作，适用于贵重药材、毒性药材、有效成分含量低的药材的提取以及高浓度浸出药剂的制备，但不适用于新鲜、易膨胀的药材及无组织结构的药材。

1）操作方法　渗漉法操作工艺流程如图6-3所示，具体步骤如下：①润湿：将药材粗粉置于有盖容器内，加入规定量的浸出溶剂均匀润湿后密闭，放置一定时间，使药材充分膨胀。②装筒：取适量脱脂棉，加溶剂润湿后轻轻铺在渗漉筒底部，然后将已润湿的药粉分次均匀投入渗漉筒中（一般不超过容积的2/3），每次投入后均匀压平。药粉装填完毕用滤纸或纱布盖在药粉上，并压上玻璃珠等重物，防止加溶剂时药材浮起。③排气：打开渗漉筒下部浸出液出口的活塞，从上部缓缓加入溶剂以排除药材间隙的空气，待气体排尽渗漉液开始流出时关闭活塞。④浸渍：继续添加浸出溶剂至高出药材2～3 cm，加盖放置浸渍24～48 h，使溶剂充分渗透、扩散。⑤渗漉：打开渗漉筒出口活塞开始渗漉，收集渗漉液至规定溶剂用完或浸出液味淡为止。

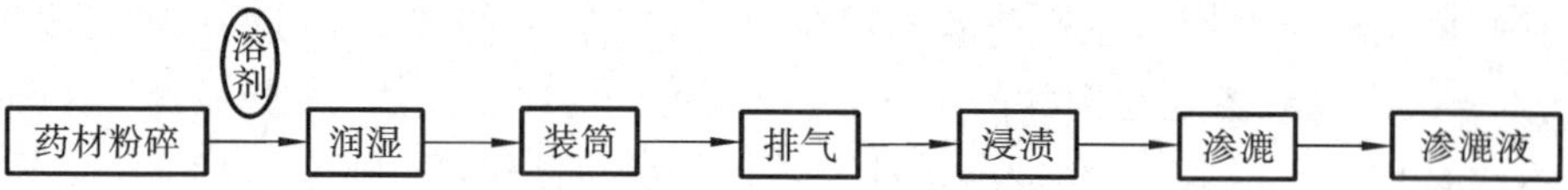

图6-3　渗漉法操作工艺流程图

制剂的种类不同，渗漉液的收集与处理方法也不同。制备流浸膏剂时，先收集药材量85%的初漉液另器保存，续漉液应在低温条件下浓缩15%，与初漉液合并，取上清液分装。制备浸膏剂时，应将全部渗漉液低温浓缩至稠膏状，加稀释剂或继续浓缩至规定标准；制备酊剂、酒剂时，待规定溶剂全部用完或漉液量达到欲制备量的3/4时即停止渗漉，压榨残渣，压出液与漉液合并，过滤，添加适量乙醇至规定浓度和体积后，静置过滤即得。

2）操作注意事项 ①药材粒径：药材粉碎度应适宜，过细容易堵塞孔隙，妨碍溶剂通过；过粗会使溶剂流动太快，有效成分浸出不完全，一般以粉碎成粗粉或中粉为宜。②润湿：药材在装筒前应先加入药材量60%～100%的浸出溶剂混匀，密闭放置足够的时间使其充分膨胀，以免药材在装筒后膨胀形成堵塞，妨碍渗漉操作的进行。③装筒：装粉松紧度要适宜，若装得过松，溶剂很快通过药粉，浸出不完全，并导致浸出溶剂浪费；装得过紧，溶剂难以通过，渗漉过程无法进行；装得松紧不匀，溶剂会沿松的一侧留下，使药材提取不完全。装筒时粉柱应不超过筒的2/3，以留下一定的空间存放溶剂。④排气：药粉间隙存在一定的空气，加溶剂前应打开出口处活塞，否则气泡上溢会破坏粉柱松紧度，使浸出不完全。⑤浸出溶剂：自加溶剂开始到渗漉结束之前，整个过程中要始终保持溶剂液面高于药材粉末，以防止药粉层干涸开裂。⑥渗漉速度：渗漉液流出速度除另有规定外，一般以1000 g药材每分钟流出1～3 mL为慢速，3～5 mL为快速。若渗漉速度太快，有效成分来不及扩散和浸出，导致药液浓度过低；太慢则影响设备利用率和产量。

3）其他渗漉法 重渗漉法是将浸出液重复用作新药材的溶剂，进行多次渗漉以提高渗漉液浓度的方法。加压渗漉法可使溶剂流速增加，渗漉顺利进行。逆流渗漉法是指溶剂自装置下方流入、从上方流出的与传统渗漉操作中溶剂流向相反的渗漉方法。

4）常用设备 实验室所用的渗漉筒有圆锥形和圆柱形两种。易膨胀的药粉宜选用圆锥形以适应其膨胀变异，不易膨胀的药粉则选用圆柱形。以水为溶剂时，水易使药材膨胀，宜采用圆锥形渗漉筒；以乙醇为溶剂时，药材不易膨胀，宜采用圆柱形筒。工业生产常采用不锈钢制成的渗漉罐。

4. 回流法 回流法是指将药材与乙醇等挥发性有机溶剂一起置于蒸馏器中加热蒸馏，其中挥发性的溶剂受热馏出，经冷凝后又流回蒸馏器，这样周而复始，直至有效成分回流提取完全的方法。此法浸出效果好，浸出溶剂循环使用，利用度高。但连续加热，浸出成分受热时间长，故该法不适于受热易破坏的药材成分的浸出。回流法小量生产常用玻璃制蒸馏设备，大生产多采用不锈钢材质制备的多功能回流罐。

5. 水蒸气蒸馏法 水蒸气蒸馏法是指将含有挥发性成分的药材与水共同蒸馏，挥发性成分与水共同馏出，经冷凝后分离得到挥发性成分的方法。此法适用于具有挥发性、能随水蒸气蒸馏而不被破坏、与水不发生反应、难溶或不溶于水的天然药物成分的提取，如挥发油。按照加热方式的不同，水蒸气蒸馏法又分为共水蒸馏法、通水蒸气蒸馏法和水上蒸馏法。常用设备为多功能提取罐、挥发油提取罐。

（六）常用精制技术

精制是指采用适当的方法和设备除去药材浸出液中杂质的过程。常用的精制方法有以下几种。

1. 水提醇沉法 水提醇沉法是指以水为溶剂浸出药材中药用成分，再用不同浓度的乙醇沉淀掉浸出液中蛋白质、糊化淀粉、树胶、黏液质、多糖、无机盐等醇不溶性杂质的方法。使用本法操作时，为提高乙醇含量，需先对水提取液进行浓缩，生产上一般浓缩至相对密度1.1左右，放冷，不断搅拌下缓缓加入乙醇使达到规定含醇量。密闭放置 24～48 h，过滤，回收乙醇，得到精制液。

水提醇沉法是目前应用较为广泛的精制方法，但成本高，药物成分易损失，故通常不作为中药提取液的通用精制方法。

2. 醇提水沉法 醇提水沉法是指以乙醇为溶剂浸出药材中的药用成分，加水沉淀除去浸出液中水不溶性杂质的方法。乙醇的提取液中会含有较多的树脂、油脂、色素等低水溶性成分，操作时将浸出液回收乙醇后，加水搅拌，静置待沉淀完全后过滤除去。

3. 酸碱法 酸碱法是指将酸(碱)性成分与碱(酸)反应成盐而溶解，再加酸(碱)重新生成游离酸(碱)沉淀析出而实现分离的方法。该方法适用于有机酸、生物碱、羟基蒽醌类化合物的分离。使用本法需要注意酸碱的强度和作用时间，以免造成待分离目标物质的分子结构异构化而不能复原成原本的结构。

4. 盐析法 盐析法是指向含蛋白质等高分子物质的溶液中加入大量的无机盐，由于高分子物质表面电荷被中和以及表面水化膜的破坏，使其溶解度降低沉淀析出而实现分离的方法。盐析法主要用于蛋白质的分离纯化。常用的无机盐有氯化钠、硫酸钠、硫酸镁、硫酸铵等。

5. 其他方法 还可采用絮凝法、透析法、大孔树脂分离等方法来实现中药浸出液的分离与纯化。

二、蒸发

蒸发是指借加热作用将溶液中的部分溶剂气化除去，从而获得高浓度溶液的工艺操作。该过程中要不断地向溶液供给热能，并不断地去除产生的溶剂蒸汽。

(一) 影响蒸发的因素

1. 蒸发面积 在一定温度条件下，蒸发的速度与蒸发面积成正比，蒸发面积越大蒸发速度越快。故常压蒸发时多采用直径大、锅底浅的广口蒸发锅以加快蒸发速度。

2. 传热温差 传热温差是加热蒸汽的温度与溶液的沸点之差。蒸发过程是溶剂分子吸收热能后振动能力超过分子间内聚力而被气化排出的过程，不断供给充足的热能是蒸发浓缩的推动力。提高传热温差，可以使溶剂分子能够快速获得足够的热能而不断气化，从而提高蒸发效率。实际工作中可采用适当提高加热蒸汽的压力，同时进行减压蒸发的方法，可使传热温度差加大，在促进蒸发浓缩的同时，避免了热敏性成分的破坏。

3. 蒸汽浓度 在湿度、液面压力、蒸发面积等因素相同的条件下，蒸发速率与蒸发时液面上大气中的蒸汽浓度成反比。蒸汽浓度大，分子不易逸出，蒸发速率慢，反之加快。故在工作中常采用电风扇、排风扇等通风设备及时排除液面的蒸汽，以加快蒸发速度。

4. 液体表面的压力 液体表面压力越大，蒸发速率越慢。因此采用减压蒸发可提高蒸发效率。

5. 传热系数 提高传热系数是提高蒸发效率的主要手段。增大传热系数的主要途径是减少各部分热阻，如加强搅拌促进溶液层循环、定期去除沉积物、改进浓缩设备等。

(二) 常用蒸发方法与设备

1. 常压蒸发 常压蒸发指溶液在一个大气压下进行的蒸发操作。常压蒸发设备简单、操作方便，但浓缩温度高，蒸发速度慢，操作时间长，药物成分易被破坏。因此常压蒸发适用于有效成分对热稳定，溶剂无毒、无害、无燃烧性、无经济价值的药液，通常用于以水为溶剂的药材浸出液的浓缩。进行常压蒸发时，实验室小剂量操作多采用瓷质蒸发皿，大量生产多用旋转式可倾倒夹层蒸发锅。

2. 减压蒸发 减压蒸发是将液体置于密闭的蒸发器中，通过抽真空降低其内部的压力，从而使溶液沸点降低的蒸发操作。由于溶液的沸点降低，能防止和减少热敏性物料的分解，传热温差大，且蒸发过程中能不断排出溶剂蒸汽，故蒸发效率高，广泛用于有效成分对热不稳定的浸出液的浓缩和乙醇等有机溶剂的回收。实验室一般采用含真空泵的旋转蒸发仪进行减压蒸发，工业生产上进行减压蒸发的设备应包括蒸发器、冷凝器、溶剂罐和真空泵等元件。

3. 薄膜蒸发 薄膜蒸发是使液体形成薄膜状态而快速进行蒸发的操作。薄膜蒸发具有极大的气化表面，蒸发效率高，热传播速度快而均匀，不受液体静压和药物过热现象的影响，可连续操作并可缩短生产周期，浸出液受热时间短，有效成分不易破坏，特别适用于不耐热浸出液的浓缩。

目前生产上常采用的薄膜蒸发方式是使浸出液剧烈沸腾产生大量泡沫，以泡沫的内外表面为蒸发面而蒸发。常用的薄膜蒸发设备有升膜式蒸发器、降膜式蒸发器、旋转薄膜蒸发器、离心薄膜蒸发器等。

三、干燥

干燥是借助热能使物料中的湿分(水分或其他溶剂)气化除去，从而获得干燥固体产品的操作。干燥的目的在于保证制剂的质量和提高药物的稳定性，使成品或半成品具有一定规格标准，同时便于进一步加工、运输、贮藏和使用。干燥是制剂生产中重要的单元操作，常应用于新鲜药材的除水，以及浸膏剂、丸剂、颗粒剂、散剂等剂型的制备。

(一) 影响干燥的因素

1. 物料的性质 物料本身的形状大小、物料层的厚薄及水分结合方式等是决定干燥速度的主要因素。一般结晶状、颗粒状物料较粉末状、膏状物料干燥速度快；物料层越薄，蒸发面积越大，干燥速度越快。

2. 空气的温度 空气温度越高，与物料间温度差越大，传热速度越快，干燥速度也越快；反之，温度越低，干燥速度也就越慢。但升高温度要考虑药物稳定性，防止热敏性物料被破坏。

3. 空气的湿度 空气的相对湿度越低，则空气湿度饱和差越大，干燥速度越快，空气相对湿度过高，原料会从空气中吸收水分导致难以干燥。生产中为降低空气的相对湿度，提高干燥效率，可采用生石灰、硅胶等吸湿剂吸收空气中的水分。

4. 空气的流速 空气流速越快，带走的湿气越多，物料表面水气化的阻力越小，干燥速度越快。因此，生产中常采用排风、鼓风装置加速空气流动与更新，以缩短干燥时间。

5. 干燥速度 干燥过程是物料表面水分首先气化后，物料内部水分连续进行扩散和表面气化的过程。如果干燥速度过快，物料表面水分迅速蒸发硬结，内部水分不能及时扩散至物料表面，会形成外干内湿的状态。因此干燥过程不宜过快。

(二) 常用干燥方法与设备

1. 常压干燥 常压干燥是在大气压下进行干燥的方法。常压干燥包括烘干干燥和接触干燥。烘干干燥是指将物料放在烘盘内，利用热的干燥气流将物料中的水分气化带走的干燥方法。该法简单易行，但干燥时间长，温度较高，受热不均匀，容易引起热敏成分破坏。烘干干燥主要用于新鲜药材、药材提取物以及丸剂、散剂、颗粒剂的干燥，最常用的设备是厢式干燥器，小型的称为烘箱，大型的称为烘房。

接触干燥最常用的方法是滚筒式干燥，即将已蒸发到一定稠度的药液涂于滚筒加热面上使成薄层进行干燥的方法。此法蒸发面及受热面较大，可缩短干燥时间，减少受热影响，干燥产品容易粉碎，可连续生产。接触干燥最常用的设备是鼓式薄膜干燥器。

2. 减压干燥 减压干燥又称真空干燥，是指在密闭的容器中通过抽气减压后进行干燥的方法。此法干燥的温度低，干燥速度较快，被干燥物料疏松易于粉碎。由于整个干燥过程密闭操作，减少了药物与空气接触的机会，可防止药物污染或被氧化。此法常用于热敏性药物以及易氧化药物的干燥。常压的减压干燥器主要由干燥箱、冷凝器、冷凝液接收器及真空泵组成。

3. 喷雾干燥 喷雾干燥是指将药液或药材浸出液以液滴的形式喷到干燥室内的热气流中，其中的水分被热气流迅速带走而得到粉末状或颗粒状物料的方法。该法具有瞬间干燥的特点，干燥后物料多为松脆的空心颗粒，溶解性能好。因此喷雾干燥特别适用于热敏性物料的干燥及片剂、颗粒剂等的制备。

4. 沸腾干燥 沸腾干燥又称为流化床干燥，是利用热空气流使物料颗粒悬浮，似“沸腾状”，热空气与颗粒在动态下进行热交换并将水蒸气带走的干燥方法。本法干燥速度快，干燥均匀，干燥时不用翻料。本法适用于湿颗粒性物料，如湿颗粒、水丸等的干燥，不适合含水量高、易黏结成团物料的干燥。常用的流化床干燥器操作简单，物料与气流接触面大，干燥效率高，但干燥后细粉较多，干燥室不易清洁。

5. 冷冻干燥 冷冻干燥又称升华干燥，是指利用低温低压下水的升华特性进行干燥的方法。即将药液先冻结至冰点以下的固体，抽气减压至一定真空度，然后加热使水分由冰直接升华而与药物分离。本法特别适用于对热敏感或遇水易分解的药物，如酶等生物制品和抗生素等。此法采用的冷冻干燥机一般由冻干箱、凝结器、冷冻机组、真空泵、加热/冷却装置等部件组成。

6. 红外线干燥 红外线干燥是指利用红外线辐射器发射的红外线电磁波直接照射物料而干燥的方法。采用此法干燥时物料表面和内部分子同时吸收红外线，具有受热均匀、干燥速度快、成品质量好的优点，但电能消耗大。常用的设备是远红外隧道烘箱，广泛用于安瓿、西林瓶等玻璃仪器的干燥。

7. 微波干燥 微波干燥是利用微波(300 MHz～300 GHz)进行干燥的方法。湿物料中的水分在电场的作用下快速转动，发生剧烈的摩擦和碰撞，产生大量热能使物料被干燥。微波干燥具有加热迅速、受热均匀、干燥速度快、热效率高等优点，但成本高，容易导致某些物料变质。

四、常用浸出制剂

(一) 汤剂

1. 概述 汤剂是指饮片加水煎煮或用沸水浸泡一段时间后，去渣取汁后制成的液体制剂，主要供内服，少数外用(含漱、洗浴、熏蒸等)。

汤剂是我国使用最早、应用最广泛的一种剂型，其制备简单、吸收快、发挥药效迅速，用法灵活，可发挥中药制剂辨证施治、多效综合的特点。但汤剂需临时煎煮，同时携带不方便，口感不佳、易霉变等缺点也限制了它的应用。可进一步改进工艺，制备成口服溶液剂、中药配方颗粒剂等，更适应现代医药事业发展的需求。

2. 制备 汤剂主要采用煎煮法制备，一般为小剂量。

1）制备工艺流程 如图 6-4 所示。

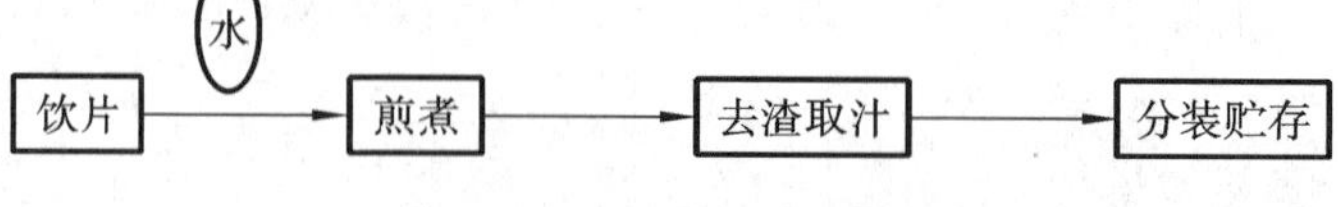

图 6-4 汤剂制备工艺流程

2）制备要点

知识链接

（1）饮片质量应符合《中国药典》（2020 年版）要求，称量准确。

（2）煎器的选择：常用陶器、瓦罐、砂锅、不锈钢、搪瓷器具等，注意不使用铁器、铜器与铝器。

（3）煎煮前，应加冷水浸过药面 1～2 cm，浸泡 30 min 左右，根据药材性质而定，以润湿柔软为宜，注意含酶类药材不宜浸泡。

（4）煎煮时间与煎煮次数：一般至少煎煮两次，第一煎加水量为饮片的 8～10 倍，煎煮 20～30 min；第二煎加水量为饮片 6～8 倍，煎煮 15～20 min；煎煮时间根据处方用途、饮片性质调整，以保证有效成分的浸取。

（5）火候：沸前用武火，沸后用文火，保持微沸。

（6）汤剂煎得后应立即滤取药汁、合并两次煎出液，分次服用，注意保存条件与时间，避免霉败。

（7）需根据饮片的药物特性进行特殊入药处理，如包煎、先煎、后下、烊化、溶化、另煎兑入、生汁兑入、冲服等（表 6-1）。

表 6-1　制备汤剂时特殊入药处理

入药顺序	操作方法	适用品种
先煎	药材先煎煮一定时间，再加入其他药材共煎	①矿石类、贝壳类、角甲类中药，质地坚硬，有效成分不易煎出，如生石膏、代赭石、龟板、鳖甲、水牛角等，可打碎先煎 30 min；②有毒的中药，如乌头、附子等，可先煎 1～2 h，以达减毒或去毒目的；③有些植物药，如天竺黄、火麻仁、石斛等，需先煎才有效
包煎	将某些药装入布袋中与其他药材共同煎煮	①花粉类、细小种子果实类中药，如蒲黄；②含淀粉、黏液质较多的中药，如车前子，避免在煎煮中粘锅煳化、焦化；③附绒毛中药，如葶苈子、旋覆花等，避免因绒毛脱落混入汤液中刺激咽喉，引起咳嗽
另煎（单煎）	单独煎煮，取汁，与其他煎出的药液兑服	某些贵重药物，如羚羊角、人参、鹿茸等，可避免溶出的有效成分被其他同煎的药渣吸附而造成浪费
烊化	先将药物放入白开水、黄酒或趁热滤去渣的药液中溶化	①胶类或糖类中药，如阿胶、龟板胶；②芒硝、玄明粉等也可溶化冲入汤剂中应用。可避免胶类药物因黏附于其他药物或药罐上而烧焦
冲服	将药材制成细粉，合于已煎好的煎剂中搅匀后服	某些贵重的药物，有效成分不在水中溶解的或加热后有效成分易分解的药物，如人参粉、牛黄粉、羚羊角粉、三七粉、全蝎粉、甘遂粉等
榨汁	对新鲜药材进行冲捣、绞榨、烘烤等，使汁液从药材组织间隙或细胞中流出，随取随用	新鲜药材不宜入煎剂者，可取自然汁液。如鲜生地汁、生藕汁、梨汁、韭菜汁、姜汁、芦根汁、竹沥等，兑入煮好的汤剂中服用

3. 举例

例:麻黄汤

[处方] 麻黄 9 g　桂枝 6 g　甘草 3 g　杏仁 9 g

[制法] 将麻黄先煎 15 min,再加入甘草、杏仁合煎 15 min,最后加入桂枝煎煮 15 min,滤去药汁;过滤后的药渣第二次煎煮约 25 min,滤去药汁;将二次煎出液合并,即得。

[功能与主治] 辛温发表,主治风寒感冒、风寒发热,无汗、咳嗽、气喘等症。

[用法用量] 口服,分两次服用。

[分析讨论] 杏仁宜于沸汤下药,可减少因酶解导致杏仁苷的分解,桂枝含挥发性成分宜后下。

课堂互动

汤剂在制备过程中有哪些注意事项?

(二)酒剂

1. 概述 酒剂又称药酒,是指饮片用蒸馏酒提取调配制成的澄清液体制剂,主要供内服,少数外用。酒剂具有“药辅合一”的特点,因含醇量高,具有不易变质的优点。因为酒本身具有行血活络的作用,起到促进吸收、发散、助长药效的特性,所以尤其适用于风寒湿痹、跌打损伤、止痛散瘀等症状,但要注意检查乙醇量和甲醇量,不适用于儿童、孕妇、心脏病及高血压患者服用。

2. 制备 酒剂一般可用浸渍法、渗漉法或热回流等方法制备。

知识链接

1) 浸渍法

(1) 常温浸渍法:饮片原材料经预处理后,于适宜容器中加规定量的蒸馏酒密闭浸泡。如无特殊规定一般浸渍 14 天以上,吸取上清液,再将药渣压出液与上清液合并,过滤。亦可采用多次浸渍。

(2) 加热浸渍法:饮片原材料经预处理后,于适宜容器中加规定量的蒸馏酒密闭浸泡,置水浴低温浸取一定时间,或回流浸取。

2) 渗漉法 以蒸馏酒为溶剂,用渗漉法缓缓渗漉,收集渗漉液,静置、过滤,即得。

3) 制备要点

(1) 制备酒剂所需饮片,一般需适当粉碎成碎末或粗粉,以保证药物浸出率。

(2) 内服酒剂应以谷类酒为原料,蒸馏酒的浓度及用量、浸渍温度和时间、渗漉速度等均应符合各品种制法要求。

(3) 酒剂中可根据需要加入矫味剂、着色剂等附加剂,如内服酒剂多加入适量的糖或蜂蜜。

(4) 由于酒剂中往往含有一些胶类物质与酶类等,需较长时间才能形成沉淀,故酒剂一般均放置数月后,取其上清液再进行分装,使成品在贮存期间保持澄清。

(5) 酒剂应检查乙醇含量和甲醇含量。

(6) 包装以玻璃瓶为主,密封,置阴凉处贮存。

3. 举例

例:三两半药酒

[处方] 当归 100 g　黄芪(蜜炙)100 g　牛膝 100 g　防风 50 g

[制法] 将 4 味饮片粉碎成粗粉,按渗漉法,用蒸馏酒 2400 mL 与黄酒 8000 mL 的混合液作溶剂,浸渍 48 h 后,缓缓渗漉;在渗漉液中加入蔗糖 840 g 搅拌溶解后,静置、过滤,即得。

[功能与主治] 益气活血、祛风通络。用于气血不和、感受风湿所致痹病,症见四肢疼痛、筋脉拘挛等。

［用法用量］ 口服，一次 30～60 mL，1 日 3 次。

［分析讨论］ 本处方工艺为渗漉法，加入蔗糖作为矫味剂。高血压患者慎用，孕妇忌服。

4. 质量检查 酒剂的质量检查如下。

总固体：含糖、蜂蜜的酒剂照第一法检查，不含糖、蜂蜜的酒剂照第二法检查，应符合规定。

第一法：精密量取供试品上清液 50 mL，置蒸发皿中，水浴上蒸至稠膏状，除另有规定外，加无水乙醇搅拌提取 4 次，每次 10 mL，过滤，合并滤液，置已干燥至恒重的蒸发皿中，蒸至近干，精密加入硅藻土 1 g（经105 ℃干燥 3 h，移置干燥器中冷却 30 min），搅匀，在 105 ℃干燥 3 h、移置干燥器中，冷却 30 min，迅速精密称定重量，扣除加入的硅藻土量，遗留残渣应符合各品种项下的有关规定。

第二法：精密量取供试品上清液 50 mL，置已干燥至恒重的蒸发皿中，水浴上蒸干，在 105 ℃干燥 3 h，移置干燥器中，冷却 30 min，迅速精密称定重量，遗留残渣应符合各品种项下的有关规定。

乙醇量：按照药典乙醇量测定法测定，应符合各品种项下的规定。

甲醇量：按照药典甲醇量检查法检查，应符合规定。

装量：按照药典最低装量检查法检查，应符合规定。

微生物限度：按照药典非无菌产品微生物限度检查，除需氧菌总数每 1 mL 不得过 500 cfu、霉菌和酵母菌总数每 1 mL 不得过 100 cfu 外，其他应符合规定。

（三）酊剂

1. 概述 酊剂是指原料药物用规定浓度的乙醇提取或溶解制成的澄清液体制剂，也可用流浸膏稀释制成，供口服或外用。酊剂用药剂量小，便于服用，不易变质，但应注意检查乙醇量和甲醇量，使用范围受限。

除另有规定外，每 100 mL 相当于原饮片 20 g；含毒剧药品的中药酊剂，每 100 mL 相当于原饮片 10 g；有效成分明确者，应根据其半成品的含量加以调整，使符合各酊剂项下规定。

2. 制备 酊剂可用溶解法、稀释法、浸渍法、渗漉法制备。

1）溶解法 将原料药物的粉末直接溶解于规定浓度的乙醇中制成，适用于化学药物及提纯品酊剂的制备。

2）稀释法 取流浸膏加入规定浓度的乙醇稀释至需要量，静置，必要时过滤，即得。注意所使用乙醇浓度一般应与制备流浸膏时所用乙醇的浓度接近或相同，避免因乙醇浓度改变引起的沉淀。

3）浸渍法 用于一般药材，无组织细胞或与浸出溶剂易形成糊状物而不适用于渗漉法的药材。取适当粉碎的饮片，置有盖容器中，加入溶剂适量，密盖，搅拌或振摇，浸渍 3～5 天或规定时间，倾取上清液，再加入适量溶剂，依法浸渍使有效成分充分浸出，合并浸出液，加溶剂至规定量后，静置，过滤即得。

4）渗漉法 适用于毒性药材、贵重药材及不易引起渗漉障碍的药材。收集渗漉液达规定量后，静置、过滤，即得。

5）制备要点

（1）制备酊剂时，应根据有效成分的溶解性选用适宜浓度的乙醇，以减少酊剂中杂质含量，缩小剂量，便于服用。

（2）包装应使用避光玻璃容器，密封，阴凉处贮存。

（3）酊剂应澄清，在乙醇含量和有效成分含量符合规定时，久置允许出现少量沉淀。

3. 举例

例:碘酊

[处方] 碘 20 g 碘化钾 15 g 乙醇 500 mL 纯化水加至 1000 mL

[制法] 取碘化钾,加纯化水 20 mL 溶解,配制近饱和溶液,加入碘搅拌使其完全溶解后,再加入全部量乙醇稀释,最后加纯化水至 1000 mL,搅匀即得。

[功能与主治] 消毒防腐,用于皮肤感染和消毒。

[用法用量] 仅供外用,切忌口服。一般不使用于发生溃烂的皮肤。

[分析讨论]

①本品为红棕色澄清液体,有碘与乙醇的特殊臭味。

②碘与水、乙醇的化学反应受光线的催化,故碘酊应置于棕色瓶内,于冷暗处保存。

③碘酊忌与升汞溶液同用,以免生成碘化汞钾,增加毒性。对碘有过敏性反应患者忌用本品。

4. 质量检查 酊剂的质量检查如下。

乙醇量:按照药典乙醇量测定法测定,应符合各品种项下的规定。

甲醇量:按照药典甲醇量检查法检查,应符合规定。

装量:按照药典最低装量检查法检查,应符合规定。

微生物限度:按照药典非无菌产品微生物限度检查,应符合规定。

课堂互动

结合生活中常见的酊剂与酒剂,试分析酊剂与酒剂的异同。

(四) 流浸膏剂与浸膏剂

1. 流浸膏剂

1) 概述 流浸膏剂是指饮片用适宜的溶剂提取,蒸去部分溶剂,调整至规定浓度而成的制剂。除另有规定外,每 1 mL 相当于饮片 1 g。流浸膏剂与酊剂均以乙醇为溶剂,但比酊剂的有效成分含量高。流浸膏剂在除去一部分溶剂时,要经过加热浓缩处理,所以含热敏性成分的饮片不宜制成流浸膏剂,可以考虑制成酊剂。除少数品种可直接供临床使用外,大多作为制备其他剂型的中间产品。

2) 制备 流浸膏剂一般以不同浓度的乙醇为溶剂,采用渗漉法制备;也可用浸膏剂稀释制成。按渗漉法制备流浸膏剂时,饮片经渗漉后,在浓缩过程中进行有效成分与乙醇的含量测定,调整至符合规定标准,静置 24 小时,过滤即得。若以水为溶剂的流浸膏,应加入 20%~50%的乙醇作为防腐剂,以便于贮存。除另有规定外,应置遮光容器内密封,于阴凉处贮存。

3) 举例

例:大黄流浸膏

[处方] 大黄(最粗粉)1000 g 乙醇(60%)适量 共制 1000 mL

知识链接

[制法] 取大黄(最粗粉)1000 g,按渗漉法用 60%乙醇作溶剂,浸渍24 h;以每分钟 1~3 mL 的速率缓缓渗漉,收集初漉液 850 mL,另器保存;继续渗漉,至渗漉液色淡为止,收集渗漉液,浓缩至稠膏状;加入初漉液,混合均匀,用 60%乙醇调整体积至 1000 mL,静置过滤,即得。

[功能与主治] 本品为刺激性泻药,苦味健胃药。用于便秘及食欲不振。

[用法用量] 口服,1 次 0.5~1 mL,1 日 1~3 次。

［分析讨论］

①本品为棕色液体，味苦涩，乙醇含量应为40%～50%，1 g本品总固体量应不少于30%。

②收集初漉液是为避免有效成分浓缩加热时被破坏。

③续漉液含药量相对降低，浓缩至约150 mL，再与初漉液合并，调整浓度。

2. 浸膏剂

1）概述　浸膏剂是指饮片用适宜的溶剂提取，蒸去大部分或全部溶剂，调整至规定浓度而成的制剂。除另有规定外，每1 g相当于饮片或天然药物2～5 g。若含有生物碱或其他有效成分的浸膏剂，则需经过含量测定，再用稀释剂调整至规定的标准。

浸膏剂按干燥程度分为稠浸膏和干浸膏两种。稠浸膏为半固体稠厚膏状，具有黏性，含水量为15%～20%。干浸膏为干燥粉状制品，含水量约5%。干浸膏是浸出液浓缩成稠膏后蒸干，测定含量，再加入一定比例的稀释剂制成。常用稀释剂有淀粉、乳糖、蔗糖、药渣、不溶性无机盐等。

浸膏剂除少数直接用于临床外，一般作为制备其他制剂的原料，如散剂、颗粒剂、中药片剂、丸剂、栓剂、软膏剂等。因干浸膏易吸湿结块和受热软化，而稠浸膏易失水硬化，故浸膏剂应密封贮存于阴凉处。

2）制备　浸膏剂可用煎煮法、回流法或渗漉法制备。

一般工艺流程：饮片→浸出→精制→浓缩→干燥→调整浓度→包装贮存。

3）注意事项

知识链接

（1）根据饮片中所含成分的特性及所选用溶剂的特点，采取适当的精制方法，常用的精制方法有：加热煮沸，使蛋白质等物质凝固，放冷后再过滤除去；或加入适量的乙醇，放置一定时间，使醇不溶物（蛋白质、黏液质、糖等）沉淀，过滤除去。

（2）精制后的浸出液，先蒸馏回收溶剂，然后根据有效成分对热的稳定程度，选用常压或减压蒸馏法浓缩至所需要的稠度。如需制备干浸膏，在干燥过程中尽可能用减压低温干燥或喷雾干燥法，以在较低温度较短时间内完成。

4）举例

例：三分三浸膏

［处方］　三分三 1000 g　乙醇（82%～85%）适量　淀粉适量

［制法］　取三分三粗粉，按渗漉法，用82%～85%乙醇作溶剂，浸渍48～72 h，缓缓收集漉出液，在65 ℃以下减压浓缩成稀糖浆状，用水调节比重到1.17，静置分层，除去上层树脂状物质，取下层清液，加5倍的淀粉，混匀，过三号筛，60 ℃干燥后，用四号筛筛过，按药品标准含量测定项下的方法进行生物碱的测定，用淀粉稀释调节，使生物碱含量符合规定（以莨菪碱计，应为0.27%～0.33%）。

［功能与主治］　解痉止痛。用于胃十二指肠溃疡、胆绞痛、肠痉挛、震颤麻痹、风湿痹痛。

［用法用量］　口服，一次10～15 mg，1日3次。极量：1次50 mg，1日150 mg。

［分析讨论］　本品为干浸膏。淀粉为稀释剂，起到分散药物和吸收未除尽水分的作用。

课堂互动

试分析流浸膏剂与浸膏剂的异同点。

（五）煎膏剂

1. 概述　煎膏剂又称膏滋，指饮片用水煎煮，取煎煮液浓缩，加炼蜜或糖或转化糖制成的半流体制剂，主要供内服。药效以滋补为主，兼有缓和的治疗作用，主要用于某些慢性疾病的治疗（如调经、止咳等）。具有浓度高、体积小、味甜可口、服用方便、易于贮存等优点。由于煎膏剂需要经过较长时间的加热浓缩过程，因此不适于热敏性成分或含挥发性成分的药材。

2. 制备 煎膏剂一般用煎煮法制备。

工艺流程：饮片→煎煮→浓缩→收膏→分装贮存。

(1) 清膏的制备：饮片按各品种项下规定的方法煎煮，过滤，采用适当的方法与设备进行浓缩，特别注意在浓缩过程中随时除去浮沫（膏花），并根据要求进行浓缩至规定的密度（一般为相对密度 1.21～1.25，80 ℃）。

(2) 糖或蜂蜜加入前需经过炼制，其目的在于去除杂质、减少水分、杀灭微生物，破坏酶的作用。蔗糖经过炼制后，大部分成为转化糖，避免煎膏剂在贮存中析出结晶而影响质量（返砂）。炼蜜根据炼制程度不同，有嫩蜜、中蜜、老蜜三种规格。除另有规定外，加糖量一般不超过清膏量的三倍。

(3) 收膏时边加糖边搅拌，并减弱火候，以防焦化，收膏火候一般是夏天宜老、冬天宜嫩。收膏的经验判定方法是“夏天挂旗、冬天挂丝”“手捻现筋丝”。药典中规定用相对密度（一般控制在 1.40 左右）控制煎膏剂的稠度。

(4) 如需加入药粉，一般应加入细粉，在收膏冷却后加入搅匀。

(5) 煎膏剂应无焦臭、异味，无糖的结晶析出。

(6) 煎膏剂应冷却至室温后分装于洁净干燥的大口玻璃瓶中，密封，置阴凉处贮存。切忌在热时加盖，以免水蒸气冷凝回流于煎膏剂表面，导致霉败现象。

3. 举例

例：川贝雪梨膏

知识链接

［处方］ 梨清膏 400 g 川贝母 50 g 麦冬 100 g 百合 50 g 款冬花25 g

［制法］ 梨清膏为取鲜梨，洗净，压榨取汁，梨渣加水煎煮 2 h，过滤，滤液与上述梨汁合并，静置 24 h，取上清液，浓缩成相对密度为 1.30（90 ℃）。川贝母粉碎成粗粉，用70%乙醇浸渍 48 h 后进行渗漉，收集渗漉液，回收乙醇，备用；药渣与其余三味加水煎煮两次，第一次 4 h，第二次 3 h，合并煎液，过滤，滤液静置 12 h，取上清液，浓缩至适量，加入川贝母渗漉液及梨清膏，浓缩至相对密度为 1.30（90 ℃）的清膏。每 100 g 清膏加入用蔗糖400 g制成的转化糖，混匀，浓缩至规定的相对密度，即得。

［功能与主治］ 润肺止咳，生津利咽。用于阴虚肺热，咳嗽，喘促，口燥咽干。

［用法用量］ 口服，1 次 15 g，1 日 2 次。

［分析讨论］ 本处方中的川贝母为贵重药材，故采用渗漉法浸出。

4. 质量检查 煎膏剂的质量检查如下。

相对密度：除另有规定外，取供试品适量，精密称定，加水约 2 倍，精密称定，混匀，作为供试品溶液。按照药典相对密度测定法测定，按式计算，应符合各品种项下的有关规定。

$$\text{供试品相对密度} = \frac{W_1 - W_1 \times f}{W_2 - W_1 \times f} \tag{6-1}$$

式中，W_1 为比重瓶内供试品溶液的重量(g)；W_2 为比重瓶内水的重量(g)。

$$f = \frac{\text{加入供试品中的水重量}}{\text{供试品重量} + \text{加入供试品中的水重量}} \tag{6-2}$$

凡加饮片细粉的煎膏剂，不检查相对密度。

不溶物：取供试品 5 g，加热水 200 mL，搅拌使溶化，放置 3 min 后观察，不得有焦屑等异物。

加饮片细粉的煎膏剂，应在未加入细粉前检查，符合规定后方可加入细粉。加入药粉后不再检查不溶物。

装量：按照药典最低装量检查法检查，应符合规定。

微生物限度：按照药典非无菌产品微生物限度检查，应符合规定。

五、浸出制剂的质量

浸出制剂的质量不仅关系到其本身的质量，还影响到以浸出制剂为原料的其他制剂，如中药片剂、胶囊剂、颗粒剂、散剂等的质量。浸出制剂的质量与中药材的质量、制备方法等密切相关，但由于中药制剂成分复杂，不同批次中药材质量不均，控制浸出制剂的质量是一项极其复杂艰难的工作。目前主要从以下几方面进行控制。

（一）严格控制药材的质量

药材的来源、品种与规格是浸出制剂质量控制的基础。制备浸出制剂必须严格控制药材的质量，其来源、品种、规格应严格遵循国家药品标准。凡药品标准收载的中药制剂，均应按照药品标准收载的品种及规格要求选用所需的药材。

（二）严格控制提取过程

制备方法和浸出制剂的质量密切相关，如解表方剂至今仍采用传统的煎煮法，就会导致具有解表作用的挥发性成分有所损失，若用蒸馏法提取挥发性成分后，再加到煎煮液中，则能提高解表方剂的疗效。如用相同的原料人参，分别用浸渍、渗漉、煎煮、回流等方法制得的制剂，其色泽、有效成分和总皂苷含量均有明显差异。因此依据临床需要、药材成分、药材性质选定剂型后，应对生产工艺进行研究，优选最佳提取工艺，确保浸出制剂的质量。凡药品标准中收载的中药制剂，均应按照药品标准规定的方法制备。

（三）严格控制浸出制剂的理化指标

1. 含量控制 含量控制是保证药效的最重要手段。根据有效成分不同，浸出制剂的含量控制方法有：

（1）化学测定法：适用于药材成分明确且能通过化学方法进行定量的制剂。

（2）仪器分析测定法：包括高效液相色谱法、气相色谱法、薄层色谱法、荧光分光光度法、紫外分光光度法等。如用高效液相色谱法测定甘草流浸膏中甘草酸的含量。目前大力推广应用的中药指纹图谱分析技术也基于仪器分析技术。

（3）生物活性测定法：适用于尚无化学测定方法和仪器测定方法的制剂。利用药材浸出成分对动物机体或离体组织所发生的反应，以确定其含量标准的方法，这种方法比化学测定方法复杂，且测定结果的差异大，须进行多次试验才能得到结果。

（4）药材比量法：指浸出制剂若干容量或重量相当于原药材多少重量的测定方法。当药材成分不明确，又无适宜的测定方法时，以此作为参考指标具有一定的指导意义。

2. 鉴别与检查

1）鉴别 根据药材特点、剂型的不同，对浸出制剂进行粉末显微鉴别、主要成分的定性化学反应以及某些生化反应的特定反应试验，以证实所用药材的正确性及制剂中保留有主要有效成分。薄层色谱法是目前最常用的鉴别手段。

知识链接

2）检查 根据药材性质、剂型不同，检查制剂通则规定的项目、相对密度、干燥失重、有关物质、pH、重金属及有害元素残留量、含醇量、挥发性残渣、灰分等。

项目小结

教学提纲		主要内容简述
一级	二级	
一、常用的浸出技术与精制技术	（一）浸出过程	浸润与渗透阶段；解吸附与溶解阶段；扩散阶段；置换阶段
	（二）影响浸出的因素	药材的性质；浸出溶剂；浸出条件
	（三）常用浸出溶剂	水；乙醇；乙醚
	（四）浸出辅助剂	酸；碱；表面活性剂；甘油
	（五）常用浸出技术与设备	煎煮法；浸渍法；渗漉法；回流法；水蒸气蒸馏法
	（六）常用精制技术	水提醇沉法；醇提水沉法；酸碱法；盐析法；其他方法
二、蒸发	（一）影响蒸发的因素	蒸发面积；传热温差；蒸汽浓度；液体表面的压力；传热系数
	（二）常用蒸发方法与设备	常压蒸发；减压蒸发；薄膜蒸发
三、干燥	（一）影响干燥的因素	物料的性质；空气的温度；空气的湿度；空气的流速；干燥速度
	（二）常用干燥方法与设备	常压干燥；减压干燥；喷雾干燥；沸腾干燥；冷冻干燥；红外线干燥；微波干燥
四、常用浸出制剂	（一）汤剂	汤剂的概述、制备、举例
	（二）酒剂	酒剂的概述、制备、举例、质量检查
	（三）酊剂	酊剂的概述、制备、举例、质量检查
	（四）流浸膏剂与浸膏剂	流浸膏剂与浸膏剂的概述、制备、举例
	（五）煎膏剂	煎膏剂的概述、制备、举例、质量检查
五、浸出制剂的质量	（一）严格控制药材的质量	药材的来源、品种与规格
	（二）严格控制提取过程	制法规范
	（三）严格控制浸出制剂的理化指标	含量控制；鉴别与检查

达标检测题

参考答案

一、单项选择题

1. 浸出过程中使有效成分扩散的推动力是（　　）。

A. pH　　B. 浓度梯度　　C. 压力　　D. 表面活性剂

2. 装渗漉容器时，药粉容积一般不超过渗漉容器容积的（　　）。

A. 1/2　　B. 2/3　　C. 3/4　　D. 4/5

3．渗漉法的一般工序是（　　）。
A. 润湿→排气→装筒→浸渍→渗漉→处理
B. 润湿→排气→浸渍→装筒→渗漉→处理
C. 润湿→装筒→排气→浸渍→渗漉→处理
D. 润湿→排气→装筒→渗漉→浸渍→处理
4．下列哪一个不是加快蒸发的方法？（　　）
A. 加强搅拌　　B. 扩大蒸发面积
C. 减低液体表面压力　　D. 增加液体静压力
5．下列影响干燥的因素错误的是（　　）。
A. 温度越高，干燥速度越快　　B. 相对湿度越小，干燥速度越快
C. 压力越大，干燥速度越快　　D. 物料堆积越薄，干燥速度越快
6．有关浸出制剂特点的叙述错误的是（　　）。
A. 基本上保持了原药材的疗效　　B. 水性浸出药剂的稳定性较差
C. 有利于发挥药材成分的多效性　　D. 成分单一，稳定性高
7．生产酒剂所用溶剂多为（　　）。
A. 黄酒　　B. 葡萄酒　　C. 蒸馏酒　　D. 乙醇
8．下列不属于酊剂制备方法的是（　　）。
A. 煎煮法　　B. 浸渍法　　C. 溶解法　　D. 稀释法
9．需加防腐剂的浸出制剂为（　　）。
A. 酒剂　　B. 酊剂　　C. 口服液　　D. 流浸膏剂
10．酒剂与酊剂的不同之处是（　　）。
A. 含醇制剂　　B. 具有防腐作用
C. 澄清度　　D. 浸出溶剂

二、配伍选择题

题 1～5
A. 煎煮法　　B. 浸渍法　　C. 渗漉法
D. 水蒸气蒸馏法　　E. 回流法
1．属于动态浸出过程的是（　　）。
2．有效成分溶于水，且对湿热稳定的药材浸出时通常选用（　　）。
3．高浓度浸出药剂的制备多采用（　　）。
4．提取中药挥发油常采用的方法是（　　）。
5．适用于有效成分遇热易破坏或易挥发的药材的是（　　）。
题 6～8
A. 喷雾干燥　　B. 沸腾干燥　　C. 红外线干燥　　D. 冷冻干燥　　E. 减压干燥
6．热敏性药物干燥时最好选用（　　）。
7．易氧化药物的干燥可选择（　　）。
8．酶等生物制品的干燥常选择（　　）。

三、多项选择题

1．浸出过程划分的阶段包括（　　）。
A. 浸润与渗透　　B. 解吸与溶解　　C. 扩散　　D. 置换　　E. 浓缩

2. 有关沸腾干燥的叙述正确的是(　　)。

A. 热空气流使物料颗粒处于沸腾状态

B. 动态下进行的干燥方法

C. 又称为流化床干燥

D. 适用于湿颗粒性物料的干燥

E. 适合易黏结成团物料的干燥

3. 薄膜蒸发的特点有(　　)。

A. 增大气化表面积　　B. 热传播快且均匀

C. 无液体静压影响　　D. 浓缩效率高

E. 液体受热时间短

4. 制备煎膏剂炼糖的目的在于(　　)。

A. 除去杂质　　B. 杀灭微生物　　C. 减少水分　　D. 防止返砂　　E. 使口感好

5. 为保证酊剂与酒剂的质量,下述措施正确的有(　　)。

A. 选择适宜的浸出方法　　B. 选择适宜的溶剂

C. 防止溶剂挥发　　D. 冷藏后精滤

E. 添加适宜的稳定剂

6. 制备煎膏剂一般清膏可加入(　　)倍量的炼蜜或炼糖。

A. 1　　B. 2　　C. 3　　D. 4　　E. 5

(黄翠翠　王佳丽)

项目七

液体制剂

扫码
看 PPT

学习目标

理论知识

掌握：液体制剂的概念、特点、分类；增加药物溶解度的方法；表面活性剂的分类及应用；溶液剂、糖浆剂、高分子溶液剂、混悬剂、乳剂的概念、特点、典型处方分析、制备方法。

熟悉：其他液体制剂的概念、特点、典型处方分析、制备方法；液体制剂常用的溶剂和附加剂；混悬剂、乳剂的稳定性及影响因素。

了解：液体制剂的临床应用与注意事项；液体制剂的包装与贮存。

专业技能

能进行常用液体制剂的典型处方分析。

能根据常用液体制剂的特点、临床应用与注意事项合理指导用药。

能进行常用液体制剂的制备，并进行质量检查。

职业素养

能够在进行液体制剂相关工作时，树立安全、节约、环保意识；营造规范、整洁、有序的工作环境；养成实事求是、一丝不苟的工作习惯。

操作任务

低分子溶液剂的制备

一、操作目的

(1) 能进行低分子溶液剂的处方分析。

(2) 掌握低分子溶液剂的制备方法，并能进行制备过程中的各项基本操作。

(3) 掌握增加药物溶解度的方法。

二、器材与药品

器材：烧杯、量筒、玻璃棒、天平、乳钵、锥形瓶、电炉、铁架台、漏斗、滤纸、脱脂棉等。

药品：碘、碘化钾、薄荷油、滑石粉、蔗糖、纯化水等。

三、操作内容

(一) 复方碘口服溶液的制备

复方碘口服溶液临床上可调节甲状腺功能，用于缺碘引起的疾病(如甲状腺肿、甲状腺功能亢进症等)的辅助治疗。

[处方] 碘 5.0 g 碘化钾 10.0 g 纯化水加至 100 mL

［制法］ 取碘化钾，加纯化水 10 mL 搅拌使其全部溶解，再加入碘搅拌，待碘全部溶解后，加入纯化水至 100 mL，搅匀，即得。

［注解］

①碘具有腐蚀性、挥发性，称量时可用玻璃器皿，不宜用称量纸称取，并不得接触皮肤与黏膜。称取后不宜在空气中长时间暴露。碘溶液应贮存于密闭磨口玻璃塞瓶内，不得直接与木塞、橡胶塞及金属塞接触，以免使塞子被腐蚀。

②处方中碘化钾发挥助溶剂和稳定剂的作用，因碘具有挥发性且难溶于水（碘在水中的溶解度为 1∶2950），碘化钾的加入可与碘生成易溶性络合物，不仅增加了碘在水中的溶解度，同时此络合物还可减少碘的刺激性和挥发性。

③在制备时，为加快碘的溶解，宜先将碘化钾加适量纯化水（1∶1）配成近饱和溶液，然后加入碘溶解。

（二）薄荷水的制备

本品为无色澄明液体，有薄荷清香味，为芳香矫味剂与祛风剂，或可作为分散剂使用。

［处方］ 薄荷油 0.2 mL　滑石粉 1.5 g　纯化水加至 100 mL

［制法］ ①取处方量精制滑石粉，置于干净、干燥的乳钵中，滴入处方量薄荷油，在乳钵中充分研匀；②量取适量纯化水（80 mL），分次加到乳钵中，先加少量纯化水研磨至糊状，研匀后继续分次加纯化水研磨，研匀后将上述混合液转入 150 mL 锥形瓶中，塞上塞子，剧烈振摇 10 min；③用润湿的滤纸反复过滤，直至滤液澄清，在自滤器上添加适量纯化水使成 100 mL，搅匀，即得。

［注解］

①本品为薄荷油的饱和水溶液，薄荷油在水中的溶解度较小，约为 0.05%，薄荷油处方用量为溶解量的 4 倍，配制时不能完全溶解，多余的薄荷油被滑石粉吸附除去。

②本处方采用分散溶解法制备，处方中的滑石粉作为分散剂，应与薄荷油充分研匀，有助于使薄荷油均匀分散在水中以利于溶解。本品可加适量吐温 80 作为增溶剂。

③本品不宜久贮，易氧化变质，如出现色泽加深、产生异臭等现象，则不能供药用。

（三）单糖浆的制备

本品含蔗糖 85%（g/mL），主要用作矫味剂，也可用作黏合剂、混悬剂中的助悬剂等。

［处方］ 蔗糖 85 g　纯化水加至 100 mL

［制法］ 取纯化水约 45 mL，煮沸，加蔗糖搅拌溶解后，继续加热至 100 ℃，趁热保温过滤，在自滤器上添加适量热纯化水，使其冷至室温时为 100 mL，搅匀，即得。

［注解］

①蔗糖品质的优劣对本品的质量有很大影响，必须选用药用蔗糖作为原料。此外，包装容器应洗净并灭菌。

②制备时加热温度不宜过高（尤其在直火加热时），加热时间不宜过长，否则蔗糖会水解为果糖和葡萄糖（俗称转化糖），转化糖含量过高时制剂的颜色变暗且在贮存期间更容易发酵。但若加热时间太短，则达不到灭菌目的。

③本品应密封，在 30 ℃以下遮光保存。

（四）质量检查和实验结果

将各种制剂的外观性状填入表7-1中。

表7-1 低分子溶液剂的质量检查结果

低分子溶液剂	外观性状
复方碘口服溶液	
薄荷水	
单糖浆	

四、思考题

(1) 碘化钾在复方碘口服溶液处方中有何作用？

(2) 滑石粉在制备薄荷水中有何作用？

高分子溶液剂的制备

一、操作目的

(1) 能进行高分子溶液剂的处方分析。

(2) 掌握高分子溶液剂的溶解特性和制备方法，并能进行制备过程中的各项基本操作。

(3) 熟悉高分子溶液剂的质量评价方法。

二、器材与药品

器材：烧杯、量筒、量杯、电热套、天平、称量纸、药匙、玻璃棒、铁架台、滤纸、漏斗等。

药品：胃蛋白酶、5%羟苯乙酯乙醇溶液、稀盐酸、橙皮酊、单糖浆、羧甲基纤维素钠(CMC-Na)、甘油、香精、纯化水等。

三、操作内容

(一) 胃蛋白酶合剂的制备

本品为助消化药，主要用于缺乏胃蛋白酶或病后消化功能减退所引起的消化不良。

[处方] 胃蛋白酶 2.0 g 稀盐酸 2 mL 单糖浆 10 mL 橙皮酊 2 mL 5%羟苯乙酯乙醇溶液 1 mL 纯化水加至 100 mL

[制法] ①取约 80 mL 纯化水，加入稀盐酸，搅匀，加入单糖浆，搅匀；②缓缓加入橙皮酊、5%羟苯乙酯乙醇溶液，边加边搅拌；③将胃蛋白酶撒在液面上，待其自然膨胀溶解后，再加纯化水至全量，轻轻混匀，即得。

[注解]

①本品中的胃蛋白酶为一种消化酶，在 pH 为 1.5～2.5 时活性最大，pH 过高或过低都会降低其活性或使之完全失活。故处方中加稀盐酸调节 pH，但胃蛋白酶不得与稀盐酸直接混合，配制时稀盐酸一定要先加纯化水稀释。

②本品不能用热水配制(或加热)，不宜剧烈搅拌，以防止影响胃蛋白酶活性，宜新鲜配制，不宜久贮。

③本品不宜过滤，因胃蛋白酶在 pH 小于等电点的溶液中带正电荷，而润湿的滤纸或棉花带负电荷，过滤时易吸附胃蛋白酶。若必须过滤，滤材需先用相同浓度的稀盐酸润湿，以达到饱和滤材表面电荷的目的，避免吸附现象的发生，从而消除对胃蛋白酶活性的影响，然后过滤。

（二）羧甲基纤维素钠胶浆的制备

本品为润滑剂，用于腔道、器械检查或在查肛时发挥润滑作用。

［处方］　羧甲基纤维素钠（CMC-Na）2.5 g　甘油 30 mL　5%羟苯乙酯乙醇溶液 2 mL　香精适量　纯化水加至 100 mL

［制法］　取羧甲基纤维素钠分次加入 50 mL 热纯化水中，轻加搅拌与静置交互操作使其分散，待完全溶解后，加入甘油、5%羟苯乙酯乙醇溶液，放冷后加香精，最后加纯化水至全量，搅匀，即得。

［注解］

①羧甲基纤维素钠的性状为白色纤维状粉末或颗粒，无臭，在冷水、热水中均能溶解，但在冷水中溶解缓慢，溶胀时间较长，不溶于一般有机溶剂。

②羧甲基纤维素钠遇阳离子型药物及碱土金属、重金属盐时会发生沉淀，故不能用季铵盐类和汞类防腐剂，本处方中使用的防腐剂为羟苯乙酯。

③本品在 pH 为 5～7 时黏度最高。处方中的甘油可以发挥保湿、增稠和润滑的作用。

（三）质量检查和实验结果

1. 外观检查　将胃蛋白酶合剂、羧甲基纤维素钠胶浆的外观性状填入表 7-2 中。

2. pH 测定　用精密 pH 试纸分别测定胃蛋白酶合剂、羧甲基纤维素钠胶浆的 pH，将结果填入表 7-2 中。

表 7-2　高分子溶液剂的质量检查结果

高分子溶液剂	外观性状	pH
胃蛋白酶合剂		
羧甲基纤维素钠胶浆		

四、思考题

（1）分析胃蛋白酶合剂处方中各成分的作用。

（2）分析羧甲基纤维素钠胶浆处方中各成分的作用。

（3）简述高分子溶液剂在制备过程中需要注意的问题。

混悬剂的制备

一、操作目的

（1）掌握混悬剂的一般制备方法。

（2）熟悉混悬剂的性质、稳定剂的作用，并能按照药物的性质选择稳定剂。

（3）熟悉混悬剂的质量评价方法。

二、器材与药品

器材：烧杯、具塞量筒、量筒、量杯、电子天平、乳钵、称量纸、药匙、玻璃棒、药筛等。

药品：炉甘石、氧化锌、沉降硫、硫酸锌、樟脑醑、甘油、羧甲基纤维素钠、三氯化铝、枸橼酸钠、吐温 80、5%苯扎溴铵溶液、纯化水等。

三、操作内容

（一）炉甘石洗剂的制备

本品具有轻度收敛止痒的作用，局部涂搽常用于急性湿疹、亚急性皮炎。

［处方］　炉甘石洗剂的处方见表 7-3。

表 7-3 炉甘石洗剂的处方组成

处方	1	2	3	4	5
炉甘石(120 目)	3.0 g	3.0 g	3.0 g	3.0 g	3.0 g
氧化锌(120 目)	1.5 g	1.5 g	1.5 g	1.5 g	1.5 g
甘油	1.5 g	1.5 g	1.5 g	1.5 g	1.5 g
羧甲基纤维素钠(CMC-Na)	—	0.15 g	—	—	—
枸橼酸钠	—	—	0.15 g	—	—
三氯化铝	—	—	—	0.1 g	—
吐温 80	—	—	—	—	0.6 g
纯化水加至	30 mL	30 mL	30 mL	30 mL	30 mL

[制法] 稳定剂与混悬剂的制法如下。

(1) 稳定剂的制备:①称取 CMC-Na 0.15 g,加 20 mL 纯化水,加热溶解使成胶浆,备用。②称取枸橼酸钠 0.15 g,加纯化水 10 mL 溶解,备用。③称取三氯化铝 0.1 g,加纯化水 10 mL 溶解,备用。④称取吐温 80 0.6 g,加纯化水 6 mL,配成 10% 的水溶液,备用。

(2) 混悬剂的制备:上述 5 个处方,均采用加液研磨法制备混悬剂。称取过 120 目筛的炉甘石、氧化锌,置乳钵中,加甘油研磨至糊状,再加入处方中的稳定剂,研匀,最后加纯化水至全量,搅匀。依次配好 5 个不同处方的炉甘石洗剂。

[注解]

①炉甘石和氧化锌均为亲水性药物,可被水湿润,加适量甘油作为分散剂研磨成糊状,可使其分散得更佳。

②炉甘石洗剂是一种混悬剂,若配制不当或助悬剂的选择不当,就不易保持良好的混悬状态,涂用时会有沙砾感,久贮沉淀的微粒易聚结,虽然振摇亦难再分散均匀。

③在筛选炉甘石洗剂的处方时,应注意稳定剂的使用。可通过使用高分子物质(如纤维素衍生物等)作为助悬剂、使用三氯化铝作为絮凝剂、使用吐温 80 在混悬微粒周围形成保护膜、使用枸橼酸钠作为反絮凝剂等来优化处方,提高混悬剂的稳定性。

(二) 复方硫洗剂的制备

本品具有保护皮肤与抑制皮脂分泌的作用,适用于皮脂溢出、痤疮及酒渣鼻等。

[处方] 复方硫洗剂的处方见表 7-4。

表 7-4 复方硫洗剂的处方组成

处方	1	2	3
沉降硫	3.0 g	3.0 g	3.0 g
硫酸锌	3.0 g	3.0 g	3.0 g
樟脑醑	25 mL	25 mL	25 mL
甘油	10 mL	10 mL	10 mL
5%苯扎溴铵溶液	—	2.5 mL	—

续表

处方	1	2	3
吐温 80	—	—	0.3 g
纯化水加至	100 mL	100 mL	100 mL

［制法］ 复方硫洗剂的制法如下。

处方1：取沉降硫置乳钵中，加甘油研匀，缓缓加入硫酸锌水溶液（将硫酸锌溶于25 mL水中过滤即得）研匀，然后缓缓加入樟脑醑，边加边研，最后转移至量杯中加纯化水至全量，搅匀即得。

处方2：取沉降硫置乳钵中，加甘油研匀，加5%苯扎溴铵溶液研匀，缓缓加入硫酸锌水溶液（将硫酸锌溶于25 mL水中过滤即得）研匀，再缓缓加入樟脑醑，边加边研，最后转移至量杯中加纯化水至全量，搅匀即得。

处方3：操作方法同处方2，将处方2中5%苯扎溴铵溶液改为吐温80即可。

［注解］

①沉降硫为典型的疏水性药物，但能被甘油、吐温80等湿润，所以在制备时应先加入润湿剂（如甘油或吐温80等）与之充分研磨，使其充分润湿后再与处方中其他液体研磨混合，以利于沉降硫均匀分散。

②樟脑醑为樟脑的乙醇溶液，在制备复方硫洗剂时，应以细流缓缓加入，并急速搅拌，以免樟脑因溶剂突然改变而析出大颗粒。

（三）质量检查和实验结果

1. 沉降体积比的测定　将按5个处方制成的炉甘石洗剂和按3个处方制成的复方硫洗剂分别倒入有刻度的具塞试管或具塞量筒中，密塞，同时用力振摇1 min，记录混悬液的开始高度 H_0，放在试管架上静置，分别记录下5 min、15 min、30 min、60 min、120 min后沉降物的高度 H，计算各放置时间的沉降体积比 $F(F=H/H_0)$，分别记录于表7-5、表7-6中。沉降体积比 F 在0～1之间，其数值越大，混悬剂越稳定。

表7-5　炉甘石洗剂2 h的沉降体积比(H/H_0)

放置时间	处方1		处方2		处方3		处方4		处方5	
	H	H/H_0	H	H/H_0	H	H/H_0	H	H/H_0	H	H/H_0
5 min										
15 min										
30 min										
60 min										
120 min										

表7-6　复方硫洗剂2 h的沉降体积比(H/H_0)

放置时间	处方1		处方2		处方3	
	H	H/H_0	H	H/H_0	H	H/H_0
5 min						
15 min						

续表

放置时间	处方 1		处方 2		处方 3	
	H	H/H_0	H	H/H_0	H	H/H_0
30 min						
60 min						
120 min						

2. 再分散性试验　将上述分别装有炉甘石洗剂或复方硫洗剂的具塞试管或具塞量筒放置一定时间(如 48 h 或 1 周,也可根据条件而定),使其沉降,然后将具塞试管或具塞量筒倒置翻转(一反一正为一次),将底部沉降物重新分散所需翻转次数记录于表 7-7 中,所需翻转的次数愈少,表明再分散性愈好,若始终未能分散,则记录为"结块"。

表 7-7　炉甘石洗剂与复方硫洗剂的再分散性测定数据

比较项目	炉甘石洗剂					复方硫洗剂		
	处方 1	处方 2	处方 3	处方 4	处方 5	处方 1	处方 2	处方 3
沉降后再分散所需翻转次数								
再分散性								

四、思考题

(1) 简述炉甘石洗剂和复方硫洗剂在制备方法上的差异。

(2) 比较炉甘石洗剂 5 个不同处方的稳定性优劣情况,并分析其原因。

(3) 比较复方硫洗剂 3 个不同处方的稳定性优劣情况,并分析其原因。

(4) 复方硫洗剂在制备过程中,为什么要缓缓加入樟脑醑并研磨?

乳剂的制备

一、操作目的

(1) 掌握乳剂的一般制备方法。

(2) 掌握常用的乳剂类型鉴别方法。

(3) 能比较不同方法制备乳剂的乳滴粒度大小、均匀度及稳定性。

二、器材与药品

器材:乳钵、烧杯、具塞试剂瓶、具塞试管、试管、量筒、量杯、电子天平、称量纸、药匙、玻璃棒、显微镜、载玻片、盖玻片等。

药品:液体石蜡、阿拉伯胶、鱼肝油、花生油、5%羟苯乙酯乙醇溶液、氢氧化钙、纯化水、亚甲蓝溶液、苏丹Ⅲ溶液等。

三、操作内容

(一) 液体石蜡乳的制备

本品为润滑性轻泻剂,用于治疗便秘,尤其适用于高血压、动脉瘤、痔、疝气及手术后便秘的患者,可减轻此类患者排便时的痛苦。

[处方]　液体石蜡 12 mL　阿拉伯胶 4 g　5%羟苯乙酯乙醇溶液 0.1 mL　纯化水加至 30 mL

［制法］ 液体石蜡乳的制法如下。

(1) 干胶法:将液体石蜡加至干燥乳钵中,分次加入阿拉伯胶,研匀,加纯化水 8 mL,迅速沿同一方向不断研磨,直至发出“噼啪”声,形成稠厚的乳状液,即制得初乳。再加纯化水适量研磨后,转移至量杯或其他量器中,加入 5%羟苯乙酯乙醇溶液,并补加纯化水至全量,搅匀即得。

(2) 湿胶法:取 8 mL 纯化水置烧杯中,加入处方量阿拉伯胶细粉配制成阿拉伯胶胶浆,将其置于乳钵中作为水相,再将处方量的液体石蜡分次加入水相中,边加边研,沿同一方向不断研磨,直至发出“噼啪”声,形成稠厚的乳状液,即制得初乳,再加纯化水适量研磨后,转移至量杯或其他量器中,加入 5%羟苯乙酯乙醇溶液,并补加纯化水至全量,搅匀即得。

［注解］

①本品以阿拉伯胶作为乳化剂,制得的乳剂为 O/W 型乳剂,在制备过程中,必须在初乳形成后加水稀释。所制得的乳剂为乳白色,镜检油滴应细小均匀。

②制备初乳时,干胶法应选用干燥乳钵,油相与阿拉伯胶细粉充分研匀后,按油、水、胶为 3∶2∶1 的比例一次性加水,加水量不宜过多,否则外相水的黏度较低,不利于乳化,制得的乳剂也不稳定。此外,加水后应迅速沿同一方向研磨,其间不能改变研磨方向,也不宜间断研磨,否则不易形成 O/W 型初乳,或乳剂形成后不稳定。

③制备乳剂时,湿胶法加液体石蜡时应分次加入,边加边用力研磨,不可一次性加入过多。所用的阿拉伯胶胶浆宜提前制好,备用。

(二) 鱼肝油乳的制备

本品用作治疗维生素 A 与 D 缺乏症的辅助剂。

［处方］ 鱼肝油 50 mL　阿拉伯胶 12.5 g　纯化水加至 100 mL

［制法］ 将阿拉伯胶细粉置于干燥乳钵中,加入鱼肝油,研磨使其成为均匀的油胶混悬液,将 25 mL 纯化水一次加入,迅速沿同一方向研磨,直至发出“噼啪”声,形成稠厚的乳状液,即制得初乳,将初乳转移至量杯中,分次用少量纯化水冲洗乳钵,将洗液加入量杯中,最后加纯化水至全量,搅匀即得。

［注解］

①本品以阿拉伯胶作为乳化剂,采用干胶法制备,先在干燥、粗糙的乳钵中制备初乳,初乳中油、水、胶三者的比例为 4∶2∶1,制得的乳剂为 O/W 型乳剂。

②制备初乳时,加入水后应立即沿同一方向用力研磨,直至发出“噼啪”声,形成稠厚的初乳。

(三) 石灰搽剂的制备

本品用于轻度烧伤和烫伤,具有收敛、镇痛、润滑、保护等作用。

［处方］ 氢氧化钙饱和水溶液 20 mL　花生油 20 mL

［制法］ 量取处方量的氢氧化钙饱和水溶液及花生油,置具塞的试剂瓶内,加塞用力振摇至乳剂形成,即得。

［注解］

①本实验采用新生皂法制备乳剂,处方中的氢氧化钙与花生油中所含的少量游离脂肪酸经皂化反应生成钙皂后,作为 W/O 型乳化剂生成 W/O 型乳剂。其他常见的植物油,如麻油、菜油、棉籽油等,均可代替花生油。

②本实验中所用的氢氧化钙饱和水溶液的制备方法如下：取氢氧化钙 0.3 g，置于锥形瓶中，加纯化水 100 mL，密塞摇匀，时时剧烈振摇，放置 1 h，即得。使用时倾取上层澄明液体。

（四）乳剂类型鉴别和实验结果

1. 稀释法　取 3 支试管，分别加入自制的液体石蜡乳、鱼肝油乳和石灰搽剂 10 滴，再分别加入纯化水 5 mL，振摇混合，观察混匀情况，能在水中分散均匀、融为一体者为 O/W 型乳剂，反之为 W/O 型乳剂。

2. 染色镜检法　用玻璃棒蘸取自制的液体石蜡乳、鱼肝油乳和石灰搽剂少许，分别涂于载玻片上，分别用水溶性染料亚甲蓝溶液和油溶性染料苏丹Ⅲ溶液各染色一次，并在显微镜下观察染色情况，使亚甲蓝均匀分散者为 O/W 型乳剂，使苏丹Ⅲ均匀分散者为 W/O 型乳剂，由此可判断乳剂的类型。

将液体石蜡乳、鱼肝油乳和石灰搽剂 3 种乳剂类型鉴别结果记录于表 7-8。

表 7-8　三种乳剂类型鉴别结果

比较项目	液体石蜡乳		鱼肝油乳		石灰搽剂	
	内相	外相	内相	外相	内相	外相
亚甲蓝染色						
苏丹Ⅲ染色						
乳剂能否被水稀释	□能　□不能		□能　□不能		□能　□不能	
乳剂类型						

四、思考题

(1) 分析液体石蜡乳、鱼肝油乳和石灰搽剂的处方并说明各成分的作用。

(2) 石灰搽剂制备的原理是什么？它属于何种类型乳剂？

(3) 简述干胶法和湿胶法的区别。

(4) 简述判断乳剂类型的方法。

(5) 影响乳剂稳定性的因素有哪些？

一、液体制剂的分类和基本要求

（一）液体制剂的概述

1. 液体制剂的含义　液体制剂是指药物分散在适宜的分散介质中制成的液体形态的药物制剂，可供内服或外用。液体制剂通常由分散相（药物）和分散介质两部分组成，分散相可以是固体、液体或气体药物，在一定条件下以分子、离子、胶粒、微粒、液滴等形式分散于分散介质中，形成液体分散体系。药物分散程度的大小、分散介质的种类与性质等关系到液体制剂的理化性质、药效、稳定性甚至毒副作用。一般来说，药物在分散介质中的分散度越大，其体内吸收速率越快，发挥的疗效也越高。除分散介质外，液体制剂中常加入助溶剂、防腐剂、矫味剂等附加剂以改善药物的分散度或溶解度，提高药物的稳定性，掩盖其不良气味等。液体制剂的品种较多，临床应用也十分广泛，其性质、理论和制备工艺在药剂学中占有很重要的地位。本项目所阐述的液体制剂不包括由浸出法或经灭菌法及无菌操作法制备的液体制剂。

2. 液体制剂的特点　液体制剂有以下优点：①药物以分子或微粒等形式分散在分散介质中，分散度大，吸收快，起效迅速，药物的生物利用度较高；②给药途径广泛，可供内服或外用（如用于皮肤、黏膜和人体腔道等)；③易于分剂量，服用方便，特别适用于婴幼儿以及老年患者；④能降低某些药物的刺激性，例如将溴化物、碘化物、水合氯醛等分散在分散介质中，通过调节液体制剂的浓度，可避免口服后由于局部浓度过高对胃肠道产生刺激作用。

但液体制剂也有以下不足：①药物分散度较大，易受分散介质的影响，易使化学性质不稳定的药物发生化学降解而失效，化学稳定性差；②水性液体制剂易霉变，常需加入防腐剂；③非水性液体制剂多有一定的不良药理作用，且成本高；④液体制剂的体积较大，携带、运输、贮存不方便；⑤非均相液体制剂由于药物分散度大，分散相粒子具有很高的比表面能，存在一定的物理稳定性问题。

3. 液体制剂的分类

1) 按分散系统分类　液体制剂中分散相的分散程度不同，使液体制剂在外观、物理性质、生产工艺等方面存在一定的差异。按照分散系统分类即按照分散相的分散程度不同进行分类，液体制剂可分为均相液体制剂、非均相液体制剂两类。

(1) 均相液体制剂：药物以分子或离子形式分散在液体分散介质中形成的液体制剂，为单相分散体系，是热力学稳定体系。根据分散相大小不同，又可分为：①低分子溶液剂，即由小分子或离子药物分散在分散介质中形成的液体制剂；②高分子溶液剂，即由高分子化合物分散在分散介质中形成的液体制剂。

(2) 非均相液体制剂：药物以微粒或液滴的形式分散在液体分散介质中，为不稳定的多相分散体系。根据分散相的分散状态不同，又可分为：①溶胶剂，即由多分子聚合形成的胶体微粒(亦称胶粒)分散于分散介质中形成的液体制剂，由于溶胶剂与高分子溶液剂中分散相大小均在1～100 nm，且溶胶剂具有不同于一般非均相液体制剂的稳定性以及特殊的光学性质，故将溶胶剂与高分子溶液剂统称为胶体分散系；②混悬剂，即难溶性固体药物以微粒状态分散于液体分散介质中形成的液体制剂；③乳剂，即由互不相溶的两相液体混合，其中一相液体以液滴状态分散于另一相液体中形成的非均相液体制剂。

按分散系统分类，不同类型的液体制剂的分散相大小及其具体特征见表7-9。

表7-9　不同分散系统的液体制剂的分散相大小及其具体特征

类型		分散相大小 nm	特征	举例
低分子溶液剂		＜1	以小分子或离子状态分散，均相澄明溶液，扩散快，能透过滤纸和半透膜，属于热力学和动力学稳定体系	氯化钠溶液、葡萄糖溶液
胶体分散系	高分子溶液剂	1～100	高分子化合物以分子状态分散，均相溶液，扩散慢，能透过滤纸，不能透过半透膜，属于热力学稳定体系	胃蛋白酶合剂
	溶胶剂		以胶粒(多分子聚集体)状态分散形成的多相体系，非均相溶液，扩散慢，能透过滤纸而不能透过半透膜，属于热力学不稳定体系	碘化银溶胶、氢氧化铁溶胶
乳剂		＞100	以液滴状态分散形成多相体系，非均相溶液，属于动力学和热力学不稳定体系	鱼肝油乳剂

续表

类型	分散相大小 nm	特征	举例
混悬剂	>500	以固体微粒状态分散形成多相体系，非均相溶液，属于动力学和热力学不稳定体系	布洛芬混悬剂、炉甘石洗剂

2）按给药途径分类　根据给药途径不同，液体制剂可分为内服液体制剂和外用液体制剂两类。

（1）内服液体制剂：经胃肠道给药、吸收后发挥全身治疗作用的内服液体制剂，如合剂、糖浆剂、乳剂、混悬剂等。

（2）外用液体制剂：根据给药途径不同，外用液体制剂可分为：①皮肤用液体制剂，如洗剂、搽剂等；②五官科用液体制剂，如滴耳剂、滴鼻剂、含漱剂、滴牙剂等；③直肠、阴道、尿道用液体制剂，如灌肠剂、灌洗剂等。

4. 液体制剂的质量要求　不同类型的液体制剂因给药途径以及药物分散程度等的不同，其质量要求也存在差异。液体制剂的一般质量要求如下：①剂量准确，性质稳定；②均相液体制剂应澄明，非均相液体制剂的分散相粒子应分散均匀，经振摇应易再均匀分散；③内服液体制剂应外观良好，口感适宜；④外用液体制剂应安全、无刺激性；⑤液体制剂应具有一定的防腐能力，在保存和使用过程中不应发生霉变；⑥包装容器应适宜，方便携带与使用。

（二）液体制剂的包装与贮存

1. 液体制剂的包装　液体制剂的包装与产品的质量、运输和贮存等密切相关。若包装不当，液体制剂在运输与贮存过程中易发生变质。因此选择适宜的包装容器非常重要，选择时应结合液体制剂的特点，选择包装牢固、密封性好、化学性质稳定、便于运输与贮存的包装容器。液体制剂的包装材料应符合下列要求：①符合药用要求，对人体安全，无毒、无害；②不与药物发生作用，不改变药物的理化性质和疗效；③能防止和杜绝外界不利因素的影响；④坚固耐用、体轻、形状适宜，携带、运输及使用方便；⑤不吸收、不沾留药物；⑥价廉易得。

液体制剂的包装材料包括容器（如玻璃瓶、塑料瓶等）、瓶塞、瓶盖、硬纸盒、塑料盒、纸箱、标签以及说明书等。在使用塑料瓶时，应注意塑料的透气性以及对防腐剂的吸附性。

液体制剂的包装上必须按照规定印有或贴有标签并附说明书。标签及所附说明书的内容必须规范、齐全。医院液体制剂的投药瓶上所贴的标签根据其用途的不同而有不同颜色，习惯上内服液体制剂的瓶签为白底蓝字或黑字，外用液体制剂的瓶签为白底红字或黄字，特殊管理的药品、外用药品、非处方药以及要求使用指定标志（如国家发放的免费疫苗等）的标签，必须印有规定的标志。

2. 液体制剂的贮存　液体制剂（尤其是以水为分散介质者），在贮存期间易受温度、光线、空气、微生物等外界因素的影响，发生物理化学变化而产生沉淀、变色、酸败或药物含量下降等现象。因此，液体制剂在贮存时，应注意控制贮存室的温度、光线及卫生条件等。此外，液体制剂在生产和销售时也应先产先出，防止长期贮存造成变质。

液体制剂一般应密闭，贮于阴凉、干燥处，某些量小、对热敏感的液体制剂，可在冰箱中冷藏，对光敏感的液体制剂，则应避光贮存。医院液体制剂应尽量临时配制或减小生产批量，以缩短存放时间从而有助于保证液体制剂的质量。液体制剂若采用玻璃瓶包装，贮存、运输时须轻拿轻放，以免发生破损。

（三）液体制剂常用溶剂

液体制剂的溶剂，对溶液剂而言可称为溶剂，但对溶胶剂、混悬剂、乳剂等非均相液体制剂来说，药物并不是溶解而是分散在其中，因此称作分散介质。溶剂的选择对药物的溶解性与分散性、液体制剂的性质和质量等均有很大的影响，故制备时应选择优良的溶剂。优良的溶剂应符合以下条件：①对药物具有较好的溶解性和分散性；②化学性质稳定；③不影响药效的发挥和主药的含量测定；④毒性小，无刺激性，无不良气味；⑤有一定的防腐能力，成本较低等。在实际应用中，完全符合这些条件的溶剂很少，一般需要根据药物的性质及临床需要选择适宜的溶剂或混合溶剂。

液体制剂的常用溶剂按其极性大小分为极性溶剂、半极性溶剂和非极性溶剂，其具体品种、主要性质、应用及注意事项见表 7-10。

表 7-10　液体制剂常用溶剂的具体品种、主要性质、应用及注意事项

溶剂分类	溶剂品种	主要性质	应用及注意事项
极性溶剂	水	本身无任何药理及毒理作用，能与乙醇、甘油、丙二醇等溶剂以任意比例混溶，能溶解大多数无机盐和极性大的有机药物，如生物碱盐类、苷类、糖类、蛋白质等	为最常用的极性溶剂。水性液体制剂不稳定，易生霉，不宜久贮，某些药物在水中易水解。使用时应注意药物的稳定性及配伍禁忌
	甘油	无色黏稠的澄明液体，味甜，毒性较小，能与水、乙醇、丙二醇等溶剂以任意比例混溶，能溶解许多不易溶于水的药物（如硼酸、鞣质、苯酚等）	可内服，也可外服，其中外用制剂应用较多。无水甘油有较强的吸水性，对皮肤黏膜有刺激性，但含水 10% 的甘油无刺激性，且对一些刺激性药物可起到缓和作用。甘油含量在 30% 以上时具有防腐作用
	二甲基亚砜（DMSO）	无色澄明液体，具有大蒜臭味，有较强的吸湿性，能与水、乙醇、甘油、丙二醇等溶剂混溶，溶解范围很广，有“万能溶剂”之称	常用于皮肤科制剂，但对皮肤有轻度刺激性。孕妇禁用
半极性溶剂	乙醇	可与水、甘油、丙二醇等溶剂以任意比例混溶，能溶解大部分有机药物和药材中的有效成分，如生物碱及其盐类、苷类、挥发油、树脂、鞣质、有机酸等。其毒性比其他有机溶剂小	为常用溶剂。乙醇含量在 20% 以上时具有防腐作用，40% 以上时可延缓某些药物的水解。本身具有一定药理作用，与水相比，成本较高。易挥发，易燃烧，制剂需要密闭贮存

续表

溶剂分类	溶剂品种	主要性质	应用及注意事项
半极性溶剂	丙二醇	药用1,2-丙二醇,性质与甘油相似,但黏度较甘油小。丙二醇毒性及刺激性小,可与水、乙醇、甘油等溶剂以任意比例混溶,能溶解很多有机药物,如磺胺类药、局部麻醉药、维生素A、维生素D及性激素等。能延缓某些药物的水解	可作为内服及肌内注射用药的溶剂。因其具有辛辣味且价格较贵,在口服制剂的应用中受到一定限制
	聚乙二醇(PEG)	常用PEG300~600,为无色澄明液体,能与水、乙醇、丙二醇、甘油等溶剂以任意比例混溶。能溶解许多水溶性无机盐和水不溶性药物。对一些易水解的药物有一定的稳定作用,具有保湿作用	常用于外用液体制剂,如搽剂、洗剂等
非极性溶剂	脂肪油	为常用非极性溶剂,如麻油、豆油、花生油、橄榄油等。脂肪油能溶解油溶性药物,如固醇类激素、挥发油、游离生物碱和许多芳香类药物	多用于外用液体制剂,如洗剂、搽剂等。脂肪油易酸败,易变质,也易与碱性物质起皂化反应
	液体石蜡	从石油产品中分离得到的液状烃混合物,分为轻质和重质两种,化学性质稳定。本品能与非极性溶剂混合,能溶解生物碱、挥发油及一些非极性药物等	轻质液体石蜡多用于外用液体制剂,重质液体石蜡多用于软膏剂等。本品在肠管中不分解也不吸收,有润肠作用。可作口服制剂和搽剂的溶剂
	乙酸乙酯	无色油状液体,微臭。能溶解挥发油、甾体药物及其他油溶性药物	常作为搽剂的溶剂。有挥发性和可燃性。在空气中易氧化、变色,需加入抗氧剂

(四) 液体制剂的附加剂及其作用

液体制剂中除了药物和分散介质外,根据需要还可加入适宜的附加剂,以克服液体制剂的霉变现象,改善制剂的色、香、味以提高患者用药的依从性,或者发挥增溶、助溶等作用。

1. 防腐剂 液体制剂易被微生物污染,特别是以水为溶剂的液体制剂或含有糖类、蛋白质等营养物质的液体制剂,更易被微生物污染而发生霉变,从而严重影响制剂质量,甚至危害人体健康。防止微生物污染是药物制剂防腐的一项重要措施,此外,加入适量防腐剂以抑制微生物的生长繁殖,甚至杀灭已存在的微生物,也是一项有效的防腐措施。

防腐剂(又称为抑菌剂),是指具有抑菌作用,能抑制微生物生长繁殖的物质。理想的防腐剂应满足以下条件:①理化性质和抗微生物性质稳定,不与制剂中各成分发生作用,不易受温度和pH的影响;②在抑菌浓度范围内对人体无害、无刺激性、无制敏性,内服者应无特殊臭味;③在水中的溶解度能达到所需的抑菌浓度;④不影响制剂的理化性质和药效的发挥;⑤抑菌谱广,对大多数微生物有较强的抑制作用;⑥长期贮存应稳定,不与包装材料起反应等。

防腐剂品种较多,下面主要介绍几种药物制剂中常用的防腐剂。

1) 对羟基苯甲酸酯类(羟苯酯类) 又称尼泊金类,是对羟基苯甲酸与醇类经酯化所得,常用品种有羟苯甲酯、羟苯乙酯、羟苯丙酯、羟苯丁酯等。尼泊金类是一类优良的防腐剂，化学性质稳定，无毒、无味、无臭，在 pH 3～8 内能耐 100 ℃ 2 h 灭菌。因其防腐作用来自游离的尼泊金类，在酸性溶液中作用较强，而在 pH>7 的溶液中作用减弱。本类防腐剂适用于内服液体制剂，配伍使用时有协同作用。表面活性剂对本类防腐剂有增溶作用，能增大本类防腐剂在水中的溶解度，但不增加抑菌效能，甚至会减弱抗微生物活性。含有吐温类的药液不宜采用尼泊金类作为防腐剂，虽然能增加尼泊金类在水中的溶解度，但因发生络合作用而导致游离型减少，防腐能力降低。尼泊金类遇铁会变色，可被塑料包装材料所吸附。

2）苯甲酸及其盐　苯甲酸是一种有效的防腐剂，其防腐作用主要是靠未解离的分子，故在酸性溶液中防腐效果较好，最适宜的 pH 为 4。用量一般为 0.1%～0.25%。苯甲酸钠和苯甲酸钾必须转变成苯甲酸后才有抑菌作用，用量按酸计。苯甲酸和苯甲酸盐适用于在微酸性和中性的内服和外用制剂中作防腐剂。苯甲酸防霉作用较尼泊金类弱，而防发酵能力则较尼泊金类强，可与尼泊金类联合应用，对防霉和防发酵最为理想。

3）山梨酸及其盐　本品对真菌和细菌均有较强的抑制作用，其发挥防腐作用是靠未解离的分子，故需在酸性溶液中使用以发挥较好的抑菌效果，其中，在 pH 4 时抑菌效果最佳。本品特别适合含有吐温类液体制剂的防腐，吐温类表面活性剂虽然对其也有络合作用，但在常用浓度（约 0.2%）下，仍有相当的抑菌力。本品与苯甲酸相比，毒性小，但价格贵。山梨酸与其他防腐剂联合使用可产生协同作用。山梨酸钾、山梨酸钙与山梨酸作用相同，水中溶解度更大，需在酸性溶液中使用，用量按酸计。

4）苯扎溴铵　亦称新洁尔灭，是一种阳离子型表面活性剂。本品为淡黄色黏稠液体，低温时为蜡状固体，在酸性、碱性溶液中稳定，耐热压灭菌，对金属、橡胶、塑料无腐蚀性。只用于外用制剂中，常用浓度为 0.02%～0.2%。

5）其他防腐剂　醋酸氯己定（亦称醋酸洗必泰）、邻苯基苯酚、桉叶油、桂皮油、薄荷油、乙醇、甘油等也有一定的防腐作用。

2. 矫味剂　为了掩盖和矫正制剂的不良气味而加入制剂中的物质称为矫味剂。适宜的矫味剂可提高患者用药的依从性，但应注意避免矫味剂与制剂中其他成分产生配伍变化或影响制剂的稳定性。常用的矫味剂有甜味剂、芳香剂、胶浆剂、泡腾剂。

1）甜味剂　常用甜味剂包括天然甜味剂和合成甜味剂两大类。

（1）天然甜味剂：以蔗糖、单糖浆及芳香糖浆应用较广泛，其中，芳香糖浆（如橙皮糖浆等）在矫味的同时兼有矫臭的作用。此外，天然甜味剂中的甜菊苷的甜度约为蔗糖的 300 倍，其甜味持久且不被吸收，但甜中稍带苦味，故常与蔗糖或糖精钠合用。

（2）合成甜味剂：如糖精钠、阿司帕坦等。其中，糖精钠的甜度为蔗糖的 200～700 倍，易溶于水，但在水溶液中不稳定，长期放置甜度会下降，常与其他甜味剂（如单糖浆、蔗糖、甜菊苷等）合用，常用量为 0.03%。阿司帕坦，亦称蛋白糖或天冬甜精，为二肽类甜味剂。其甜度为蔗糖的 150～200 倍，不致龋齿，常用于低糖、低热量的药品和保健食品中，可有效降低热量，适用于糖尿病、肥胖症患者。

2）芳香剂　用以改善制剂的气味而添加的香料或香精称为芳香剂。根据来源不同，香料分为天然香料和人造香料两大类。天然香料包括从植物中提取得到的芳香性挥发油（如柠檬挥发油、薄荷挥发油等）以及它们的制剂（如薄荷水、桂皮水等）。人造香料（亦称香精或调和香料），是向人工合成香料中添加适宜的溶剂调配而成的混合香料，如苹果香精、橘子香精等。

3）胶浆剂　胶浆剂具有黏稠缓和的性质，可干扰味蕾的味觉从而实现矫味的作用，常用的胶浆剂包括阿拉伯胶、羧甲基纤维素钠（CMC-Na）、琼脂、明胶、甲基纤维素（MC）、海藻酸钠等，如将其与适量甜味剂（如糖精钠或甜菊苷等）合用，可增加其矫味作用。

4）泡腾剂　泡腾剂系有机酸（如枸橼酸、酒石酸等）与碳酸氢钠的混合物，遇水后能产生大量二氧化碳气体，而二氧化碳溶于水呈酸性，能麻痹味蕾从而发挥矫味作用。泡腾剂可改善盐类药物的苦味、涩味、咸味，也可与甜味剂、芳香剂合用而获得清凉佳味。

3. 着色剂　亦称色素，可改善制剂的外观颜色，用以识别制剂的品种，区分应用方法，减少患者用药的厌恶感等。着色剂按照来源不同，可分为天然色素和人工合成色素两大类；按照用途不同，可分为食用色素和外用色素。其中，只有食用色素才可用作内服制剂的着色剂。所选的着色剂的颜色应与矫味剂协调配合，以提高患者用药的依从性。

1）天然色素　常用的包括植物性色素和矿物性色素，常用的植物性色素有姜黄（黄色）、胡萝卜素（黄色）、焦糖（红棕色）等。矿物性色素有氧化铁（棕红色）。

2）人工合成色素　人工合成色素的色泽鲜艳，价格低廉，但大多毒性较大，用量不宜过大。其中，我国批准使用的食用色素包括苋菜红、柠檬黄、胭脂红、胭脂蓝和日落黄，通常配成1%贮备液使用，且用量不得超过万分之一。外用色素包括伊红、品红、亚甲蓝（亦称美蓝）等。

课堂互动

请讨论防腐剂、矫味剂、着色剂在我们日常生活中的应用。

4. 其他附加剂　为了提高液体制剂的稳定性以及难溶性药物的溶解度，有时还需要加入抗氧剂、金属离子络合剂、pH 调节剂、增溶剂、助溶剂等。

二、表面活性剂

（一）表面活性剂概述

物质有气、液、固三相，物质的相与相间的交界面称为界面（一般有气相组成的界面称为表面）。界面现象（表面现象）是指在界面（或表面）上所发生的一切物理化学现象。表面张力是指使液体表面分子具有垂直于表面向内运动的趋势，并使表面自动收缩至最小面积的力。一定条件下任何液体都具有表面张力，例如，荷叶表面的露水是球形的，滴入水中的油会以油滴的形式存在。溶液的表面张力的大小与溶质有关。例如，一些无机盐可使水的表面张力略有增加，此类物质称为表面非活性物质；一些低级醇可使水的表面张力略有降低，此类物质具有表面活性（使液体表面张力降低的性质），称为表面活性物质；而肥皂可使水的表面张力显著降低，此类物质即为表面活性剂。

表面活性剂是指那些具有很强表面活性作用、能使液体的表面张力显著降低的物质。表面活性剂除了具有很强的表面活性作用外，还具有增溶、润湿、乳化、去污、杀菌等作用，这是与一般表面活性物质（如乙醇、甘油等低级醇）的重要区别。

表面活性剂之所以能显著降低表面张力，主要是因为其具有两亲性的分子结构。表面活性剂分子结构中既含有亲水的极性基团（如羟基、酰胺基、羧酸酯基、羧酸或磺酸及其盐、氨基或胺基及其盐等），又含有亲油的非极性基团（一般为长度在 8 个碳原子以上的烃链）。由于表面活性剂的亲水和亲油基团分别选择性地作用于界面两侧极性不同的物质，因此表面活性剂具有很强的表面活性。例如，硬脂酸钠（$C_{17}H_{35}COONa$）是肥皂的主要成分，其亲油基团为含有 17 个碳原子的烃链，其亲水基团为—COO^-，其结构如下所示：

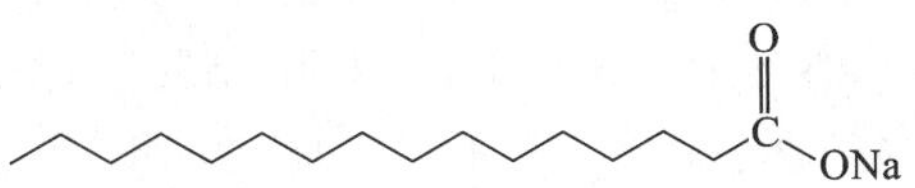

（二）表面活性剂的分类

表面活性剂根据其解离情况可分为离子型和非离子型表面活性剂，其中，根据解离后所带电荷的情况，离子型表面活性剂又分为阴离子型、阳离子型和两性离子型三类。

1. 阴离子型表面活性剂 此类表面活性剂分子结构中具有表面活性作用的部分是带负电荷的阴离子，主要有皂类、硫酸化物和磺酸化物等。

1）皂类 为高级脂肪酸盐，其结构通式为$(RCOO^-)_nM^{n+}$。常用脂肪酸的烃链一般在C_{11}～C_{18}，其中以月桂酸、硬脂酸、油酸比较常用。根据其结构中所含金属离子M^{n+}的种类不同，可分为碱金属皂（如硬脂酸钠、硬脂酸钾、油酸钠、油酸钾等）、碱土金属皂（如硬脂酸钙等）、有机胺皂（如三乙醇胺皂等）。此类表面活性剂具有良好的乳化能力，容易被酸所破坏，而碱金属皂还易被镁盐、钙盐等所破坏。皂类具有一定的刺激性，故一般用于外用制剂中。

2）硫酸化物 主要为硫酸化油和高级脂肪醇硫酸酯类，其结构通式为$ROSO_3^-M^+$，其中，高级醇碳链R在C_{12}～C_{18}。常用品种包括：①硫酸化蓖麻油（俗称土耳其红油），可作为无刺激性的润湿剂和去污剂，也可代替肥皂用来洗涤皮肤，或作为载体提高挥发油或水不溶性杀菌剂的溶解度；②高级脂肪醇硫酸酯类，如十二烷基硫酸钠（又称月桂醇硫酸钠）等。本类表面活性剂有较强的乳化能力，较皂类稳定，主要用作外用软膏的O/W型乳化剂，或作为片剂等固体制剂的润滑剂等。

3）磺酸化物 主要为烷基芳基磺酸化物、脂肪族磺酸化物、烷基萘磺酸化物等，其结构通式为$RSO_3^-M^+$。常用品种包括：①烷基芳基磺酸化物，如十二烷基苯磺酸钠，为目前广泛应用的一类洗涤剂；②脂肪族磺酸化物，如二辛基琥珀酸磺酸钠（商品名为阿洛索-OT）等。本类表面活性剂的水溶性和耐镁、钙盐的能力虽比硫酸化物稍差，但不易水解，尤其在酸性水溶液中稳定。

2. 阳离子型表面活性剂 又称为阳性皂，其中具有表面活性作用的部分是带正电荷的阳离子。其分子结构中含有一个五价氮，故又称为季铵盐型阳离子型表面活性剂，常用品种有苯扎氯铵、苯扎溴铵等。其特点为水溶性大，具有很好的表面活性和杀菌、防腐作用，但由于其毒性较大，主要用于皮肤、黏膜以及手术器械等的杀菌消毒，某些品种还可作为抑菌剂用于眼用溶液。

3. 两性离子型表面活性剂 其分子结构中同时含有阴、阳离子基团，随着介质的pH变化，可表现出阳离子或阴离子型表面活性剂的性质：①在碱性水溶液中呈现阴离子型表面活性剂的性质，即具有较好的起泡性、去污力；②在酸性水溶液中则呈现阳离子型表面活性剂的性质，即具有较强的杀菌能力。根据来源不同，又分为天然品和人工合成制品。

1）天然的两性离子型表面活性剂 包括卵磷脂（常用）和豆磷脂。其分子结构包括磷酸酯型的阴离子部分和季铵盐型的阳离子部分。卵磷脂因结构中含有两个疏水基团，故不溶于水，但对油脂具有很强的乳化能力，常用于注射用乳剂及脂质体的制备等。

2）人工合成的两性离子型表面活性剂 包括氨基酸型和甜菜碱型。其阴离子部分主要为羧酸盐，阳离子部分主要是胺盐（如氨基酸型）或季铵盐（如甜菜碱型）。氨基酸型在等电点（一般微酸性）时，其亲水性下降，并可能产生沉淀；而甜菜碱型无论在酸性、碱性还是中性溶液中均易溶解，且在等电点时也无沉淀产生，故适用于任何pH环境。

4. 非离子型表面活性剂 在水中不解离，其分子结构中含有的亲水基团多为甘油、聚乙二醇或山梨醇等多元醇，而亲油基团多为长链脂肪醇、长链脂肪酸、烷基或芳基等，它们通过酯键或醚键相结合。其特点为在水中不发生解离，不受电解质和溶液pH等的影响，毒性和溶血性小，能与大多数药物配伍使用，在药剂上广泛应用，如作为增溶剂、润湿剂、乳化剂等，可供内服或外用，个别品种还可用作注射剂的附加剂。

1）脂肪酸山梨坦类（商品名为司盘） 为脱水山梨醇脂肪酸酯类，即山梨醇与各种不同种类的脂肪酸经反应生成的酯类化合物，具有多种异构体，其分子结构一般用以下通式表示：

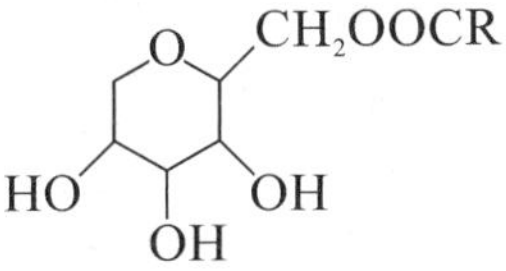

式中，$RCOO^-$为脂肪酸根，山梨醇为六元醇，因脱水而发生环合。

此类表面活性剂亲油性较强，HLB值为1.8～8.6，一般作为W/O型乳剂的乳化剂，或在O/W型乳剂中发挥辅助乳化剂的作用。根据所结合脂肪酸的种类以及数量的差异，常用品种包括司盘20（月桂酸山梨坦）、司盘40（棕榈酸山梨坦）、司盘60（硬脂酸山梨坦）、司盘80（油酸山梨坦）、司盘85（三油酸山梨坦）等。

2）聚山梨酯类（商品名为吐温） 为聚氧乙烯脱水山梨醇脂肪酸酯类，外观为黏稠的黄色液体，对热稳定，但在酸、碱或酶的作用下也会发生水解。吐温类的分子结构一般用以下通式表示：

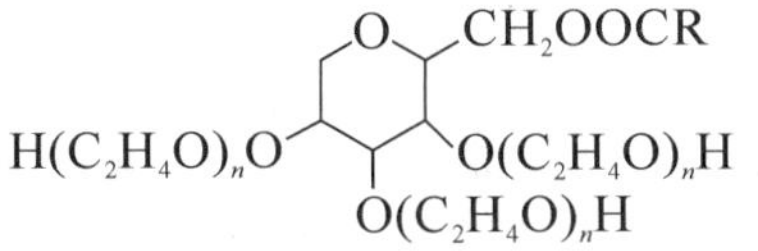

式中，$(C_2H_4O)_nO^-$为聚氧乙烯基。

由于其分子结构中含有大量亲水性的聚氧乙烯基，故亲水性强，常用作增溶剂、O/W型乳化剂等。根据所结合脂肪酸种类和数量的差异，常用品种有吐温20（为单月桂酸酯）、吐温40（为单棕榈酸酯）、吐温60（为单硬脂酸酯）、吐温80（为单油酸酯）、吐温85（为三油酸酯）等。

3）聚氧乙烯脂肪酸酯类（商品名为卖泽） 为聚乙二醇与长链脂肪酸经缩合生成的酯，其乳化能力很强，可作为O/W型乳化剂、增溶剂等，常用品种有聚氧乙烯40脂肪酸酯。

4）聚氧乙烯脂肪醇醚类（商品名为苄泽） 为聚乙二醇与脂肪醇经缩合生成的醚类，可作为O/W型乳化剂、增溶剂等。常用品种有西土马哥、平平加O等。

5）聚氧乙烯-聚氧丙烯共聚物（商品名为普朗尼克） 又称泊洛沙姆，由聚氧乙烯和聚氧丙烯经聚合而成。此类表面活性剂具有乳化、润湿、分散、起泡、消泡等性能，但增溶作用较弱。其中，普朗尼克F-68可作为O/W型乳化剂，用于制备静脉注射用乳剂，所制备的乳剂能够耐受热压灭菌。

（三）表面活性剂的基本性质

1. 临界胶束浓度

1）胶束的形成 低浓度的表面活性剂溶于水时，由于其两亲性的分子结构特征，其亲水基团朝向水，而亲油基团朝向空气，于是会在溶液表面层聚集并形成单分子层，此现象即为表面吸附。当表面活性剂在水溶液中达到一定浓度后，表面吸附达到饱和，继续加入表面活性剂，则多余的表面活性剂分子逐渐转入溶液内部，因其具备两亲性，导致表面活性剂分子所含的亲油基团之间相互吸引、聚集、缔合而形成胶束，即形成亲油基团朝向内部、亲水基团朝向外部、大小在胶体粒子范围(1～100 nm)并在水中稳定分散的聚集体。随着表面活性剂浓度的增大，胶束的数量以及结构等都会发生变化。胶束的结构有球状、棒状、束状、板状及层状等。

2）临界胶束浓度　临界胶束浓度(CMC)是指表面活性剂分子缔合形成胶束的最低浓度。当达到临界胶束浓度时，分散体系由真溶液转变为胶体溶液，同时体系的多种理化性质都会发生急剧的变化，例如表面张力显著下降、增溶能力增强、起泡性能和去污力提高以及渗透压和黏度等的突变、产生丁铎尔现象等。不同表面活性剂的 CMC 不同。CMC 与表面活性剂的化学结构有关，例如，含有相同亲水基团的同系列表面活性剂，若亲油基团越大，则 CMC 越小。此外，表面活性剂的 CMC 还受溶液的 pH、温度、溶液中加入电解质等因素的影响。

2. 亲水亲油平衡值　亲水亲油平衡值（HLB 值）是指表面活性剂分子结构中所含的亲水基团和亲油基团对油和水的综合亲和力，可用来表示表面活性剂亲水性和亲油性的强弱。常用表面活性剂的 HLB 值见表 7-11。

表 7-11　常用表面活性剂的 HLB 值

表面活性剂	HLB 值	表面活性剂	HLB 值
二硬脂酸乙二酯	1.5	吐温 80	15.0
卵磷脂	3.0	吐温 60	14.9
司盘 85	1.8	吐温 40	15.6
司盘 65	2.1	吐温 20	16.7
司盘 83	3.7	卖泽 45	11.1
司盘 80	4.3	卖泽 49	15.0
司盘 60	4.7	卖泽 51	16.0
司盘 40	6.7	苄泽 30	9.5
司盘 20	8.6	苄泽 35	16.9
阿拉伯胶	8.0	乳化剂 OP	15.0
吐温 61	9.6	油酸钠	18.0
吐温 65	10.5	油酸钾（软皂）	20.0
吐温 85	11.0	十二烷基硫酸钠	40.0

表面活性剂的 HLB 值越高，其亲水性越强，而亲油性越弱；HLB 值越低，其亲油性越强，而亲水性越弱。HLB 值不同的表面活性剂的用途也不同。表面活性剂的 HLB 值与用途的关系见表 7-12。

表 7-12　表面活性剂的 HLB 值与用途的关系

HLB 值	用途	HLB 值	用途
1.5～3	消泡剂	13～16	去污剂
3～8	W/O 型乳化剂	15～18	增溶剂
8～16	O/W 型乳化剂	7～9	润湿剂

3. 昙点和 Krafft 点

1）昙点与起昙　对于某些含有聚氧乙烯基的非离子型表面活性剂，开始时随着温度升高其溶解度逐渐增大，当上升到某一温度后，其溶解度急剧降低，使溶液由澄明变为混浊或分层，但冷却后又重新恢复澄明，这种由于温度升高导致溶液由澄明变为混浊的现象称为起昙（或起浊)，起昙的温度称为昙点(或浊点)。发生起昙的原因主要是此类表面活性剂中所含亲水基团聚氧乙烯链与水之间通过形成氢键而达到溶解状态，当温度升高到昙点时，该氢键发生断裂，致使表面活性剂的溶解度骤然下降而析出，溶液出现混浊；当温度降低到昙点以下时，又重新形成氢键，溶液又由混浊变为澄明。

知识链接

昙点是非离子型表面活性剂的特征值，当表面活性剂不同时，其昙点也存在差异。当聚氧乙烯链相同时，表面活性剂碳氢链越长，其昙点越低；当碳氢链长度相同时，聚氧乙烯链越长，则昙点越高。

在使用可能产生起昙现象的表面活性剂时，需要注意加热灭菌温度对制剂的影响，避免起昙现象对表面活性剂的增溶或乳化等能力的影响。

2) Krafft 点(克氏点)　对离子型表面活性剂而言，当温度升高时，其溶解度一般也随之增大。当温度升高到一定值时，离子型表面活性剂的溶解度会急剧升高，此温度称为 Krafft 点(亦称克氏点)，该温度对应的溶解度即为该离子型表面活性剂的临界胶束浓度(CMC)。Krafft 点是离子型表面活性剂的特征值，其 CMC 随 Krafft 点的升高而下降。应用此类表面活性剂时需要注意，Krafft 点是离子型表面活性剂应用温度的下限，只有在温度高于 Krafft 点使用时才能产生更大的作用。如十二烷基磺酸钠的 Krafft 点约为 70 ℃，则在室温条件下使用时，其表面活性作用不能够充分发挥。

4. 表面活性剂的毒性　一般而言，表面活性剂的毒性大小为阳离子型＞阴离子型＞非离子型，而两性离子型表面活性剂的毒性及刺激性均小于阳离子型表面活性剂，非离子型表面活性剂的毒性相对最小。给药途径不同时，表面活性剂的毒性也存在差异，例如表面活性剂用于静脉给药的毒性比口服给药大。

阳离子及阴离子型表面活性剂还具有较强的溶血作用，而非离子型表面活性剂的溶血作用相对轻微。吐温的溶血作用一般较其他含聚氧乙烯基的表面活性剂小，在吐温类的溶血作用顺序为吐温 20＞吐温 60＞吐温 40＞吐温 80。

此外，表面活性剂外用时毒性较小，其中，以非离子型表面活性剂对皮肤、黏膜的刺激性最小。

(四) 表面活性剂在药物制剂中的应用

课堂互动

请分析，表面活性剂在我们的日常生活中有何应用?

1. 增溶剂　在药物制剂的制备过程中，一些难溶性药物(如脂溶性维生素、甾体激素、抗生素、生物碱、挥发油等)由于在水中溶解度小，因而制得的液体制剂达不到治疗所需的浓度，此时，可通过表面活性剂的增溶作用而制得适合治疗需要的较高浓度的澄明溶液。这种具有增溶能力的表面活性剂称为增溶剂。例如，煤酚在肥皂溶液中被增溶从而形成了“煤酚皂”溶液。表面活性剂之所以能发挥增溶作用，是由于形成了胶束，而难溶性药物可通过被胶束包藏、吸附在胶束上等方式来实现增溶。

2. 乳化剂　乳化剂是指具有乳化作用的物质。表面活性剂可作为乳剂的乳化剂。通常，HLB 值在 3～8 的表面活性剂适合作为 W/O 型乳化剂，而 HLB 值在 8～16 的表面活性剂适合作为 O/W 型乳化剂。其中，非离子型表面活性剂可用于外用或内服乳剂(某些品种还可供制备静脉乳剂)；两性离子型表面活性剂可用于内服乳剂；阴离子型表面活性剂一般作为乳化剂用于外用乳剂中；阳离子型表面活性剂由于其刺激性及毒性较大，故不用于内服乳剂中。

3. 润湿剂　润湿是指液体在固体表面黏附的现象，润湿剂是指能够发挥润湿作用的物质。

表面活性剂作为润湿剂使用时，其 HLB 值一般在 7～9 并应有适宜的溶解度。

4. 起泡剂和消泡剂 起泡剂是指能产生泡沫的表面活性剂，这类表面活性剂通常具有较强的亲水性和较大的 HLB 值。由于泡沫层是由很薄的液膜包裹着气体而构成的气体分散在液体中的分散系统，而作为起泡剂的表面活性剂可吸附在液-气表面从而显著降低液体的表面张力，最终使泡沫趋于稳定。起泡剂可用于皮肤、腔道黏膜给药的药物制剂中，使泡沫易于形成并稳定存在，从而易使药物在用药部位均匀分散且不易流失。

消泡剂是指有破坏、消除泡沫作用的表面活性剂，通常具有较强的亲油性，其 HLB 值一般为 1.5～3。消泡剂能争夺并吸附在泡沫液膜表面上，从而取代了液膜表面原有的起泡剂，因其本身碳链短而不能形成坚固稳定的液膜而使泡沫迅速被破坏。在制剂生产中，可通过加入消泡剂的方法消除某些中药材浸出液或高分子化合物溶液在剧烈搅拌或蒸发浓缩等操作时产生的大量泡沫，使生产过程顺利进行。

5. 去污剂 去污剂(亦称洗涤剂)是指可以去除污垢的表面活性剂，其 HLB 值通常为 13～16。常用品种包括油酸钠及其他脂肪酸的钠皂和钾皂、烷基磺酸钠、十二烷基硫酸钠等。去污过程较复杂，一般包括润湿、增溶、乳化、分散、起泡等。

除上述应用外，表面活性剂还可作为消毒剂或杀菌剂等。

三、低分子溶液剂

低分子溶液剂是指药物以小分子或离子(直径在 1 nm 以下)状态分散在溶剂中制成的均匀分散的液体制剂，可以内服或外用。其中药物的分子量一般较低，常用的溶剂有水、乙醇、甘油等。低分子溶液剂是均相液体制剂，便于分剂量，药物分散度大，使用后与机体的接触面积大，吸收快且作用迅速。低分子溶液剂包括溶液剂、芳香水剂、糖浆剂、酊剂、甘油剂等。

(一) 溶液剂

溶液剂是指药物(一般为非挥发性药物)溶解于溶剂中所形成的均相澄明液体制剂。其溶剂多为水，也可以为乙醇或油，如硝酸甘油乙醇溶液等。溶液剂应澄清，不得有酸败、发霉、变色、异物或其他变质现象。溶液剂可供内服或外用。根据需要可加入适宜的附加剂，如助溶剂、抗氧剂、矫味剂、着色剂、防腐剂等。

1. 溶液剂的制备方法 溶液剂的制备一般有三种方法，即溶解法、稀释法、化学反应法。其中，化学反应法应用较少。

1) 溶解法 溶液剂多采用溶解法进行制备，此法适用于较稳定的化学药物。溶解法的制备工艺流程如图 7-1 所示。

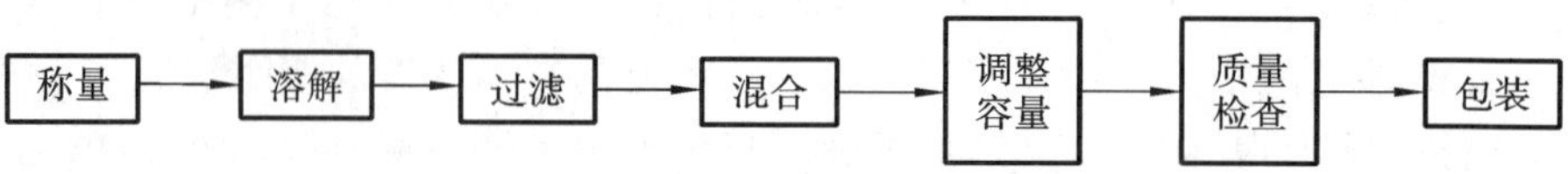

图 7-1 溶解法的制备工艺流程

具体操作步骤如下：①取处方总量 1/2～3/4 量的溶剂，加入称好的药物及附加剂，搅拌使其溶解；②过滤并在自滤器上补加溶剂至全量，搅匀；③定容后的药液进行质量检查；④经质量检查合格后的药液应及时分装、密封、贴标签并进行外包装。

溶解法制备过程中的注意事项：①投料顺序应遵循难溶性药物先溶、附加剂先溶、特殊药品先溶的原则，易挥发性药物应在最后加入，以防止在制备过程中损失；②难溶性药物可加入适宜的增溶剂、助溶剂或潜溶剂等方式使其溶解，对于易溶但溶解缓慢的药物可采用粉碎、搅拌、加热等方式提高其溶解速度；③若处方中含有糖浆、甘油等黏稠液体，应先用少量水稀释再加入溶液剂中；④若处方中含有易氧化的药物，溶解时宜将溶剂先加热放冷再溶解药物，同时应加入适量抗氧剂，以免药物氧化；⑤除特殊注明外，溶液剂均应过滤，并在自滤器上补加溶剂至全量。过滤可用滤器包括普通滤器、垂熔玻璃滤器、砂滤棒等。

知识链接

课堂互动

请分析增溶、助溶、潜溶三者之间的区别。

2）稀释法　稀释法是将药物先制成高浓度溶液或浓贮备液，再用溶剂稀释到适宜治疗浓度范围内供临床使用。稀释法在操作时的注意事项如下：①注意浓溶液的性质以及浓度单位的换算；②挥发性药物浓溶液在稀释过程中应注意防止挥发损失，保证浓度的准确性。

3）化学反应法　化学反应法是将两种或两种以上药物配伍，经一定的化学反应生成所需药物的溶液，再经过滤、补加溶剂至全量即得。此法适用于缺乏原料药或原料药质量不符合要求等情况。

知识链接

2. 制备举例

例：复方碘口服溶液

[处方]　碘 5 g　碘化钾 10 g　纯化水加至 100 mL

[制法]　取处方量碘化钾，加入纯化水 10 mL 溶解配成碘化钾的浓溶液，加入碘搅拌使完全溶解，再加入纯化水至 100 mL，搅匀即得。

[用途]　本品具有调节甲状腺功能的作用，主要用于甲状腺功能亢进症的辅助治疗，外用可作为黏膜消毒药。

[注解]

①处方分析：处方中碘为主药，碘化钾为助溶剂和稳定剂，纯化水为溶剂。由于碘易挥发且在水中溶解度为 1∶2950，碘化钾的加入可与碘生成易溶性络合物，从而使碘溶解并使溶液稳定，降低了碘的挥发性和刺激性。

②本品制备的关键步骤是先将碘化钾加少量纯化水配制成近饱和溶液，然后加入碘并搅拌，以加速碘的溶解。

③碘为氧化剂，制得的碘溶液亦具有氧化性，长期贮存时应置于密闭玻璃塞瓶内。

（二）芳香水剂

1. 概述

1）含义　芳香水剂是指芳香挥发性药物（多为挥发油）的饱和或近饱和水溶液。因芳香挥发性药物在水中的溶解度一般很小，所以芳香水剂的浓度通常很低，可用作矫味剂、矫臭剂、分散剂，某些还可用于治疗疾病。浓芳香水剂是指用乙醇与水的混合液作为溶剂制成的含挥发油较高的溶液。露剂是指含挥发性成分的饮片用水蒸气蒸馏法制成的芳香水剂。

2）特点与质量要求　芳香水剂不稳定，其所含有的挥发性成分通常容易分解或变质而失去原有气味。此外，芳香水剂的防腐能力一般较弱，易生霉变质，在生产和贮存期间应密封并在阴凉处保存，以免污染细菌。芳香水剂不宜大量配制和久贮，宜新鲜配制。芳香水剂在生产和贮存期间应满足以下要求：澄明，必须具有与原药材相同的气味，不得有异臭、沉淀或杂质等现象。

2. 制备方法　芳香水剂的制备因所选原料不同而存在差异。若以纯净的挥发油或化学药物为原料制备芳香水剂，则多采用溶解法或稀释法制备；若以含挥发性成分的植物药材为原料进行制备，则多用水蒸气蒸馏法制备。

采用溶解法制备芳香水剂时，可增大挥发性药物与水的接触面积以加速其溶解，一般用振摇溶解法或加分散剂溶解法，通过强力振摇或加入分散剂（如精制滑石粉等）共同研磨的方式促进药物的分散与溶解。此外，在过滤时，加入的分散剂会在过滤介质表面形成滤床以吸附剩余的药物和杂质，起助滤剂的作用，以利于溶液澄清。除以上方法外，还可采用增溶法，先将挥发性药物与增溶剂混匀，再进一步加水溶解。

采用水蒸气蒸馏法制备露剂时，先取处方量含挥发性成分的植物药材进行拣洗处理，经适当粉碎后，置蒸馏器中，加入适量的蒸馏水通入水蒸气蒸馏，蒸馏液达到一定量后，停止蒸馏，除去蒸馏液中过量未溶解的挥发油，必要时过滤使成澄明溶液，即得。

3. 制备举例

例：金银花露

［处方］ 金银花 100 g 蔗糖 30 g

［制法］ 将处方量的金银花，用水蒸气蒸馏，收集蒸馏液 1600 mL，加入处方量的蔗糖，混匀，过滤，灌封，灭菌，即得。

［用途］ 清热解毒。用于暑热内犯肺胃所致的中暑、痱疹、疖肿，症见发热口渴、咽喉肿痛、痱疹鲜红、头部疖肿。

［注解］

①本品为无色至淡黄色的透明液体；气芳香，味微甜或甜。

②本品应密封，置阴凉处贮存。

（三）糖浆剂

1. 概述

1）含义与特点 糖浆剂是指含有原料药物的浓蔗糖水溶液，供口服应用。糖浆剂的蔗糖含量应不低于45%(g/mL)。糖浆剂中的原料药物可以是化学药物，也可以是药材的提取物或芳香物质。糖浆剂能掩盖一些药物的苦味、咸味及其他不适气味，改善口感，便于服用，提高患者用药的依从性。低浓度的糖浆剂易滋生微生物，需添加防腐剂，一般可选用山梨酸或苯甲酸及其盐、尼泊金类。

2）分类 糖浆剂按其组成和用途不同，可分为单糖浆、芳香糖浆和药用糖浆。

(1) 单糖浆：单糖浆是指纯蔗糖的饱和水溶液。单糖浆的蔗糖浓度为 85%(g/mL)或64.7%(g/g)。单糖浆不含任何药物，可供制备含药糖浆及作为矫味剂、助悬剂、黏合剂等使用。

(2) 芳香糖浆：芳香糖浆是指含芳香挥发性物质（如挥发油等）的糖浆剂，主要用作矫味剂，如橙皮糖浆等。

(3) 药用糖浆：亦称含药糖浆，主要用于发挥治疗作用，如小儿急支糖浆、磷酸可待因糖浆等。

3）质量要求 糖浆剂的质量要求如下：①蔗糖含量应不低于 45%(g/mL)；②除另有规定外，糖浆剂应澄清，在贮存期间不得有发霉、酸败、产生气体或其他变质现象，允许有少量摇之易散的沉淀；③糖浆剂应符合微生物限度检查要求，所用防腐剂的种类和用量应符合规定；④糖浆剂一般应检查相对密度、pH 等；⑤除另有规定外，糖浆剂应密封，避光，置干燥处贮存；⑥糖浆剂的装量检查应符合《中国药典》(2020 年版)的有关规定。

2. 制备方法及注意事项

1）溶解法

（1）热溶法：将蔗糖加入煮沸的纯化水中，加热溶解后，再加处方中其他药物，混合、溶解、保温过滤，自滤器上加适量新沸过的纯化水至规定体积，混匀即得。此法适合有效成分对热稳定的含药糖浆和有色糖浆的制备。其特点如下：①易溶：蔗糖溶解速度快。②易滤：趁热保温过滤，过滤速度快，同时，蔗糖中含有的一些高分子杂质（如蛋白质等）可经加热凝固而被过滤除去，使糖浆更易滤清。③易存：加热更容易将生长期的微生物杀灭，使糖浆易于保存。④蔗糖的转化：加热过久或温度过高，尤其在酸性条件下，蔗糖易发生水解从而生成葡萄糖和果糖（俗称转化糖），转化糖含量过高时制得的糖浆颜色变暗且更易发酵。因此，采用此法制备糖浆剂时，要严格控制加热的温度和时间，最好在蒸汽浴或水浴上进行，溶解后趁热保温过滤。

（2）冷溶法：在室温下将蔗糖溶于纯化水或含药物的溶液中制成糖浆剂。此法适用于对热不稳定或挥发性药物制备糖浆剂，其特点如下：①由于不加热，转化糖较少，可制得色泽较浅的糖浆；②蔗糖溶解慢，制备过程所需时间较长，容易污染微生物。

2）混合法　指将药物的溶液与单糖浆均匀混合而制备糖浆剂的方法。此法适用于有效成分对热不稳定的含药糖浆的制备。其特点是操作简便、灵活，应用广泛，可大量配制。

混合法制备糖浆剂时，应根据药物的性质及状态选择适宜的药物加入方法：①水溶性固体药物（含药材提取物），先用适量纯化水溶解制成浓溶液，再与单糖浆混匀；②在水中溶解度较小的药物可加入适宜的非水溶剂溶解后再与单糖浆混匀；③液体制剂、可溶性液体药物可直接加入单糖浆中混匀；④含醇的药物制剂可先与适量甘油混匀，再与单糖浆混合，以免产生混浊；⑤水性浸出制剂药物，应先纯化除去杂质，再加入单糖浆中混匀，以免因含蛋白质等杂质导致糖浆发酵变质。

3）糖浆剂制备的注意事项　制备糖浆剂所用的蔗糖应为药用蔗糖，制备过程应在避菌环境下进行，制备糖浆剂所用器具应洁净或经过灭菌处理，制备过程应避菌操作并及时灌装。生产中采用热溶法制备糖浆剂时宜用蒸汽夹层锅加热，严格控制加热的温度和时间，并注意调整 pH 等。

3. 制备举例

例：枸橼酸哌嗪糖浆

[处方]　枸橼酸哌嗪 16 g　蔗糖 65 g　尼泊金乙酯 0.05 g　矫味剂适量　纯化水加至 100 mL

[制法]　取纯化水 50 mL，加热煮沸，加入处方量蔗糖与尼泊金乙酯，搅拌使其溶解，过滤，向滤液中加入枸橼酸哌嗪，搅拌溶解后，放冷，加入矫味剂，搅匀，加适量纯化水使成 100 mL，搅匀，即得。

[用途]　本品为驱肠虫药，用于蛔虫病、蛲虫病的治疗。

[注解]

①枸橼酸哌嗪为白色结晶性粉末或半透明结晶性颗粒，无臭，微有引湿性，在水中易溶，在甲醇中极微溶解，在乙醇、三氯甲烷、乙醚或石油醚中不溶。

②本品为澄明的浓厚液体，带有矫味剂的芳香气味，矫味剂常用的有柠檬香精、桑子汁香精等。

③本品应遮光、密封保存。

（四）醑剂

1. 概述　醑剂是指挥发性药物（多为挥发油）的浓乙醇溶液，可供外用或内服。一般情况下用于制备芳香水剂的药物均可制成醑剂。醑剂中含挥发性药物的浓度比芳香水剂大得多，一般为5%～20%。醑剂中乙醇的浓度通常为60%～90%。醑剂可用于治疗疾病或作为芳香矫味剂。醑剂中的挥发油容易发生氧化、酯化或聚合等反应，长期贮存会变色，甚至出现黏性树脂物沉淀，故醑剂应置密闭容器中贮存，且不宜长期贮存。

2. 制备方法 醑剂的制备方法有溶解法和蒸馏法。其中，溶解法是将挥发性药物直接溶解于乙醇中，过滤即得。由于醑剂中含有高浓度的乙醇，故制备时所用器具应干燥，以免遇水导致乙醇浓度降低，从而使药物析出发生浑浊。蒸馏法是将挥发性药物先溶解于乙醇，再进行蒸馏，或将经化学反应制得的挥发性药物加以蒸馏而制备醑剂的方法。

3. 制备举例

例：樟脑醑

［处方］ 樟脑 10 g 乙醇加至 100 mL

［制法］ 取处方量的樟脑，加乙醇约 80 mL 溶解，过滤，自滤器上补加适量乙醇至 100 mL，搅匀，即得。

［用途］ 局部刺激药，用于关节痛、肌肉痛、神经痛，也可用于未破冻疮等。

［注解］

①本品为无色澄明液体，有樟脑特臭，并有清凉感。

②本品含醇量应为80%～87%，处方中所含的樟脑与乙醇均系易挥发性物质，常温下易挥发，故包装应密封，并置阴凉处贮存，以免挥发造成损失。

③本品遇水易析出结晶，故制备时所用滤材应先用乙醇湿润，所用器具及包装材料均应干燥。

（五）甘油剂

1. 概述 甘油剂是指药物溶于甘油中制成的溶液剂，专供外用，常用于口腔科、耳鼻喉科疾病。甘油具有吸湿性、黏稠性及防腐性，对皮肤、黏膜具有滋润作用，并可使药物滞留于局部患处以延长药效。甘油对硼酸、鞣质、苯酚和碘等药物有较大的溶解性，并可缓和一些药物的刺激性，故可用于黏膜制剂中。甘油的引湿性较强，故应密闭保存。

2. 制备方法 甘油剂的制备方法主要包括溶解法（如碘甘油的制备）、化学反应法（如硼酸甘油的制备）。在制备过程中，注意所用器具应干燥。

3. 制备举例

例：碘甘油

［处方］ 碘 1.0 g 碘化钾 1.0 g 纯化水 1.0 mL 甘油加至 100 mL

［制法］ 取碘化钾，加纯化水溶解后，加碘，搅拌使其溶解，再加甘油至全量，搅匀，即得。

［用途］ 消毒防腐，用于口腔黏膜感染，牙周炎、牙龈炎及冠周炎等疾病的治疗。

［注解］

①本品为红棕色的黏稠液体；有碘的特臭。

②处方中，甘油作为碘的溶剂可缓和碘对黏膜的刺激性，并可使碘滞留于局部患处以发挥延长药效的作用。碘在甘油中溶解度约为1%(g/g)，加碘化钾作为助溶剂，同时可提高碘的稳定性。

③配制本品时不宜用水稀释，应控制水量，必要时用甘油稀释，以防止刺激性增加。此外，制备时注意碘应完全溶解，以免残留的固体碘对黏膜产生刺激。

④本品应遮光，密封保存。

课堂互动

请分析对乙酰氨基酚口服液、复方碘溶液、薄荷水、复方薄荷脑醑、碘甘油、复方磷酸可待因糖浆分别属于哪种类型的低分子溶液剂。

四、高分子溶液剂

(一) 概述

高分子溶液剂是指高分子化合物溶解于溶剂中形成的均匀分散的液体制剂，属于热力学稳定体系。根据溶剂的不同，可分为亲水性高分子溶液剂和非水性高分子溶液剂。其中，亲水性高分子溶液剂（又称亲水胶体或胶浆剂）是以水为溶剂制备的高分子溶液；而非水性高分子溶液剂是用非水溶剂（如乙醇、丙酮、氯仿等）作为溶剂而制备的高分子溶液。

高分子溶液剂在药剂学中应用广泛，尤其是亲水性高分子溶液剂，在药物制剂的生产中，常作为助悬剂、乳化剂、黏合剂、包衣材料等。

(二) 高分子溶液剂的性质

1. 带电性 高分子化合物结构中所含有的某些基团在水溶液中可发生解离而使其带有电荷。由于高分子化合物的种类不同，形成的高分子水溶液有的带正电荷（如琼脂、血红蛋白、明胶、碱性颜料等），有的带负电荷（如鞣酸、淀粉、阿拉伯胶、酸性染料等），还有的带两性电荷（如蛋白质的带电情况随溶液 pH 不同而异）。高分子化合物所带电荷的种类可通过电泳法测得。

2. 渗透压 高分子溶液剂的渗透压较大，其大小与高分子溶液剂的浓度有关。高分子溶液的浓度越大，其渗透压越大。临床上可利用高分子溶液剂渗透压大的性质将其用作血浆代用品（如右旋糖酐注射液等）。

3. 黏性 高分子溶液剂为黏稠性流动液体，其黏稠性大小用黏度表示。高分子溶液剂的黏度与高分子化合物的分子量有关，可以通过测定高分子溶液的黏度，来确定高分子化合物的分子量。

4. 胶凝性 一些亲水性高分子溶液（如明胶水溶液等），在温热条件下为黏稠性流动液体，但当温度降低时，原本呈链状分散的高分子形成网状结构，把溶剂水全部包裹在网状结构内，形成了不流动的半固体状物，此半固体状物称为凝胶（如软胶囊的囊壳），凝胶的这一形成过程称为胶凝。凝胶继续失去网状结构内的水分所形成的干燥固体称为干胶（如硬胶囊的囊壳）。干胶遇水后又可以逐渐溶化并最终形成亲水性高分子溶液，将干胶粉碎可使胶溶变快，在温热的水中能很快形成亲水胶体溶液。

5. 稳定性 高分子溶液剂为热力学稳定体系，其稳定性主要是由高分子化合物的水化作用和电荷两方面因素决定的。

高分子化合物的分子结构中含有大量的亲水基团（如—OH、—COOH 等），能与水形成牢固的水化膜，这一作用即为水化作用，形成的水化膜能有效阻碍高分子化合物分子之间的相互凝聚，这是使高分子溶液剂稳定的主要因素。此外，高分子化合物所带电荷也能影响其稳定性，同种高分子化合物发生解离后因带有同种电荷而互相排斥，一定程度上也能阻止高分子化合物之间的相互凝聚，这是使高分子溶液剂稳定的次要因素。但对高分子溶液剂而言，电荷对其稳定性的影响不如对溶胶剂大，若向高分子溶液剂中加入少量电解质，就不会由于反离子作用而使高分子化合物发生聚集。

当高分子的水化膜和电荷发生改变时，高分子易发生凝聚而产生沉淀，即聚结沉淀。如：①盐析作用：向高分子溶液剂中加入大量电解质，不仅能中和高分子所带的电荷，而且由于电解质强烈的水化作用,还可夺去高分子质点水化膜的水分而使其发生聚结沉淀。②加入脱水剂:向亲水性高分子溶液中加入大量脱水剂(如乙醇、丙酮等),可使高分子失去水化层而产生聚结沉淀。③陈化现象:高分子溶液剂不如低分子溶液剂稳定,在放置过程中,会自发地聚集而产生沉淀。④絮凝现象:高分子溶液剂会受到其他因素(如 pH、絮凝剂、射线等)的影响,使高分子发生聚结沉淀。⑤带相反电荷的两种高分子溶液剂(如带正电荷的明胶溶液和带负电荷的阿拉伯胶溶液)混合时,由于相反电荷发生中和而产生凝结沉淀。

课堂互动

导致高分子溶液产生聚结沉淀的原因有哪些?

(三)高分子溶液剂的临床应用与注意事项

1. 临床应用 高分子溶液剂主要适用于高分子药物制成的液体制剂,药物以分子状态分散,属于均相液体制剂、热力学稳定体系。所用分散介质大多数为水,也可用非水溶剂。在药剂学中,高分子溶液剂的应用非常广泛,可作为血浆代用品(如右旋糖酐注射液等)、混悬剂的助悬剂(如甲基纤维素溶液等)、片剂的黏合剂(如淀粉浆等)、形成薄膜衣的包衣材料、缓控释制剂的阻滞材料、膜剂的成膜材料等。

2. 注意事项 高分子溶液剂的稳定性不如低分子溶液剂,可由于加入脱水剂或大量电解质、絮凝剂、光线、pH 或射线等因素的影响,导致高分子溶液剂发生盐析、絮凝、陈化等不稳定现象,从而产生聚结沉淀。此外,将两种带相反电荷的高分子溶液剂混合也会导致高分子溶液剂产生产聚结沉淀。

(四)高分子溶液剂的制备

高分子溶液剂的制备通常采用溶解法。与低分子化合物的溶解过程不同,高分子化合物的溶解过程缓慢,需要经过溶胀过程,溶胀分为有限溶胀和无限溶胀两个阶段。

有限溶胀是指高分子化合物与水接触后,水分子渗入高分子化合物分子之间的空隙中,与高分子化合物中的亲水基团发生水化作用而使高分子体积膨胀,最后使高分子化合物之间的空隙中充满了水分子。

无限溶胀是指有限溶胀充分进行后,由于高分子化合物分子之间的空隙里充满了水分子,降低了高分子化合物之间的范德瓦耳斯力,水化的高分子开始互相拆开并解脱分子间的缠绕,最后高分子化合物以分子状态完全分散在水中形成均匀的高分子溶液。无限溶胀常需要借助搅拌或加热等操作来加速完成。

高分子溶液的形成过程称为胶溶过程。胶溶过程的快慢与高分子化合物的性质以及生产工艺条件等密切相关。例如,制备明胶溶液时,明胶需要先碎成小块并放于水中浸泡 3～4 h 完成有限溶胀过程,然后加热并搅拌完成无限溶胀过程,最终形成明胶溶液。而制备淀粉浆时,淀粉遇水会立即膨胀,但其无限溶胀过程必须加热至 60～70 ℃才能完成。

课堂互动

请分析,葡萄糖的溶解与羧甲基纤维素钠(CMC-Na)的溶解过程有何区别?

(五)典型高分子溶液剂实例分析

例 1:胃蛋白酶合剂

[处方] 胃蛋白酶 2 g 稀盐酸 2 mL 单糖浆 1 mL 橙皮酊 5 mL 苯甲酸 0.2 g 纯化水加至 100 mL

[制法] 取处方量的苯甲酸溶解于橙皮酊制得溶液,并将其缓缓加入约 80 mL 纯化水中,

边加边搅拌，待搅匀后，依次加稀盐酸、单糖浆，搅匀，然后将胃蛋白酶分次缓缓撒在液面上，待其自然膨胀后，轻轻搅拌使其溶解，再加入纯化水至全量，轻轻混匀，即得。

［用途］ 本品为助消化药，用于胃蛋白酶缺乏或消化功能降低所引起的消化不良。

［注解］

①胃蛋白酶为白色至淡黄色的粉末，无霉败臭，有引湿性，其水溶液显酸性。

②胃蛋白酶分解蛋白质的活性在 pH 1.5～2.5 时最强，故用稀盐酸调节其 pH。但稀盐酸不宜与胃蛋白酶直接混合，以免胃蛋白酶失活。处方中的单糖浆、橙皮酊有矫臭、矫味作用。

③在溶解胃蛋白酶时，应将其缓缓撒在液面上，静置使其充分吸水膨胀后再轻轻搅匀，即可形成溶液，若撒于液面后立即搅拌则易形成团块，团块周围会形成水化膜，能阻止水分向团块内部扩散，使制备过程变得困难。

④本品不宜过滤，因为胃蛋白酶在酸性溶液中带正电荷，而湿润的棉花或滤纸带负电荷，若过滤则两者发生电荷中和，会使胃蛋白酶在棉花或滤纸上析出沉淀。若必须过滤，所用滤材需先用相同浓度的稀盐酸润湿以中和电荷，待消除其对胃蛋白酶的吸附现象后再过滤。

例 2：心电图导电胶

［处方］ 氯化钠 18 g　淀粉 10 g　甘油 20 g　5%羟苯乙酯溶液 0.6 mL　纯化水加至 100 mL

［制法］ 取适量纯化水，加入氯化钠搅拌溶解，加入 5%羟苯乙酯溶液，搅匀，加热至沸腾；取淀粉，用少量冷水分散均匀，将上述氯化钠溶液趁热缓缓加入制成糊状；加入甘油，再加纯化水至全量，搅匀，即得。

［用途］ 本品供脑电图及心电图检查时电极导电用，用于局部涂搽。

［注解］

①本品为具有流动性的无色黏稠状液体。

②本品应密闭保存。

五、溶胶剂

（一）概述

溶胶剂是指固体药物以多分子聚集体（又称胶粒）的形式分散在水中形成的非均匀分散的液体制剂，又称疏水胶体溶液。溶胶剂中分散的药物微粒（即胶粒）的大小为 1～100 nm，为多分子聚集体，具有极大的分散度，但水化作用较弱，属热力学不稳定系统。将药物以胶粒形式分散制成溶胶剂后，其药效会出现显著的变化。目前溶胶剂很少直接应用于临床，一般使用的是经亲水胶体保护的溶胶制剂（如经蛋白质保护的氧化银溶胶等）。溶胶剂作为一种高度分散的热力学不稳定体系，却具有一定的动力学稳定性，其性质在药剂学中十分重要。

（二）溶胶剂的构造和性质

1. 溶胶剂的双电层结构 溶胶剂中的固体药物微粒可由于自身所含有的某些基团发生解离或吸附溶液中的某种离子而带正电荷或负电荷，带电荷的药物微粒由于电性的作用，必然会吸引带相反电荷的离子（称为反离子）在其表面密布，并随之运动，形成胶粒，胶粒上所吸附的带电离子与反离子共同构成吸附层。另一部分反离子则散布于溶液的外围，离胶粒越近，反离子越密集，形成了与吸附层所带电荷相反的扩散层。电性相反的吸附层与扩散层构成了双电层。双电层之间的电位差称为 ζ 电位，ζ 电位的高低反映了反离子在吸附层和扩散层中分布量的多少，其中，吸附层中分布的反离子越多，则扩散层中的反离子越少，ζ 电位越低，反之亦然。由于双电层和ζ电位的存在，胶粒之间的同电排斥作用可以阻止胶粒发生聚结。ζ电位越高，排斥力越大，溶胶剂越稳定。ζ电位的高低与溶胶剂分散介质中所含电解质的浓度密切相关。

同时，由于双电层中所含的离子具有水化作用，可吸引水分子在胶粒周围形成水化膜，也可一定程度上阻止胶粒聚结。胶粒所带电荷越多，扩散层就越厚，水化膜也就越厚。

2. 溶胶剂的性质 溶胶剂的外观与溶液剂相似，透明无沉淀，但由于溶胶剂是以多分子聚集体（胶粒）状态分散的，因此具有与一般溶液剂不同的特征。

1）光学性质 当一束强光线通过溶胶剂时，从侧面可以看到一个发亮的圆锥形光柱，称为丁铎尔效应。产生的原因是溶胶剂中胶粒的粒度小于自然光波长，从而引起光散射。溶胶剂的混浊程度用浊度来表示，浊度越大，则溶胶剂中胶粒的散射光越强。此效应可用于鉴别溶胶剂、溶液剂、混悬剂。此外，不同溶胶剂中的胶粒对不同波长的光线具有特定吸收作用，使溶胶剂具有不同的颜色，如碘化银溶胶呈黄色、蛋白银溶胶呈棕色等。

2）电学性质 溶胶剂由于双电层结构的存在而带电，在电场的作用下胶粒或分散介质发生移动，在移动过程中产生电位差，此现象称为界面动电现象。溶胶剂的电泳现象就是由界面动电现象所致。动电电位越高，则电泳速度越快。

知识链接

3）动力学性质 溶胶剂中的胶粒在分散介质中存在不规则的运动，此运动称为布朗运动。布朗运动产生的原因是胶粒受到分散介质中水分子的不规则撞击，胶粒越小，布朗运动越强烈。布朗运动的存在可以克服重力作用所导致的胶粒沉降，使胶粒的沉降速度变得极慢。

4）稳定性 溶胶剂属热力学不稳定体系，主要表现为有聚结不稳定性。但由于胶粒的双电层以及ζ电位的存在，胶粒间产生静电斥力，又由于胶粒荷电形成水化膜，都增加了溶胶剂的聚结稳定性。其中，电荷因素是使溶胶剂稳定的主要因素，水化作用是次要因素。由于胶粒不停地做着无规则的布朗运动，可以克服重力作用而使其沉降变得极慢，这在一定程度上增加了溶胶剂的动力学稳定性。

影响溶胶剂稳定性的因素主要包括：①电解质的作用：溶胶剂对电解质极其敏感，加入电解质能中和胶粒所带的电荷，导致ζ电位下降，排斥力减弱，同时因电荷的减少而使水化膜变薄，溶胶剂容易产生聚结沉淀。②溶胶剂间的相互作用：将带相反电荷的溶胶剂混合，由于电荷被中和，也会产生聚结沉淀，产生聚结沉淀的程度与溶胶剂的混合比例有关，当两种溶胶剂的用量在所带的电荷等电点时，才会完全沉淀，否则可能部分沉淀或不沉淀。③保护胶的作用：向溶胶剂中加入亲水胶体溶液，使溶胶剂具有亲水胶体的性质而增加稳定性，使其不易发生聚集，这种现象称为保护作用，加入的亲水胶体称为保护胶体。例如，向氧化银胶体中加入血浆蛋白作为保护胶以制备稳定的蛋白银溶胶。但如果加入溶胶剂中的高分子化合物的量太少，反而会使溶胶剂的稳定性降低，甚至产生聚集，这种作用称为敏化作用。

（三）溶胶剂的临床应用与注意事项

1. 临床应用 溶胶剂主要适用于固体药物（如氯化银、碘化银、氢氧化铁等）制成液体制剂，属于非均相分散体系。目前溶胶剂在药剂学中应用很少。由于药物在溶胶剂中是以分子聚集体（胶粒）形式分散，分散度大，故可改善药物的吸收，使药效出现显著的变化，此外，还会影响药物的刺激性。例如，粉末状的硫不被肠道吸收，但若制成溶胶剂则极易被吸收，同时可引起毒性反应甚至中毒死亡。具有特殊刺激性的银盐若制成具有杀菌作用的蛋白银溶胶、碘化银溶胶等，则刺激性会降低。

2. 注意事项 溶胶剂是热力学不稳定体系，其稳定性受多种因素的影响。其中，溶胶剂对电解质非常敏感，电解质的加入对双电层的结构及 ζ 电位影响很大，在使 ζ 电位降低的同时使水化膜变薄，从而导致溶胶剂产生聚结沉淀。此外，将带相反电荷的溶胶剂混合也会对其稳定性造成影响，可能使溶胶剂产生沉淀。向溶胶剂中加入适量的保护胶体，可使溶胶剂稳定性增加，但若高分子化合物的加入量太少，可能会出现敏化作用。

（四）溶胶剂的制备

溶胶剂的制备方法包括分散法和凝聚法。

1. 分散法 分散法是通过将药物的粗颗粒分散以达到溶胶粒子的粒度分布范围的方法。

1）机械分散法 常采用胶体磨来进行制备。分别将待分散的药物、分散介质以及稳定剂等从加料口处加入胶体磨中，胶体磨以 10000 r/min 的转速高速旋转将药物在旋转体与固定体之间的狭小缝隙中被粉碎使之达到溶胶粒子的粒度分布范围。此方法可以制成质量很好的溶胶剂。

2）胶溶法（亦称解胶法） 胶溶法是指向新生的沉淀中加入一种被称为胶溶剂的稳定剂，使其重新分散成溶胶粒子的方法。例如，向新生的氢氧化铁沉淀中加入少量 HCl，经搅拌后，可以形成氢氧化铁溶胶。

3）超声分散法 超声分散法是指利用 20000 Hz 以上的超声波所产生的能量使粗分散粒子分散成溶胶粒子的方法。

2. 凝聚法 凝聚法是指通过改变物理条件或发生化学反应使真溶液中的药物结合成溶胶粒子的方法。

1）物理凝聚法 常用的如更换溶剂法，即通过改变分散介质的性质使已溶解的药物因溶解度的降低而凝聚形成溶胶剂。例如，将硫溶于乙醇中制成硫的饱和溶液，过滤，滤液以细流状在搅拌下加入水中。由于硫在水中的溶解度小，遇水后迅速析出硫沉淀并逐渐凝聚形成胶粒而分散于水中制得溶胶剂。

2）化学凝聚法 该法是通过借助氧化、还原、水解、复分解等化学反应以制备溶胶剂的方法。例如，使硫代硫酸钠溶液与稀盐酸发生反应，生成新生态硫并分散于水中即形成溶胶剂。

采用凝聚法制备溶胶剂时，控制溶胶粒子的大小是关键，稳定剂的性质、凝聚过程中的温度、浓度以及溶液的加入顺序等都会对其产生影响。

（五）典型溶胶剂实例分析

例：胶体金

［处方］ 氯金酸 100 mg 枸橼酸钠适量 纯化水加至 1000 mL

［制法］ 将氯金酸加水溶解制成 0.01％的水溶液 1000 mL，加热煮沸；在搅拌下准确加入一定量的枸橼酸钠，继续加热煮沸 15 min，此过程中可观察到氯金酸水溶液由淡金色很快变为灰色（加入枸橼酸钠后），又变为黑色，最后逐渐稳定成红色，整个变色过程需 2～3 min；将反应后的溶液冷却至室温，加适量纯化水使成全量，搅匀，即得。

［用途］ 可作为抗体或抗原的免疫标记。

［注解］

①本品采用凝聚法制备，处方中的枸橼酸钠作为保护剂和还原剂，生成的胶体金的粒子大小与枸橼酸钠的用量有关，一般情况下，枸橼酸钠的用量越多，生成的胶体金粒子越小。

②制备胶体金所用的玻璃容器必须清洁干净，且用前需经过酸洗并用纯化水冲洗干净，容器最好通过硅化处理。

六、混悬剂

（一）概述

1. 含义 混悬剂是指难溶性固体原料药物以微粒状态分散在液体分散介质中形成的非均相液体制剂。混悬剂属于热力学、动力学均不稳定的粗分散体系，药物微粒的大小一般为0.5～10 μm，小者可为0.1 μm，大者有的可达50 μm或更大。分散介质大多为水，也可为植物油等。

此外，《中国药典》(2020年版)还收载了干混悬剂(如阿奇霉素干混悬剂等)。干混悬剂是指按混悬剂的要求将难溶性固体药物与适宜的辅料通过适当方法制成粉末状或颗粒状制剂，使用前加水振摇即能迅速分散并形成混悬剂，其优点是包装简化，制剂稳定性提高，便于携带和储存。

2. 特点 混悬剂中药物是以固体微粒形式分散的，属于粗分散体系，药物的溶出速度较其他类型的液体制剂慢。混悬剂的主要特点如下：①有助于难溶性固体药物制成液体制剂，并可提高药物的稳定性；②与固体制剂相比，更加便于服用，还可发挥掩盖药物不良气味的作用；③产生长效作用。

3. 制备混悬剂的条件 在药物制剂的生产过程中，下列情况时可以考虑将药物制成混悬剂。

(1) 难溶性药物需制成液体制剂供临床使用。

(2) 药物的使用剂量超过了溶解度而不能以溶液剂形式使用。

(3) 两种溶液混合时药物的溶解度降低而析出固体药物或生成难溶性化合物。

(4) 为了使药物发挥缓释长效作用等。

由于混悬剂属于非均相分散体系，为了安全起见，毒剧药物或剂量小的药物，不宜制成混悬剂使用。

4. 混悬剂的质量要求

(1) 药物本身化学性质应稳定，在贮存或使用期间药物含量应符合要求。

(2) 混悬微粒应均匀细腻，微粒大小应符合要求。

(3) 混悬微粒沉降应缓慢，沉降后不应有结块，轻摇后应能迅速分散均匀，其中口服混悬剂沉降体积比应不低于0.90。

(4) 混悬剂的黏稠度应适宜，以方便倾倒并不沾瓶壁。

(5) 供外用的混悬剂应容易涂布均匀，不易流散，并能较快干燥而形成保护膜。

(6) 混悬剂应稳定、无刺激性，不得有发霉、酸败、变色、异物、产生气体或其他变质现象，标签上应注明“用前摇匀”。

（二）混悬剂的稳定性

混悬剂中的混悬微粒比溶胶剂中的胶体粒子大，其受重力作用会发生沉降，失去了布朗运动在动力学上的稳定性作用，故混悬剂属于动力学不稳定体系。此外，由于混悬剂中混悬微粒的分散度较大，其具有较高的表面自由能，混悬微粒可发生聚结，故混悬剂也属于热力学不稳定体系。特别是含有疏水性药物的混悬剂，存在更大的稳定性问题。

混悬剂的稳定性与混悬剂微粒的沉降、润湿、荷电和水化、絮凝和反絮凝、结晶增长与转型以及分散相的浓度和温度等因素有关。

1. 混悬微粒的沉降 混悬剂中的固体药物微粒与分散介质之间存在密度差，在重力作用下，静置时会发生自然沉降。其沉降速度服从斯托克斯（Stokes）定律式（7-1）。

$$V=\frac{2r^2(\rho_1-\rho_2)g}{9\eta} \tag{7-1}$$

式中，V 为微粒的沉降速度；r 为微粒半径；ρ_1 为微粒的密度；ρ_2 为分散介质的密度；g 为重力加速度；η 为分散介质的黏度。由上述公式可知，微粒沉降速度（V）与微粒半径的平方（r^2）、微粒与分散介质的密度差（$\rho_1-\rho_2$）成正比，与分散介质的黏度（η）成反比。因此，降低微粒沉降速度以提高混悬剂动力学稳定性的主要措施如下：①减小微粒的半径，这是最有效的一种措施，可通过粉碎药物的方式实现；②加入低分子助悬剂（如糖浆、甘油等），或加入黏性较大的高分子助悬剂（如羧甲基纤维素钠等），以增加分散介质黏度，并降低微粒与分散介质间的密度差，同时混悬微粒表面吸附助悬剂分子还可增加其亲水性。

2. 混悬微粒的润湿　固体药物润湿性的强弱，与混悬剂制备的难易、质量好坏及稳定性高低关系极大。若以水为分散介质制备混悬剂，则亲水性药物（如炉甘石等）的润湿性好，制备时药物易被水润湿，易于制成分散均匀、稳定的混悬剂；而疏水性药物（如硫黄等）不易被水润湿，较难分散均匀，可加入适宜的润湿剂以改善其润湿性，降低固-液界面间的界面张力，除去混悬微粒表面吸附的气膜，从而使混悬剂易于分散均匀并提高其稳定性。

知识链接

3. 混悬微粒的荷电与水化　与溶胶剂中的胶粒相似，混悬剂中的混悬微粒也可因某些基团的解离或吸附分散介质中的带电离子等而荷电，微粒表面的电荷与分散介质中的反离子间可构成双电层结构，具有 ζ 电位，使微粒间产生排斥作用。同时，微粒因表面荷电，可吸引水分子在其周围定向排列形成水化膜，这种水化作用因双电层的薄厚不同而异。微粒的荷电和水化膜的存在，阻碍了混悬微粒的合并，提高了混悬剂的稳定性。

当向混悬剂中加入少量电解质时，可改变双电层的结构和厚度，易使混悬微粒发生聚结。但亲水性药物微粒除荷电外，其本身具有很强的水化作用，故受电解质的影响较小，而疏水性药物微粒则不同，其水化作用主要靠微粒荷电而实现，水化作用很弱，故对电解质更为敏感，当加入一定量的电解质时，可因电荷发生中和而产生聚结沉淀。

4. 絮凝与反絮凝　混悬剂中的混悬微粒由于分散度比较大，具有很大的总表面积，因而微粒具有很大的表面自由能，处于高能状态下的微粒不稳定，具有聚集以降低表面自由能的趋势。但由于混悬微粒荷电所产生的排斥作用阻碍了微粒发生聚集。若向混悬剂中加入适当的电解质，可使 ζ 电位降低，导致微粒间电荷的排斥力减弱。若 ζ 电位降低至一定数值时，混悬微粒可在分散介质中互相接近但又不发生合并，形成疏松的絮状聚集体，使混悬剂处于稳定状态。混悬微粒形成疏松的絮状聚集体的过程称为絮凝，为产生絮凝而加入的电解质称为絮凝剂。一般应将 ζ 电位控制在 20～25 mV 范围内，使混悬微粒恰好产生絮凝作用以制备稳定的混悬剂。处于絮凝状态下的混悬剂具有如下特点：①沉降速度快；②有明显的沉降面；③沉降体积大，沉降物疏松且不结块；④沉降后经振摇又能迅速恢复均匀分散的混悬状态。

向处于絮凝状态的混悬剂中加入电解质，使 ζ 电位增大，微粒间的排斥力增大，可使混悬剂从絮凝状态变为非絮凝状态，此过程称为反絮凝，加入的电解质称为反絮凝剂。加入反絮凝剂可提高混悬剂的流动性，使之易于倾倒，方便使用。

5. 结晶增长与晶型转变　在结晶型药物制成的混悬剂中，药物微粒大小不可能完全一致，这种不一致性不仅导致微粒的沉降速度存在不同，还会出现结晶增长现象，从而影响混悬剂的稳定性。混悬剂中存在着溶质不断溶解与不断结晶的动态过程。微粒的溶解度与其粒径有关，当药物粒径小于0.1 μm时，粒径越小，则其溶解度越大。因此，在溶解与结晶的动态平衡中，小微粒由于未达到饱和而逐渐溶解并变得越来越小；大微粒由于达到过饱和而不断结晶长大，结果小微粒的数量越来越少，大微粒则越来越多，使混悬微粒的沉降速度不断加快，从而使混悬剂的稳定性降低。为防止结晶增长，可加入适宜的抑制剂以抑制结晶的溶解与增大。此外，在制备混悬剂时，不仅要考虑微粒的大小，还应考虑微粒粒度的一致性。

许多结晶性药物(如巴比妥、黄体酮、氯霉素、可的松等)都有同质多晶型，即药物可能以几种不同晶型存在。然而，在同一药物的多种晶型中，只有一种晶型是最稳定的，称为稳定晶型，而其他亚稳定晶型本身并不稳定，会在一定条件下，经一定的时间后转变为稳定晶型，而这种晶型转变的速度和所需的时间存在着较大差异。亚稳定晶型较稳定晶型具有更高的溶解度和溶解速度，在体内吸收也较好，故在药剂学中，经常选用亚稳定晶型以提高疗效。若混悬剂中存在亚稳定晶型，则在制备或贮存过程中，亚稳定晶型会向稳定晶型转变，即亚稳定晶型不断溶解而稳定晶型不断长大结块、产生沉淀，这种转变不仅会影响混悬剂的稳定性，还会使疗效降低。可加入适宜的抑制剂以抑制结晶的转型，以提高混悬剂的疗效与稳定性。

6. 分散相的浓度和温度 在同一分散介质中，分散相浓度增大时，混悬微粒间相互接触并聚结的机会也增多，故混悬剂的稳定性会降低。温度改变不仅能影响药物的溶解度、溶解速度和化学稳定性，还能改变微粒的沉降速度、絮凝速度、沉降体积比，从而影响混悬剂的稳定性。例如，冷冻可破坏混悬剂的网状结构，使其稳定性下降。

(三) 混悬剂的临床应用与注意事项

1. 临床应用 混悬剂主要适用于难溶性药物制成液体制剂，属于粗分散体系，所用分散介质大多为水，也可为植物油。在药剂学中，很多剂型，如搽剂、洗剂、注射剂、滴眼剂、气雾剂、软膏剂以及栓剂等，都有混悬剂的存在，例如，炉甘石洗剂属于洗剂的具体品种，同时，药物以固体微粒状态分散，故也属于混悬剂的具体品种。

2. 注意事项

(1) 临用前需要摇匀才可使用。

(2) 混悬剂应置于低温、避光的环境中贮存，以免发生不可逆的变化。

(四) 混悬剂的稳定剂

混悬剂为不稳定的粗分散体系，为了提高其物理稳定性以适应临床需要，在制备时可加入适宜的稳定剂。常用的稳定剂有助悬剂、润湿剂、絮凝剂与反絮凝剂。

1. 助悬剂 助悬剂是指能提高混悬剂中分散介质的黏度以降低微粒的沉降速度或增强混悬微粒亲水性等的附加剂。助悬剂的种类较多，选择助悬剂时应综合考虑药物微粒的性质及含量等。常用的助悬剂有低分子助悬剂和高分子助悬剂。

1) 低分子助悬剂 常用的低分子助悬剂有甘油、糖浆等。其中，甘油常用于外用混悬剂中。糖浆主要用于内服混悬剂中，兼有矫味作用。

2) 高分子助悬剂

(1) 天然高分子助悬剂：常用的有多糖类(如阿拉伯胶、西黄蓍胶、桃胶、海藻酸钠等)和蛋白质类(如琼脂、明胶等)。其中，西黄蓍胶、阿拉伯胶可用其粉末或胶浆，西黄蓍胶的用量一般为0.5%～1%，阿拉伯胶的用量一般为5%～15%。在使用天然高分子助悬剂时，应加入适宜的防腐剂(如尼泊金类等)。

(2) 合成或半合成高分子助悬剂：主要有纤维素类(如甲基纤维素、羧甲基纤维素钠、羟丙甲基纤维素等)、聚维酮(PVP)、聚乙烯醇(PVA)等。此类助悬剂通常性质稳定，受pH影响小，但应注意某些助悬剂可能与药物或处方中其他附加剂产生配伍变化。

(3) 皂土类:主要有硅皂土以及胶体硅酸镁铝等。其中,硅皂土是胶体水合硅酸铝,有泥土味,能吸附大量水后形成黏度较高的糊状物,从而阻止混悬微粒发生聚结,多用于外用制剂中。

(4) 触变胶:在一定温度下,某些胶体溶液静置时能逐渐变为凝胶,而当振摇或搅拌时又能复变为溶胶状态,胶体溶液的这种可逆变化性质称为触变性。具有触变性的胶体称为触变胶。利用触变胶的触变性,可将其作为助悬剂,使混悬剂静置时形成凝胶,以提高混悬剂的稳定性。例如,单硬脂酸铝溶解于植物油中可形成触变胶。

2. 润湿剂 润湿剂是指能提高疏水性药物微粒被水润湿能力的附加剂。润湿剂的作用主要是吸附于药物微粒表面,降低其与分散介质之间的界面张力,提高疏水性药物的亲水性,使其易于被水润湿并均匀分散。许多疏水性药物(如阿司匹林、甾醇类等)不易被水润湿,制备混悬剂时常漂浮于液面上,不能分散均匀。这时可加入适宜的润湿剂,使疏水性药物得到较好的分散。常用的润湿剂如下。

1) 表面活性剂类 表面活性剂能降低药物微粒与分散介质之间的界面张力,润湿效果好。作为润湿剂的表面活性剂的 HLB 值在 7～9 之间,如聚山梨酯类、聚氧乙烯蓖麻油类、泊洛沙姆等。

2) 溶剂类 常用的有甘油、乙醇等能与水混溶的溶剂,但润湿效果不佳。

3. 絮凝剂与反絮凝剂 絮凝剂是指使混悬剂产生絮凝作用的附加剂,反絮凝剂是指使混悬剂产生反絮凝作用的附加剂。絮凝剂与反絮凝剂均是电解质。同种电解质对不同药物而言,既可以是絮凝剂,也可以是反絮凝剂。此外,由于用量不同,同种电解质也可以发挥絮凝或反絮凝作用。对大多需要贮存放置的混悬剂而言,宜选用絮凝剂,其可使沉降物疏松且易于分散均匀,而对临床应用中要求微粒细腻、分散好的混悬剂(如应用于造影的硫酸钡混悬剂)而言,则需要使用反絮凝剂。常用的絮凝剂和反絮凝剂有枸橼酸盐、酸式枸橼酸盐、酒石酸盐、酸式酒石酸盐、磷酸盐及一些氯化物(如三氯化铝)等。通常阴离子的絮凝作用比阳离子强,离子的价数越高,絮凝、反絮凝作用越强。在选择絮凝剂与反絮凝剂时,应注意其与处方中其他成分(如助悬剂等)之间是否发生配伍禁忌。

课堂互动

请分析布洛芬混悬液处方,说明处方中各附加剂分别起什么作用。

布洛芬混悬液处方:

布洛芬	2 g
羟丙甲基纤维素(HPMC)	2 g
山梨醇	25 g
甘油	3 mL
枸橼酸	适量
纯化水	加至 100 mL

(五) 混悬剂的制备

在制备混悬剂时,应使固体药物有适当的分散度,药物微粒细腻且分散均匀,以降低混悬微粒的沉降速度,提高混悬剂的稳定性。混悬剂的制备方法有分散法和凝聚法。

1. 分散法 分散法是将固体药物粉碎成大小符合混悬剂所要求分散程度的微粒,再分散于液体分散介质中制成混悬剂的方法。分散法制备混悬剂的关键操作是粉碎。小量制备可使用乳钵,大量生产时可使用胶体磨、乳匀机等。

分散法制备混悬剂的工艺流程如图7-3所示。

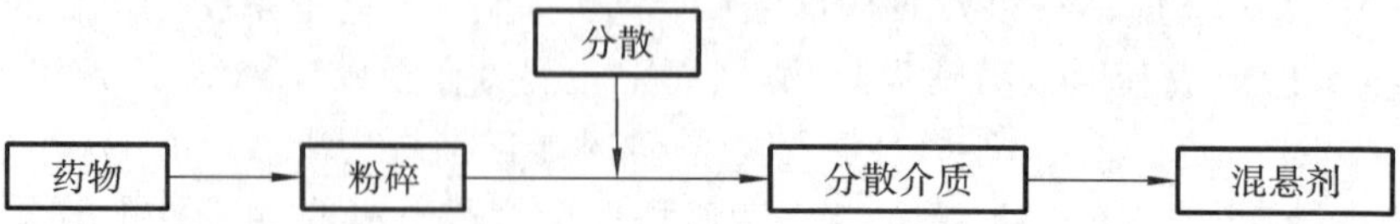

图7-3　分散法制备混悬剂的工艺流程

分散法制备混悬剂的操作要点如下：

(1) 对于亲水性药物(如氧化锌、炉甘石等)，一般可先将药物粉碎至适宜细度，再采用加液研磨法制备，即1份药物一般加入0.4～0.6份的液体(该液体常为处方中所含有的液体，如水、糖浆、甘油等)，研磨至适宜的分散程度后，再加入处方中的剩余液体成分至全量。此法可使药物的粉碎过程更容易进行，从而制成微粒细腻、分散均匀的混悬剂，药物微粒直径为0.1～0.5 μm。

(2) 对于疏水性药物(如薄荷脑、硫等)，在制备混悬剂时，由于药物不易被水润湿，常漂浮于水面上，很难直接制成混悬剂，必须先加入适宜的润湿剂与药物共研，待改善疏水性药物的润湿性后，再加液体研磨混匀。

(3) 对于质重、硬度大、粒度要求极细的药物，为使药物有足够的分散程度，可采用水飞法，使药物粉碎成极细的程度从而提高混悬剂的稳定性。

(4) 采用微粉化技术等现代固体分散技术制备混悬剂，可制得混悬微粒更细小且分散更均匀、稳定性更好、生物利用度更高的混悬剂。

2. 凝聚法　凝聚法是借助物理或化学方法将离子或分子状态分散的药物在分散介质中凝聚成不溶性药物微粒从而制得混悬剂的方法。

知识链接

(1) 物理凝聚法。

此法一般是选择适宜溶剂将药物溶解制成热饱和溶液，在急速搅拌下将其加至另一种不同性质的冷溶剂中，使药物快速结晶，可得到10 μm以下(占80%～90%)的药物微粒，再将其分散于适宜分散介质中制成混悬剂。例如，醋酸可的松滴眼剂的制备方法即为凝聚法。

(2) 化学凝聚法。

此法是利用化学反应使两种或两种以上化合物生成不溶性的药物并从溶液中析出以制备混悬剂的方法。操作时，为使生成的微粒细腻均匀，化学反应需在稀溶液中进行，并应采用急速搅拌的方式混合，如用于胃肠造影的硫酸钡混悬剂。

(六) 典型混悬剂实例分析

例1：炉甘石洗剂

[处方]　炉甘石(120目)150 g　氧化锌(120目)50 g　CMC-Na 2.5 g　甘油50 mL　纯化水加至1000 mL

[制法]　取研细并过120目筛的炉甘石、氧化锌，置乳钵中，加甘油和适量纯化水研磨至糊状，另取CMC-Na加纯化水充分溶胀后，分次加入上述糊状液中，边加边搅拌，再加纯化水至全量，搅匀即得。

[用途]　本品为皮肤外用药，具有保护皮肤、收敛和消炎的作用，用于丘疹、亚急性皮炎、湿疹、荨麻疹等皮肤炎症的治疗。

［注解］

①处方分析：炉甘石与氧化锌为主药，甘油有润肤、助悬作用，CMC-Na 为助悬剂，纯化水为溶剂。

②炉甘石与氧化锌均为不溶于水的亲水性药物，能被水润湿。应先加入甘油和少量纯化水研磨成糊状，再与 CMC-Na 水溶液混合，使微粒周围形成水化膜以阻止混悬微粒发生聚合，振摇时易均匀分散。

例 2：复方硫洗剂

［处方］ 沉降硫 30 g　硫酸锌 30 g　樟脑醑 250 mL　甘油 100 mL　CMC-Na 5 g　纯化水加至 1000 mL

［制法］ ①取硫酸锌溶于 200 mL 纯化水中，过滤，制得硫酸锌溶液，备用；②取沉降硫置乳钵中，加入甘油研磨成细腻糊状；③将 CMC-Na 溶于 200 mL 纯化水中，在不断搅拌下缓缓加入乳钵中研磨均匀，转移至量器中，慢慢加入硫酸锌溶液，搅匀，在搅拌下以细流状加入樟脑醑，加纯化水至全量，搅匀，即得。

［用途］ 本品具有保护皮肤、抑制皮脂分泌、轻度杀菌及收敛的功效，用于干性皮脂溢出症、痤疮等疾病的治疗。

［注解］

①本品采用沉降硫作为原料药进行制备，因沉降硫的颗粒非常细，易制得细腻的混悬剂。

②硫为强疏水性药物，故以甘油为润湿剂与硫共研磨，提高硫的润湿性，使硫更易在水中均匀分散。CMC-Na 为助悬剂。

③樟脑醑系 10％樟脑乙醇溶液，使用时应以细流状加入混合液中，并慢加快搅，以防止樟脑因溶剂改变而析出大颗粒。

七、乳剂

（一）概述

1. 乳剂的含义 乳剂是指两种互不相溶的液体混合，其中一种液体以细小液滴状态均匀地分散于另一种液体中形成的非均相液体制剂，可供内服或外用。其中，被分散成液滴的液体称为分散相、内相或不连续相；包在液滴外面的另一种液体称为分散介质、外相或连续相。在形成乳剂的两种互不相溶的液体中，有一种液体通常是水或水性溶液，称为水相（用 W 表示），而另一种与水不混溶的液体则称为油相（用 O 表示）。乳剂中液滴的分散度大，属于热力学和动力学不稳定体系。

2. 乳剂的特点 乳剂作为一种药物载体，在应用中具有以下特点。

（1）药物制成乳剂后分散度大，吸收快，起效迅速，有助于提高生物利用度。

（2）可提高难溶性药物的溶解度（如纳米乳），增加药物的稳定性（如对水敏感的药物）。

（3）油性药物制成乳剂能保证分剂量准确，使用方便。

（4）O/W 型乳剂可掩盖药物的不良气味，还可加入适宜的矫味剂以利于服用。

（5）乳剂能够改善药物对皮肤、黏膜的渗透性，减少药物的刺激性及毒副作用。

（6）静脉注射乳剂在体内分布中具有靶向作用，可提高疗效。

3. 乳剂的类型与鉴别

（1）根据分散相的性质与结构不同进行分类，乳剂有以下几种类型。

①水包油型乳剂：可简写为油/水或 O/W 型，其中，分散相为油，分散介质为水。

②油包水型乳剂：可简写为水/油或 W/O 型，其中，分散相为水，分散介质为油。

水包油型乳剂和油包水型乳剂的鉴别方法见表 7-13。

表 7-13　乳剂类型的鉴别

鉴别方法		O/W 型乳剂	W/O 型乳剂
外观法		通常为乳白色	接近油的颜色
稀释法		可用水稀释	可用油稀释
导电性		导电	不导电或几乎不导电
染色法	水溶性颜料	外相染色	内相染色
	油溶性颜料	内相染色	外相染色

③复乳：将 O/W 型或 W/O 型的初乳进一步分散在油相或水相中，经过二次乳化所形成的一类复合型乳剂，分为 O/W/O 型和 W/O/W 型。

(2) 根据分散相液滴的大小不同进行分类，乳剂可分为普通乳(液滴大小为 1～100 μm)、亚微乳(液滴大小为 0.1～1 μm)和毫微乳(液滴大小为 10～100 nm)。

(二) 乳化剂

乳剂是由水相、油相和乳化剂三者共同构成的液体制剂，其中，乳化剂是使乳剂易于形成并能够阻止分散相液滴聚集而使乳剂稳定存在的物质。因此，乳化剂的选择与乳剂的制备和乳剂的质量密切相关。

1. 乳化剂的基本要求　优良的乳化剂应具备以下条件：①具有较强的乳化能力：能使油水两相之间的表面张力显著降低，并能在乳滴周围形成牢固的乳化膜。②具有一定的生理适应能力：对人体无毒，无刺激性，可供口服、外用或注射给药，价廉易得。③性质稳定：受各种因素的影响小，乳剂中除药物外，常加入一些其他成分(如酸、碱、辅助乳化剂等)，乳化剂应不受这些成分的影响，并对电解质、温度的变化等具有一定的耐受性。

2. 乳化剂的种类

1) 天然乳化剂　天然乳化剂的种类较多，大多为高分子化合物，亲水性较强，乳化能力强，可作为 O/W 型乳化剂，由于天然乳化剂在水中黏性较大，故其能提高乳剂的稳定性。但天然乳化剂容易污染微生物，故宜临时配制或添加适宜的防腐剂。

(1) 阿拉伯胶：阿拉伯胶为 O/W 型乳化剂，适用于植物油、挥发油的乳化，多用于内服乳剂的制备。阿拉伯胶的黏度较小，制得的乳剂易分层，常与西黄蓍胶等合用。阿拉伯胶的常用浓度为 10%～15%，在 pH 2～10 范围内较稳定。

(2) 西黄蓍胶：西黄蓍胶为 O/W 型乳化剂，但乳化能力较差，一般不单独作为乳化剂使用，其水溶液黏度大，pH 5 时黏度达到最大，常作辅助乳化剂与阿拉伯胶混合使用以提高乳剂的稳定性及黏度。

(3) 明胶：可作 O/W 型乳化剂，用量一般为油量的 1%～2%。明胶为两性化合物，使用时易受溶液 pH 及电解质等因素的影响产生凝聚作用，故应注意 pH 的变化及其他乳化剂的带电情况。此外，明胶易腐败，使用时需加入适宜的防腐剂，常与阿拉伯胶合用。

(4) 磷脂：从大豆或卵黄中提取，为 O/W 型乳化剂，乳化能力强，能显著降低油水两相间表面张力，可供内服或外用，精制品可供静脉注射使用。

此外，常见天然乳化剂还包括白及胶、果胶、海藻酸钠、琼脂、酪蛋白、胆固醇等。

2) 合成乳化剂　此类乳化剂主要指表面活性剂，具有较强的亲水性或亲油性，性质较稳定，乳化能力强，易在液滴周围形成单分子乳化膜，应用广泛。常用的有阴离子型和非离子型表面活性剂等。

(1) 阴离子型表面活性剂：可作 O/W 型乳化剂的有硬脂酸钠、油酸钠、硬脂酸钾、油酸钾、硬脂酸三乙醇胺皂、十二烷基硫酸钠等；可作 W/O 型乳化剂的有硬脂酸钙等。

(2) 非离子型表面活性剂：可作 O/W 型乳化剂的有吐温、卖泽、苄泽、普朗尼克等；可作 W/O 型乳化剂的有司盘等。此类乳化剂毒性小，可供内服，但溶血性、毒性等因素使其在静脉注射乳剂中的使用受到限制，其中，普朗尼克 F-68 可供静脉给药。

3) 固体微粒乳化剂　此类乳化剂为一些不溶性固体微粉，乳化时可聚集于油水两相间的界面上形成固体微粒乳化膜以阻止分散相液滴的聚集合并，且不受电解质的影响。此类乳化剂的类型是由接触角(θ)决定的。一般当 $\theta<90°$ 时，易被水润湿，可作为 O/W 型乳化剂，如氢氧化镁、氢氧化铝、皂土、二氧化硅等；当 $\theta>90°$ 时，易被油润湿，则可作为 W/O 型乳化剂，如氢氧化钙、氢氧化锌、硬脂酸镁等。

4) 辅助乳化剂　此类乳化剂一般乳化能力很弱或没有乳化能力，但能增加乳剂的黏度，提高乳化膜的强度，有利于防止乳滴合并，可与乳化剂合并使用以提高乳剂的稳定性。

(1) 增加水相黏度的辅助乳化剂：甲基纤维素(MC)、羧甲基纤维素钠(CMC-Na)、羟丙基纤维素(HPC)、海藻酸钠、琼脂、西黄蓍胶、阿拉伯胶等。

(2) 增加油相黏度的辅助乳化剂：鲸蜡醇、单硬脂酸甘油酯、硬脂酸、硬脂醇等。

3. 乳化剂的选择　乳化剂的选择应综合考虑乳剂的使用目的、药物的性质、处方组成、乳剂的类型、乳化方法等因素。

1) 根据乳剂的类型选择　在进行乳剂的处方设计时应先确定乳剂的类型，再根据确定的乳剂类型选择适宜的乳化剂。若要制备 O/W 型乳剂，则应选择 O/W 型乳化剂，而若要制备 W/O 型乳剂，则应选择 W/O 型乳化剂。乳化剂的 HLB 值可以为乳化剂的选择提供依据。

2) 根据乳剂的给药途径选择　根据乳剂的给药途径选择符合安全性要求的乳化剂：①口服乳剂一般应选择无毒性的天然乳化剂或某些亲水性非离子型表面活性剂；②外用乳剂一般应选择无刺激性、长期使用无毒性的乳化剂；③注射用乳剂则应选择普朗尼克、磷脂等乳化剂。

3) 根据乳化剂性能选择　各种乳化剂的性能存在差异，应选择乳化能力强、性质稳定、受各种外界因素(如酸、碱、盐等)影响小、无毒、无刺激性的乳化剂。

4) 混合乳化剂的选择　将乳化剂混合使用可调节 HLB 值，使乳化剂的适应性增强，形成更为牢固的乳化膜，并可提高乳剂的黏度，以提高乳剂的稳定性。不同种类的油的介电常数不同，形成稳定乳剂所需要的 HLB 值也不同。实际生产中，应选择无配伍禁忌的乳化剂混合使用，例如，非离子型乳化剂之间及非离子型与离子型乳化剂之间一般可混合使用，但阴离子型与阳离子型乳化剂之间不能混合使用。

课堂互动

请分析鱼肝油乳处方，处方中各附加剂分别起什么作用？

鱼肝油乳处方：

鱼肝油	368 mL	糖精	0.3 g
吐温 80	12.5 g	杏仁油香精	2.8 g
西黄蓍胶	9 g	香蕉油香精	0.9 g
甘油	19 g	纯化水	适量
苯甲酸	1.5 g	共制	1000 mL

（三）乳剂的稳定性

乳剂属于热力学和动力学均不稳定的非均相分散体系，其不稳定性主要表现在以下几个方面。

1. 分层 乳剂的分层（又称乳析），是指乳剂在放置过程中逐渐出现分散相液滴上浮或下沉的现象。导致分层现象发生的主要原因是分散相与分散介质之间存在密度差。分散相液滴上浮或下沉的速度符合斯托克斯定律，分散相和分散介质间的密度差越小，液滴的粒径越小，分散介质的黏度越大，乳剂分层的速度越慢。此外，乳剂分层还与相体积比有关。一般情况下，当相体积比小于25%时，乳剂会很快分层；当相体积比达到50%时，乳剂的分层速度明显减慢。

乳剂的分层现象是可逆的，分层乳剂的乳滴大小及乳化膜并没有变化，经振摇后仍能很快恢复成均匀分散的乳剂。但乳剂发生分层现象是不符合质量要求的，乳剂分层不但会使产品变得不美观，而且也易引起絮凝和乳滴合并等不稳定现象的发生。

2. 絮凝 乳剂的絮凝是指乳剂中分散相液滴发生可逆聚集形成聚集体，经振摇即能恢复成均匀分散的乳剂的现象。由于絮凝状态的乳剂仍保持着乳滴及其乳化膜的完整性，因此乳剂的絮凝是可逆的，轻微振摇后乳剂即能恢复原来均匀分散的状态，但絮凝现象可加快乳剂分层的速度，提示乳剂的稳定性已经降低，通常是乳剂发生破裂或转相的前奏。导致乳剂发生絮凝现象的主要原因是电解质或离子型乳化剂的作用，使乳滴表面的电荷减少，ζ电位降低，因而乳滴发生聚集而絮凝。

3. 转相 乳剂的转相是指由于某些条件的变化而导致乳剂类型发生改变的现象，如由O/W型转变为W/O型或由W/O型转变为O/W型。发生转相的原因主要是乳化剂的性质改变，例如，以油酸钠作为O/W型乳化剂制成的乳剂，当遇到氯化钙后生成油酸钙，而油酸钙为W/O型乳化剂，导致乳剂类型由O/W型变为W/O型。向乳剂中添加相反类型的乳化剂也可导致乳剂转相。此外，转相也可由相体积比（或分散相浓度）不当造成，一般而言，乳剂的分散相浓度在50%左右最稳定，而在25%以下或74%以上时稳定性较差。

4. 合并与破裂 乳剂的合并是指乳剂中液滴周围的乳化膜被破坏导致液滴变大的现象。乳剂的破裂是指液滴合并不断进行，最后使乳剂分为油、水两相的现象。由于液滴周围的乳化膜被破坏，合并与破裂是不可逆的，即使振摇也不能恢复成原来均匀分散的乳剂。导致此不稳定现象发生的主要原因如下：①乳剂中液滴大小不均匀一致，小液滴常填充于大液滴之间，使液滴的聚集性增大，导致合并的可能性增加，故为了提高乳剂的稳定性，制备乳剂时应尽可能使液滴大小均匀一致。此外，提高分散介质的黏度，也可一定程度上减慢液滴的合并速度。②液滴表面的乳化膜较薄或不牢固时，乳剂也易发生破裂。③乳剂处方中的其他成分或外界因素（如温度、光线等）的变化都可能导致乳化膜被破坏从而引起乳剂破裂。

5. 酸败 乳剂的酸败是指乳剂受光、热、空气及微生物污染等因素的影响，油相或乳化剂等乳剂组成成分发生变化而引起乳剂发霉、变质等的现象。选择适宜的抗氧剂或防腐剂等作为稳定剂可防止氧化或延缓酸败的发生。此外，采用适宜的包装或贮存方法等，也可防止乳剂发生酸败。

（四）乳剂的临床应用与注意事项

1. 临床应用 乳剂主要适用于由两种互不相溶的液体制成的液体制剂，大多属于热力学与动力学均不稳定的多相分散体系。根据分散相液滴的粒径大小不同，可分为普通乳、亚微乳及毫微乳（纳米乳）。在临床应用中，不同类型的乳剂可发挥不同的作用：①普通乳在临床上可供内服或外用；②亚微乳常作为胃肠外给药的载体或作为静脉注射乳剂（乳滴直径一般控制在

0.25～0.4 μm)；③纳米乳属于热力学稳定体系，可作为脂溶性药物或对水解敏感性药物的载体，在临床应用中可促进药物经皮吸收或发挥靶向作用。

2. 注意事项 乳剂属于不稳定的粗分散体系，可发生一定的不稳定现象，如分层、絮凝、转相、合并与破裂、酸败。目前乳剂尚无统一的质量标准，一般要求乳剂分散相液滴大小均匀，液滴的粒径应符合不同用途乳剂对粒径大小的要求。口服乳剂的外观应呈均匀的乳白色，以半径为 10 cm 的离心机以 4000 r/min的转速离心 15 min，不应有分层现象。乳剂可能会出现相分离的现象，但经振摇应易再分散。口服乳剂的口感应适宜，供外用与注射用乳剂应无刺激性。乳剂应有良好的流动性及一定的防腐能力，在贮存与使用中不得有发霉、酸败、变色、异物、产生气体或其他变质现象。

(五) 乳剂的制备

1. 乳剂的制备方法 乳剂制备方法的选择，应综合考虑乳剂中各成分的性质、现有的设备、所需乳剂的具体要求等。

1) 干胶法 本法是先将油与胶粉按一定比例共置于干燥乳钵中研匀，然后一次加入一定比例量的水并迅速沿同一方向研磨，至稠厚、乳白色的初乳形成为止，再逐渐加水稀释至全量，研匀，即得。本法的特点是先将水相加至含乳化剂的油相中制备初乳。在初乳中油、水、胶三者具有一定比例：①若使用植物油，其比例为 4∶2∶1；②若使用液体石蜡，其比例为 3∶2∶1；③若使用挥发油，其比例为 2∶2∶1。本法适用于制备以阿拉伯胶或阿拉伯胶与西黄蓍胶的混合胶为乳化剂的乳剂。

2) 湿胶法 本法的特点是先将油相加到含乳化剂的水相中制备初乳，即制备时先将胶溶于水中，以制成的胶浆作为水相，再将油相缓缓分次加于水相中，边加边向同一方向研磨，直到初乳生成，再加水逐渐稀释至全量，研匀，即得。湿胶法制备初乳时，油、水、胶三者的混合比例与干胶法相同。

3) 新生皂法 本法是利用植物油中所含的有机酸(如油酸、硬脂酸等)与含碱(如氢氧化钠、氢氧化钙、三乙醇胺等)的水相，在加热至一定温度(如 70 ℃以上)或振摇条件下生成的新生皂作为乳化剂来制备乳剂。若新生皂为钠皂、有机胺皂，则可作为 O/W 型乳化剂；若新生皂为钙皂，则可作为 W/O 型乳化剂。本法多用于乳膏剂的制备。

4) 两相交替加入法 本法是向乳化剂中分次、少量、交替地加入水和油，边加边搅拌，即形成乳剂的方法。以天然胶类、固体微粒等为乳化剂时可用本法制备乳剂。

5) 机械法 本法是将水相、油相、乳化剂混合后通过乳化机械制备乳剂的方法。机械法制备乳剂时可不用考虑水相、油相、乳化剂三者的混合顺序，机械设备具有强大的乳化能力，能很容易制成乳剂。常用的乳化机械主要有乳匀机、胶体磨、超声波乳化装置等。

2. 乳剂中药物加入方法 乳剂作为一种药物载体，可根据药物的溶解性能采用适宜的方法向其中加入各种药物以发挥治疗作用。药物的加入方法如下。

(1) 水溶性药物先制成水溶液，可在制成初乳后加入。

(2) 油溶性药物可先溶于油相，再制成乳剂。

(3) 在水相、油相中均不溶的药物，可先用亲和性较大的液相研磨药物，再制成乳剂；或先将药物制成细粉，再加入已制好的少量乳剂中研匀，再与剩余的乳剂混合均匀。

(4) 大量生产时，药物能溶于水相的先溶于水相，能溶于油相的先溶于油相，然后将油、水两相及乳化剂混合进行乳化。

3. 影响乳化的因素

1）黏度与温度　在乳剂的形成过程中，需要外加能量（如研磨、搅拌、加热等），与乳剂的黏度、乳化的温度、乳剂制备的难易与乳剂的稳定性等密切相关。乳剂黏度越大，所需要的乳化功也越大，提高温度不仅能降低乳剂的黏度，还能降低界面张力，有利于乳化。但温度升高的同时也使液滴的动能增加，可促进液滴的聚集、合并与破裂或使乳剂转相，故乳化温度一般不宜超过 70 ℃。

2）乳化时间　乳化时间对乳化的影响较为复杂，在乳化过程开始时，借助机械力作用可促进液滴的形成，但液滴形成后一定时间内继续施加机械力，可增加液滴间相互碰撞的机会，导致液滴合并变大，乳剂的稳定性下降。因此，乳化时间应适宜。此外，乳化时间还与乳化剂的乳化能力、乳化设备及预制备的乳剂量等密切相关。乳化具体时间的确定一般需凭经验或进行预试验。

（六）典型乳剂实例分析

例 1：鱼肝油乳

［处方］　鱼肝油 500 mL　阿拉伯胶（细粉）125 g　西黄蓍胶（细粉）7 g　5%尼泊金乙酯乙醇溶液 0.5 g　糖精钠 0.1 g　挥发杏仁油 1 mL　纯化水加至 1 000 mL

［制法］　将鱼肝油与阿拉伯胶细粉置干燥乳钵中研匀，一次加入纯化水 250 mL，不断研磨直至形成初乳，加糖精钠水溶液（取糖精钠加纯化水少许溶解制得）、挥发杏仁油、5%尼泊金乙酯乙醇液，再缓缓加入西黄蓍胶胶浆（取西黄蓍胶细粉置干燥瓶中加乙醇 10 mL 振摇均匀后，加入纯化水 200 mL，强力摇匀即得），加适量纯化水至 1000 mL，搅匀，即得。

［用途］　本品用于辅助治疗维生素 A、D 缺乏症。

［注解］

①处方分析：鱼肝油为药物、油相，阿拉伯胶为 O/W 型乳化剂，西黄蓍胶为辅助乳化剂，糖精钠、挥发杏仁油为矫味剂，尼泊金乙酯为防腐剂。

②本品为 O/W 型乳剂，制备方法为干胶法，制备初乳时油、胶、水的比例为 4∶1∶2。

③本品在大量生产时也可采用湿胶法制备，即将油相加至含乳化剂的水相中，通过高压乳匀机等设备进行生产。

例 2：石灰搽剂

［处方］　氢氧化钙溶液 25 mL　花生油 25 mL

［制法］　取氢氧化钙溶液与花生油混合，强力振摇，使形成乳剂，即得。

［用途］　本品供外用，用于烫伤。

［注解］

①本品为 W/O 型乳剂，采用新生皂法制备。本品中的乳化剂为氢氧化钙与花生油中的游离脂肪酸反应生成的钙皂，为 W/O 型乳化剂。

②处方中花生油也可用麻油或其他植物油替代，临用前需以干热灭菌法进行灭菌。

知识链接

拓展知识

按给药途径与应用方法分类的液体制剂

在临床应用中，液体制剂常按照给药途径和应用方法进行分类、命名，常见剂型包括合剂、洗剂、搽剂、涂剂、滴耳剂、滴鼻剂、含漱剂、灌肠剂等。

合剂是指主要以水为分散介质，含有两种或两种以上药物成分的内服液体制剂（滴剂除外）。合剂中的药物可以是化学药物，也可是中药材的提取物，如小儿退热合剂等。

洗剂是指专供涂抹、敷于皮肤的外用液体制剂。其分散介质多为水和乙醇。洗剂应用时一般轻涂于皮肤患处或用纱布蘸取湿敷于患处，亦可用于冲洗皮肤伤患处或腔道等。洗剂一般可发挥清洁、消毒、消炎、止痒、收敛及保护等局部作用，如复方硫洗剂等。

搽剂是指专供揉搽皮肤表面用的液体制剂，其分散介质多为乙醇、油或液体石蜡等。搽剂有镇痛、收敛、保护、消炎、杀菌、引赤及抗刺激作用等。乳剂型搽剂多以肥皂为乳化剂，如石灰搽剂等。

涂剂是指涂于局部患处（如皮肤、口腔、喉部黏膜等）的外用液体制剂，多为消毒、消炎药物的甘油溶液，也有用其他溶剂者（如乙醇、植物油等），如复方碘涂剂等。

滴耳剂是指供滴入耳腔内的外用液体制剂。

滴鼻剂是指供滴入鼻腔内使用的液体制剂。

含漱剂是指清洁口腔用的液体制剂，主要用于口腔的清洗、防腐、去臭、杀菌、消毒及收敛等。

灌肠剂是指以治疗、诊断或营养为目的，供直肠灌注用的液体制剂。

项目小结

教学提纲		主要内容简述
一级	二级	
一、液体制剂的分类和基本要求	（一）液体制剂的概述	液体制剂的含义、特点、分类、质量要求
	（二）液体制剂的包装与贮存	液体制剂的包装材料以及应符合的要求。液体制剂的贮存条件：一般应密闭，贮于阴凉、干燥处，防止长期贮存造成变质
	（三）液体制剂常用溶剂	液体制剂常用溶剂的分类；常用溶剂的具体品种、主要性质、应用及注意事项
	（四）液体制剂的附加剂及其作用	防腐剂、矫味剂、着色剂等的含义、特点、应用
二、表面活性剂	（一）表面活性剂概述	表面活性剂的含义、结构特点
	（二）表面活性剂的分类	分为离子型和非离子型表面活性剂两大类，其中离子型表面活性剂又分为阴离子型、阳离子型和两性离子型三类
	（三）表面活性剂的基本性质	临界胶束浓度；亲水亲油平衡值；昙点和 Krafft 点；表面活性剂的毒性
	（四）表面活性剂在药物制剂中的应用	增溶、乳化、润湿、起泡与消泡、去污、消毒或杀菌等

续表

教学提纲		主要内容简述
一级	二级	
三、低分子溶液剂	（一）溶液剂	含义；制备方法；制备举例
	（二）芳香水剂	含义、特点与质量要求；制备方法；制备举例
	（三）糖浆剂	含义、特点、分类与质量要求；制备方法及注意事项；制备举例
	（四）酯剂	含义；制备方法；制备举例
	（五）甘油剂	含义；制备方法；制备举例
四、高分子溶液剂	（一）概述	高分子溶液剂的含义
	（二）高分子溶液剂的性质	带电性；渗透压；黏性；胶凝性；稳定性
	（三）高分子溶液剂的临床应用与注意事项	临床应用；注意事项
	（四）高分子溶液剂的制备	通常采用溶解法；溶胀过程分为有限溶胀和无限溶胀两个阶段
	（五）典型高分子溶液剂实例分析	胃蛋白酶合剂；心电图导电胶
五、溶胶剂	（一）概述	溶胶剂的含义、特点
	（二）溶胶剂的构造和性质	溶胶剂的双电层结构；溶胶剂的性质（光学性质、电学性质、动力学性质、稳定性）
	（三）溶胶剂的临床应用与注意事项	临床应用；注意事项
	（四）溶胶剂的制备	分散法（机械分散法、胶溶法、超声分散法）；凝聚法（物理凝聚法、化学凝聚法）
	（五）典型溶胶剂实例分析	胶体金
六、混悬剂	（一）概述	混悬剂的含义；特点；制备混悬剂的条件；混悬剂的质量要求
	（二）混悬剂的稳定性	混悬微粒的沉降；混悬微粒的润湿；混悬微粒的荷电与水化；絮凝与反絮凝；结晶增长与晶型转变；分散相的浓度和温度
	（三）混悬剂的临床应用与注意事项	临床应用；注意事项
	（四）混悬剂的稳定剂	助悬剂；润湿剂；絮凝剂与反絮凝剂
	（五）混悬剂的制备	分散法；凝聚法（物理凝聚法、化学凝聚法）
	（六）典型混悬剂实例分析	炉甘石洗剂；复方硫洗剂

续表

教学提纲		主要内容简述
一级	二级	
七、乳剂	（一）概述	乳剂的含义；特点；类型与鉴别
	（二）乳化剂	乳化剂的基本要求；乳化剂的种类；乳化剂的选择
	（三）乳剂的稳定性	分层；絮凝；转相；合并与破裂；酸败
	（四）乳剂的临床应用与注意事项	临床应用；注意事项
	（五）乳剂的制备	乳剂的制备方法（干胶法、湿胶法、新生皂法、两相交替加入法、机械法）；乳剂中药物加入方法；影响乳化的因素（黏度与温度；乳化时间）
	（六）典型乳剂实例分析	鱼肝油乳；石灰搽剂

达标检测题

参考答案

一、单项选择题

1. 下列不属于液体制剂的特点的是（　　）。

A. 吸收快，作用迅速　　B. 不易于分剂量

C. 可减轻某些药物的刺激性　　D. 给药途径广泛

2. 液体制剂中最常用的极性溶剂是（　　）。

A. 乙醇　　B. 甘油　　C. 纯化水　　D. 丙二醇

3. 含甘油（　　）%以上时具有防腐作用。

A. 60　　B. 30　　C. 20　　D. 10

4. 不能增加药物溶解度的方法是（　　）。

A. 加入助溶剂　　B. 制成盐类　　C. 加入助悬剂　　D. 应用潜溶剂

5. 以液滴形式分散的液体制剂为（　　）。

A. 真溶液　　B. 溶胶剂　　C. 高分子溶液　　D. 乳剂

6. 下列关于表面活性剂的叙述，正确的是（　　）。

A. 能使溶液表面张力不改变的物质

B. 能使溶液表面张力急剧降低的物质

C. 能使溶液表面张力降低的物质

D. 能使溶液表面张力急剧增高的物质

7. 新洁尔灭为（　　）。

A. 阳离子型表面活性剂　　B. 非离子型表面活性剂

C. 阴离子型表面活性剂　　D. 两性离子型表面活性剂

8. 十二烷基硫酸钠为（　　）。

A. 阳离子型表面活性剂　　B. 非离子型表面活性剂

C. 阴离子型表面活性剂　　D. 两性离子型表面活性剂

9. 聚山梨酯类的商品名为（　　）。

A. 司盘　B. 吐温　C. 苄泽　D. 卖泽

10. 常用的 W/O 型乳剂的乳化剂是(　　)。

A. 十二烷基硫酸钠　B. 吐温 80

C. 普朗尼克　D. 司盘 80

11. 用碘 50 g、碘化钾 100 g、蒸馏水适量，制成 1000 mL 复方碘溶液，其中碘化钾起(　　)。

A. 助溶作用　B. 增溶作用　C. 抗氧作用　D. 脱色作用

12. 低分子溶液剂不包括(　　)。

A. 甘油剂　B. 芳香水剂　C. 溶胶剂　D. 糖浆剂

13. 关于药物制成混悬剂的条件的表述不正确的是(　　)。

A. 难溶性药物需制成液体制剂供临床应用时

B. 需要产生缓释作用时

C. 药物的剂量超过溶解度而不能以溶液剂形式应用时

D. 毒剧药或剂量小的药物应制成混悬剂

14. 混悬剂中添加适量胶浆剂的主要作用是(　　)。

A. 润湿　B. 絮凝　C. 助悬　D. 防腐

15. 疏水性药物制备混悬剂时需加入(　　)。

A. 润湿剂　B. 助溶剂　C. 乳化剂　D. 增溶剂

16. 以胶类作乳化剂时，初乳中植物油、胶、水的比例是(　　)。

A. 3∶1∶2　B. 2∶2∶1　C. 4∶1∶2　D. 4∶2∶1

17. 乳剂的制备方法中，水相加至含乳化剂的油相中的方法为(　　)。

A. 干胶法　B. 直接混合法　C. 新生皂法　D. 湿胶法

18. 乳剂中分散相液滴合并进而分成油水两层的现象称为(　　)。

A. 乳剂的分层　B. 乳剂的絮凝　C. 乳剂的转相　D. 乳剂的破裂

19. 下列属于均相液体制剂的是(　　)。

A. 磷酸可待因糖浆　B. 纳米银溶胶

C. 鱼肝油乳　D. 布洛芬混悬液

20. 下列不属于低分子溶液剂的是(　　)。

A. 复方磷酸可待因糖浆　B. 碘甘油

C. 对乙酰氨基酚口服液　D. 胃蛋白酶合剂

二、配伍选择题

题 1～3

A. 增溶剂　B. 着色剂　C. 防腐剂　D. 矫味剂　E. 潜溶剂

1. 液体制剂中，苯甲酸属于(　　)。

2. 液体制剂中，薄荷挥发油属于(　　)。

3. 液体制剂中，胭脂红属于(　　)。

题 4～7

A. 溶剂　B. 着色剂　C. 助悬剂　D. pH 调节剂　E. 润湿剂

布洛芬混悬液的处方组成如下：

布洛芬　2 g

羟丙甲基纤维素(HPMC)	2 g
山梨醇	25 g
甘油	3 mL
枸橼酸	适量
纯化水	加至 100 mL

4. 处方中,枸橼酸是作为(　　)。
5. 处方中,羟丙甲基纤维素是作为(　　)。
6. 处方中,甘油是作为(　　)。
7. 处方中,纯化水是作为(　　)。

三、多项选择题

1. 下列选项中,外用液体制剂有(　　)。
A. 洗剂　B. 滴鼻剂　C. 滴耳剂　D. 糖浆剂　E. 含漱剂
2. 在药剂学中,表面活性剂主要用作(　　)。
A. 增溶剂　B. 矫味剂　C. 着色剂　D. 乳化剂　E. 润湿剂
3. 增加混悬剂稳定性的方法是(　　)。
A. 增大混悬微粒半径　B. 加入乳化剂　C. 加入助悬剂
D. 加入絮凝剂　E. 加入矫味剂
4. 下列现象属于 W/O 型乳剂特点的是(　　)。
A. 可用油稀释
B. 可用水稀释
C. 水溶性染料可将此类乳剂的外相染色
D. 油溶性染料可将此类乳剂的外相染色
E. 水溶性染料可将此类乳剂的内相染色

四、判断题

1. 有时溶质在混合溶剂中的溶解度大于其在各单一溶剂中的溶解度,这种现象称为潜溶,使溶质具有这种性质的混合溶剂称为潜溶剂。(　　)
2. 苯甲酸类防腐剂在碱性条件下防腐效果好。(　　)
3. 表面活性剂的 HLB 值越大,其亲水性越弱。(　　)
4. 含有药物、药材提取物或芳香物质的浓蔗糖水溶液称为单糖浆。(　　)

(王莉楠)

项目八

灭菌制剂与无菌制剂

扫码
看 PPT

学习目标

理论知识

掌握:溶解度和溶出速度的影响因素;增加溶解度和溶出速度的方法;注射剂的概念、分类、特点、一般质量要求、临床应用与注意事项、典型处方分析、制备方法。

熟悉:其他无菌制剂的概念、分类、特点、一般质量要求、临床应用与注意事项、典型处方分析、制备方法;注射剂、滴眼剂常用溶剂、附加剂的种类和作用,热原的组成与性质、污染途径与除去方法;洁净室的管理和空气净化技术。

了解:灭菌制剂与无菌制剂的质量检查方法;注射剂的等渗与等张调节。

专业技能

能进行灭菌制剂与无菌制剂典型处方分析。

能根据各类无菌制剂的特点、临床应用与注意事项合理指导用药。

能进行典型注射剂的小试制备和可见异物检查(灯检)操作。

能设计注射剂、输液、粉针剂、滴眼剂的生产工艺流程。

职业素养

能够在进行液体制剂工作时,树立安全、节约、环保意识;营造规范、整洁、有序的工作环境;养成实事求是、一丝不苟的工作习惯。

操作任务

注射剂的制备和质量检查

一、操作目的

(1) 能进行注射剂的处方分析和小试制备。

(2) 能进行可见异物检查(灯检)操作。

(3) 能正确使用熔封器、澄明度检测仪等设备。

二、器材与药品

器材:熔封器、安瓿、微孔滤膜、澄明度检测仪等。

药品:维生素C、碳酸氢钠、依地酸二钠、焦亚硫酸钠等。

三、操作内容

(一) 制备维生素C注射液(抗坏血酸)

维生素C注射液临床上用于预防及治疗维生素C缺乏症,并用于出血性疾病,鼻、肺、肾、子宫及其他器官的出血。肌内注射或静脉注射,一次0.1～0.25 g,一日

0.25～0.5 g。

［处方］ 维生素C 5.2 g 碳酸氢钠 2.42 g 依地酸二钠 0.05 g 焦亚硫酸钠 0.2 g 注射用水加至 100 mL

［制法］ 取维生素C加注射用水约 80 mL，溶解后分次缓慢加入碳酸氢钠，搅拌使完全溶解，另将焦亚硫酸钠和依地酸二钠溶于适量注射用水中；将两液合并，搅匀，调 pH 6～6.2，加注射用水至 100 mL。用膜滤器过滤澄明，灌注于 10 mL 安瓿中，熔封，100 ℃，30 分钟灭菌，检漏，灯检。

［注解］

①维生素C分子中有烯二醇式结构，显强酸性，注射时刺激性大，产生疼痛，故加入碳酸氢钠（或碳酸钠）调节 pH，以减轻疼痛，并增强本品的稳定性。

②本品易氧化水解，原辅料的质量，特别是维生素C原料和碳酸氢钠，是影响维生素C注射液的关键。空气中的氧气、溶液 pH 和金属离子（特别是铜离子）对其稳定性影响较大。因此处方中加入抗氧剂（焦亚硫酸钠）、金属离子络合剂（依地酸二钠）及 pH 调节剂（碳酸氢钠），工艺中采用充惰性气体等措施，以提高产品稳定性。但实验表明，抗氧剂只能改善本品色泽，对制剂的含量变化几乎无作用，亚硫酸盐和半胱氨酸对改善本品色泽作用显著。

③本品稳定性与温度有关。实验表明，用 100 ℃流通蒸汽 30 min 灭菌，含量降低 3%；而 100 ℃流通蒸汽 15 min 灭菌，含量仅降低 2%，故以 100 ℃流通蒸汽 15 min 灭菌为宜。

（二）检查可见异物

将检漏合格之安瓿或输液瓶冲洗干净后用干布擦净，放在检测仪下，按照《中国药典》（2020 年版）中可见异物检查法目视检查，不得有易见到的玻璃屑、纤维、白点等。结果记录于表 8-1 中。

表 8-1 可见异物检查结果记录

总检支数	废品支数							合格成品支数	成品率
	漏气	玻璃屑	纤维	白点	白块	焦头	其他		

四、思考题

(1) 用碳酸氢钠调节维生素C注射液的 pH，应注意什么问题？为什么？

(2) 影响药物氧化的因素有哪些？如何防止？

(3) 分析维生素C注射液处方，说明其临床应用与注意事项。

一、概述

（一）灭菌与无菌制剂概述

灭菌与无菌制剂主要是指直接注入体内或直接接触创伤面、黏膜等的一类制剂。根据人体对环境微生物的耐受程度，《中国药典》（2020 年版）根据不同给药途径将药物制剂大体分为无菌制剂和非无菌制剂（限菌制剂）。限菌制剂是指允许限量的微生物存在，但不得有规定控制菌存在的药物制剂，如口服制剂不得含有大肠杆菌、金黄色葡萄球菌等有害菌。

根据药物制剂除去活微生物的制备工艺，制剂可分为灭菌制剂与无菌制剂。灭菌制剂是指采用某一物理、化学方法杀灭或除去所有活的微生物繁殖体和芽胞的一类药物制剂。无菌制剂是指采用某一无菌操作方法或技术制备的不含任何活的微生物繁殖体和芽胞的一类药物制剂。

药物制剂中规定的无菌制剂如下：①注射用制剂，如注射剂、输液、注射粉针等；②眼用制剂，如滴眼剂、眼用洗剂、眼用注射剂、眼用膜剂、软膏剂和凝胶剂等；③植入型制剂，如植入片等；④创面用制剂，如溃疡、烧伤及外伤用溶液、软膏剂和气雾剂等；⑤手术用制剂，如止血海绵剂等。这里主要介绍注射用制剂（包括注射剂、输液、注射粉针）和眼用液体制剂（以滴眼剂为主）。

知识链接

由于这类制剂直接作用于人体血液系统，在使用前必须保证处于无菌状态，因此，生产和贮存该类制剂时，对设备、人员及环境有特殊要求。下面介绍与无菌制剂生产密切相关的洁净室设计、管理与空气净化技术相关知识。

（二）医药工业洁净室与空气净化技术

1. 洁净室的洁净度等级 医药工业洁净厂房的空气洁净度等级见GMP（2010），规定为A、B、C、D四个等级。药厂洁净区分为A、B、C、D四个等级。

（1）A级区：高风险操作区，如灌装区，放置胶塞桶、敞口安瓿、敞口西林瓶的区域，以及无菌装配线或连接操作的区域。通常用单向流操作台（罩）来维持该区的环境状态。单向流系统在其工作区域必须均匀送风，风速为0.36～0.54 m/s（指导值）。应有数据证明单向流的状态并需要验证。在密闭的隔离操作区或手套箱内，可使用单向流或较低的风速。

（2）B级区：指无菌配制和灌装等高风险操作A级区所处的背景区域。

（3）C级区和D级区：生产无菌药品过程中重要程度较低的洁净操作区。

各洁净室的悬浮粒子标准见前文表2-1。

为确认A级洁净区的级别，每个采样点的采样量不得少于1立方米。A级洁净区空气悬浮粒子的级别为ISO 4.8，以≥5.0 μm的悬浮粒子为限度标准。B级洁净区（静态）的空气悬浮粒子的级别为ISO 5。对于C级洁净区（静态和动态）而言，空气悬浮粒子的级别分别为ISO 7和ISO 8。对于D级洁净区（静态）空气悬浮粒子的级别为ISO 8。测试方法可参照国际标准ISO 14644-1洁净室及相关控制环境国际标准。

医药工业A、B、C、D洁净区工作环境要求见表8-2。

表8-2 医药工业A、B、C、D洁净区工作环境要求

项目	A级洁净区	B级洁净区	C级洁净区	D级洁净区
空气温度/℃	20～24	20～24	20～24	18～26
房间换气/（次/小时）	—	≥25	≥25	≥15
相对室外压差/Pa	—	≥10	≥10	≥10
空气相对湿度	45%～60%	45%～60%	45%～60%	45%～60%
水平风速/（m/s）	≥0.54	≥0.54	≥0.54	≥0.54
垂直风速/（m/s）	≥0.36	≥0.36	≥0.36	≥0.36
高效过滤器的检漏	>99.97%	>99.97%	>99.97%	>99.97%
照度/lx	>300～600	>300～600	>300～600	>300～600
噪声（动态测试）/dB	≤75	≤75	≤75	≤75

2. 洁净室的净化管理

(1) 人员净化管理。

操作人员进入洁净室前必须洗手、洗脸、沐浴，更衣、帽、鞋，空气吹淋（风淋）等；着专用工作服，并尽量罩盖全身。

人员进出一般生产区更衣操作程序，见图 8-1。

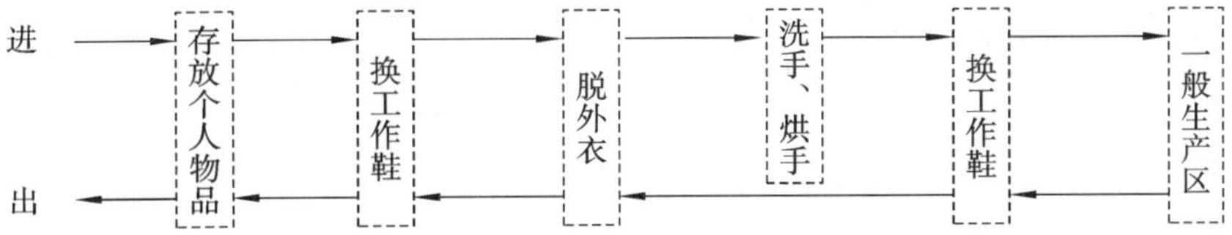

图 8-1 人员进出一般生产区更衣操作程序

人员进出非无菌洁净室（区）的净化操作程序，见图 8-2。

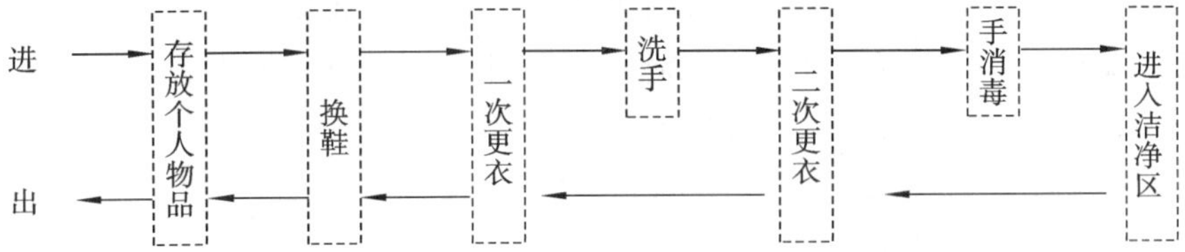

图 8-2 人员进出非无菌洁净室（区）的净化操作程序

人员进入无菌洁净室（区）的净化操作程序，见图 8-3。

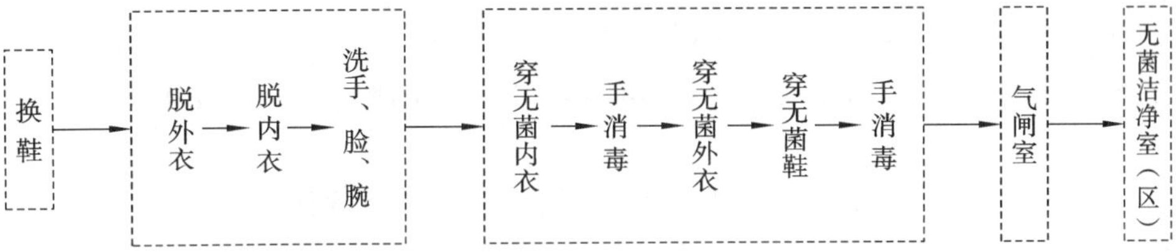

图 8-3 人员进入无菌洁净室（区）的净化操作程序

(2) 物的净化管理。

凡在洁净室使用的原料、仪器、设备等在进入洁净室前均需清洁处理，按一次通过方式，边灭菌边利用各种传递带、传递窗或灭菌柜将物料送入洁净室内。

3. 空气净化技术 空气净化是指以创造洁净空气为目的的空气调节措施。空气净化技术是指为达到某种净化要求所采用的净化方法。空气净化技术是创造空气洁净环境，保证和提高产品质量的一项综合性技术，主要是应用粗效、中效和高效过滤器三次过滤，将空气中的微粒滤除，得到洁净空气，再以均匀速度平行或垂直地沿着同一个方向流动，并将其周围带有微粒的空气冲走，从而达到空气洁净的目的。

1) 室内空气净化方法 常见的可分为三大类。

(1) 一般净化：以温度、湿度为主要指标的空气调节，可采用初效过滤器。

(2) 中等净化：除对温度、湿度有要求外，对含尘量和尘埃粒子也有一定指标（如允许含尘量为 0.15～0.25 mg/m^3、尘埃粒子不得≥1.0 μm），可采用粗效、中效二级过滤。

知识链接

(3) 超净净化：除对温、湿度有要求外，对含尘量和尘埃粒子有严格要求，含尘量采用计数浓度。该类空气净化必须经过粗效、中效、高效过滤器才能满足要求。

2）净化技术的空气处理流程　见图 8-4。

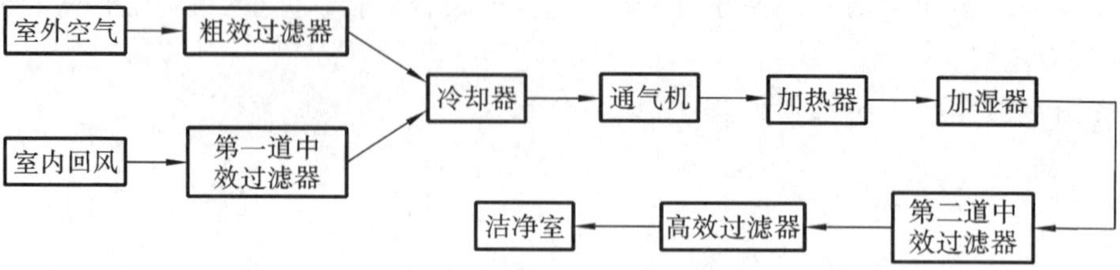

图 8-4　净化技术的空气处理流程图

二、小容量注射剂

（一）概述

注射剂是指原料药物或与适宜的辅料制成的供注入体内的无菌制剂。注射剂可以呈现溶液、乳浊液或混悬液，以及供临用前配制或稀释成溶液或混悬液的粉末或浓溶液。注射剂俗称针剂，是临床应用最广泛的剂型之一，可分为注射液、注射用无菌粉末与注射用浓溶液等。注射给药是一种不可替代的临床给药途径，对抢救用药尤为重要。

1. 分类　注射剂分为如下三类。

（1）注射液：指药物制成的供注入体内的无菌溶液型注射液、乳状液型注射液或混悬液型注射液。溶液型包括水溶液和油溶液，如安乃近注射液、二巯丙醇注射液等；混悬型包括水或油的混悬液，如醋酸可的松注射液、精蛋白锌胰岛素注射液、羟喜树碱静脉注射液等；乳剂型由水相、油相和乳化剂组成，如脂肪乳注射液等。

（2）注射用无菌粉末：指采用无菌操作法或冻干技术制成的注射用无菌粉末或块状制剂，如青霉素、阿奇霉素、蛋白酶类粉针剂等。

（3）注射用浓溶液：指药物制成的在临用前稀释供静脉滴注用的无菌浓溶液。

2. 特点　注射剂有如下特点。

（1）药效迅速、作用可靠：注射剂在临床应用时均以液体状态直接注射入人体组织、血管或器官内，因此吸收快或无吸收过程，作用迅速。特别是静脉注射，药液可直接进入血液循环，更适用于抢救危重病症时使用。因注射剂不经胃肠道，不受消化系统及食物的影响，因此剂量准确，作用可靠。

知识链接

（2）适用于不能口服给药的患者：在临床上常遇到昏迷、抽搐、惊厥等状态的患者或消化系统障碍的患者，不能口服给药，需要通过注射给药提供营养或治疗，可达到治疗和维持患者生命的作用。因此，注射给药是这些患者有效的给药途径。

（3）适用于不宜口服的药物：某些药物由于本身的性质不易被胃肠道吸收，或具有刺激性，或易被消化液破坏，制成注射剂可解决之。例如，链霉素口服不易吸收，青霉素、酶及蛋白质类等药物可被消化液破坏，这类药物常制成注射剂。

（4）局部定位作用：如局部麻醉药、注射封闭疗法、穴位注射药物均可产生局部特殊疗效，有些注射剂具有延长药效的作用，还有些可用于疾病诊断等。

3. 缺点　注射剂亦存在一些缺点。

（1）使用不便且产生较强的疼痛感。

（2）生产环境净化级别、原辅料质量要求高，制造过程复杂，生产费用较大，价格较高。

（3）质量要求比其他剂型更严格，使用不当更易发生危险，不如其他剂型安全。

(4) 使用注射剂时,应根据医嘱由技术熟练的医护人员注射,以保证安全。

4. 质量要求 注射剂的质量要求如下。

(1) 无菌:注射剂成品中不得含有任何活的微生物。

(2) 无热原:注射剂的重要质量指标,特别是供静脉及脊椎注射的制剂,均需进行热原检查,检查合格后方能使用。

(3) 可见异物检查:检查存在于注射剂和滴眼剂中,在规定条件下目视可以观察到的不溶性物质,这些物质粒径或长度通常大于 50 μm。

(4) 安全性:注射剂不能引起对组织的刺激性或发生毒性反应,特别是一些非水溶剂及一些附加剂,必须经过必要的动物实验,以确保安全。

(5) 渗透压:其渗透压要求与血浆的渗透压相等或接近。供静脉注射的大剂量注射剂还要求具有等张性。

(6) pH:注射剂的 pH 要求尽量与血液 pH(约 7.4)相等或接近,但一般情况下根据药物性质可以控制在 4～9 的范围。

(7) 稳定性:注射剂多为水溶液,稳定性问题比较突出,故要求注射剂具有必要的物理稳定性和化学稳定性,以确保产品在贮存期内安全、有效。

(8) 其他:注射剂中降压物质、有效成分含量、最低装量及装量差异等,均应符合药品标准要求。

在注射剂的生产过程中常遇到可见异物、化学稳定性、无菌及无热原等问题,在生产过程中应注意上述问题。

(二) 注射剂的常用溶剂

制备注射剂必须采用注射用原料,且必须符合药典或国家药品标准。获得注射用原料后,为防止批号间的质量差异,生产前需做小样试制,各项检验合格后方可使用。注射剂的处方组成除注射用原料,还包括注射用溶剂、注射用附加剂。

注射用溶剂包括注射用水、注射用油、其他注射用非水溶剂。

1. 注射用水 《药品生产质量管理规范》确定的工艺用水,包括饮用水、纯化水、注射用水及灭菌注射用水。《中国药典》规定:①注射用水为纯化水经蒸馏所得的水;②灭菌注射用水为注射用水按照注射剂生产工艺制备所得;③纯化水为原水经蒸馏法、离子交换法、反渗透法或其他适宜的方法制得的制药用水。

只有注射用水才可配制注射剂,注射用水可作为配制注射剂的溶剂或稀释剂及直接接触药品的设备、容器具的最后清洗,也可作为配制滴眼剂的溶剂,还可用于无菌原料药的精制。灭菌注射用水主要用作注射用无菌粉末的溶剂或注射液的稀释剂。纯化水不得用于注射剂的配制,可作为配制普通药剂的溶剂或试验用水。

2. 注射用油 注射用油有麻油、大豆油、茶油等植物油,主要使用的是供注射用的大豆油。《中国药典》(2020 年版)中的大豆油(供注射用)为淡黄色的澄明液体;无臭或几乎无臭;碘值为 126～140;皂化值为 188～195;酸值不得大于 0.1。碘值、皂化值、酸值是评价注射用油质量的重要指标。矿物油和碳水化合物因不能被机体代谢吸收,故不能供注射用。油性注射剂只能供肌内注射。

3. 其他注射用非水溶剂 丙二醇、聚乙二醇、二甲基乙酰胺、乙醇、甘油、苯甲醇等,由于这类非水溶剂能与水混溶,一般可与水混合使用,以增加药物的溶解度或稳定性。

(三) 注射剂的常用附加剂

知识链接

为确保注射剂的安全、有效和稳定，除主药和溶剂外还可加入其他物质，这些物质统称为附加剂。附加剂在注射剂中的主要作用如下：①增加药物的理化稳定性；②抑制微生物生长，尤其对多剂量注射剂更要注意；③减轻疼痛或对组织的刺激性等；④增加主药的溶解度。注射剂常用附加剂主要有：缓冲剂、增溶剂、抑菌剂、等渗调节剂、局麻剂、抗氧剂、渗透压调节剂、pH 调节剂、助悬剂等。

1. 渗透压调节剂

1）注射剂的等渗调节　等渗溶液属于物理化学概念，临床上的等渗溶液是指与血浆渗透压相等的溶液，如 0.9%的氯化钠溶液、5%的葡萄糖溶液。高于或低于血浆渗透压的溶液则称为高渗溶液或低渗溶液，如 20%～25%的甘露醇溶液为高渗溶液。

渗透压的测定与调节：两种不同浓度的溶液被一理想的半透膜隔开，由于溶剂分子可通过半透膜，而溶质分子不能通过半透膜，溶剂从低浓度一侧向高浓度一侧转移，这种促使溶剂转移的动力即为渗透压，溶液中质点数相等者为等渗。0.9%的氯化钠溶液、5%的葡萄糖溶液与血浆具有相同的渗透压，为等渗溶液。除甘露醇等临床特殊要求具有较高渗透压的输液外，一般输液都要求具有等渗性。

人体可耐受肌内注射为 0.45%～2.7%的氯化钠溶液的渗透压，相当于 0.5～3 倍等渗浓度的溶液。静脉滴注时，若大量输入低渗溶液，水分子可迅速进入红细胞，使红细胞破裂而溶血。若输入大量高渗溶液，红细胞可皱缩而形成血栓。若输入缓慢、且量不大的高渗溶液时，机体可自行调节，不致产生不良反应。按我国相关规定，对静脉输液、营养液、电解质或渗透利尿药(如甘露醇注射液)，应在标签上注明溶液的渗透压摩尔浓度，以供临床医师参考。

常用的渗透压调节剂有氯化钠、葡萄糖等。调节渗透压的方法有冰点下降数据法、氯化钠等渗当量法等。一些药物水溶液的冰点降低值与氯化钠等渗当量见表 8-3。

表 8-3　一些药物水溶液的冰点降低值与氯化钠等渗当量

名称	1%水溶液冰点降低值/℃	1 g 药物氯化钠等渗当量(*E*)	等渗浓度溶液的溶血情况		
			浓度/(%)	溶血/(%)	pH
硼酸	0.28	0.47	1.9	100	4.6
盐酸乙基吗啡	0.19	0.15	6.18	38	4.7
硫酸阿托品	0.08	0.1	8.85	0	5
盐酸可卡因	0.09	0.14	6.33	47	4.4
氯霉素	0.06	—	—	—	—
依地酸钙钠	0.12	0.21	4.50	0	6.1
盐酸麻黄碱	0.16	0.28	3.2	96	5.9
无水葡萄糖	0.10	0.18	5.05	0	6
葡萄糖(含 H_2O)	0.091	0.16	5.51	0	5.9
氢溴酸后马托品	0.097	0.17	5.67	92	5
盐酸吗啡	0.086	0.15	—	—	—

续表

名称	1%水溶液冰点降低值/℃	1 g 药物氯化钠等渗当量(E)	等渗浓度溶液的溶血情况		
			浓度/(%)	溶血/(%)	pH
碳酸氢钠	0.381	0.65	1.39	0	8.3
氯化钠	0.58	—	0.9	0	6.7
青霉素 G 钾	—	0.16	5.48	0	6.2
硝酸毛果芸香碱	0.133	0.22	—	—	—
吐温 80	0.01	0.02	—	—	—
盐酸普鲁卡因	0.12	0.18	5.05	91	5.6
盐酸丁卡因	0.109	0.18	—	—	—

2）等渗调节计算方法

（1）冰点下降数据法：人的血浆与泪液的冰点均为−0.52 ℃，根据物理化学原理，任何溶液其冰点降至−0.52 ℃，即与血浆等渗，计算公式见式(8-1)。

$$W=\frac{0.52-a}{b} \tag{8-1}$$

式中，W 为配制 100 mL 等渗溶液需加等渗调节剂的量(g)；a 为未调节的药物溶液的冰点下降度数(℃)，若溶液中含有两种或两种以上的物质时，则 a 为各物质冰点降低值的总和；b 为 1%等渗调节剂的冰点降低度数(℃)。

实例解析：等渗调节计算(冰点下降数据法)。

实例 1：1%氯化钠的冰点下降度为 0.58 ℃，血浆的冰点下降度为 0.52 ℃，求等渗氯化钠溶液的浓度。

已知 $b=0.58$，纯水 $a=0$，按式计算得 $W=0.9$ g，即：0.9%氯化钠为等渗溶液，配制 100 mL 氯化钠溶液需用 0.9 g 氯化钠。

实例 2：配制 2%盐酸普鲁卡因溶液 100 mL，用氯化钠调节等渗，求所需氯化钠的加入量。

由表 8-3 可知，2%盐酸普鲁卡因溶液的冰点下降度(a)为 0.12×2=0.24 (℃)，1%氯化钠溶液的冰点下降度(b)为 0.58 ℃，代入上式得 $W=(0.52-0.24)/0.58=0.48$ (g)，即配制 2%盐酸普鲁卡因溶液 100 mL 需加入氯化钠 0.48 g。

（2）氯化钠等渗当量法：与 1 g 药物呈等渗效应的氯化钠量称为氯化钠等渗当量，用 E 表示，可按式(8-2)公式计算：

$$X=0.009V-EW \tag{8-2}$$

式中，X 为配成 V 毫升的等渗溶液需加的氯化钠量(g)；V 为欲配制溶液的体积(mL)；E 为药物的氯化钠等渗当量(可查表或测定)；W 为配液用药物的重量(g)。

实例解析：等渗调节计算(氯化钠等渗当量法)。

实例 1：配制 1000 mL 葡萄糖等渗溶液，需加无水葡萄糖多少克?

查表 8-3 可知，1 g 无水葡萄糖的氯化钠等渗当量为 0.18，以 0.9%氯化钠为等渗溶液，因此 $W=(0.9/0.18)\times1000/100=50$ (g)，即：配制 1000 mL 葡萄糖等渗溶液需加入无水葡萄糖 50 g。

实例 2：配制 2%盐酸麻黄碱溶液 200 mL，欲使其等渗，需加入多少克氯化钠或无水葡萄糖？

由表 8-3 可知，1 g 盐酸麻黄碱的氯化钠等渗当量为 0.28，无水葡萄糖的氯化钠等渗当量为 0.18。

设所需加入的氯化钠和无水葡萄糖量分别为 X 和 Y。

则 $X=0.009\times200-0.28\times2\%\times200=0.68$ (g)，$Y=0.68/0.18=3.78$ (g)，或 $Y=(5\%/0.9\%)\times0.68=3.78$ (g)，即配制 2%盐酸麻黄碱溶液 200 mL，欲使其等渗，需加入 0.68 g 氯化钠，或3.78 g 无水葡萄糖。

等张溶液属于生物学概念，临床上等张溶液是指渗透压与红细胞膜张力相等的溶液。一些药物（如盐酸普鲁卡因、甘油、丙二醇等），即使根据等渗浓度计算出来而配制的等渗溶液，注入体内后还会发生不同程度的溶血现象。因为等渗概念是从物理化学的依数性出发考虑的，即半透膜两边的粒子数相等，则渗透压相等，但对于生物体的细胞膜来说，尚应考虑生物因素。红细胞对它们来说并不是一种理想的半透膜，它们能迅速自由通过细胞膜，同时促使膜外的水分进入细胞，从而使得红细胞胀大破裂而溶血。因此这类溶液虽是等渗溶液但不是等张溶液，可通过加入氯化钠、葡萄糖等等渗调节剂得到等张溶液。例如，2.6%的甘油与 0.9%的氯化钠具有相同渗透压，但其 100%溶血，实验表明如果制成 10%甘油、4.6%木糖醇、0.9%氯化钠的复方甘油注射液，则不发生溶血现象，红细胞也不胀大变形。

由于等渗溶液和等张溶液定义不同，等渗溶液不一定等张，等张溶液亦不一定等渗。因此在新产品的试制中，即使所配制的溶液为等渗溶液，为安全用药，亦应进行溶血试验，必要时加入葡萄糖、氯化钠等等渗调节剂调节成等张溶液。

2. pH 调节剂 注射剂均应有适宜的 pH，在注射剂处方设计时，考虑到产品在贮存期内的稳定性、对机体的安全性等因素。一般注射液的 pH 通常调节在 4～9 范围内，大剂量的静脉注射液 pH 应近中性。常用的 pH 调节剂有盐酸、枸橼酸、碳酸氢钠、磷酸氢二钠与磷酸二氢钠等。

3. 助溶剂与增溶剂 有些药物在水中的溶解度很小，即使配成饱和浓度也不能满足治疗需要，所以，在配制这些药物的注射液时，就要设法增加其溶解度。在注射剂中，增加主药溶解度的方法有增溶、助溶、选用非水溶剂或复合溶剂、形成复盐或加入酸碱形成可溶性盐类、制成药物前体等。用这些方法增加药物溶解度的同时，往往也会影响到主药的吸收、生理活性、刺激性、毒性和药物的稳定性。

1）助溶剂　助溶是指难溶性药物中加入第三种物质在溶剂中形成可溶性络合物、复盐或缔合物等，以增加药物在溶剂中的溶解度的现象，加入的第三种物质称为助溶剂。如：苯甲酸钠增加咖啡因的溶解度（咖啡因在水中溶解度为 1∶46），可制成安钠咖注射液（水中溶解度为 1∶3）；水杨酸钠增加可可豆碱的溶解度（可可豆碱在水中溶解度为 1∶2000），可制成水杨酸钠可可豆碱注射液（水中溶解度为 1∶1）；水杨酸钠增加安得诺新的溶解度、乙二胺增加茶碱的溶解度等均为注射剂中常用的助溶方法。

2）增溶剂　注射剂中常用的增溶剂多为非离子型表面活性剂，常用的有吐温 80。非离子型表面活性剂的毒性虽然比较小，但对化学合成的高分子化合物仍应力求避免大量进入体内，因此，增溶剂一般仅用于小剂量注射剂或中药注射剂。加有吐温 80 的注射液，灭菌后会出现浑浊（“起昙”现象），振摇可使澄清。吐温 80 的加入也会使注射液中所含抑菌剂苯甲醇、三氯叔丁醇等抑菌效果减弱。因此，注射液中是否加吐温 80 或其用量的多少，应在对注射液的质量进行全面考虑后决定。

4. 抗氧剂 有些药物配成注射液后，由于注射液中主药被氧化，会出现药液颜色逐渐变深，析出沉淀，甚至药效消失或产生毒性物质等现象。例如，含酚羟基药物（肾上腺素、水杨酸钠等）、芳胺类药物（磺胺类钠盐、盐酸普鲁卡因胺等）及吡唑酮类药物（安乃近、氨基比林等），在氧、金属离子、光线与温度的影响下均易氧化变质。在注射剂处方中常采用加抗氧剂、金属络合物或通入惰性气体等方法解决。

1）抗氧剂 抗氧剂为一类易氧化的还原剂。当抗氧剂与药物同时存在时，空气中的氧首先与抗氧剂发生作用而保持了主药的稳定性。注射液中抗氧剂的选用应根据主药的理化性质和药液的 pH 等，经过实验观察决定。常用的抗氧剂有水溶性抗氧剂和油溶性抗氧剂两类。

（1）水溶性抗氧剂：常用水溶性抗氧剂见表 8-4。选用抗氧剂要注意药液的 pH，以免因加入抗氧剂而改变了药液的 pH。

表 8-4 常用水溶性抗氧剂

名称	常用浓度	适应情况
亚硫酸钠	0.1%～0.3%	水溶液偏酸性，常用于偏碱性的药液
亚硫酸氢钠	0.05%～0.2%	水溶液呈微酸性，常用于偏酸性的药液
焦亚硫酸钠	0.05%～0.5%	水溶液呈微酸性，常用于偏酸性的药液
硫代硫酸钠	0.1%～0.3%	水溶液呈中性或微碱性，遇酸可产生硫沉淀，适用于偏碱性药液
硫脲	0.05%～0.1%	水溶液呈中性，适用于中性或偏酸性药液
维生素 C	0.2%	水溶液呈酸性，常用于偏酸性或偏碱性药液

（2）油溶性抗氧剂：油溶性抗氧剂有叔丁基对羟基茴香醚（BHA），常用浓度为 0.005%～0.02%；二丁基苯酚（BHT），常用浓度为 0.005%～0.02%；没食子酸丙酯，常用浓度为 0.05%～0.1%。其他有 α-生育酚、抗坏血酸棕榈酸酯等。

2）惰性气体 常用惰性气体有氮气和二氧化碳两种。某些不稳定的产品，在灌装时要通入氮气和二氧化碳置换注射液及安瓿空间中的氧。常用惰性气体必须是经过纯化处理的。

（1）氮气的纯化方法：含量在 99.9%以上的氮气，通过纯化水洗气即可；含量为 99.5%的氮气，常含有氧、二氧化碳、水分及细菌等杂质，其洗气过程为：缓冲瓶→浓硫酸→碱式焦性没食子酸→1%高锰酸钾溶液→注射用水。

（2）二氧化碳的纯化方法：二氧化碳中常含硫化物、水分、氧、细菌及热原等，其洗气过程为：缓冲瓶→浓硫酸→硫酸铜溶液→1%高锰酸钾溶液→注射用水。

3）金属离子络合剂 有些注射剂，常因药液中有微量金属离子的存在，而加速主药的氧化、变质，可加入能与金属离子络合的络合剂，使与金属离子生成稳定的水溶性络合物，延缓主药氧化。常用金属离子络合剂有乙二胺四乙酸（EDTA）、乙二胺四乙酸二钠（依地酸二钠，EDTA-2Na）等，常用浓度为 0.03%～0.05%。必要时，采用加抗氧剂、金属离子络合剂、充惰性气体的综合方法，抗氧效果更好。

5. 抑菌剂 加抑菌剂的注射剂一般都是肌内或皮下注射，对一次剂量超过 5 mL 的注射剂添加抑菌剂应慎重。用于静脉、脊髓、脑池内、硬膜外，以及注射量超过 15 mL 的注射剂一律不得加抑菌剂。常用抑菌剂见表 8-5。加有抑菌剂的注射剂，仍应采取适宜的方法灭菌，并在说明书或标签上注明抑菌剂的用量和名称。

表 8-5　注射剂中常用抑菌剂

名称	常用浓度	适应情况
苯酚	0.5%	适用于偏酸性药液，在低温及碱性液中或与甘油、油类或醇类共存时，抑菌效能减低，需增加用量
甲酚	0.25%～0.3%	其作用比苯酚强 3 倍，但不易溶于水，易溶于油脂中，对铁及生物碱有配伍禁忌
三氯叔丁醇	0.25%～0.5%	一般用于微酸性注射液，因在高温或碱性溶液中易分解而降低抑菌效能，有局部止疼作用
苯甲醇	1%～3%	对热稳定，配伍禁忌少，有局部止疼作用，有溶血现象
尼泊金类	尼泊金甲酯 0.1%～0.2% 尼泊金丙酯 0.2% 尼泊金丁酯 0.015%	水溶液呈中性及 pH 3～6 时较稳定，pH 8 以上时易水解，不宜同荧光素钠、吐温类配伍。应用范围较广，两种酯混合应用效果更好

6. 其他附加剂

1）局部止痛剂　有些注射剂，由于药物本身或其他原因，在皮下或肌内注射时，会对组织产生刺激而引起疼痛，除找出原因采取相应措施外，必要时可加入局部止痛剂。常用的有以下几种。

（1）苯甲醇：常用量为 0.5%～2.0%。本品连续注射可产生局部硬结，影响注射液吸收；贮存过程中有可能产生苯甲酸、苯甲醛等不溶物而影响注射液的澄明度。

（2）盐酸普鲁卡因：常用量为 0.5%～2.0%。本品止痛时间较短，一般维持 1～2 h，个别注射者可出现过敏反应。在碱性溶液中易析出沉淀。

（3）三氯叔丁醇：常用量为 0.3%～0.5%。

必须指出，加入止痛剂容易掩盖注射剂本身的内在质量问题，必须慎用。出现疼痛问题，应从注射剂组方、工艺，特别是主药的理化性质等方面分析，找出合适的解决方法。

2）助悬剂与乳化剂　这类附加剂主要是指助悬剂和乳化剂。常用注射用助悬剂包括羧甲基纤维素钠、聚乙烯吡咯烷酮、明胶（无抗原性的）及甲基纤维素等。常用注射用乳化剂包括普流罗尼（phuronic）、吐温 80、司盘 80、卵磷脂及豆磷脂等。

3）延效剂　注射剂中使用延效剂主要是为了药物缓慢释放和吸收而延长其作用，常用的有聚维酮（PVP）。

（四）热原

1. 热原的含义与性质　热原是注射后能引起人体特殊致热反应的物质。它是微生物的一种内毒素，是磷脂、脂多糖和蛋白质的复合物，存在于细菌的细胞膜和固体膜之间。脂多糖是内毒素的主要成分，因而大致可认为热原等于内毒素等于脂多糖。脂多糖组成因菌种不同而不同，热原的分子量一般为 1×10^{6} 左右。大多数细菌都能产生热原，霉菌甚至病毒也能产生热原，致热能力最强的是革兰氏阴性菌。含热原的注射液注入体内后，0.5 h 左右就能产生发冷、寒战、体温升高、恶心呕吐等不良反应，严重者出现昏迷、虚脱，甚至有生命危险。

热原主要有如下性质：

（1）耐热性：热原在 60 ℃加热 1 h 不受影响，100 ℃加热也不降解，但在 250 ℃、30～45

min;200 ℃、60 min 或 180 ℃、3～4 h 可使热原彻底破坏。一般热压灭菌法不易破坏注射剂的热原。

(2) 过滤性:热原体积小,直径为 1～5 nm,一般的滤器均可通过,微孔滤膜也不能截留,但能被活性炭吸附。

(3) 水溶性:因磷脂结构上连接有多糖,所以热原能溶于水。

(4) 不挥发性:热原本身不挥发,但蒸馏时可随蒸汽中的雾滴带入蒸馏水,故应设法防止。

(5) 其他:热原能被强酸强碱破坏,也能被强氧化剂(如高锰酸钾或过氧化氢等)破坏,超声波及某些表面活性剂(如去氧胆酸钠)也能使其失活。

2. 热原的去除方法

知识链接

(1) 高温法:能经受高温加热处理的容器与用具,如针头、针筒或其他玻璃器皿,在洗净后,一般于 250 ℃加热 30 min 以上,可破坏热原。

(2) 酸碱法:玻璃容器、用具(如配液用玻璃、搪瓷器皿等),可用重铬酸钾硫酸清洗液或稀氢氧化钠液处理,可将热原破坏,热原亦能被强氧化剂破坏。

(3) 吸附法:活性炭性质稳定、吸附性强,兼具助滤和脱色作用,活性炭可以吸附部分热原,故广泛用于注射剂生产过程,常用量为 0.1%～0.5%,将 0.2%活性炭与 0.2%硅藻土合用于处理 20%甘露醇注射液,除热原效果较好。应注意吸附可能造成主药的损失。

(4) 离子交换法:国内有用#301 弱碱性阴离子交换树脂 10%与#122 弱酸性阳离子交换树脂 8%,成功地除去丙种胎盘球蛋白注射液中的热原。临床使用的一次性注射器、输液器都普遍使用该方法,效果可靠、产品具有较长的有效期。

(5) 凝胶过滤法:热原分子量为 1×10^6 左右,采用二乙氨基乙基葡聚糖凝胶(分子筛)可除去部分热原,从而制备无热原去离子水。

(6) 反渗透法:用反渗透法通过三醋酸纤维膜除去热原,这是近几年发展起来的有使用价值的新方法。

(7) 超滤法:一般用 3～15 nm 孔径的超滤膜除去部分热原。例如,超滤膜过滤 10%～15%的葡萄糖注射液可除去热原。超滤法还可用于除去 β-内酰胺类抗生素中内毒素等。

(8) 其他方法:如离子交换法、反渗透法、微波法等也可破坏热原,也可通过吸附或过滤作用除去部分热原。

(五) 注射剂的临床应用与注意事项

(1) 因药物配成溶液后的稳定性受到很多因素影响,所以注射剂一般要在临用前配制以保证疗效和减少不良反应,且应注意 pH 对注射剂稳定性的影响。

(2) 当其他给药途径能够达到治疗效果时就尽量不使用注射给药。

(3) 应尽量减少注射次数,以及采取序贯疗法(即急性或禁忌情况下先用注射剂,病情控制后马上改为口服给药)。

(4) 应尽量减少注射剂联合使用的种类,以避免不良反应和配伍禁忌的出现。

(5) 在不同注射途径的选择上,能够肌内注射的就不静脉注射给药。

(6) 应严格掌握注射剂量和疗程。

(六) 注射剂的制备

1. 注射用水 注射用水的质量必须符合《中国药典》规定,应为无色的澄明溶液,除氯化物、硫酸盐、钙盐、硝酸盐、亚硝酸盐、二氧化碳、易氧化物、不挥发物与重金属及微生物限度检查均应符合规定外,还规定 pH 为 5～7,氨含量不超过 0.00002%,热原检查应符合规定,并规定于制备后 12 h 内使用。

1）原水处理（纯化水的制备）

（1）离子交换法。

我国医药生产中，常用的树脂有两种，一种是 762 型苯乙烯强酸性阳离子交换树脂，另一种是 717 型苯乙烯强碱性阴离子交换树脂。

阳、阴树脂在水中是解离的，当原水通过阳树脂时，水中阳离子被阳树脂所吸附，树脂上的阳离子 H^+ 被置换到水中，并和水中的阴离子组成相应的无机酸；含无机酸的水再通过阴树脂时，水中阴离子被阴树脂所吸附，树脂上的阴离子 OH^- 被置换到水中，并和水中的 H^+ 结合成水。如此原水不断地通过阳、阴树脂进行交换，得到纯化水。离子交换法制备纯化水的工艺流程如图 8-5 所示。

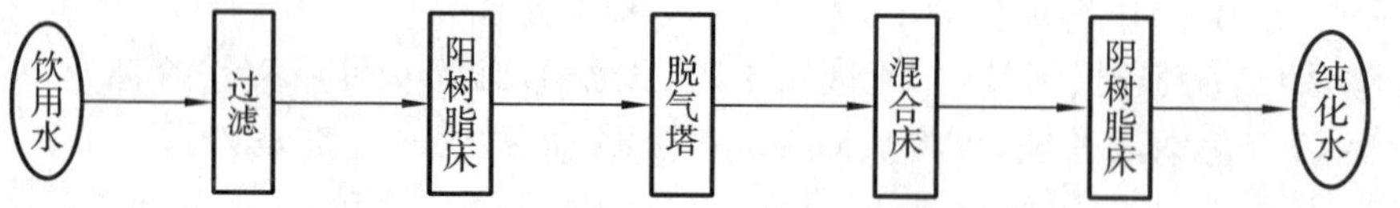

图 8-5 离子交换法制备纯化水的工艺流程

（2）反渗透法。

用一个半透膜将 U 形管内的纯水与盐水隔开，则纯水就透过半透膜扩散到盐溶液一侧，这就是渗透过程。两侧液柱产生的高度差，即表示此盐溶液所具有的渗透压。但若在渗透开始时就在盐溶液一侧施加一个大于此盐溶液渗透压的力，则盐溶液中的水将向纯水一侧渗透，结果水就从盐溶液中分离出来，这一过程就称为反渗透。实践证明，一级反渗透装置除去氯离子的效果达不到药典的要求，只有二级反渗透装置才能较彻底地除去氯离子。分子量大于 300 的有机物几乎可全部除去。热原的分子量在 1000 以上，可全部除去。

反渗透法制备纯化水的工艺流程如图 8-6 所示，进入渗透器的原水可用离子交换、过滤等方法处理。只要原水质量较好，此种装置可较长期地使用，必要时可定期消毒。

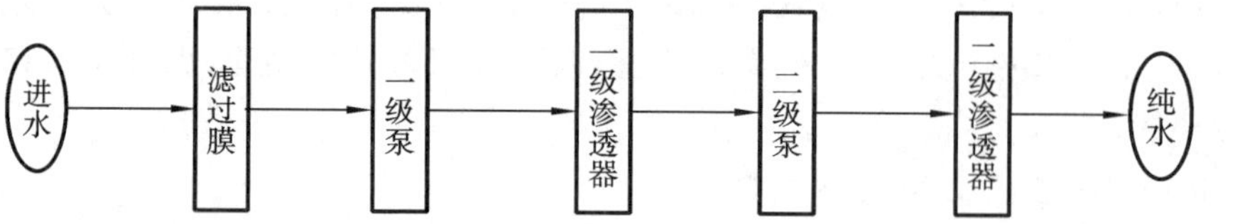

图 8-6 反渗透法制备纯化水的工艺流程

反渗透法是在 20 世纪 60 年代发展起来的新技术，目前主要用于原水处理，但若装置合理，也能达到注射用水的原水的质量要求。

（3）电渗析法。

当原水含盐量高达 3000 mg/L 时，离子交换法不宜制纯化水，但可采用电渗析法处理。本法原理如图 8-7 所示，阳离子交换膜装在阴极端，显示负电场；阴离子交换膜装在阳极端，显示正电场。在电场作用下，负离子向阳极迁移，正离子向阴极迁移，从而去除水中的电解质而得纯化水。

离子交换法制得的去离子水可能存在热原、乳光等问题，主要供蒸馏法制备注射用水使用，也可用于洗瓶，但不得用来配制注射液。电渗析法与反渗透法广泛用于原水预处理，供离子交换法使用，以减轻离子交换树脂的负担。

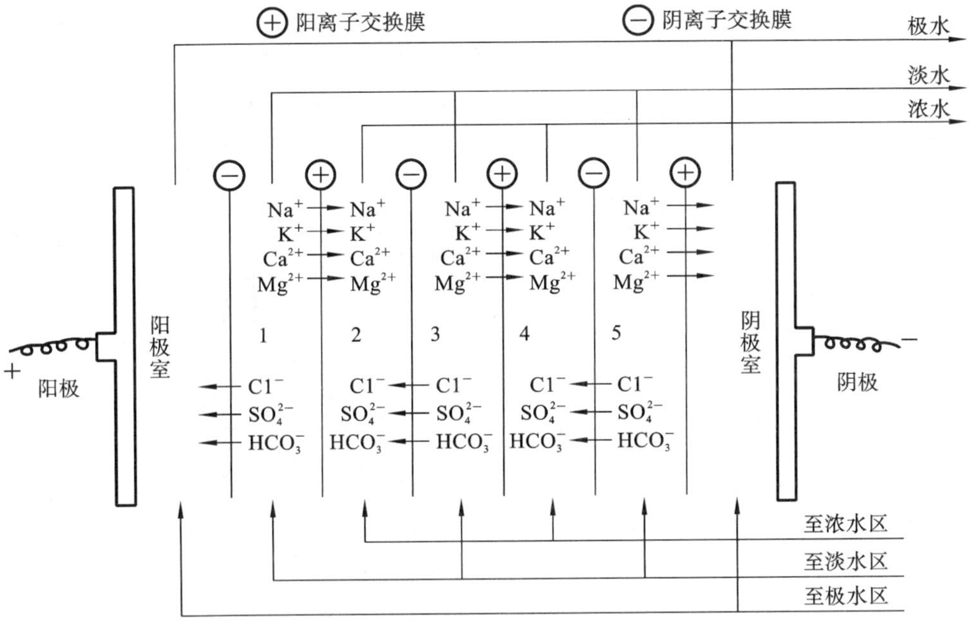

图 8-7　电渗析器工作原理示意图

2）注射用水的制备

(1) 蒸馏法：我国药典法定的制备注射用水的方法，供制备注射用水的原水必须是纯化水。制备注射用水的蒸馏水器，其原理是利用热交换管中的高压蒸汽，在热交换中将其作为蒸发进料原水的能源，而其本身同时冷凝成为一次蒸馏水，将此一次蒸馏水导入蒸发锅中作为进料原水，然后又被热交换管中的高压蒸汽加热汽化再冷凝成二次蒸馏水。因此，实际所出之水已是二次蒸馏水。生产上制备注射用水的设备主要包括塔式蒸馏水器、多效蒸馏水器、气压式蒸馏水器。因塔式蒸馏水器耗能多，效率低，出水质量不稳定，故已停止生产。气压式蒸馏水器是利用离心泵将蒸汽加压，以提高蒸汽的利用率，且无需冷却水，但耗能大，现已较少用。目前多采用多效蒸馏水器。

多效蒸馏水器是最近发展起来制备注射用水的主要设备，其特点是耗能低，产量高，质量优。多效蒸馏水器可视为将多个单效蒸馏水器(由圆柱形蒸馏塔、冷凝器及一些控制元件组成蒸发锅与冷凝器)相互串联而成，目的是提高生产能力，充分利用热能。多效蒸馏水器的性能取决于加热蒸汽的压力和级数，压力越大，则产量越高，效数越多，热利用率愈高。以三效塔(图 8-8)为例，去离子水先进入冷凝器预热后再进入各效塔内，一效塔内去离子水经高压蒸汽加热(130 ℃)而蒸发，蒸汽经隔沫装置进入二效塔内的加热室，作为热源加热塔内蒸馏水，塔内的蒸馏水经过加热产生的蒸汽再进入三效塔，作为三效塔的加热蒸汽加热塔内蒸馏水产生水。二效塔、三效塔的加热蒸汽冷凝和三效塔内的蒸汽冷凝后汇集于蒸馏水收集器而成为蒸馏水。效数更多的蒸馏水器的原理相同。

(2) 反渗透法：美国药典已收载反渗透法为制备注射用水的法定方法，我国药典尚未收载。

课堂互动

何谓注射用水？制备时主要采用哪些方法和设备？

2. 注射剂　注射剂为无菌制剂，不仅要按照生产工艺流程进行生产，还要严格按照 GMP

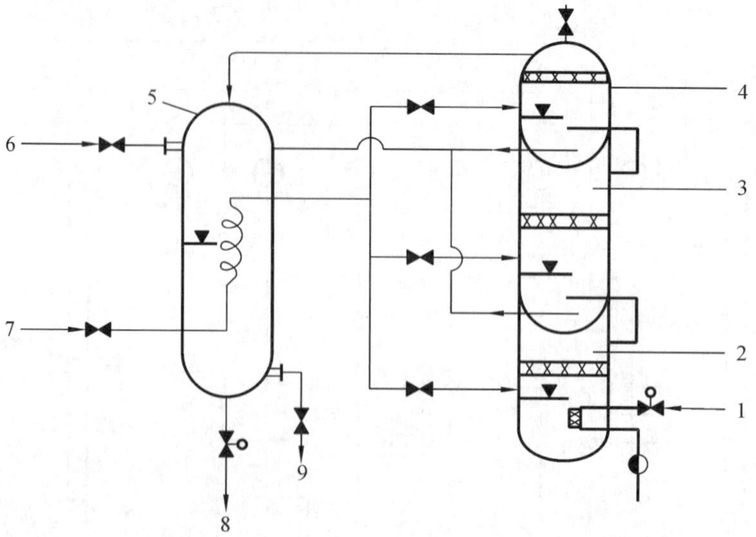

图 8-8　三效塔蒸馏水器生产示意图

1. 蒸汽；2. 第一节蒸发器；3. 第二节蒸发器；4. 第三节蒸发器；5. 冷凝器；
6. 冷却水进口；7. 预滤无盐水；8. 蒸馏水出口；9. 冷却水出口

进行生产管理，以保证注射剂的质量和用药安全。小容量注射剂一般生产工艺流程如图 8-9 所示。

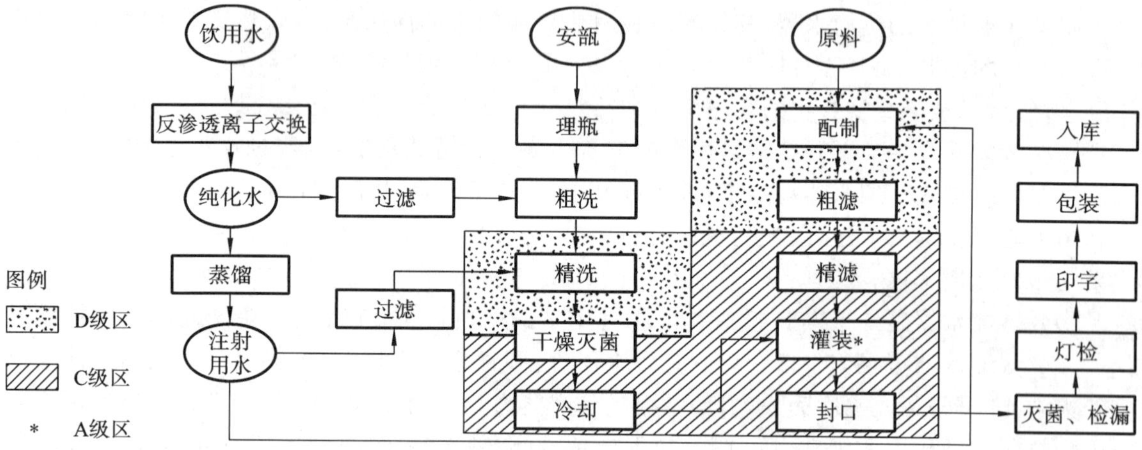

图 8-9　小容量注射剂一般生产工艺流程

1）原辅料的准备　供注射剂生产所用原料必须符合《中国药典》及国家有关对注射剂原料质量标准的要求。辅料也应符合《中国药典》或国家其他有关质量标准，若有注射用规格要求，应选用注射用规格。对医疗上确实需要，但专供注射用的原料有时不易获得，而必须用化学试剂时，应严格控制质量，加强检验，特别是水溶性有毒物质，还应进行安全试验，证明无害并经有关部门批准后方可使用。某些品种，可另行制定内控标准。在大生产前，均应做小样试制，检验合格后方能使用。

2）常用注射剂容器的处理　注射剂容器一般是指由硬质中性玻璃制成的安瓿或西林小瓶，亦有塑料容器。

（1）安瓿：安瓿的式样包括曲颈安瓿和粉末安瓿两种，其容积通常为 1 mL、2 mL、5 mL、10

mL、20 mL 等几种规格。粉末安瓿用于分装注射用固体粉末或结晶性药物，现已基本淘汰。曲颈易折安瓿有点刻痕易折安瓿和色环易折安瓿两种，安瓿多为无色，有利于检查药液是否有可见异物。对需要遮光的药物，可采用琥珀色玻璃安瓿。

(2) 西林小瓶：包括管制瓶与模制瓶二种。管制瓶的瓶壁较薄，厚薄比较均匀，而模制瓶正好相反，西林小瓶常见容积为 10 mL 和 20 mL，应用时都需配有橡胶塞，外面有铝盖压紧，有时铝盖上再外加一个塑料盖，这种小瓶主要用于分装注射用无菌粉末，如青霉素等抗生素类粉针剂多采用此容器包装。

注射剂玻璃容器应达到以下质量要求：①应无色透明，以利于检查药液的澄明度、杂质及变质情况；②应具有低的膨胀系数、优良的耐热性，使其不易冷爆破裂；③熔点低，易于熔封；④不得有气泡、麻点及砂粒；⑤应有足够的物理强度，能耐受热压灭菌时产生的较高压力差，并避免在生产、装运和贮存过程中所造成的破损；⑥应具有高度的化学稳定性，不与注射剂发生物质交换。

安瓿的处理过程如下。

(1) 安瓿的洗涤。

安瓿属于二类药包材，除去外包装后经洗涤后使用，粗洗用水应是纯化水，精洗用水应是新鲜注射用水。安瓿一般使用离子交换水灌瓶蒸煮，质量较差的安瓿须用 0.5% 的醋酸水溶液，灌瓶蒸煮(100 ℃、30 min)热处理。一方面是为了洗涤干净，同时也是一种化学处理，让玻璃表面的硅酸盐水解、微量的游离碱和金属盐溶解，提高安瓿的化学稳定性。

目前常用的洗涤设备有喷淋式安瓿洗瓶机、加压气水喷射式洗瓶机(图 8-10)、超声波安瓿洗瓶机三种，洗涤方法有甩水洗涤法、加压气水喷射洗涤法和超声洗涤法，其中超声洗涤法是采用超声波洗涤与气水喷射式洗涤相结合的方法，具清洗洁净度高、速度快等特点。①甩水洗涤法：将安瓿灌满经过滤可见异物符合要求的纯化水，再将水甩出，反复 3 次，最后一次用可见异物合格的注射用水。此法适用于 5 mL 以下规格的安瓿。②加压气水喷射洗涤法：适用于 10 mL 以上规格的安瓿。所用洗涤用水和压缩空气均应事先精滤合格，由针头交替喷进颠倒的安瓿内进行洗涤，反复 4～8 次，最后一次应是过滤空气。本法的关键是气，一是应有足够的压力，二是一定要将气滤纯净。洗涤用水应是新鲜注射用水，但比配制用水要求可略低。

(2) 安瓿的干燥和灭菌。

一般安瓿洗净后要在烘箱内 120～140 ℃温度下进行干燥，以避免存放时滋长微生物。若用于无菌操作或低温灭菌的安瓿还需 180 ℃干热灭菌 1.5 h。安瓿的干燥与灭菌常用的设备有两类：一类是间歇式干热灭菌设备，即烘箱；另一类是连续式干热灭菌设备，即隧道式烘箱。大生产中多采用后者。隧道式烘箱都是整个输送隧道在密封系统内，可避免空气中微粒的污染，设有 100 级层流净化空气以保持空气的洁净。它们前端可与洗瓶机相连，后端可设在 A 级洁净区与灌封机相连，组成联动生产线。隧道式烘箱有电热层流干热灭菌烘箱和红外线加热灭菌烘箱(图 8-11)两种，干燥和灭菌后的安瓿存放时间不应超过 24 h。

(3) 安瓿的检查。

为了保证注射剂的质量，安瓿必须按药典要求进行检查，包括物理、化学和装药试验检查。物理检查内容主要包括有安瓿外观、尺寸、应力、清洁度、热稳定性检查等；化学检查内容主要有容器的耐酸、碱性和中性检查等。装药试验检查主要是检查安瓿与药液的相容性，无影响方能使用。

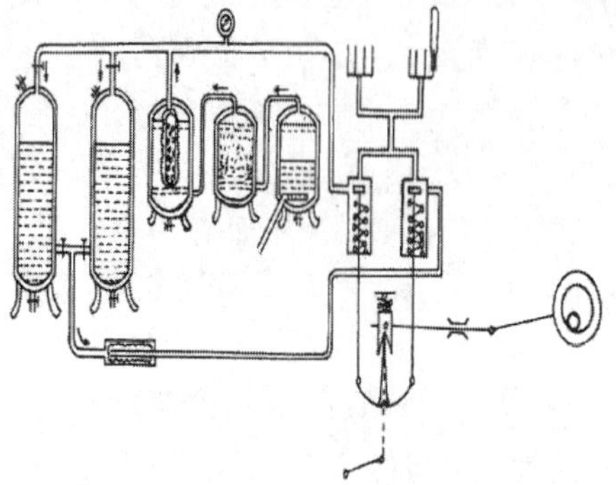

图 8-10　加压气水喷射式洗瓶机

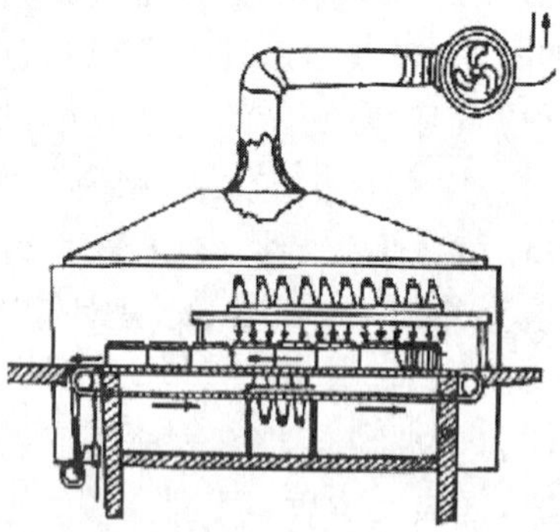

图 8-11　隧道式红外线加热灭菌烘箱

3）注射剂的配制与过滤

（1）注射剂的配制。

①配制用具的选择与处理：大量生产时常用不锈钢夹层配液罐，既可通入蒸汽加热，又可通入冷水冷却。配剂用具和容器的材料宜采用玻璃、不锈钢、搪瓷、耐酸耐碱陶瓷和无毒聚氯乙烯、聚乙烯塑料等，不宜采用铝、铁、铜质器具。配制浓的盐溶液不宜选用不锈钢容器；需加热的药液不宜选用塑料容器。所有配制用具和容器在使用前均应用硫酸重铬酸钾清洗液或其他适宜洗涤剂清洗，然后用纯化水反复冲洗，最后用新鲜的注射用水荡洗或灭菌后使用。操作完毕后立即刷洗干净所有用具。

知识链接

配制油性注射剂时，其器具必须干燥，注射用油在应用前需经 150～160 ℃、1～2 h 干热灭菌，冷却后使用。

②配制方法：分为浓配法和稀配法两种。将全部药物加入部分溶剂中配成浓溶液，加热或冷藏后过滤，然后稀释至所需浓度，此谓浓配法，此法可使溶解度小的杂质过滤除去。将全部药物加入所需溶剂中，一次配成所需浓度，再进行过滤，此谓稀配法，可用于优质原料。配制的药液，需经过 pH、含量等多项检查，合格后进入下一工序。

（2）注射剂的过滤。

①影响过滤速度的因素：a. 操作压力越大，滤速越快；b. 孔隙越窄，阻力越大，滤速越慢；c. 过滤速度与滤器的表面积成正比（这是在过滤初期）；d. 黏度越大，滤速越慢；e. 滤速与毛细管长度成反比，因此沉积的滤饼量越多，滤速越慢。

知识链接

②增加滤速的方法：a. 加压或减压以提高压力差；b. 升高滤液温度以降低黏度；c. 先进行预滤，以减少滤饼厚度；d. 设法使颗粒变粗以减少滤饼阻力等。

③注射剂生产中常用的滤器如下。

a. 垂熔玻璃滤器：有垂熔玻璃滤球、垂熔玻璃滤棒和垂熔玻璃漏斗三种滤器。在注射剂生产中主要用于精滤或膜滤前的预滤。垂熔玻璃滤器不同厂家规格、型号不同，3 号和 G2 号多用于常压过滤，4 号和 G3 号多用于减压或加压过滤，6 号及 G5、G6 号作无菌过滤用。

垂熔玻璃滤器的优点是化学性质稳定，吸附性低，一般不影响药液的 pH，不易出现裂漏、碎屑脱落等现象，且易洗净。缺点是价格高，脆而易破。这种滤器操作压力不得超过 98.06 kPa（1 kg/cm^2），可热压灭菌。垂熔漏斗使用后要用纯化水抽洗，并以 1%～2%硝酸钠硫酸溶液浸泡 12～24 h。

b. 微孔滤膜过滤器：微孔滤膜是用高分子材料制成的薄膜过滤介质，常用的有圆盘形和圆筒形两种，其孔径为 0.025～14 μm，常用于注射液的精滤和过滤除菌（0.22 μm）。常用的微孔滤膜材质有硝酸纤维膜、醋酸纤维膜、醋酸纤维和硝酸纤维混合酯膜、聚四氟乙烯膜、聚酰胺膜、聚砜膜和聚氯乙烯膜等。使用前应进行膜与药物溶液的配伍试验，证实无相互影响才能选用。

微孔滤膜孔径小，孔隙率高，截留能力强，滤速快，不滞留药液，不影响药液的 pH，有利于提高注射液的澄清度。缺点是易于堵塞。

目前使用微孔滤膜生产的品种有葡萄糖大输液、右旋糖酐注射液、维生素 C、B 族维生素、维生素 K、肾上腺素、硫（盐）酸阿托品、盐酸异丙嗪等。对不耐热的产品，可用 0.3 μm 或 0.22 μm 的滤膜作无菌过滤，如胰岛素。

c. 板框式压滤机：由多个滤框和滤板交替排列在支架上组成，是一种在加压下间歇操作的过滤设备。此种滤器的过滤面积大，截留固体多，适于大生产，常用于过滤黏性大、滤饼可压缩的各种物料的过滤，也可用于注射液的粗滤。

d. 砂滤棒：国产的主要有两种，一种是硅藻土滤棒，另一种是多孔素瓷滤棒。砂滤棒价廉易得，滤速快，适用于大生产中粗滤。但砂滤棒易于脱砂，对药液吸附性强，难清洗，且有改变药液 pH 现象，砂滤棒用后要进行处理。

e. 其他：另外还有超钛滤器、滤装置、多孔聚乙烯烧结管过滤器等。

在注射剂生产中，一般采用二级过滤，即先将药液用常规的滤器如砂滤棒、垂熔玻璃漏斗、板框压滤器或加预滤膜等办法进行粗滤后再使用滤膜过滤，即可将膜滤器串联在常规滤器后作精滤之用。但还不能达到除菌的目的，过滤后还需灭菌。

4）注射剂的灌封　滤液经检查合格后进行灌封，即灌装和封口。封口有拉封与顶封两种，拉封对药液的影响偏小，故目前都主张拉封。粉针用安瓿或具有广口的其他容器均采用拉封。

知识链接

灌封操作分为手工灌封和机械灌封两种。手工灌封主要用于小试制备，生产上多采用全自动灌封机，我国已有洗、灌、封联动机和割、洗、灌、封联动机，生产效率有很大提高。但灭菌包装还没有联动化。安瓿自动灌封机因封口方式不同而异，但它们灌注药液均按下列操作协调进行：安瓿传送至轨道，灌注针头上升、药液灌装并充气，封口，然后由轨道送出产品。灌液部分装有自动止灌装置，当灌注针头降下而无安瓿时，药液不再输出，以避免污染机器和造成浪费。

5）注射剂的灭菌与检漏

（1）灭菌：注射剂的灭菌是杀灭微生物，以保证用药安全；避免药物的降解，以防影响药效。除采用无菌操作生产的注射剂外，一般注射剂在灌封后必须在规定时间内进行灭菌，以保证无菌效果。选择适宜的灭菌法对保证产品质量非常重要。在避菌条件较好的情况下生产一般采用流通蒸汽灭菌，1～5 mL 安瓿常用流通蒸汽 100 ℃、30 min 灭菌；10～20 mL 安瓿常用 100 ℃、45 min 灭菌。

知识链接

（2）检漏：若安瓿未严密熔合，有毛细孔或微小裂缝存在，为避免药液被微生物与污物污染或药物泄漏，污损包装，应予以剔除。灭菌后的安瓿应立即进行漏气检查。一种方法是在灭菌后，趁热立即放色水于灭菌锅内，安瓿遇冷内部压力收缩，色水即从漏气的毛细孔进入而被检出。另一种方法是采用灭菌和检漏两用灭菌器，灭菌后稍开锅门，同时放进冷水淋洗安瓿使温度降低，再关紧锅门并抽气，漏气安瓿内气体亦被抽出，当真空度为 640～680 mmHg（85326～90657 Pa）时，停止抽气，开色水阀，至有色溶液（0.05％曙红或亚甲蓝）盖没安瓿时止，开放气阀，再将色液抽回贮器中，开启锅门、用热水淋洗安瓿后，剔除带色的漏气安瓿。深色注射剂的检漏，可将安瓿倒置后再进行热压灭菌，灭菌时安瓿内气体膨胀，将药液从漏气的细孔挤出，从而使药液减少或成空安瓿而被剔除。除上述方法外还可用仪器检查安瓿隙裂。

6）注射剂的印字与包装　注射剂的印字可避免生产多个品种时产生混药或临床使用时发生差错，保证用药安全。注射剂的印字内容包括注射剂名称、规格及批号等。目前广泛使用的印字包装机为印字、装盒、贴签及包装等联成一体的半自动生产线，提高了安瓿的印包效率。完成灭菌的产品，经质量检查合格后，每支安瓿或每瓶注射液均需及时印字或贴签，包装盒内应放入说明书，盒外应贴标签。说明书和标签上必须注明药品的名称、规格、生产企业、批准文号、生产批号、生产日期、有效期、主要成分、适应证、用法、用量、禁忌、不良反应和注意事项等。

（七）典型注射剂实例分析

知识链接

例1：板蓝根注射剂

［处方］　板蓝根500 g　苯甲醇10 mL　吐温80 10 mL　注射用水加至1000 mL

［制法］　将板蓝根饮片加6～7倍量水煎煮1 h过滤，药渣再加5倍量水煎煮1 h过滤，合并煎煮液浓缩至600～700 mL，加95%乙醇使含醇量达60%，放置48 h，过滤，回收乙醇，使体积为500 mL，药液冷藏24 h，过滤，滤液在搅拌下加浓氨溶液调整pH至7～8，冷藏24 h，过滤，使pH至5.8～6，冷藏，过滤，用10%碳酸钠溶液调pH至7～7.5，冷藏，过滤，加吐温80、苯甲醇及注射用水制成1000 mL，精滤至澄明，灌封，100 ℃流通蒸汽灭菌30 min，即得。

［注解］

①板蓝根主要成分为菘蓝苷、β-谷甾醇、靛红、芥子苷、木多糖及多种氨基酸等，本品以水提醇沉法提取有效成分。

②加氨处理主要除去鞣质、蛋白质、无机盐等，其沉淀初步分析有钾、钠、钙、镁等。

③用碳酸钠调节pH至弱酸性，是使菘蓝苷分子中的酮基葡萄糖酸成盐，增加其在水中的溶解度。

④药液中含有吐温80，灭菌后应注意及时振摇，防止产生浑浊现象而影响注射剂澄明。

课堂互动

板蓝根注射剂在纯化时，各步操作的目的是什么？

［临床适应证］　本品清热解毒、凉血利咽、消肿，常用于扁桃腺炎、咽喉肿痛、防治传染性肝炎等。肌内注射，一次2 mL，一日1次。

例2：醋酸可的松注射剂

［处方］　醋酸可的松微晶25 g　硫柳汞0.01 g　氯化钠9 g　吐温80 3.5 g　羧甲基纤维素钠5 g　注射用水加至1000 mL

［制法］　取总量50%的注射用水，加硫柳汞、羧甲基纤维素钠溶解，用200目尼龙筛过滤，密闭备用；另取适量注射用水加氯化钠溶解，用G_3垂熔漏斗过滤，密闭备用；取上述溶液置水浴中加热，依次加入吐温80、醋酸可的松微晶，搅匀，继续加热30 min；冷却至室温，加注射用水调至总体积，用200目尼龙筛过滤两次，于搅拌下分装于5 mL模制瓶内，盖塞扎口密封；用100 ℃流通蒸汽灭菌30 min，即得。

［注解］

①本品为混悬型注射剂，质量检查除按溶液型注射剂的项目检查外，另应增加刺激性试验、过敏试验等项目。原料在配制前进行异物和细度检查。

②本处方中硫柳汞为抑菌剂，吐温 80 为润湿剂，羧甲基纤维素钠为助悬剂。

③为防止药物微晶结块，混悬型注射剂灭菌过程中必须振摇。灭菌前后均应检查有无结块现象。

[临床适应证] 本品为肾上腺皮质激素类药，具有抗炎、抗过敏、抗风湿、免疫抑制作用。用于治疗原发性或继发性肾上腺皮质功能减退症，合成糖皮质激素所需酶系缺陷所致的各型先天性肾上腺增生症，以及利用其药理作用治疗多种疾病。

例 3:柴胡注射液

[处方] 柴胡 1000 g 氯化钠 8.5 g 吐温 80 10 mL 注射用水加至 1000 mL

[制法] 取柴胡(饮片或粗粉)1000 g 加 10 倍量的水，加热回流 6 h 后蒸馏，收集初蒸馏液 6000 mL 后，二次蒸馏至 1000 mL。含量测定(276 nm 处光密度为 0.8)后，加氯化钠和吐温 80，使全部溶解，过滤、灌封，100 ℃灭菌 30 min，即得。

[注解]

①本品所用原料为伞形科柴胡属植物。

②柴胡根及果实中含微量挥发油并含脂肪酸约 2%，挥发油为柴胡醇。

③柴胡中挥发油用一般蒸馏法很难提尽，故先加热回流，6 h 后二次蒸馏，使得组织细胞中的挥发油在沸腾状态下溶于水中，提高了含量。二次蒸馏后的残液还可套用于下批药材。

④吐温 80 为非离子型表面活性剂，对挥发油的增溶效果并不强，可用丙二醇代替。

⑤也可将柴胡二次蒸馏后的蒸馏液用乙醚抽提，乙醚液经无水硫酸钠脱水后，回收乙醚，得到柴胡油，将柴胡油溶于注射用油重配成 4%的柴胡油注射液。

[临床适应证] 本品为柴胡挥发油的灭菌溶液，清热解表。用于治疗感冒、流行性感冒及疟疾等的解热止痛。肌内注射，一次 2～4 mL，一日 1～2 次。

三、输液

(一) 概述

大容量注射剂通常称为大输液(简称输液)，是由静脉滴注输入体内的大剂量注射液。通常包装于玻璃或塑料的输液瓶或袋中，不含防腐剂或抑菌剂。使用时通过输液器调整滴速，持续而稳定地进入静脉，用以补充体液、电解质或提供营养物质。

输液分为如下类型。

1. 电解质输液 主要用于补充体内水分、电解质，纠正体内酸碱平衡。如氯化钠注射液、乳酸钠注射液等。

2. 营养输液 主要用于不能口服吸收营养的患者。分为糖类输液、氨基酸输液、脂肪乳输液等，糖类输液中最常见的是葡萄糖注射液。

3. 胶体输液 主要用于调节体内渗透压。胶体输液有多糖类、明胶类、高分子聚合物类等，如右旋糖酐、淀粉衍生物、明胶、聚乙烯吡咯烷酮(PVP)等输液。

4. 含药输液 含有药物的输液，可用于临床治疗，如替硝唑、苦参碱等输液。

输液的质量要求与注射剂基本一致，但由于输液剂量较大，特别强调如下：①对无菌、热原及可见异物检查，应更加注意；②含量、色泽、pH 也应符合要求，pH 应在保证疗效和制品稳定的基础上，力求接近人体血液的 pH，过高或过低都会引起酸碱中毒；③渗透压应调为等渗或偏高渗，不能引起任何异常的血细胞变化；④不得含有引起过敏反应的异性蛋白及降压物质，输入人体后不会引起异常的血细胞变化，不损害肝、肾等；⑤不得添加任何抑菌剂，在贮存过程中保持质量稳定。

（二）输液的临床应用、注意事项

1. 临床应用 静脉输液速度随临床需求而改变，如：静滴氧氟沙星注射液速度宜慢，一般为 24～30 滴/min，否则易发生低血压；复方氨基酸滴注过快可致恶心呕吐；林可霉素类滴注时间要维持 1 h 以上等。

2. 注意事项

（1）由于药物配成溶液后稳定性受很多因素影响，所以一般应临用前配制以保证疗效和减少不良反应。

（2）合理、科学配伍用药，降低患者和医护人员在多药配伍试验中的风险。

（3）规范和加强治疗室输液配制和病房输液过程中的管理。

（4）加强输液器具管理，避免使用包装破损、密闭不严、漏气污染和超过使用期限的输液器。

（三）输液的制备

输液因其用量大且直接进入血液，故质量要求高，生产工艺等也与小剂量注射剂有一定差异。输液虽有玻璃容器与塑料容器两种包装，但其制备工艺流程大致相同（图 8-12）。

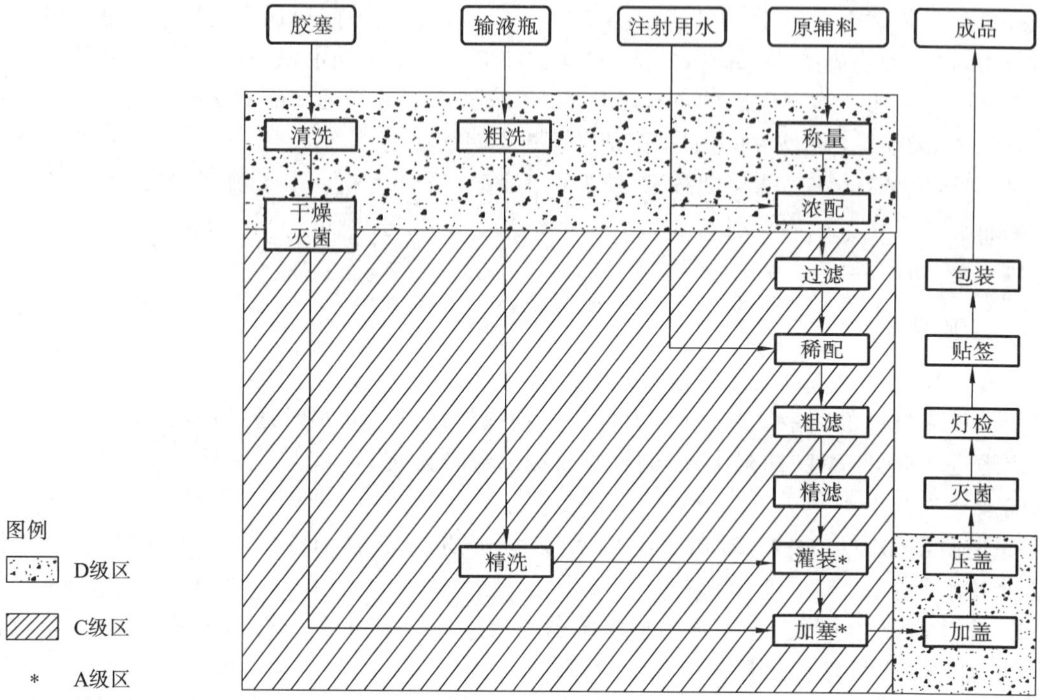

图 8-12　输液生产流程及洁净区域划分示意图

1. 输液容器及其他包装材料的处理 玻璃输液瓶物理化学性质稳定，其质量要求应符合国家标准，在贮存期间，应避免污染长菌。输液瓶口内径必须符合要求，光滑圆整，大小合适，否则将影响密封程度。注射剂用丁基胶塞的各项技术要求均应符合国家颁布的一系列注射剂用丁基胶塞的相关标准规定。涤纶隔离膜，理化性质稳定，耐酸、耐热性好，有一定机械强度。

（1）输液瓶处理。

输液瓶洗涤工艺的设计应与容器的洁净程度有关。一般有直接水洗、酸洗、碱洗等方法。

一般洗瓶是水洗与碱洗法相结合，碱洗法是用2%氢氧化钠溶液（50～60 ℃）冲洗，也可用1%～3%的碳酸钠溶液，碱洗法操作方便，易组织流水线生产，也能消除细菌与热原。目前一般采用滚动式洗瓶机和箱式洗瓶机，提高了洗涤效率和洗涤质量。在药液灌装前，必须用微孔滤膜过滤的注射用水倒置冲洗。如果生产输液瓶的车间符合规定净化级别要求，瓶子出炉后，立即密封，使用时只要用过滤注射用水冲洗即可。塑料袋采用无菌材料直接压制，不必洗涤。

（2）胶塞、隔离膜处理。

输液剂使用的丁基胶塞，采用全自动胶塞清洗机，将原来胶塞的洗涤、硅化、烘干等人工独立操作的多道工序，改在全封闭清洗箱中，从进料到出料，分工序连续一机操作完成。整个操作过程由程序控制，全自动操作，也可手动操作。胶塞的洗涤、灭菌及出料都在一机内连续完成，无中间转序环节，避免了交叉污染，洗涤时又采用了先进的超声技术，清洗质量十分可靠，可直接用于生产。

药用丁基胶塞在使用时应注意：应在洁净区域打开包装。药品生产企业应在B级洁净区打开外包装，在A级洁净区打开内包装。采用注射用水进行清洗，清洗次数不宜超过两遍，最好采用超声波清洗，清洗过程中切忌搅拌，应尽可能地减少胶塞间的摩擦。干燥灭菌最好采用湿热灭菌法，121 ℃灭菌30 min即可。如果条件不允许湿热灭菌，只能干热灭菌，则时间最好不要超过2 h。在胶塞干燥灭菌的过程中，应尽量减少胶塞间的摩擦。

涤纶膜使用前用乙醇浸泡或于纯化水中于112～115 ℃热处理30 min，临用前用滤清的注射用水动态漂洗。

2. 输液的配制和过滤 输液配液多用浓配法，即先配成浓溶液，过滤后再加新鲜注射用水稀释至所需浓度。输液配制时，通常加入针用活性炭，活性炭有吸附热原、杂质和色素的作用，并可在过滤时作为助滤剂。输液配液具体操作方法和工艺要求与小容量注射剂基本相同。以确保无热原。输液配液过程应尽量缩短，一般从配液到灌装结束不宜超过4 h。配制用容器、过滤装置及输送管道，必须认真清洗。使用后应立即清洗干净，并定时进行灭菌。

输液的过滤装置常采用加压三级过滤，即按照板框式过滤器、垂熔玻璃滤器、微孔滤膜滤器的顺序进行粗滤、精滤和终端过滤。加压三级过滤既可以提高过滤速度，又可以防止过滤过程中产生的杂质或碎屑污染滤液，对高黏度药液可采用较高温度过滤。

3. 输液的灌封和灭菌 输液灌封灌注设备有多种形式，常用的有量杯式负压灌装机、计量泵注射式灌装机、恒压式灌装机等。玻璃瓶输液的灌封包括灌注、塞胶塞、轧铝盖等操作。灌封要按照操作规程连续完成，即药液灌装至符合装量要求后，立即塞入丁基胶塞，轧紧铝盖。灌封要求装量准确，铝盖封紧。过滤和灌装均应在持续保温（50 ℃）条件下进行，防止细菌粉尘的污染。目前多采用自动灌封、放塞、落盖轧口联动机组机械化生产。灌封完成后，应进行检查，剔除轧口不严的输液剂，以免灭菌时冒塞或贮存时变质。

灭菌要及时，输液从配制到灭菌的时间一般不超过4 h。输液灭菌开始应逐渐升温，一般预热20～30 min，否则温度骤升易引起输液瓶爆炸，待达到灭菌温度115 ℃、68.64 kPa（0.7 kg/cm^2）时维持30 min，然后停止升温，待柜内压力降到零，放出柜内蒸汽，至柜内压力与大气相等后，温度降至80 ℃以下才可缓慢打开灭菌柜门，严禁带压操作，以避免造成严重的人身安全事故，对于塑料袋装的输液，灭菌条件为109 ℃热压灭菌45 min。

（四）输液主要存在的问题及解决办法

1. 输液剂生产中存在的问题及解决办法

（1）染菌：由于输液生产过程中严重污染、灭菌不彻底、瓶塞松动、漏气等原因，致使输液剂出现染菌现象。

(2) 热原反应:关于热原的污染途径和防止办法同注射剂的制备中热原部分。

2. 可见异物与微粒的问题解决办法

(1) 按照输液用的原辅料质量标准,严格控制原辅料的质量。

(2) 提高丁基胶塞及输液容器质量。

(3) 尽量减少制备生产过程中的污染,严格灭菌条件,严密包装。

(4) 合理安排工序,加强工艺过程管理,采取多种措施,及时除去制备过程中产生的污染微粒。

(5) 在输液器中安置终端过滤器(0.8 μm 孔径的薄膜),可解决使用过程中微粒污染。

(五) 输液的包装与贮存

知识链接

输液瓶一般为玻璃瓶和塑料瓶。玻璃瓶由无色透明的硬质中性玻璃制成,需配有胶塞(含隔离膜者)、铝盖或外层塑料盖,其耐热、耐腐蚀,物理化学性质稳定,阻隔性好;塑料瓶由聚丙烯制成,其质轻、无毒、耐热、耐腐蚀、化学稳定性高、机械强度高,并且可热压灭菌,其抗碎性更是玻璃瓶无法比拟的,但其透明度及阻隔性较玻璃瓶差。目前,用于软包装输液剂包装采用的无毒聚氯乙烯(PVC)塑料软袋和非 PVC 复合膜软袋,特别是非 PVC 复合膜软袋,现已广泛取代玻璃瓶和塑料瓶。

胶塞(含隔离膜者)主要用于粉针剂、输液剂等制剂瓶包装封口,胶塞可分为天然橡胶塞和合成橡胶塞。合成的丁基胶塞以其优良的气密性和化学稳定性被广泛使用。为避免胶塞与药液接触后影响药物制剂质量,故有生产企业在胶塞与药液间仍衬垫隔离膜。目前国内使用的隔离膜主要是涤纶膜,某些碱性药液可使用聚丙烯薄膜。

玻璃输液瓶铝盖有多种形式,现常用铝塑组合盖,在铝盖之上再加一塑料盖。

输液剂经质量检验合格后,应立即贴上标签,标签上应印有品名、规格、批号、日期、使用事项、制造单位等项目,以免发生差错,并供使用者随时备查。贴好标签后装箱,封妥,送入仓库。包装箱上亦应印上品名、规格、生产厂家等项目。装箱时应注意装严装紧,便于运输。

(六) 典型输液实例分析

例 1:葡萄糖注射液

5%、10%葡萄糖注射液,具有补充体液、营养、强心、利尿、解毒作用,用于大量失水、血糖过低、高热、中毒等症;25%、50%的溶液,因其渗透压高,能将组织内体液引出循环系统并由肾脏排出,而用于急性中毒、虚脱、尿闭症、肾脏性或心源性水肿以及需要降低颅内压的患者。高浓度的葡萄糖还可与氨基酸注射液混合输注,用作高能营养。

[处方] 葡萄糖 50 g/100 g/250 g/500 g 盐酸适量 注射用水加至 1000 mL

[制法] 取处方量葡萄糖投入煮沸的注射用水中,使其成 50%~70%浓溶液,用盐酸调节 pH 至 3.8~4,同时加 0.1%(g/mL)的活性炭混匀,煮沸约 20 min,趁热过滤脱炭,滤液加注射用水至所需量。测 pH 及含量,合格后滤至澄明,即可灌装封口,于 115 ℃热压灭菌 30 min。

[注解]

①葡萄糖注射液有时出现云雾状沉淀,造成可见异物检查不合格。通常是由于原料不纯或过滤操作不当所致。故一般采用浓配法,微孔滤膜过滤,并加入适量盐酸,中和胶粒上的电荷,加热使糊精水解、蛋白质凝聚,用活性炭吸附滤除。原料较纯净时活性炭用量为 0.1%~0.8%,若杂质较多,则需提高用量至 1%~2%。

②颜色变黄、pH 下降。有研究者认为这是葡萄糖在酸性液中发生了降解反应，反应具体过程如下：

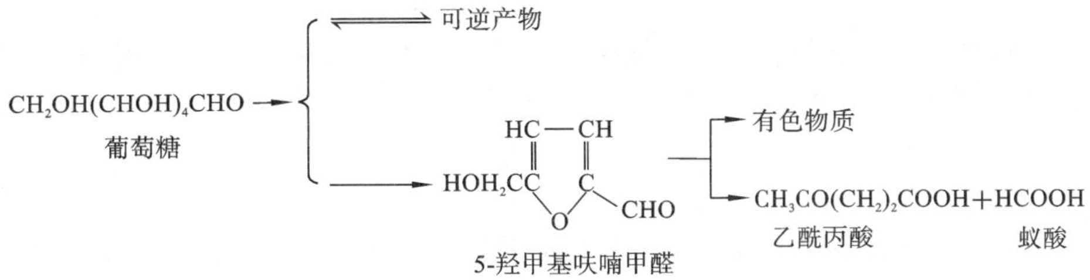

由于生成酸性产物，所以 pH 下降。灭菌温度和时间、溶液的 pH 是影响本品稳定性的主要因素，应从严把关。因此，一方面要严格控制灭菌温度和时间，同时要调节溶液的 pH 在 3.8～4 之间。

课堂互动

葡萄糖注射液有时产生云雾状沉淀的原因是什么？如何解决？

例 2：静脉注射脂肪乳

静脉注射脂肪乳是一种浓缩的高能量肠外营养液，可供静脉注射，能完全被机体吸收，具有体积小、能量高、对静脉无刺激等优点。因此本品可供不能口服食物和严重缺乏营养的患者，如外科手术后或大面积烧伤或肿瘤等患者的需要。

[处方] 精制大豆油 150 g 精制大豆磷脂 15 g 注射用甘油 25 g 注射用水加至 1000 mL

[制法] 称取精制大豆磷脂 15 g，高速组织捣碎机内捣碎后，加注射用甘油 25 g 及注射用水 400 mL，在氮气流下搅拌至形成半透明状的磷脂分散体系；放入高压匀化机，加入精制大豆油与注射用水，在氮气流下匀化多次后经出口流入乳剂收集器内；乳剂冷却后，于氮气流下经垂熔滤器过滤，分装于玻璃瓶内，充氮气，瓶口中加盖涤纶薄膜、橡胶塞密封后，加轧铝盖；水浴预热 90 ℃左右，于 121 ℃灭菌 15 min，浸入热水中，缓慢冲入冷水，逐渐冷却，置于 4～10 ℃下贮存。

[注解]

①制备此乳剂的关键是选用高纯度的原料及毒性低、乳化能力强的乳化剂，采用合理的处方，严格的制备技术，制得油滴大小适当、粒度均匀、稳定的乳状液。原料一般选用植物油，如麻油、棉籽油、豆油等，所用油必须精制，提高纯度，减少副作用，并应有质量控制标准，例如碘价、酸价、皂化值、过氧化值、黏度、折光率等。静脉注射脂肪乳常用的乳化剂有蛋黄磷脂、豆磷脂、普朗尼克 F-68 等。国内多选用豆磷脂，是由豆油中分离出的全豆磷脂经提取精制而得，主要成分为卵磷脂，比其他磷脂稳定而且毒性小，但易被氧化。

②注射用乳剂除应符合注射剂项下各规定外，还应符合以下条件：a. 乳滴直径＜1 μm，大小均匀，也允许有少量粒径达 5 μm；b. 成品能耐受高压灭菌，在贮存期内乳剂稳定，成分不变；c. 无副作用，无抗原性，无降压作用和溶血反应。因此成品需经过显微镜检查，测定油滴分散度，并进行溶血试验，降压试验，热原试验，并检查油及甘油含量，过氧化值、酸价、pH 等项的检查。

③静脉注射脂肪乳临床应用时，会出现恶心、呕吐、胃肠痛、发热等急性反应，以及轻度贫血、肝脾肿大、胃肠障碍等慢性反应。输注时应缓慢，冬季使用时应预先温热本品。慢性反应往

往是由于长期给药致血脂过高而引起。所以,在连续使用时须经常进行生物学检查。

例 3:右旋糖酐注射液(血浆代用品)

中分子右旋糖酐与血浆具有相同的胶体特性,可以提高血浆渗透压,增加血浆容量,维持血压;用于治疗血容性休克,如外伤性出血性休克。低分子右旋糖酐有扩容作用,但作用时间短。本品还能改变红细胞电荷,可避免血管内红细胞凝聚,减少血栓形成,增加毛细血管流量,改善微循环。

[处方] 右旋糖酐(中分子)60 g 氯化钠 9 g 注射用水加至 1000 mL

[制法] 将注射用水加热至沸,加入处方量的右旋糖酐,搅拌使溶解,配制成 12%～15%的溶液,加入 1.5%的活性炭,保持微沸 1～2 h,加压过滤脱碳,加注射用水稀释成 6%的浓度,然后加入氯化钠使溶解,冷却至室温,测定含量和 pH,pH 应控制在 4.4～4.9,再加活性炭 0.5%,加热至 70～80 ℃,过滤至药液澄明后灌装,于 115 ℃灭菌 30 min 即得。

[注解]

①血浆代用液在有机体内有代替血浆的作用,但不能代替全血,对于血浆代用液的质量,除应符合注射剂有关规定外,代血浆应不妨碍血型试验,不得在脏器中蓄积。右旋糖酐是用蔗糖经过特定细菌发酵后产生的葡萄糖聚合物。

②因右旋糖酐经生物合成易夹杂热原,故活性炭用量较大。同时因本品黏度较大,需在高温下过滤,本品灭菌一次,其分子量下降 3000～5000,故受热时间不能过长,以免产品变黄。本品在贮存过程中易析出片状结晶,主要与贮存温度和分子量有关。

四、注射用无菌粉末

(一) 概述

注射用无菌粉末又称粉针剂,临用前用灭菌注射用水溶解后注射,是一种较常用的注射剂型。依据生产工艺不同,可分为注射用无菌分装产品和注射用冷冻干燥制品。注射用无菌分装产品是将已经用灭菌溶剂法或喷雾干燥法精制而得的无菌药物粉末在无菌操作条件下直接分装于洁净灭菌的小瓶或安瓿中密封而成,常见于抗生素药品,如青霉素;注射用冷冻干燥制品是将灌装了药液的安瓿进行冷冻干燥后封口而得,常见于生物制品,如辅酶类。

注射用无菌粉末的质量除应符合《中国药典》对注射用原料药物的各项规定外,还应符合下列要求:①粉末无异物,配成溶液或混悬液后可见异物检查合格;②粉末细度或结晶度应适宜,便于分装;③无菌、无热原。

(二) 注射用无菌粉末临床应用与注意事项

1. 临床应用 适用于在水中不稳定的药物,特别是对湿热敏感的抗生素(如青霉素 G、头孢菌素类)及酶(如胰蛋白酶、辅酶 A 等)或血浆等生物制品。一般制剂稳定化技术较难得到满意的注射剂产品时,可考虑制成固体形态的注射剂。

2. 注意事项 注射用无菌粉末生产必须在无菌环境中进行,尤其是一些关键工序,如灌封等需采用较高的层流洁净措施来确保环境的洁净度。另外需严格控制原料质量、处理方法和环境。为了防止其吸潮变质,需要检查橡胶塞的密封率,若是铝盖则在压紧后进行烫蜡。

(三) 注射用无菌粉末的制备

由于多数情况下,制成粉针的药物稳定性较差,因此,粉针的制备一般没有灭菌的过程,因而对无菌操作有较严格的要求,特别在灌封等关键工序,应采用层流洁净措施,以保证操作环境的洁净度。

1. 注射用无菌分装产品的制备 注射用无菌分装产品的生产工艺常采用直接分装法。将精制的无菌粉末在无菌条件下直接进行分装,目前多采用容量分装法,其生产工艺流程如图 8-13 所示。

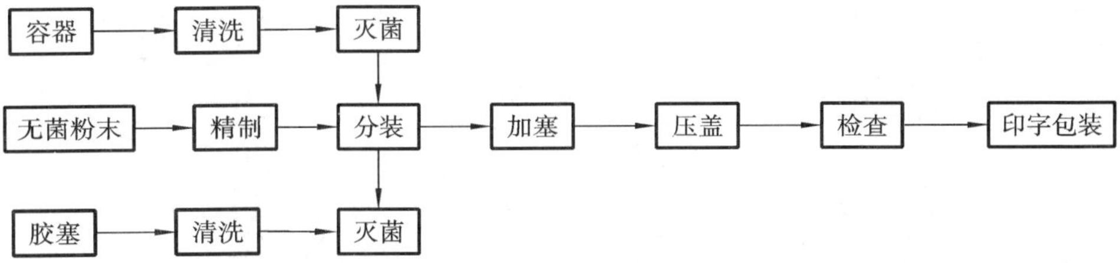

图 8-13 注射用无菌分装产品生产工艺流程(精制和分装为 A 级或局部 A 级)

1) 药物的准备 为制定合理的生产工艺,需要掌握药物的物理化学性质。主要测定如下项目:①物料的热稳定性,以确定产品最后能否进行灭菌处理;②物料的临界相对湿度,用以设计生产中分装室的相对湿度;③物料的粉末晶型与松密度,从而选择适宜的分装容器和分装机械。

无菌原料可用灭菌结晶法或喷雾干燥法制备,必要时需进行粉碎、过筛等操作,在无菌条件下制得符合注射用的无菌粉末。安瓿或玻璃瓶及胶塞的处理按注射剂的要求进行,但均需进行灭菌处理。

2) 分装 药物的分装及安瓿的封口必须在高度洁净的无菌室中按无菌操作进行。分装后小瓶应立即加塞并用铝盖密封。分装的机械设备有插管分装机、螺旋自动分装机、真空吸粉分装机等。此外,青霉素与其他抗生素不得轮换进行分装,以防交叉污染。

3) 灭菌及异物检查 对于不耐热品种,必须严格无菌操作。对于耐热的品种(如青霉素),为确保安全,一般可按照前述条件进行补充灭菌。异物检查一般在传送带上用目检视,并将不合格品剔除。

2. 注射用冷冻干燥制品的制备 制备冷冻干燥无菌粉末在冷冻干燥前药液的配制基本与水性注射剂相同,根据冷冻干燥过程最终产品的成型方式不同,可将注射用冷冻干燥制品(简称注射用冻干制品)的工艺分为托盘冷冻干燥和西林瓶冷冻干燥两种。托盘冷冻干燥工艺是将药物经溶解、无菌过滤后注入广口托盘内冷冻干燥,干燥品按无菌分装粉针剂的生产工艺制备。

以西林瓶冷冻干燥工艺为例,冻干粉末的制备可分为药液配制、过滤、灌装、预冻、减压、升华、干燥、封口、轧盖等处理过程。西林瓶冷冻干燥的工艺流程如图 8-14 所示。

1) 配液、过滤和灌装 将主药和辅料溶解在适当的溶剂中,先按用不同孔径的滤器对药液分级过滤,最后通过 0.22 μm 级微孔膜滤器进行除菌过滤。将已经除菌的药液灌注到容器中,并用无菌胶塞半压塞。

2) 冷冻干燥 在无菌环境中将半压塞容器转移至冻干箱内进行预冻。预冻是恒压降温过程,首先运行冻干机,药液随温度的下降冻结成固体。然后在真空条件下,恒压升温,使固态水升华逸去。通常采用反复冷冻升华法,通过反复升温降温处理,制品的晶体结构被改变,由致密变为疏松,有利于水分的升华。升华完成后,是再干燥过程,使温度继续升高并保持一段时间,具体温度根据制品的性质确定,如 0 ℃或 25 ℃,可使已升华的水蒸气或残留的水分被进一步抽尽,可保证冻干制品含水量低于 1%,并有防止回潮作用。

3) 封口 冷冻干燥完毕,通过安装在冻干箱内的液压或螺杆升降装置全压塞。为此还有专门设计的橡皮塞,在分装液体后,橡皮塞被放置瓶口上,因橡皮塞下部分有一些缺口,可使水

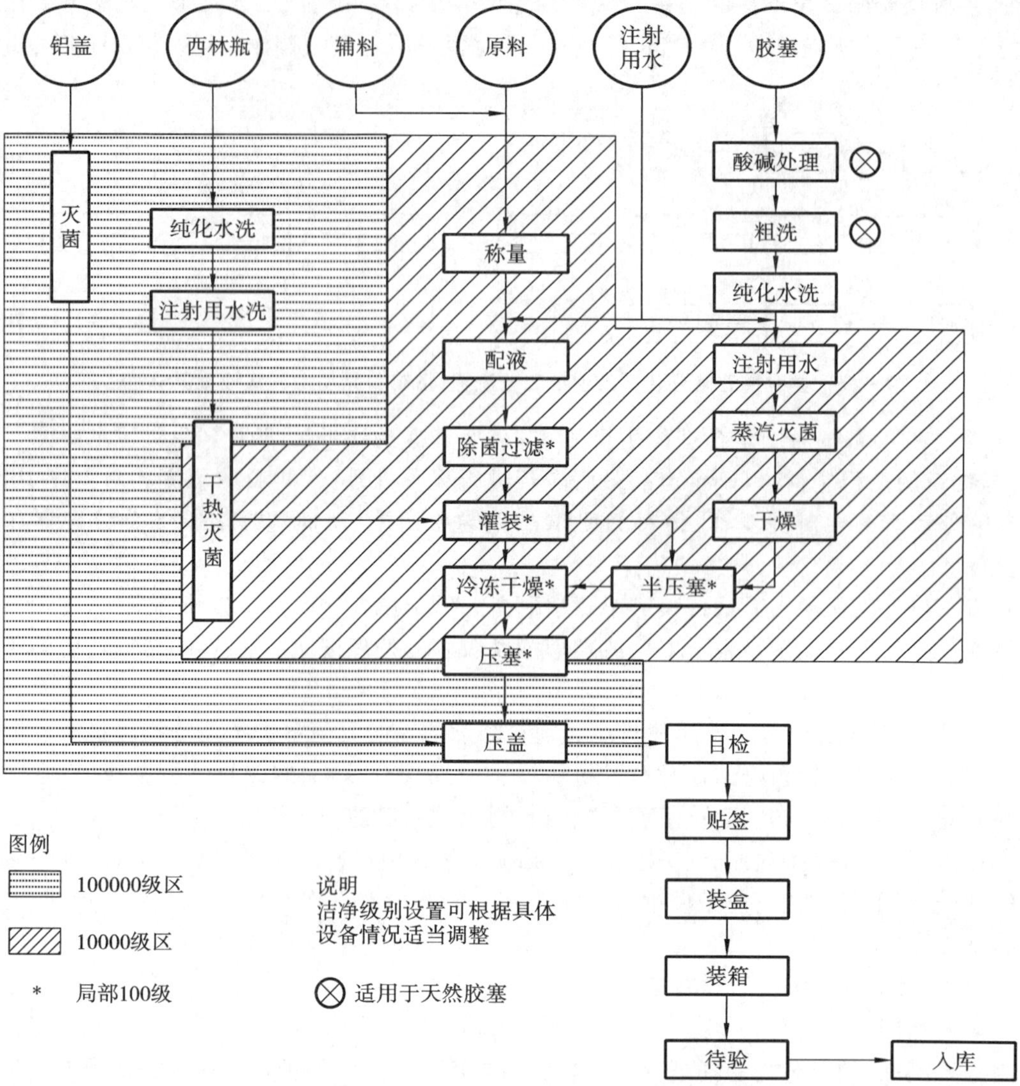

图 8-14 西林瓶冷冻干燥工艺流程

分升华逸出。

4）轧盖 将已全压塞的制品容器移出冻干箱，用铝盖轧口密封。

（四）冻干制剂常见问题与解决方法

1. 无菌分装工艺中存在的问题及解决办法

1）装量差异问题 主要原因是物料流动性差，应根据具体情况分别采取措施。

2）可见异物问题 应严格控制原料质量和生产环境，防止污染。

3）无菌度问题 采用层流净化装置。

4）吸潮变质问题 进行胶塞密封性能的测定，选择性能好的胶塞，且压紧铝盖后瓶口要烫蜡，以防水气透入。

2. 冷冻干燥中存在的问题及处理方法

1）含水量偏高 容器内装入药液过厚，升华干燥过程中供热不足，冷凝器温度偏高或者真空度不够，都可能导致含水量偏高。可采用旋转冷冻机进行冷冻干燥，或针对以上影响因素采取相对应的方法解决。

2）喷瓶　若供热太快，受热不匀或预冻不完全，则易在升华过程中使制品部分液化，在真空减压条件下产生喷瓶。为防止喷瓶，必须控制预冻温度在共熔点之下 10～20 ℃以确保冷冻完全，同时加热升华，注意温度不宜超过共熔点。

3）产品外形不饱满或萎缩　一些黏稠的药液由于结构过于致密，在冻干过程中内部水蒸气逸出不完全，冻干结束后，制品会因潮解而萎缩，遇这种情况通常可在处方中加入适量甘露醇、氯化钠等填充剂，并采取反复预冻法，以改善制品的通气性，产品外观即可得到改善。

4）出现可见异物　注射用冷冻干燥制品生产在无菌室内进行，应加强人流、物流与工艺的管理。严格控制环境污染，有的产品重新溶解时出现可见异物，主要是原料的质量及冻干前处理工作上有问题，以及控制粉末温度（不超过产品共熔点）等措施解决。

（五）典型冻干无菌粉末实例分析

例 1：注射用苯巴比妥钠（注射用无菌分装制品）

［处方］　苯巴比妥 1000 g　氢氧化钠 172 g　80％乙醇 26000 mL

［制法］　①开口工段：向反应釜中加入处方量的 80％乙醇，在不断搅拌下加入氢氧化钠使全溶；反应釜夹层通冷却水保持温度 45～50 ℃，继续分次加入苯巴比妥使其全部溶解，加活性炭恒温搅拌 20 min，粗滤脱炭、精滤，滤液输入无菌室备用。②无菌工段：精滤液输至洁净反应釜中，加热回流（78 ℃）1～2 h，析出结晶，冷却至室温，出料甩滤，结晶用无水乙醇洗涤，母液回收乙醇，结晶经干燥后过筛，即可供分装用。

［注解］

①苯巴比妥为主药，氢氧化钠为附加剂，80％乙醇为溶剂。

②苯巴比妥钠的水溶液放置后，易发生水解，析出苯乙基醋酰脲沉淀，而失去疗效。在游离碳酸存在时，发生沉淀更速，故多制成针粉使用。

例 2：注射用辅酶 A（coenzyme A 的无菌冻干制剂）

本品为体内乙酰化反应的辅酶，有利于糖、脂肪以及蛋白质的代谢。用于白细胞减少症、原发性血小板减少性紫癜及功能性低热。

［处方］　辅酶 A 50 单位　水解明胶 5 mg　甘露醇 10 mg　葡萄糖酸钙 1 mg　半胱氨酸 0.5 mg　注射用水适量

［制法］　将上述各成分用适量注射用水溶解后，无菌过滤，分装于安瓿中，每支 0.5 mL，冷冻干燥后封口，漏气检查即得。

［注解］

①水解明胶、甘露醇和葡萄糖酸钙为填充剂，半胱氨酸为稳定剂。

②本品为静脉滴注，一次 50 单位，一日 50～100 单位，临用前用 5％葡萄糖注射液 500 mL 溶解后滴注。肌内注射，一次 50 单位，一日 50～100 单位，临用前用生理盐水 2 mL 溶解后注射。

③辅酶 A 为白色或微黄色粉末，有吸湿性，易溶于水，不溶于丙酮、乙醚、乙醇，易被空气、过氧化氢、碘、高锰酸盐等氧化成无活性二硫化物，故在制剂中加入半胱氨酸等，甘露醇、水解明胶等作为赋形剂。

④辅酶 A 在冻干工艺中易丢失效价，故投料量应酌情增加。

五、眼用液体制剂

（一）概述

1. 眼用液体制剂概念与分类 眼用液体制剂是指供洗眼、滴眼或眼内注射用以治疗或诊断眼部疾病的液体制剂。以水溶液为主，少数为混悬液或油溶液。

作用于眼的药物多采用局部给药，药物溶液滴入结膜囊内后主要经过角膜和结膜吸收。一般认为，常用的滴入方法，使大部分药物在结膜的下穹隆中，借助毛细血管、扩散或眨眼等进入角膜前的薄膜层，渗入角膜。当滴入给药吸收太慢时，可将其注射入结膜下或眼角后的眼球囊（特农氏囊），药物可通过巩膜进入眼内，对睫状体、脉络膜和视网膜起作用。若将药物注射于球后，则药物进入眼后段，对球后神经及其他结构起作用。

眼用液体药剂按用法不同可分为滴眼剂、洗眼剂和眼用注射剂三类。本书以滴眼剂为主进行介绍。

1）滴眼剂 指将药物制成供滴眼用的水性、油性澄明溶液和水性混悬液。滴眼剂主要发挥局部治疗作用，有的也可发挥全身治疗作用，如氯霉素滴眼液、醋酸氢化可的松滴眼液等。

2）洗眼剂 指供冲洗眼部异物或分泌液、中和外来化学物质的眼用灭菌液体制剂，如 2% 硼酸溶液、生理氯化钠溶液等。

3）眼用注射剂 指供眼周围组织或眼内注射用的无菌液体制剂，可用于球结膜下、筋膜下、球后、前房、玻璃体内注射等局部给药，以提高眼内的药物浓度，增加疗效。

2. 滴眼剂的质量要求 我国药典规定，滴眼剂应符合下列要求。

1）无菌 供角膜创伤或手术用的滴眼剂，必须无菌，以无菌操作法制成单剂量制剂，且不得加抑菌剂；其他用的滴眼剂必须加抑菌剂，不得检出铜绿假单胞菌和金黄色葡萄球菌。

2）可见异物 滴眼剂应为澄明的溶液，要求比注射剂稍低；肉眼观察应无玻璃屑、较大纤维和其他不溶性异物。混悬液型滴眼剂不得有超过 50 μm 直径的粒子，15 μm 以下的颗粒不得少于 90%。

3）pH pH 不当可引起或增加刺激性，增加泪液的分泌，导致药物流失，甚至损伤角膜。pH 应控制在 5～9 之间。

4）渗透压 应尽量与泪液相近，但一般能适应浓度为 0.5%～1.6%的氯化钠溶液。

5）稳定性 应具有一定的稳定性，可加入适宜的稳定剂以保证在使用期限内的稳定。

6）黏度 以 4.0～5.0 Pa·s（帕·秒）为宜，适当大的黏度使滴眼剂在眼内停留时间延长，并减少刺激性。

3. 滴眼剂的原辅料 滴眼剂的原辅料包括原料、溶剂和附加剂。

1）原料 无杂质、纯度高，最好用注射用原料，或在使用前进行精制，使所用原料符合注射用标准。

2）溶剂 注射用水必须符合中国药典对注射用水的质量要求；注射用非水溶剂必须符合注射用标准，一般用花生油、芝麻油、橄榄油、蓖麻油等。

3）附加剂 设计滴眼剂处方时，在考虑发挥滴眼剂的最佳疗效时，也要考虑减少滴眼剂的刺激性，因此必要时可添加附加剂，选用的附加剂的品种与用量应符合《中国药典》标准，根据需要，滴眼剂还可以添加抗氧剂、增溶剂、助溶剂等附加剂。

常用 pH 调节剂包括巴氏硼酸盐缓冲液、硼酸缓冲液、沙氏磷酸盐缓冲液等。

常用渗透压调节剂包括氯化钠、葡萄糖、硼酸等。

常用抑菌剂包括硝酸苯汞、硫柳汞、苯扎氯铵、苯扎溴铵、氯己定（洗必泰）、对羟基苯甲酸甲酯、乙酯、丙酯、山梨酸、三氯叔丁醇等。

常用助悬剂与增稠剂包括甲基纤维素、羟丙甲纤维素（HPMC）、羧甲基纤维素、聚乙烯醇（PVA）等。

（二）滴眼剂临床应用与注意事项

1. 临床应用

（1）尽量单独使用一种滴眼剂，若有需要，应间隔 10 min 以上再使用另一种滴眼剂。若同时使用眼膏剂和滴眼剂，应先使用滴眼剂。

（2）滴眼剂主要用于治疗眼部疾病，如氯霉素滴眼液主要用于结膜炎、沙眼、角膜炎等眼部感染；人工泪液主要用于干燥综合征，起滋润眼睛的作用。

（3）眼用制剂应一人一用。

2. 注意事项

（1）使用滴眼剂前后需要清洁双手，并将眼内分泌物和部分泪液用已消毒棉签拭去，避免减少药物浓度。

（2）眼用半固体制剂涂布之后需按摩眼球以便药物扩散。

（3）使用滴眼剂时需轻压泪囊区，以减少药物引发的全身效应。

（4）使用混悬滴眼剂前需充分混匀。

（5）制剂性状发生改变时禁止使用。

（6）建议滴液剂打开后在四周内使用。

（三）滴眼剂的制备

滴眼剂生产工艺流程如图 8-15 所示。

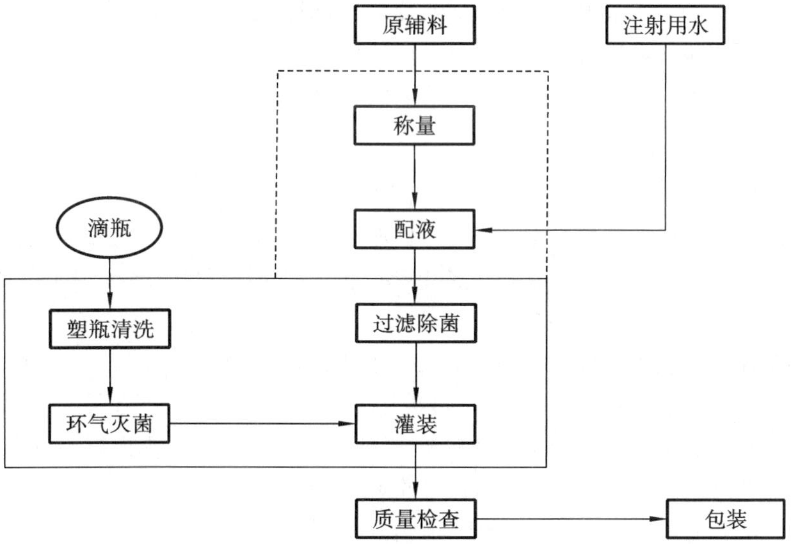

图 8-15　滴眼剂生产工艺流程

滴眼剂的制备与注射剂基本相同。药物性质稳定者一般在无菌环境中配制、分装，可加抑菌剂。包装容器为可直接滴药的塑料瓶，最终产品根据主药的热耐受性决定是否采用热压灭菌法补充灭菌；用于眼部手术或眼外伤的滴眼剂按小容量注射剂生产工艺进行操作，单剂量包装，保证完全无菌，不加抑菌剂或缓冲剂。洗眼剂用输液瓶包装，按输液工艺制备。滴眼剂的具体制备过程如下。

1）容器的处理　滴眼剂有塑料瓶和玻璃瓶两种包装形式，洗涤和灭菌方法亦不同。

大多数滴眼剂采用塑料瓶包装。塑料滴眼瓶是用聚烯烃塑料经吹塑制成，当时封口，不易污染。塑料瓶的洗涤可按下法进行：切开封口，按安瓿洗涤法处理，然后用环氧乙烷气体灭菌，避菌保存备用。有些药厂在同一洁净度环境中同时生产塑料瓶，以减轻容器清洗、干燥、灭菌等处理工序的负担。玻璃滴眼瓶一般用于易氧化药物的滴眼剂，一般为中性玻璃瓶，以橡胶帽塞、铝盖密封，并配有滴管。玻璃滴眼瓶、橡胶帽塞的洗涤灭菌方法与小容量注射剂容器的洗涤灭菌方法相同，使用前再用纯化水及新鲜的注射用水洗净。

2）配制　眼用溶液的配制可采用稀配法，即将药物与附加剂加入所需要的溶剂中，一次配成所需要的浓度。现多采用浓配法，即将药物、附加剂依次加入适量溶剂中溶解，配成浓溶液，必要时可加0.05%～0.3%药用活性炭加热过滤，加溶剂至全量，此法适用于需加热助溶的滴眼剂。

眼用混悬液的配制，可先将药物微粉化处理后灭菌，另取表面活性剂、助悬剂与适量注射用水配成黏稠液，再与主药用乳匀机搅匀，添加注射用水至全量。

配制完成后，要进行半成品检验，包括 pH、含量等，合格后才能过滤、灭菌、分装。

3）过滤　滴眼剂的过滤与注射剂过滤操作几乎相同，经滤棒、垂熔玻璃滤球与膜滤器三级过滤至澄明。若需除菌过滤，滤膜宜选用 0.22～0.45 μm 孔径，如工艺仅要求单纯除去异物时，滤膜可选用 0.8 μm 孔径。

4）无菌灌装　滴眼剂生产中药液的灌装方法大多采用减压灌装。将已洗净灭菌的滴眼剂空瓶，瓶口向下，排列在一平底盘中，将盘放入真空箱内，由管道将药液从储液瓶定量地放入盘中（稍多于实际灌装量），密闭箱门，抽气并调节真空度，即可调节灌装量，瓶中空气从液面下的小口逸出，然后通入洁净空气，恢复常压，药液即灌入滴眼瓶中，取出盘子，立刻封口即可。一般滴眼剂，每一容器的装量，除另有规定外，应为 5～8 mL，不应超过 10 mL。

5）质量检查　检查可见异物、粒度、沉降体积比、无菌、微生物限度等。

（四）典型眼用制剂实例分析

例 1：醋酸可的松滴眼液（混悬液）

本品用于治疗急性和亚急性虹膜炎、交感性眼炎、小泡性角膜炎、角膜炎等。

［处方］　醋酸可的松微晶 5.0 g　吐温 80 0.8 g　硝酸苯汞 0.02 g　硼酸 20.0 g　羧甲基纤维素钠 2.0 g　注射用水加至 1000 mL

［制法］　取硝酸苯汞溶于处方量 50%的注射用水中，加热至 40～50 ℃，加入硼酸、吐温 80 使溶解，用 3 号垂熔玻璃滤器过滤备用；另将羧甲基纤维素钠溶于处方量 30%的注射用水中，用垫有 200 目尼龙布的布氏漏斗过滤，加热至 80～90 ℃，加醋酸可的松微晶搅匀，保温 30 min，冷至 40～50 ℃，再与硝酸苯汞溶液合并，加注射用水至全量，200 目尼龙筛过滤 2 次，在搅拌下分装，封口，于 100 ℃流通蒸汽灭菌 30 min 即得。

［注解］

①醋酸可的松微晶粒径应在 5～20 μm 之间，过粗易产生刺激性，降低疗效，损伤角膜。

②羧甲基纤维素钠为助悬剂，配液前需精制；硝酸苯汞为抑菌剂；硼酸为等渗调节剂，因氯化钠会使羧甲基纤维素钠黏度显著下降，促使结块沉降，故不能使用。使用 2%的硼酸即能克服降低黏度的缺点，又能减轻药液对眼黏膜的刺激性，本品 pH 为 4.5～7。

③灭菌过程中应振摇，以防止结块，或采用旋转灭菌设备，灭菌前后均应检查有无结块。

例 2:氯霉素滴眼液

本品用于治疗砂眼、急慢性结膜炎、眼睑缘炎、角膜溃烂、睑腺炎、角膜炎等。

[处方] 氯霉素 0.25 g 氯化钠 0.9 g 尼泊金甲酯 0.023 g 尼泊金丙酯 0.011 g 蒸馏水加至 100 mL

[制法] 取尼泊金甲酯、尼泊金丙酯,加沸蒸馏水溶解,于 60 ℃时溶入氯霉素和氯化钠,过滤,加蒸馏水至足量,灌装,于 100 ℃灭菌 30 min 即得。

[注解]

①氯霉素对热稳定,配液时加热以加速溶解,用 100 ℃流通蒸汽灭菌。

②处方中可加硼砂、硼酸作缓冲剂,亦可调节渗透压,同时还可增加氯霉素的溶解度,但不如以生理盐水为溶剂者稳定及刺激性小。

例 3:人工泪液

人工泪液能代替或补充泪液、湿润眼球,用于治疗无泪液患者及干燥性角膜炎、结膜炎。

[处方] 羟丙基甲基纤维素 3.0 g 氯化钾 3.7 g 氯化苯甲烃铵溶液 0.2 mL 氯化钠 4.5 g 硼酸 1.9 g 硼砂 1.9 g 蒸馏水加至 1000 mL

[制法] 称取羟丙基甲基纤维素溶于适量蒸馏水中,依次加入硼砂、硼酸、氯化钾、氯化钠、氯化苯甲烃铵溶液,再添加蒸馏水至全量,搅匀,过滤,滤液灌装于滴眼瓶中,密封,于 100 ℃流通蒸汽灭菌 30 min 即得。

[注解]

①研究表明,羟丙基甲基纤维素溶液具有澄明度好,用于眼用液体制剂较甲基纤维素等更理想。

②羟丙基甲基纤维素宜用 2%溶液,在 20 ℃时黏度为 3750~5250 Pa·s 者。

③处方中的氯化苯甲烃铵溶液系氯化苯甲烃铵的 50%水溶液。

例 4:依地酸二钠洗眼液

本品含依地酸二钠 0.38%~0.42%(g/mL)。本品能络合多种金属离子,用于治疗石灰烧伤,角膜钙质沉着及角膜变性等。

[处方] 依地酸二钠 4 g 氢氧化钠溶液或 0.1%碳酸氢钠溶液适量 注射用水加至 1000 mL

[制法] 取依地酸二钠溶于适量注射用水中,用氢氧化钠溶液(0.1 mol/L)或 0.1%碳酸氢钠溶液将 pH 调节至 7~8,加注射用水至 1000 mL,搅匀,过滤,灌封,于 115 ℃灭菌 30 min,即得无色澄明液体。

[注解]

①依地酸二钠为一种氨羧络合剂,性质稳定,能与多种金属离子络合,生成稳定的可溶性络合物。眼科局部作用治疗因石灰烧伤而引起的钙质沉着的角膜浑浊。用本品冲洗,15 min 后可显示出溶解钙质的作用。但可引起暂时轻度角膜和结膜水肿及虹膜充血。当碱性烧伤或角膜溃疡时,组织产生胶原质酶,溶解角膜实质层的胶原组织,而使组织破坏或使溃疡扩展。依地酸二钠有抑制胶原质酶作用,从而可控制病情发展。碳酸氢钠起调节 pH 的作用。

②依地酸二钠的水溶液显酸性,pH 为 5.3,需加碱调节至规定 pH。

③本品在配制和贮存过程中禁止与金属器皿接触。

项目小结

教学提纲		主要内容简述
一级	二级	
一、概述	（一）灭菌与无菌制剂概述	灭菌与无菌制剂的概念
	（二）医药工业洁净室与空气净化技术	洁净室的洁净度等级；洁净室的净化管理；空气净化技术
二、小容量注射剂	（一）概述	注射剂的概念、分类、特点、缺点、质量要求
	（二）注射剂的常用溶剂	注射用水；注射用油；其他注射用非水溶剂
	（三）注射剂的常用附加剂	渗透压调节剂、pH调节剂、助溶剂与增溶剂、抗氧剂、抑菌剂、其他附加剂；等渗与等张的含义
	（四）热原	热原的含义与性质；热原的去除方法
	（五）注射剂的临床应用与注意事项	注射剂的临床应用与注意事项
	（六）注射剂的制备	注射用水（纯化水的制备、注射用水的制备）；注射剂（原辅料的准备；常用注射剂容器的处理；注射剂的配制与过滤；注射剂的灌封；注射剂的灭菌与检漏；注射剂的印字与包装）
	（七）典型注射剂实例分析	板蓝根注射液、醋酸可的松注射液、柴胡注射液
三、输液	（一）概述	输液的概念、分类、质量要求
	（二）输液的临床应用、注意事项	临床应用；注意事项
	（三）输液的制备	输液的生产工艺流程；输液容器及其他包装材料的处理；输液的配制和过滤；输液的灌封和灭菌。
	（四）输液主要存在的问题及解决方法	输液剂生产中存在的问题及解决办法；可见异物与微粒的问题解决办法
	（五）输液的包装与贮存	包装容器、贴签、装箱
	（六）典型输液实例分析	葡萄糖注射液；静脉注射脂肪乳；右旋糖酐注射液

续表

教学提纲		主要内容简述
一级	二级	
四、注射用无菌粉末	（一）概述	注射用无菌粉末的概念、分类、质量要求
	（二）注射用无菌粉末临床应用与注意事项	临床应用、注意事项
	（三）注射用无菌粉末的制备	注射用无菌分装产品的制备（药物的准备，分装，灭菌及异物检查）；注射用冷冻干燥制品的制备（配液、过滤和灌装，冷冻干燥，封口，轧盖）
	（四）冻干制剂常见问题与解决办法	无菌分装工艺中存在的问题及解决办法；冷冻干燥中存在的问题及解决办法
	（五）典型冻干无菌粉末实例分析	注射用苯巴比妥钠；注射用辅酶 A
五、眼用液体制剂	（一）概述	滴眼剂的概念、分类、质量要求；原料、溶剂和附加剂
	（二）滴眼剂临床应用与注意事项	临床应用、注意事项
	（三）滴眼剂的制备	滴眼剂的生产工艺流程；容器的处理；配制；过滤；无菌灌装；质量检查
	（四）典型眼用制剂实例分析	氯霉素滴眼液；醋酸可的松滴眼液；人工泪液

达标检测题

参考答案

一、单项选择题

1. 下列有关注射剂的叙述错误的是（　　）。

A. 注射剂均为澄明液体，必须热压灭菌

B. 适用于不宜口服的药物

C. 适用于不能口服药物的患者

D. 疗效确切可靠，起效迅速

2. 下列关于注射用水的叙述错误的是（　　）。

A. 应为无色的澄明溶液，不含热原

B. 经过灭菌处理的纯化水

C. 本品应采用带有无菌过滤装置的密闭系统收集，制备后 12 h 内使用

D. 采用 80 ℃以上保温、65 ℃保温循环或 4 ℃以下无菌状态下存放

3. 将青霉素钾制为粉针剂的目的是（　　）。

A. 免除微生物污染　　B. 防止水解

C. 防止氧化分解　　D. 易于保存

4. 热原的主要成分是（　　）。

A. 蛋白质　　B. 胆固醇　　C. 脂多糖　　D. 磷脂

5. 下列关于配制注射剂的环境区域划分正确的是(　　)。

A. 精滤、灌装、封口、灭菌为洁净区

B. 配液、粗滤、蒸馏、注射用水为控制区

C. 配液、粗滤、灭菌、灯检为控制区

D. 精滤、灌封、封口、灭菌为洁净区

6. 垂熔玻璃滤器使用后用水抽洗,用下面哪一种洗液浸泡为好?(　　)

A. 重铬酸钾-浓硫酸液　　B. 硝酸钠-浓硫酸液

C. 硝酸钾-浓硫酸液　　D. 浓硫酸液

7. 下列给药途径中存在吸收过程的是(　　)。

A. 肌内注射　　B. 静脉滴注

C. 静脉注射　　D. 先静脉注射,后静脉滴注

8. 为配制注射剂用的溶剂是(　　)。

A. 灭菌蒸馏水　　B. 注射用水

C. 纯化水　　D. 灭菌注射用水

9. 对热原性质的叙述正确的是(　　)。

A. 溶于水,不耐热　　B. 溶于水,有挥发性

C. 耐热、不挥发　　D. 可耐受强酸、强碱

10. 不属于注射剂附加剂的是(　　)。

A. 矫味剂　　B. 乳化剂　　C. 助悬剂　　D. 抑菌剂

11. 注射液中加入焦亚硫酸钠的作用是(　　)。

A. 抑菌剂　　B. 抗氧剂　　C. 止痛剂　　D. 乳化剂

12. 滴眼剂的质量要求中,与注射剂不同的是(　　)。

A. 无菌　　B. 有一定的 pH

C. 与泪液等渗　　D. 无热原

13. 某含钙注射剂中为防止氧化通入的气体应该是(　　)。

A. O_2　　B. H_2　　C. CO_2　　D. N_2

14. 滴眼剂允许的 pH 范围为(　　)。

A. 6～8　　B. 5～9　　C. 4～9　　D. 5～10

15. 一般注射剂的 pH 应为(　　)。

A. 3～8　　B. 3～10　　C. 4～9　　D. 5～9

16. 活性炭吸附力最强时,所需 pH 为(　　)。

A. 4～6　　B. 3～5　　C. 5～5.5　　D. 5～6

17. 注射剂灭菌后应立即检查(　　)。

A. 热原　　B. 漏气　　C. 可见异物　　D. pH

18. 灭菌后的安瓿存放柜应有净化空气保护,安瓿存放时间不应超过(　　)。

A. 4 h　　B. 8 h　　C. 12 h　　D. 24 h

二、配伍选择题

题 1～5

A. 皮下注射剂　　B. 皮内注射剂　　C. 肌内注射剂

D. 静脉注射剂　　E. 脊椎腔注射剂

1. 注射于真皮和肌肉之间的软组织内，剂量为 1～2 mL 的是（　　）。
2. 多为水溶液，剂量可达几百毫升的是（　　）。
3. 主要用于皮试，剂量在 0.2 mL 以下的是（　　）。
4. 可为水溶液、油溶液、混悬液，剂量为 1～5 mL 的是（　　）。
5. 等渗水溶液，不得加抑菌剂，注射量不得超过 10 mL 的是（　　）。

题 6～10

处方分析：

A. 维生素 C 104 g　　B. $NaHCO_3$ 49 g

C. $NaHSO_3$ 3 g　　D. 依地酸二钠 0.05 g

E. 注射用水加至 1000 mL

6. 注射剂的溶剂是（　　）。
7. pH 调节剂是（　　）。
8. 抗氧剂是（　　）。
9. 主药是（　　）。
10. 金属络合剂是（　　）。

题 11～13

A. 纯化水　　B. 灭菌蒸馏水　　C. 注射用水

D. 灭菌注射用水　　E. 制药用水

11. 用于配制普通药物制剂的溶剂或试验用水的是（　　）。
12. 为配制注射剂用的溶剂，经蒸馏所得的无热原水的是（　　）。
13. 用于注射用灭菌粉末的溶剂或注射液的稀释剂的是（　　）。

题 14～17

A. 采用棕色瓶密封包装　　B. 制备过程中充入氮气

C. 产品冷藏保存　　D. 处方中加入 EDTA 钠盐

E. 调节溶液的 pH

14. 所制备的药物溶液对热极为敏感应（　　）。
15. 为避免氧气的存在而加速药物的降解应（　　）。
16. 光照射可加速药物的氧化应（　　）。
17. 金属离子可加速药物的氧化应（　　）。

题 18～22

处方分析：

A. 醋酸氢化可的松微晶 25 g　　B. 氯化钠 3 g

C. 羧甲基纤维素钠 5 g　　D. 硫柳汞 0.01 g

E. 吐温 80 1.5 g　注射用水加至 1000 mL

18. 药物是（　　）。
19. 抑菌剂是（　　）。
20. 助悬剂是（　　）。
21. 润湿剂是（　　）。
22. 等渗调节剂是（　　）。

三、多项选择题

1. 热原污染途径是（　　）。

A. 从溶剂中带入　　B. 从原料中带入

C. 从容器、用具、管道和装置等带入

D. 制备过程中的污染　　E. 从输液器具带入

2. 注射剂的玻璃容器的质量要求(　　)。

A. 无色、透明、洁净、不得有气泡、麻点及砂粒等

B. 优良的耐热性　　C. 足够的物理强度

D. 高度的化学稳定性　　E. 熔点较低,易于溶封

3.《中国药典》规定的无菌检查法有(　　)。

A. 直接接种法　　B. 薄膜过滤法　　C. 鲎试验法

D. 家兔法　　E. 显微镜法

4. 关于滴眼剂的叙述,正确的是(　　)。

A. 滴眼剂是指药物制成供滴眼用的澄明溶液、混悬液或乳剂

B. 滴眼剂一般应在无菌环境下配制

C. 滴眼剂如为混悬液,混悬的颗粒应易于摇匀,其最大颗粒不得超过 100 μm

D. 供角膜创伤或外科手术用的滴眼剂应以无菌制剂操作配制,分装于单剂量灭菌容器内严封

E. 每一容器的装量,一般不超过 10 mL

5. 适用于除去药液中热原的方法是(　　)。

A. 高温法　　B. 酸碱法

C. 活性炭吸附法　　D. 微孔薄膜过滤法　　E. 蒸馏法

6. 下列有关冷冻干燥制品的叙述正确的是(　　)。

A. 适合对热不稳定的药物　　B. 适合在水溶液中不稳定的药物

C. 杂质微粒少　　D. 产品质地疏松,溶解性好

E. 利用水在低温低压下具有的升华性制备而成

7. 下列药品既能作抑菌剂又能作止痛剂的是(　　)。

A. 苯甲醇　　B. 苯乙醇　　C. 苯氧乙醇

D. 三氯叔丁醇　　E. 乙醇

8. 注射液机械灌封中可能出现的问题是(　　)。

A. 药液蒸发　　B. 出现鼓泡

C. 安瓿长短不一　　D. 焦头　　E. 剂量不正确

(王　琳)

模块三

固体类制剂篇

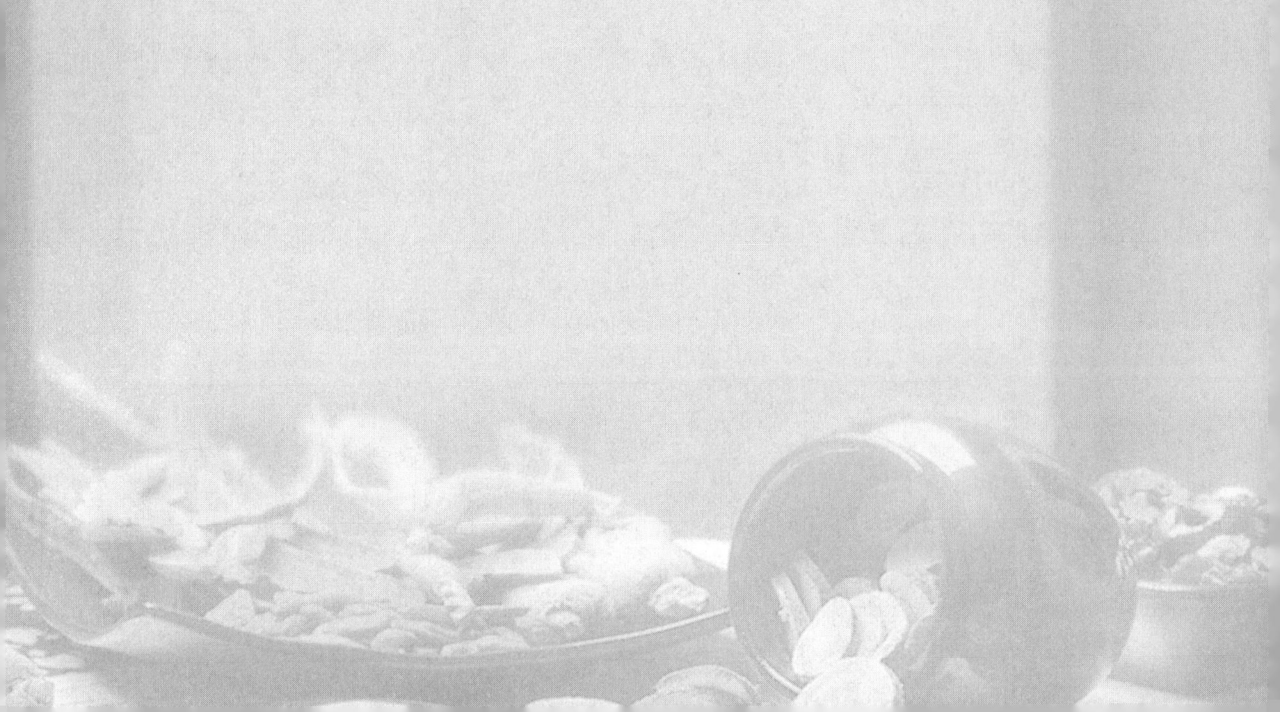

项目九

散剂、颗粒剂与胶囊剂

扫码
看 PPT

学习目标

理论知识

掌握：散剂、颗粒剂和胶囊剂的概念、分类、特点、一般质量要求、临床应用与注意事项、典型处方分析、制备方法。

熟悉：软胶囊的概念、分类、特点、一般质量要求、临床应用与注意事项、典型处方分析、制备方法；特殊散剂的处方组成及制备方法。

了解：散剂、颗粒剂和胶囊剂的质量检查方法；全自动胶囊填充原理。

专业技能

能进行散剂、颗粒剂与胶囊剂典型处方分析。

能根据散剂、颗粒剂与胶囊剂这类固体制剂特点、临床应用与注意事项合理指导用药。

能进行典型散剂、颗粒剂与胶囊剂质量检查操作。

会设计散剂、颗粒剂与胶囊剂的生产工艺流程。

职业素养

能够在进行固体制剂工作时，树立安全、节约、环保意识；营造规范、整洁、有序的工作环境；养成实事求是、一丝不苟的工作习惯。

操作任务

散剂的制备和质量检查

一、操作目的

(1) 能进行一般散剂、含毒性成分散剂、含共熔成分散剂的制备。

(2) 会粉碎、过筛、混合的基本操作及“等量递增法”“打底套色法”的混合方法。

(3) 能正确应用散剂质量检查和包装的方法。

二、器材与药品

器材：研钵、电子天平、称量纸、药筛等。

药品：冰片、硼砂、玄明粉、朱砂(水飞)等。

三、操作内容

(一) 制备冰硼散

冰硼散是一种中药制剂，主要成分是冰片、硼砂(煅)、朱砂、玄明粉。本品为粉红色的粉末；气芳香，味辛凉。具有清热解毒，消肿止痛的功效。用于热毒蕴结所致的咽喉疼痛，牙龈肿痛，口舌生疮。

［处方］ 冰片 1 g　硼砂 10 g　朱砂(水飞)1.2 g　玄明粉 10 g

［制法］ 以上 4 味药，朱砂水飞或粉成极细粉，其他各药研细，过 100 目筛。先将朱砂与玄明粉研磨均匀，再与硼砂研合，过筛，然后加入冰片研匀，过筛即得。

［注解］

①硼砂炒后失去结晶水，称煅月石。玄明粉为芒硝经精制后，风化失去结晶水而得。用途同芒硝，外用治疮肿、丹毒、咽喉口疮，作用较芒硝缓和。冰片即龙脑，外用能消肿止痛。冰片为挥发性药物，故在制备散剂时最后加入，同时密封贮存，以防成分挥发。

②朱砂为矿物类药材，应使用水飞法对其进行粉碎操作。水飞法：将药物适当破碎，置乳钵或其他容器中，加入适量清水，研磨成糊状，再加多量水搅拌，粗粒即下沉，立即倾出混悬液，下沉的粗粒再研磨，如此反复操作，至研细为止。最后将不能混悬的杂质弃去。将前后倾出的混悬液合并静置，待沉淀后，倾去上面的清水，将沉淀物过滤后干燥研磨成极细粉。

③散剂中各组分比例相差悬殊时，应采用等量递增法混合均匀。混合过程中若组分的色泽相差明显，则使用打底套色法。一般先将色深的组分先加入研钵内再加入色浅的组分进行混合。具体操作为混合时取少量玄明粉放于乳钵内先行研磨，以饱和乳钵的表面能。再将朱砂置研钵中，逐渐加入等容积玄明粉研匀，再加入硼砂研匀。

（二）质量检查

1. 粒度检查　取供试品 10 g，精密称定，置七号筛，筛上加盖，并在筛下配有密合的接收容器。照《中国药典》(2020 年版)粒度和粒度分布测定法检查，精密称定通过筛网的粉末重量，应不低于 95%。

2. 外观均匀度　取供试品适量，置光滑纸上，平铺约 5 cm^2，将其表面压平，在亮处观察，应呈现均匀的色泽，无花纹与色斑。

四、思考题

(1) 打底套色法的原则是什么？打底套色法具体如何操作？

(2) 等量递加法的原则是什么？等量递加法具体如何操作？

颗粒剂的制备和质量检查

一、操作目的

(1) 掌握中药颗粒剂的制备方法。

(2) 掌握中药颗粒剂的质量要求和质量检查方法。

二、器材与药品

器材：电子天平、电磁炉、药筛、烘箱等。

药品：板蓝根、纯化水、蔗糖、糊精、95%乙醇等。

三、操作内容

(一) 制备板蓝根颗粒

板蓝根颗粒主要用于清热解毒、凉血利咽、消肿。临床上用于扁桃体炎、腮腺炎、咽喉肿痛等。口服，1 次 1 袋，1 日 4 次。

［处方］ 板蓝根 50 g　蔗糖适量　糊精适量

［制法］ 取板蓝根 50 g，加水煎煮两次，第一次 1 h，第二次 0.5 h，合并煎液，过

滤，滤液浓缩至适量（约 50 mL），加乙醇使含醇量为 60%，边加边搅，静置使沉淀，取上清液回收乙醇，浓缩至相对密度为 1.30～1.33（80 ℃）的清膏（约 1∶3，即 1 份清膏相当于 3 份药材），加入适量蔗糖与糊精的混合物（蔗糖∶糊精＝3∶1）及适量 50%乙醇，拌合成软材，挤压过筛（12～14 目）制颗粒，60 ℃干燥，整粒，按每袋相当于板蓝根 10 g 分装于塑料袋中，密封，即得。

［注解］

①浓缩药液时应不断搅拌，药液变稠或即将浓缩成稠膏时应将火力减弱，并加速搅拌，避免受热不均而变煳。

②在制软材之前，板蓝根浸膏应放冷至 40 ℃左右，避免温度过高造成蔗糖熔化、软材黏性过强。

③制软材时应遵循八字原则，“握之成团，轻压即散”，制备过程中根据浸膏黏稠程度添加辅料，视情况可适当添加 50%乙醇用以调节软材的干湿程度。

（二）质量检查

1. 粒度检查　取本品 5 袋（50 g），置药筛内，过筛时，筛保持水平状态，左右往返轻轻筛动，过筛 3 min，不能通过一号筛和能通过五号筛的颗粒和粉末总和，不得超过 15%。

2. 水分　照烘干法测定，本品含水量不得超过 5%。

3. 溶化性　取本品 10 g，加热水 200 mL，搅拌 5 min，应全部溶化（允许有轻微混浊）。

四、思考题

（1）制备颗粒剂所用的蔗糖、糊精应达到什么要求？为什么？

（2）结合实验谈谈制备软材的体会。

（3）颗粒剂有哪些质量要求？影响成品质量的因素有哪些？

一、散剂

（一）概述

散剂是指原料药物或与适宜的辅料经粉碎、均匀混合制成的干燥粉末状制剂，可供内服和外用。散剂是我国传统剂型之一，中药散剂迄今仍较常用，西药散剂临床应用较少。散剂除可直接作为剂型外，也可作为制备其他固体剂型的基础中间体。

散剂的主要特点如下。

（1）与其他固体制剂相比，散剂易分散、溶出快、吸收快、起效快。

（2）便于分剂量和服用，剂量易于控制，适合婴幼儿服用。

（3）制备工艺简单，运输、携带方便，生产成本较低。

（4）外用散剂覆盖面积大，可起到保护、收敛，促进伤口愈合等作用。

但是散剂中药物分散度大，可使药物制剂的吸湿性、刺激性、不稳定性等方面的不良影响增加。

散剂可按用途、组成成分及是否分剂量等形式进行分类。

（1）按用途分类：可分为口服散剂和局部用散剂。口服散剂一般溶于或分散于水中、稀释成溶液，也可直接用水送服；局部用散剂可供皮肤、口腔、咽喉、腔道等处应用；专供治疗、预防和润滑皮肤的散剂也可称为撒布剂或撒粉。

(2) 按是否分剂量分类：可分为分剂量散剂和不分剂量散剂。分剂量散剂是将散剂按一次服用量单独包装，由患者按医嘱分包服用；不分剂量散剂是以多次应用的总剂量形式发出，由患者按医嘱分取剂量使用。

(3) 按组成分类：可分为单散剂和复方散剂。单散剂是由一种药物组成，如蒙脱石散、口服酪酸梭菌活菌散等；而复方散剂是由两种或两种以上药物组成，如复方口腔散等。

此外，按散剂成分的不同性质尚可分为剧毒药散剂、浸膏散剂、泡腾散剂等。

散剂在生产与贮存期间，应符合下列有关规定。

(1) 供制散剂的原料药物均应粉碎成细粉，口服用散剂为细粉，儿科用和局部用散剂应为最细粉，眼用散剂为极细粉。

(2) 散剂应干燥、疏松、混合均匀、色泽一致。制备含有毒性药、贵重药或药物剂量小的散剂时，应采用配研法混匀并过筛。

(3) 散剂可单剂量包(分)装，多剂量包装者应附分剂量的用具。含有毒性药的口服散剂应单剂量包装。

(4) 除另有规定外，散剂应密闭贮存，含挥发性原料药物或易吸潮原料药物的散剂应密封贮存。

(二) 散剂的临床应用与注意事项

(1) 散剂的临床应用。

外用或局部外用散剂适宜于溃疡、外伤的治疗；内服散剂一般为细粉，以便儿童及老人服用，服用时不宜过急，单次服用剂量适量，服药后不宜过多饮水，以免药物过度稀释导致药效不佳等。

(2) 散剂的注意事项。

外用或局部外用散剂的使用主要有撒敷法和调敷法。

内服散剂应温水送服，服用后半小时内不可进食，大剂量服用时应分次服用以免引起呛咳，为防止口服散剂时不小心吸入气管，可用少量温开水将散剂调成稀糊状再饮用；也可将服用不便的中药散剂加蜂蜜调和送服或装入胶囊吞服。温胃止痛的散剂不需用水送服，可直接吞服以利于延长药物在胃内的滞留时间。

散剂吸湿性较强，应特别注意散剂的贮存，应置于阴凉干燥处。

(三) 散剂的制备

散剂中可含或不含辅料，口服散剂时可添加矫味剂、芳香剂、着色剂等。散剂的制备工艺操作包括粉碎、过筛、混合、分剂量、包装等。散剂的生产过程中应采取有效措施防止交叉污染，口服散剂生产环境的空气洁净度要求达到D级，外用散剂中表皮用药的生产环境要求达到C级。散剂制备工艺流程如图9-1所示。

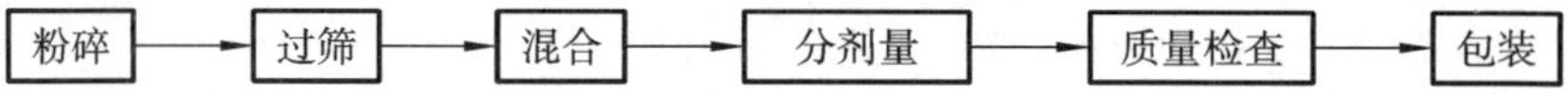

图9-1 散剂制备工艺流程

1. 粉碎与过筛 粉碎与过筛是指将制备散剂所用的固体原辅料破碎成适宜程度的粉末，并进行筛分得到预期要求的粉末的过程。粉碎粒度应根据药物的性质、作用及给药途径而定。口服散剂应为细粉；难溶性药物、儿科用散、吸附散、外用散剂应为最细粉；眼用散剂应全部通过九号筛。

2. 混合 混合是按散剂处方中处方量进行双人称量、核对各组分，然后按制剂要求选择适宜混合方法、设备使药粉混合均匀的过程。混合操作是散剂制备的重要单元操作，其目的是使散剂中各组分分散均匀，色泽一致，以保证剂量准确，用药安全有效。混合时要注意设备种类、加料顺序、混合时间等，保证混合效率。

3. 分剂量 分剂量是将混合均匀的药粉按剂量要求装入合适的内包装材料中的过程，常用的方法有目测法、重量法和容量法。

1）目测法（又称估分法） 指先称取总量的散剂，以目测分成若干等分的方法。此法操作简便，但准确性差，误差较大，适于药房临时调配少量普通药物散剂。

2）重量法 指按规定剂量用衡器逐份称重的方法。此法分剂量准确，但操作麻烦，效率低，主要用于含毒性药及贵重药物散剂的分剂量。

3）容量法 指用固定容量的容器进行分剂量的方法，为目前应用最多的分剂量法。此法适用于一般散剂分剂量，效率较高，且误差较小，但准确性不如重量法，为了保证剂量的准确性，应对药粉的流动性、吸湿性、密度差等理化特性进行必要的考查。

4. 包装贮存 散剂的分散度大，易吸湿、风化及挥发，常发生潮解、结块、变色、霉变等变化，若包装不当，则严重影响散剂的质量及用药的安全性。为了保证散剂的稳定性，必须根据药物的性质，尤其是吸湿性强弱不同，在包装与贮存中主要应解决好防潮的问题，选用适宜的生产环境和包装材料。

散剂一般均应密闭贮存，含挥发性或易吸湿性组分的散剂，尤应密封包装。

（四）散剂的质量检查

除另有规定外，散剂应按照《中国药典》（2020 年版）制剂通则中散剂项下的各项规定进行以下相应检查。

1. 粒度 除另有规定外，化学药局部用散剂和用于烧伤或严重创伤的中药局部用散剂及儿科用散剂，照下述方法检查，应符合规定。

除另有规定外，取供试品 10 g，精密称定，照粒度和粒度分布测定法（单筛分法）测定。化学药散剂通过七号筛（中药通过六号筛）的粉末重量，不得少于 95%。

2. 外观均匀度 取供试品适量，置光滑纸上，平铺约 5 cm^2，将其表面压平，在亮处观察，应色泽均匀，无花纹与色斑。

3. 干燥失重或水分 化学药和生物制品散剂，除另有规定外，取供试品，照干燥失重测定法测定，在 105 ℃干燥至恒重，减失重量不得过 2.0%。中药散剂照水分测定法测定，除另有规定外，不得过 9.0%。

4. 装量差异 单剂量包装的散剂，照下述方法检查，应符合规定。

除另有规定外，取供试品 10 袋（瓶），分别精密称定每袋（瓶）内容物的重量，求出内容物的装量与平均装量。每袋（瓶）装量与平均装量相比较（凡有标示装量的散剂，每袋（瓶）装量应与标示装量相比较），按表 9-1 中的规定，超出装量差异限度的散剂不得多于 2 袋（瓶），并不得有 1 袋（瓶）超出装量差异限度的 1 倍。

表 9-1 单剂量包装散剂装量差异限度

平均装量或标示装量	装量差异限度（中药、化学药）	装量差异限度（生物制品）
0.1 g 及 0.1 g 以下	±15%	±15%
0.1 g 以上至 0.5 g	±10%	±10%
0.5 g 以上至 1.5 g	±8%	±7.5%

续表

平均装量或标示装量	装量差异限度（中药、化学药）	装量差异限度（生物制品）
1.5 g以上至6.0 g	±7%	±5%
6.0 g以上	±5%	±3%

凡规定检查含量均匀度的化学药和生物制品散剂，一般不再进行装量差异的检查。

5. 装量 除另有规定外，多剂量包装的散剂，照最低装量检查法检查，应符合规定。

6. 无菌 除另有规定外，用于烧伤[除程度较轻的烧伤（Ⅰ度或浅Ⅱ度）]、严重创伤或临床必需无菌的局部用散剂，照无菌检查法检查，应符合规定。

7. 微生物限度 除另有规定外，照非无菌产品微生物限度检查：微生物计数法和控制菌检查法及非无菌药品微生物限度标准检查，应符合规定。凡规定进行杂菌检查的生物制品散剂，可不进行微生物限度检查。

（五）典型散剂实例分析

1. 一般药物散剂

例：口服补液盐Ⅰ

[处方] 氯化钠 175 g 氯化钾 75 g 碳酸氢钠 125 g 葡萄糖 1100 g

[制法] 取葡萄糖、氯化钠粉碎成细粉，过 80 目筛，混匀，分装于大袋中。将氯化钾、碳酸氢钠粉碎成细粉，过 80 目筛，混匀，分装于小袋中。将大小袋同装一包，共制 100 包。

[注解]

①将氯化钠、葡萄糖和氯化钾、碳酸氢钠粉碎后分开包装，因氯化钠、葡萄糖易吸湿，若混合包装，易造成碳酸氢钠水解，碱性增大。

②使用时必须加入规定量的凉开水（不得为沸水），溶解成溶液后服用。

③心力衰竭、高血钾症、急慢性肾衰竭少尿患者禁用。

④本品易吸潮，应密封保存于干燥处。

[临床适应证] 本品为电解质补充药。用于腹泻、呕吐等引起的轻度和中度脱水。

2. 倍散 毒性药品、麻醉药品、精神药品等特殊药品一般用药剂量小，称取、使用不方便，并且容易损耗。因此常在特殊药品中添加一定比例的稀释剂制成稀释散（或称倍散），以便于临时配方和服用。常用的稀释散有十倍散、百倍散和千倍散等。十倍散是由 1 份药物加 9 份稀释剂均匀混合制成。倍散的比例可按药物的剂量而定，如剂量在 0.01～0.1 g 者，可配成十倍散，如剂量在0.01 g以下者，则可配成百倍散或千倍散。配制倍散时，应采用配研法将药物和稀释剂混合。为了保证倍散的均匀性，常加入一定量的着色剂如胭脂红、亚甲蓝等着色，十倍散着色应深一些，百倍散稍浅些，以便根据倍散颜色的深浅判别倍散的浓度。倍散常用的稀释剂有乳糖、淀粉、糊精、蔗糖粉、葡萄糖粉及一些无机物如沉降碳酸钙、沉降磷酸钙、碳酸镁、白陶土等，其中以乳糖较为常用。取用倍散时，应按倍散的倍数与处方所需的药物总量，经折算后再称取。

例：阿托品倍散

[处方] 硫酸阿托品 0.25 g 乳糖 24.5 g 胭脂红乳糖（1.0%）0.25 g

[制法] 研磨乳糖使研钵饱和后倾出，将硫酸阿托品与胭脂红乳糖置研钵中研合均匀，再以等量递增法逐渐加入乳糖，研匀，待色泽一致后，分装，每包 0.1 g。

[注解]

①硫酸阿托品为剧毒药，因剂量小，称量分装困难，故需添加适量稀释剂制成倍散，该处方

为 100 倍散。为保证混合的均匀性，加胭脂红染色，成品用放大镜检查，应无花纹和色斑。

②用乳钵研和，先用少许赋形剂饱和乳钵表面自由能，再将其他赋形剂与主药按等量递加稀释法研和均匀。

③乳钵用后，充分洗净，以免残留污染其他药品。

［临床适应证］ 本品为抗胆碱药，常用于胃肠痉挛疼痛等。口服，疼痛时一次 1 包（相当于硫酸阿托品 0.001 g）。

3. 含共熔成分的散剂 当两种或两种以上药物按一定比例混合时，产生熔点降低而出现湿润或液化的现象称为共熔，此混合物称为共熔混合物。常见发生共熔现象的药物有樟脑与薄荷脑、苯酚、麝香草酚等。

混合此类药物时是否发生共熔主要取决于两点：①混合物的比例量：越接近最低共熔点的比例，越容易发生低共熔。②混合时的室温：室温高于低共熔点时一般就会发生低共熔。

对于可形成低共熔混合物的散剂，就是否采用低共熔法制备，应根据低共熔后对药理作用的影响，以及处方中所含其他固体成分的多少而定，一般有以下几种情况：

(1) 药物形成低共熔物后，若药理作用改变，如药理作用增强则宜采用低共熔法；如药理作用减弱则应避免采用低共熔法，可分别先用其他组分稀释低共熔组分后再进行混合制备散剂，以免影响疗效。

(2) 药物形成低共熔物后，若药理作用无变化，可先将两种药物同研至液化，再与其他固体组分混匀；或先分别用固体组分稀释低共熔组分，再轻研混匀。

(3) 如处方中含有挥发油或其他足以溶解低共熔组分的液体时，可先将低共熔组分溶解，然后采用喷雾法或一般的混合方法与其他固体组分混匀。

例：痱子粉

［处方］ 麝香草酚 0.3 g 薄荷脑 0.3 g 薄荷油 0.3 mL 樟脑 0.3 g 水杨酸 0.7 g 升华硫 2 g 硼酸 4.3 g 氧化锌 3 g 淀粉 5 g 滑石粉加至 50 g

［制法］ 先将水杨酸、硼酸、氧化锌、升华硫及淀粉混合研匀，倒出。再取麝香草酚、薄荷脑、樟脑研磨形成低共熔物，加入薄荷油混匀，将前细粉加入研钵吸收共熔物，最后按等量递增法加入滑石粉研匀至 50 g，即得。

［注解］

①处方中薄荷脑、樟脑、麝香草酚为共熔组分，研磨混合时形成共熔混合物并产生液化现象。共熔成分在全部液化后，需先以少量滑石粉吸收后，再与其他组分混匀。

②配制时一定要先共熔液化，再用混合细粉进行混匀，共熔液如有挥发性，要防止其挥发。

③处方中樟脑、薄荷脑具有清凉止痒作用，硼酸具有轻微消毒防腐作用，滑石粉可吸收皮肤表面的水分及油脂，故可用于治疗痱子、汗疹等。

［临床适应证］ 本品有收敛、止痒及吸湿等作用，用于痱子、汗疹等。洗净患处，撒布用。

二、颗粒剂

(一) 概述

颗粒剂是将药物与适宜的辅料混合而制成的颗粒状制剂。颗粒剂既可直接吞服，又可冲入水中饮服。

根据颗粒剂在水中的溶解性及释药情况可分为可溶颗粒(通称为颗粒)、混悬颗粒、泡腾颗粒、肠溶颗粒、缓释及控释颗粒。

1. 可溶颗粒 颗粒溶于水,临用前加入一定量的温水进行溶解后使用。

2. 混悬颗粒 颗粒内多含有药物细粉,临用前加入一定量的分散介质进行分散,得到均匀的混悬液后使用。

3. 泡腾颗粒 颗粒由碳酸氢钠和有机酸(如枸橼酸、酒石酸)共制,遇水可释放出大量二氧化碳气体而成泡腾状,气体的产生加速药物的溶解,得到均匀的液体后使用。

4. 肠溶颗粒 颗粒用肠溶材料进行包裹而制成。肠溶颗粒耐酸,在胃中不溶解而在肠液中释放活性成分,可防止药物在胃内分解失效,避免药物对胃的刺激或控制药物在肠道内定位释放。

5. 缓释颗粒 颗粒在规定的释放介质中缓慢地非恒速释放药物。

6. 控释颗粒 颗粒在规定的释放介质中缓慢地恒速释放药物。

颗粒剂具有以下特点:

(1) 比片剂、胶囊剂分散度大,有利于药物的吸收和发挥疗效。颗粒剂与其他固体制剂相同,性质稳定,携带、运输、贮存都较为方便。

(2) 飞散性、附着性、团聚性、吸湿性等均较小。

(3) 服用方便,根据需要可制成色、香、味俱全的颗粒剂,患者容易接受,尤其是儿童患者。

(4) 必要时对颗粒进行包衣。不同性质的包衣材料,可使颗粒具有防潮性、缓释性或肠溶性等,但包衣时需注意颗粒大小的均匀性以及表面光洁度,以保证包衣的均匀性。

但需注意的是,颗粒剂是多种颗粒的混合物,各种颗粒的大小或粒密度差异较大时易产生离析现象,从而导致剂量不准确。

颗粒剂的质量要求如下:

(1) 颗粒剂应干燥,颗粒均匀,色泽一致,无吸潮、软化、结块、潮解等现象。

(2) 原料药物与辅料应均匀混合。含药量小或含毒剧药的颗粒剂,应根据原料药物的性质采用适宜方法使其分散均匀。

(3) 挥发性原料药物或遇热不稳定的药物在制备过程中应注意控制温度条件,遇光不稳定的原料药物应遮光操作。

(4) 根据需要,颗粒剂可加入适宜的辅料,如稀释剂、黏合剂、分散剂、着色剂和矫味剂等,如有要求也可对颗粒进行包衣。

(5) 颗粒剂的溶出度、释放度、含量均匀度、微生物限度等应符合要求。必要时,包衣颗粒应检查残留溶剂。

(6) 除另有规定外,颗粒剂应密封,置于干燥处贮存,防止受潮。

(二) 颗粒剂的临床应用与注意事项

1. 临床应用 适于老年人、儿童及有吞咽困难的患者使用。普通颗粒剂冲服时应使药物完全溶解,充分发挥有效药物成分的治疗作用;肠溶、缓释、控释颗粒服用时应保证制剂释药结构的完整性。

2. 注意事项 可溶颗粒应加温水溶解后服用,泡腾颗粒也应用温水溶解后再使用,切忌放入口中用水送服;混悬颗粒冲服,如有部分药物不溶解应该一并服用,避免药物剂量减少;中药颗粒不宜用铁制或铝制容器冲服，以免影响疗效。

儿童服用颗粒剂时，可减少冲药用的水量，提高药物浓度，根据需要适当加入糖类，可改变药味利于服用。

(三) 颗粒剂的制备

颗粒剂的传统制备工艺流程如图 9-2 所示。

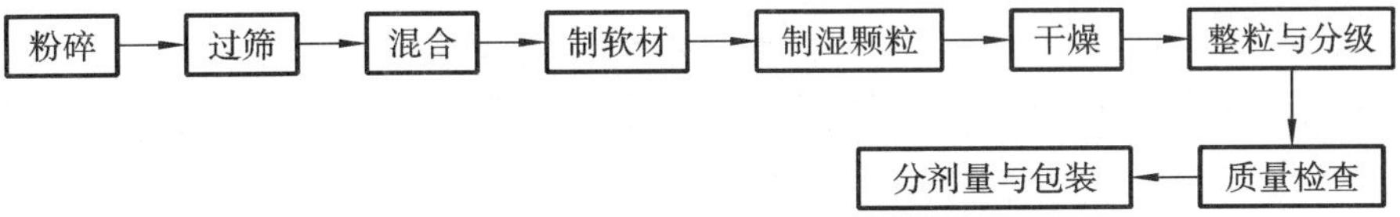

图 9-2 颗粒剂的传统制备工艺流程

（1）物料准备。

传统湿法制粒中物料的粉碎、过筛、混合操作工序与散剂的制备过程相同。

（2）制软材。

将药物与适宜的辅料（稀释剂如淀粉、乳糖、蔗糖等，崩解剂如淀粉、纤维素衍生物等）充分混匀，加入适量的润湿剂（水或乙醇）或黏合剂（淀粉浆等）制成松紧适宜的软材。制软材是湿法制粒的关键技术，软材松紧程度应适宜，一般以“握之成团、触之即散”为参考标准。

软材质量直接影响颗粒质量，润湿剂或黏合剂的用量及混合条件等对所制得颗粒的密度和硬度有一定影响。一般润湿剂或黏合剂的用量多，混合强度大、软材太黏，制成的颗粒太硬或不能制粒，影响药物溶出或正常生产；软材太松则颗粒不能成型。润湿剂或黏合剂的用量应根据物料的性质而定，如粉末较细、质地疏松，干燥及黏性较差，则应酌情添加，反之用量应减少。

（3）制湿颗粒。

通常采用挤压制粒法制粒，即将软材用力挤压通过筛网，即可制得湿颗粒。

（4）干燥。

湿颗粒应立即用适宜的方法进行干燥，除去水分，防止颗粒结块或受压变形。干燥的温度由物料的性质决定，一般以 50～80 ℃为宜，对热稳定的药物可适当调整到 80～100 ℃，以缩短干燥时间。常用的干燥方法有箱式干燥法、流化床（沸腾）干燥法等。

（5）整粒与分级。

湿颗粒干燥后，由于颗粒间可能发生粘连，甚至结块，因此必须对干燥的颗粒给予整粒与分级，使结块、粘连的颗粒分散开，获得具有一定粒度的均匀颗粒，以符合颗粒剂对粒度的要求。一般采用过筛的办法整粒与分级。

（6）分剂量与包装。

将制得的颗粒进行含量检查与粒度测定等，合格后，按剂量进行分装与包装。颗粒剂应密封，置于干燥条件下贮存，避免吸潮。

(四) 颗粒剂的质量检查

颗粒剂的质量检查，除主药含量外，《中国药典》（2020 年版）还规定了粒度、干燥失重、溶化性以及装量差异等检查项目。

1. 外观 颗粒应干燥、均匀、色泽一致，无吸潮、软化、结块、潮解等现象。

2. 粒度 除另有规定外，一般取单剂量包装颗粒剂 5 包或多剂量包装颗粒剂 1 包，称重，置药筛内轻轻筛动 3 min，不能通过 1 号筛和能通过 5 号筛的粉末总和不得超过 15%。

3. 干燥失重 除另有规定外，取供试品照干燥失重测定法测定，减失重量不得超过2.0%。

4. 溶化性 取供试颗粒10 g，加热水200 mL，搅拌5 min，可溶颗粒应全部溶化或可允许有轻微浑浊，但不得有焦屑等异物。混悬颗粒应能混悬均匀，泡腾颗粒遇水时应立即产生二氧化碳气体，并呈泡腾状。

5. 装量差异 单剂量包装的颗粒剂，其装量差异限度应符合表9-2的规定，检查方法参考药典有关规定。

表9-2 颗粒剂装量差异限度要求

标示装量	装量差异限度
1.0 g及1.0 g以下	±10.0%
1.0 g以上至1.5 g	±8.0%
1.5 g以上至6 g	±7.0%
6.0 g以上	±5.0%

6. 卫生学检查 符合要求。

（五）典型颗粒剂实例分析

例：维生素C颗粒

［处方］ 维生素C 1.0 g 糊精10.0 g 蔗糖9.0 g 酒石酸0.1 g 50%乙醇溶液适量

共制成10包

［制法］ 蔗糖粉碎并过80目筛，维生素C原料过80目筛。将酒石酸溶解在乙醇中，以乙醇为润湿剂，完成混合、制软材、制湿颗粒、干燥。选择洁净完好的10目和80目筛网安装在圆盘分筛机上，将干燥好的颗粒用圆盘分筛机进行过筛分级。检验合格的颗粒，分装、密封，包装即得。

［注解］

①维生素C在润湿状态下较易氧化变色，尤其是与金属（如铜、铁）接触时，更易于变色。因此，制备时应尽量避免与金属接触，缩短制粒时间，并宜在60 ℃以下干燥。

②处方中加入酒石酸是为了防止维生素C遇金属离子变色，酒石酸对金属离子有络合作用。

［临床适应证］ 本品可用于预防坏血病（又称维生素C缺乏症），也可用于各种急慢性传染病及紫癜等的辅助治疗。口服。用于补充维生素C：成人每日1包。用于治疗维生素C缺乏症：成人一次1～2包，每日3次；儿童每日1～3包。至少服2周。

三、胶囊剂

（一）概述

胶囊剂是指将药物填装于空心硬质胶囊中或密封于弹性软质囊材中而制成的固体制剂。胶囊剂为常见的口服制剂，目前国内外胶囊剂的产量及产值仅次于片剂和注射剂，位居第三位。

1. 特点 胶囊剂具有如下特点。

（1）能掩盖药物的不良气味、提高药物稳定性。因药物装在胶囊壳中与外界隔离，避开了水分、空气、光线的影响，对具不良气味、不稳定的药物有一定程度上的遮蔽、保护与稳定作用。

(2) 药物在体内起效快。胶囊剂中的药物以粉末或颗粒状态直接填装于胶囊壳中,不受压力等因素的影响,因此,其在胃肠道中迅速分散、溶出和吸收,一般情况下其起效快于丸剂、片剂等剂型。

(3) 液体药物固体剂型化。含油量高的药物或液体药物难以制成丸剂、片剂等,但可制成软胶囊剂,将液体药物以个数计量,患者服药方便。

(4) 可延缓药物的释放,定位释药。药物可制成缓释颗粒装入胶囊壳中,以达到缓释延效作用,康泰克胶囊即属此种类型;药物制成肠溶胶囊后,可定位释放于小肠;亦可制成直肠给药或阴道给药的胶囊剂,在这些腔道定位释药;在结肠段吸收较好的蛋白质类、多肽类药物,可制成结肠靶向胶囊剂。

由于胶囊壳的主要材料是水溶性明胶,因此,填充的药物不能是水溶液或稀乙醇溶液,以防囊壁溶化。填充易风干的药物,可使囊壁软化;填充易潮解的药物,可使囊壁脆裂,因此,具有这些性质的药物一般不宜制成胶囊剂。胶囊壳在体内溶化后,局部药量很大,因此易溶性、刺激性药物也不宜制成胶囊剂。

2. 分类 胶囊剂按照硬度可分为硬胶囊和软胶囊,按溶解和释药特性又可分为肠溶胶囊、缓释胶囊与控释胶囊。

1) 按硬度分类

(1) 硬胶囊(通称为胶囊):采用适宜的制剂技术,将原料药物或加适宜辅料制成的均匀粉末、颗粒、小片、小丸、半固体或液体等,充填于空心胶囊中制成的胶囊剂。

(2) 软胶囊:又称胶丸,指将一定量的液体原料药物直接包封,或将固体原料药物溶解或分散在适宜的介质中制备成溶液、混悬液、乳状液或半固体,密封于软质囊材中制成的胶囊剂,可用滴制法或压制法制备。如维生素 E 软胶囊、藿香正气软胶囊等。

2) 按溶解和释药特性分类

(1) 肠溶胶囊:用适宜的肠溶材料制备而成的硬胶囊或软胶囊,或用经肠溶材料包衣的颗粒或小丸充填于胶囊壳内而制成的胶囊剂。肠溶胶囊不溶于胃液,但在肠液中崩解而释放有效成分。

(2) 缓释胶囊:在规定的释放介质中缓慢地非恒速释放药物的胶囊剂。

(3) 控释胶囊:在规定的释放介质中缓慢恒速地释放药物的胶囊剂。

3. 质量要求 胶囊剂的质量应符合下列有关规定。

(1) 胶囊剂应整洁,不得有黏结、变形、渗漏或囊壳破裂等现象,且无异臭。

(2) 胶囊剂的内容物不论是药物还是辅料,均不应造成囊壳变质。

(3) 小剂量原料药物应用适宜的稀释剂稀释,并混合均匀。

(4) 胶囊剂的溶出度、释放度、含量均匀度、微生物限度等应符合要求。

(5) 除另有规定外,胶囊剂应密封贮存,其存放环境温度不高于 30 ℃,湿度应适宜,防止受潮、发霉、变质。

(二) 胶囊剂的临床应用与注意事项

服用胶囊剂的最佳姿势为站立或挺胸坐姿,整粒吞服。温水吞服:可先喝一口水润湿喉咙和食管,再吞服,避免胶囊剂悬浮在会厌上部,引起呛咳。一般不能使用茶水或牛奶等送服。不可干吞:干吞易导致胶囊剂吸水后附着在食管上,局部药物浓度过高,造成食管黏膜损伤甚至溃疡。

胶囊剂不建议去壳服用,尤其是具有特殊作用的胶囊剂,如肠溶胶囊、缓释胶囊和控释胶囊。普通胶囊中有些药物对食管和胃黏膜有刺激作用，故填充在胶囊壳内。打开胶囊壳服用可能造成食管和胃肠道的灼伤。确实存在吞咽困难的患者，可要求医师修改处方，更换其他易于服用的剂型，如颗粒剂或液体制剂。

（三）胶囊剂的制备

1. 硬胶囊的制备　一般分为空胶囊的制备，填充物料的处理、填充、封口等工艺过程，现简介如下。

1）空胶囊的制备

（1）空胶囊的组成：明胶是空胶囊的主要成囊材料，是由骨、皮水解而制得的（由酸水解制得的明胶称为 A 型明胶，等电点（pI）7～9；由碱水解制得的明胶称为 B 型明胶，等电点（pI）4.7～5.2）。以骨骼为原料制得的骨明胶，质地坚硬，较脆且透明度差；以猪皮为原料制得的猪皮明胶，富有可塑性，透明度好。为兼顾囊壳的强度和塑性，采用骨、皮混合胶较为理想。还有其他胶囊，如淀粉胶囊、甲基纤维素胶囊、羟丙甲纤维素胶囊等，但均未被广泛使用。为增加韧性与可塑性，一般加入增塑剂，如甘油、山梨醇、CMC-Na、HPC、油酸酰胺磺酸钠等；为减小流动性、增加胶冻力，可加入增稠剂琼脂等；对光敏感药物，可加遮光剂二氧化钛（2%～3%）；为美观和便于识别，加食用色素等着色剂；为防止霉变，可加防腐剂，如尼泊金等。以上组分并不是任一种空胶囊都必须具备的，应根据具体情况加以选择。

（2）空胶囊制备工艺：空胶囊由囊体和囊帽组成，其主要制备流程如图 9-3 所示。

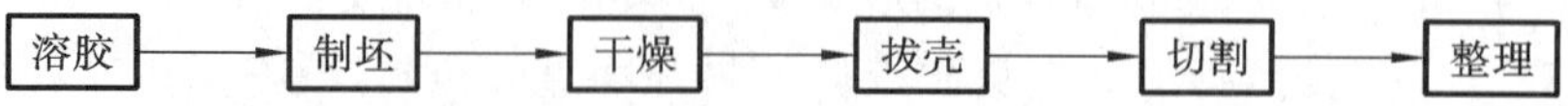

图 9-3　空胶囊的制备流程

空胶囊的制备一般由自动化生产线完成，生产环境洁净度应达 10000 级，温度为 10～25 ℃，相对湿度为 35%～45%。为便于识别，空胶囊上还可用食用油墨印字。

（3）空胶囊的规格：空胶囊的规格有明确规定，空胶囊共有 8 种规格，但常用的为 0～5 号，随着号数由小到大，容积由大到小（表 9-3）。应根据药物的填充量选择空胶囊的规格，首先按药物的规定剂量所占容积来选择最小的空胶囊，可根据经验试装后决定，但常用的方法是先测定待填充物料的堆密度，然后根据应装剂量计算该物料容积，以决定应选胶囊的号数。

表 9-3　空胶囊的号数与容积

空胶囊号数	0	1	2	3	4	5
容积/mL	0.75	0.55	0.40	0.30	0.25	0.15

2）填充物料的处理、填充与封口

（1）物料的处理与填充：若纯药物粉碎至适宜粒度就能满足硬胶囊的填充要求，即可直接填充，但多数药物由于流动性差等方面的原因，需加一定的稀释剂、润滑剂等辅料才能满足填充（或临床用药）要求。一般可加入蔗糖、乳糖、微晶纤维素、二氧化硅、硬脂酸镁、滑石粉等改善物料的流动性或避免分层。也可加入辅料制成颗粒后进行填充。

硬胶囊的填充方式可归为以下四种类型（图 9-4）。①a 型：螺旋钻式充填。②b 型：柱塞上下运动式充填。③c 型：自由流入式充填；④d 型：在填充管内，先将药物压成单位量药粉块，再填充于胶囊中。从填充原理看，a、b 型填充机对物料要求不高，只要物料不易分层即可；c 型填充机要求物料具有良好的流动性，常需制粒才能达到要求；d 型适合于流动性差但混合均匀的物料，如针状结晶药物、易吸湿药物等。

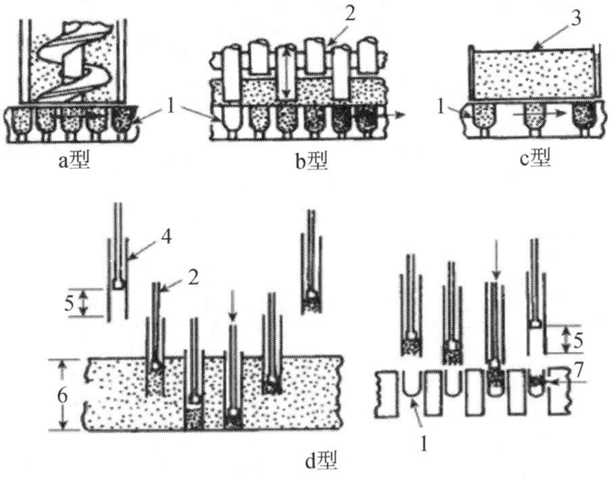

图 9-4 硬胶囊的填充方式

a 型，螺旋钻式充填；b 型，柱塞上下运动式充填；c 型，自由流入式充填；d 型，预制后充填

1. 胶囊；2. 柱塞；3. 物料；4. 填充柱；5. 柱塞活动高度；6. 物料高；7. 单位量药粉块

（2）套合、封口：将药物填充于囊体后，即可套合胶囊帽。目前多使用锁口式胶囊，密闭性良好，不必封口；使用非锁口式胶囊（平口套合）时需封口，封口材料常用不同浓度的明胶液，如20％明胶、40％水、40％乙醇的混合液等。

2. 软胶囊的制备

1）影响软胶囊成型的因素　软胶囊由软质囊材包裹液态物料而成，因此有必要了解囊壁和囊芯液对软胶囊成型的影响。

（1）囊壁组成的影响：囊壁具有可塑性与弹性是软胶囊的特点，也是软胶囊成型的基础。囊壁由明胶、增塑剂、水三者构成，其重量比例通常如下：明胶：增塑剂：水＝1：（0.4～0.6）：1。若增塑剂用量过低（或过高），则囊壁会过硬（或过软）。由于软胶囊在制备及在放置过程中仅损失水分，因此，明胶与增塑剂的比例对软胶囊的制备及质量有着十分重要的影响。常用的增塑剂有甘油、山梨醇或二者的混合物。

（2）药物性质与液体介质的影响：由于软质囊材以明胶为主，对蛋白质性质无影响的药物和附加剂才能用于填充，而且填充物多为液体，如各种油类和液体药物，少数为固体物。值得注意的是，液体药物若含 5％的水或含水溶性、挥发性、小分子有机物（如乙醇、酮、酸、酯等），能使囊材软化或溶解；醛可使明胶变性等，这些均不宜制成软胶囊。液体药物 pH 以 2.5～7.5 为宜，否则易使明胶水解或变性，导致药物泄漏或影响药物的崩解和溶出，可选用磷酸盐、乳酸盐等缓冲液调整。

（3）药物为混悬液时对胶囊剂大小的影响：软胶囊常用固体药物粉末混悬在油性或非油性（如 PEG400 等）液体介质中包制而成，圆形和卵形者可包制 5.5～7.8 mL 药液。为便于成形，一般要求尽可能小一些。

2）软胶囊的制备方法　常用滴制法和压制法制备软胶囊。

（1）滴制法：制备软胶囊由具双层滴头的滴丸机（图 9-5）完成。以明胶为主的软质囊材（一般称为胶液）与药液，分别在双层滴头的外层与内层以不同速度流出，使定量的胶液将定量的药液包裹后，滴入与胶液不相混溶的冷却液中，表面张力的作用使之形成球形，并逐渐冷却、凝固成软胶囊，如常见的鱼肝油软胶囊等。滴制中，胶液、药液的温度，滴头的大小、滴制速度、冷却液的温度等因素均会影响软胶囊的质量，应通过实验筛选适宜的工艺条件。

（2）压制法：将胶液制成厚薄均匀的胶片，再将药液置于两个胶片之间，用钢板模或旋转模压制软胶囊的一种方法。目前生产上主要采用旋转模压制法，其制囊机及压制过程见图 9-6、图 9-7（模具的形状可为椭圆形、球形或其他形状）。

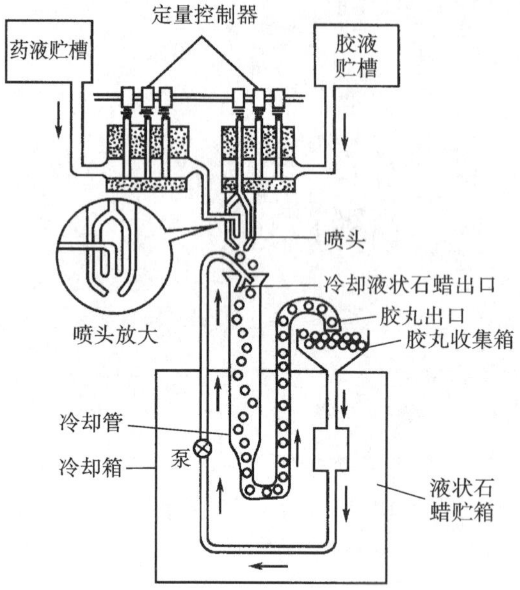

图 9-5 软胶囊（胶丸）滴制法生产过程示意图

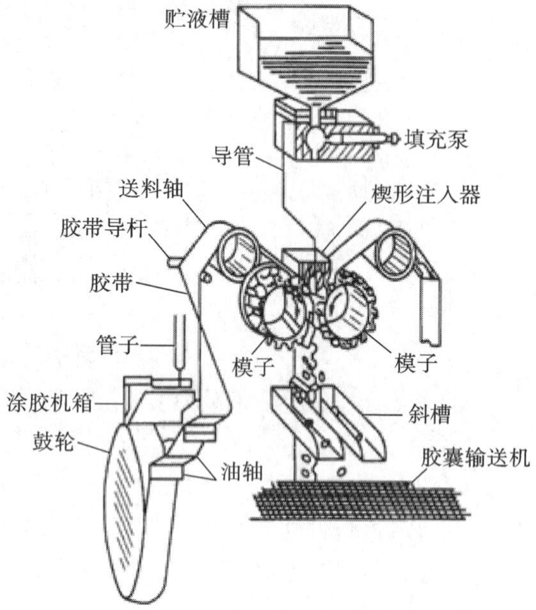

图 9-6 压制法制备软胶囊示意图

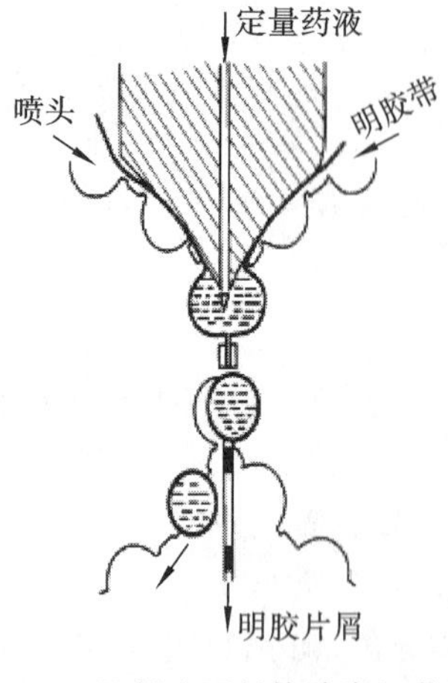

图 9-7 压制法压制软胶囊细节图

3. 肠溶胶囊的制备 肠溶胶囊的制备有两种方法：一种是明胶与甲醛作用生成甲醛明胶，使明胶无游离氨基存在，失去与酸结合的能力，只能在肠液中溶解。但此种处理法受甲醛浓度、处理时间、成品贮存时间等因素的影响较大，所制备的肠溶胶囊肠溶性极不稳定。另一种方法是在明胶壳表面包被肠溶衣料，如用 PVP 作底层包衣，然后用蜂蜡等作外层包衣，也可用丙烯酸Ⅱ号、CAP 等溶液包衣等，所制备的肠溶胶囊肠溶性较为稳定。

（四）胶囊剂的质量检查

胶囊剂的质量应符合《中国药典》（2020 年版）“制剂通则”项下对胶囊剂的要求。

1. 外观 胶囊剂外观应整洁，不得有黏结、变形或破裂现象，并应无异臭。硬胶囊的内容物应干燥、松紧适度、混合均匀。

2. 水分 硬胶囊内容物的水分，除另有规定外，不得超过 9.0%。

3. 装量差异 取供试品 20 粒，分别精密称定重量，倾出内容物（不得损失囊壳），硬胶囊的囊壳用小刷或其他适宜的用具拭净（软胶囊的囊壳用乙醚等溶剂洗净，置通风处使溶剂挥散尽），再分别精密称定囊壳重量，求出每粒胶囊内容物的装量与 20 粒的平均装量。每粒装量与平均装量相比较，超出装量差异限度的不得多于 2 粒，并不得有一粒超出限度一倍（平均装量为 0.3 g 以下，装量差异限度为±10.0%；0.3 g 或 0.3 g 以上，装量差异限度为±7.5%）。

4. 崩解度与溶出度 胶囊剂作为一种固体制剂，通常应做崩解度、溶出度或释放度检查，应符合规定。凡规定检查溶出度或释放度的胶囊不再检查崩解度。

(五) 典型胶囊剂实例分析

例 1:速效感冒胶囊

[处方] 对乙酰氨基酚 250 g 咖啡因 15 g 马来酸氯苯那敏 3 g 人工牛黄 10 g 10%淀粉浆适量 食用色素适量 共制成硬胶囊 1000 粒

[制法] 取上述各药物,分别粉碎,过 80 目筛;将 10%淀粉浆分为 A、B、C 三份,A 加入少量食用胭脂红制成红糊,B 加入少量食用橘黄(最大用量为万分之一)制成黄糊,C 不加色素为白糊;将对乙酰氨基酚分为三份,一份与马来酸氯苯那敏混匀后加入红糊,一份与胆汁粉、维生素 C 混匀后加入黄糊,一份与咖啡因混匀后加入白糊,分别制成软材后,过 14 目尼龙筛制粒,于 70 ℃干燥至含水量 3%以下;将上述三种颜色的颗粒混合均匀后,填入空胶囊中,即得。

[注解]

①本品为一种复方制剂,所含成分的性质、数颗粒量各不相同,为防止混合不均匀和填充不均匀,采用适宜的制粒方法使颗粒的流动性良好,颗粒经混合均匀后再进行填充。

②加入食用色素可使颗粒呈现不同的颜色,一方面可直接观察混合的均匀程度,另一方面若选用透明胶囊壳,将使制剂看上去比较美观。

例 2:维生素 AD 胶丸(软胶囊)

[处方] 维生素 A 300 万单位 维生素 D 30 万单位 鱼肝油或精炼食用植物油 50 g 明胶 50 g 甘油 22 g 纯化水 50 g 共制成 1000 粒

[制法] 取维生素 A 与维生素 D,加鱼肝油或精炼食用植物油(在 0 ℃左右脱去固体脂肪),溶解,作为药液待用。另取甘油及纯化水加热至 70~80 ℃,加入明胶,搅拌溶化,保温 1~2 h,除去上浮的泡沫,过滤,加入滴丸机滴制。以液体石蜡为冷却液,收集冷凝的胶丸,用纱布拭去黏附的冷却液,在室温下吹冷风 4 h,于 25~35 ℃下烘 4 h,再经石油醚洗涤两次(每次 3~5 min),除去胶丸外层液体石蜡,再用 95%乙醇溶液洗涤一次,最后在 30~35 ℃烘干约 2 h,筛选,质检,包装,即得。

[注解]

①本品中维生素 A、维生素 D 的处方比例为药典所规定。

②在制备胶液的"保温 1~2 h"过程中,可采取适当抽真空的方法,以便尽快除去胶液中的气泡、泡沫。

[临床适应证] 本品主要用于防治夜盲症、角膜软化、眼干燥、表皮角化、佝偻病和软骨病等。口服。一次 1 粒,每日 3~4 次。

项目小结

<table>
<tr><th colspan="2">教学提纲</th><th rowspan="2">主要内容简述</th></tr>
<tr><th>一级</th><th>二级</th></tr>
<tr><td rowspan="5">一、散剂</td><td>(一) 概述</td><td>散剂的概念、特点、分类、质量要求</td></tr>
<tr><td>(二) 散剂的临床应用与注意事项</td><td>散剂的临床应用;散剂的注意事项</td></tr>
<tr><td>(三) 散剂的制备</td><td>粉碎与过筛;混合;分剂量;包装贮存</td></tr>
<tr><td>(四) 散剂的质量检查</td><td>粒度,外规均匀度,干燥失重或水分,装量差异,装量,无菌,微生物限度</td></tr>
<tr><td>(五) 典型散剂实例分析</td><td>一般药物散剂(口服补液盐Ⅰ)、倍散(阿托品倍散)、含共熔成分的散剂(痱子粉)</td></tr>
</table>

续表

教学提纲		主要内容简述
一级	二级	
二、颗粒剂	（一）概述	颗粒的概念、分类、特点、质量要求
	（二）颗粒剂的临床应用与注意事项	颗粒剂的临床应用；颗粒剂使用注意事项
	（三）颗粒剂的制备	物料准备、制软材、制湿颗粒、干燥、整粒与分级、分剂量与包装
	（四）典型颗粒剂实例分析	维生素C颗粒
三、胶囊剂	（一）概述	胶囊剂的概念、特点、分类、质量要求
	（二）胶囊剂的临床应用与注意事项	胶囊剂的应用；胶囊剂使用注意事项
	（三）胶囊剂的制备	硬胶囊的制备（空胶囊的制备，填充物料的处理、填充与封口）；软胶囊的制备（滴制法和压制法）；肠溶胶囊的制备
	（四）典型胶囊剂实例分析	速效感冒胶囊、维生素AD胶丸

达标检测题

参考答案

一、单项选择题

1. 关于散剂的特点，不正确的是（　　）。
A. 比表面积大，易分散、起效快　B. 可容纳多种药物
C. 制备简单　D. 不便于小儿服用

2. 散剂的质量检查不包括（　　）。
A. 均匀度　B. 粒度　C. 水分　D. 崩解时限

3. 颗粒剂的质量检查不包括（　　）。
A. 粒度　B. 水分　C. 溶散时限　D. 卫生学

4. 关于颗粒剂的叙述，错误的是（　　）。
A. 专供内服的颗粒状制剂　B. 颗粒剂又称细粉剂
C. 只能用水冲服，不可以直接吞服　D. 溶出和吸收速度较快

5. 倍散的稀释倍数由剂量决定，通常百倍散指（　　）。
A. 10份稀释剂与1份药物均匀混合的散剂
B. 100份稀释剂与10份药物均匀混合的散剂
C. 99份稀释剂与1份药物均匀混合的散剂
D. 90份稀释剂与10份药物均匀混合的散剂

6. 最宜制成胶囊剂的药物是（　　）。
A. 药物的水溶液　B. 有不良气味的药物
C. 易溶性、刺激性药物　D. 易风化药物

7.《中国药典》（2020年版）规定，硬胶囊的崩解时限为（　　）。

A. 15 min　B. 30 min　C. 60 min　D. 2 h

二、配伍选择题

题 1～5

A. 成囊材料　B. 增塑剂　C. 增稠剂　D. 遮光剂　E. 防腐剂

1. 制备空胶囊时加入的甘油是(　　)。
2. 制备空胶囊时加入的明胶是(　　)。
3. 制备空胶囊时加入的琼脂是(　　)。
4. 制备空胶囊时加入的二氧化钛是(　　)。
5. 制备空胶囊时加入的羟苯乙酯是(　　)。

题 6～10

A. 质轻者先加入混合容器中,质重者后加入
B. 采用配研法混合
C. 先形成低共熔混合物,再与其他固体组分混匀
D. 添加一定量的填充剂制成倍散
E. 用固体组分或辅料吸收至不显湿润,充分混匀

6. 对比例相差悬殊的组分,则(　　)。
7. 对密度差异大的组分,则(　　)。
8. 处方中含有薄荷油,则(　　)。
9. 处方中含有薄荷和樟脑,则(　　)。
10. 处方中药物是有毒药品,则(　　)。

三、多项选择题

1. 下列不适合制成胶囊的药物有(　　)。
A. 药物的水溶液或稀乙醇溶液
B. 风化性药物　C. 吸湿性强的药物
D. 对光不稳定的药物　E. 对温度不稳定的药物

2. 软胶囊的制备方法常用(　　)。
A. 滴制法　B. 熔融法　C. 压制法　D. 乳化法　E. 塑型法

3. 胶囊剂的质量要求有(　　)。
A. 外观　B. 水分　C. 装量差异
D. 硬度　E. 崩解度与溶出度

4. 泡腾颗粒的崩解剂主要成分是(　　)。
A. 枸橼酸　B. 乳糖　C. 硬脂酸　D. 碳酸氢钠　E. 碳酸钠

5. 复方散剂混合不均匀的原因可能是(　　)。
A. 混合的方法不当　B. 药物的比例量相差悬殊
C. 粉末的粒径差别大　D. 混合的时间不够
E. 药物的密度相差大

（黄　倩）

项目十

片剂

扫码
看 PPT

学习目标

理论知识

掌握：片剂的概念、特点；湿法制粒压片法；片剂包衣的目的、种类；片剂的质量检查。

熟悉：片剂的分类与临床应用；片剂的辅料（填充剂、润湿剂与黏合剂、崩解剂、润滑剂、其他辅料）；粉末直接压片法；片剂包衣的包衣材料、包衣方法与包衣过程；片剂的包装。

了解：片剂的质量要求；干法制粒压片法；片剂生产过程常出现的质量问题与解决方法；包衣过程常出现的质量问题与解决方法；片剂的贮存。

专业技能

能进行片剂的处方分析。

能根据各类片剂的特点、临床应用与注意事项合理指导用药。

能进行片剂的制备，解决片剂生产过程中常出现的质量问题。

会设计片剂的生产工艺流程。

职业素养

能在进行片剂工作时，树立安全、节约、环保意识；营造规范、整洁、有序的工作环境；养成实事求是、一丝不苟的工作习惯。

操作任务

片剂的制备和质量检查

一、操作目的

(1) 能进行片剂的处方分析，按照湿法制粒压片法的生产工艺流程完成制备操作。

(2) 会对片剂进行质量检测。

(3) 能正确使用旋转式压片机等设备。

二、器材与药品

实验器材：单冲压片机、干燥器、崩解仪、硬度计、粉碎机、筛网等。

实验药品：维生素C粉、淀粉、糊精、酒石酸、乙醇、硬脂酸镁、枸橼酸、滑石粉、聚山梨酯-80等。

三、操作内容

（一）制备维生素C片

临床上维生素C片可用于预防坏血病（又称维生素C缺乏症），也可用于各种急慢性传染病及紫癜等的辅助治疗。口服。用于补充维生素C:成人每日1片。用于治疗维生素C缺乏症:成人一次1～2片,每日3次;儿童每日1～3片。至少服用2周。

[处方] 维生素C粉20.0 g 淀粉8.0 g 糊精12.0 g 酒石酸0.4 g 50%乙醇溶液适量 硬脂酸镁0.4 g 制成400片

[制法] 将酒石酸溶解于50%乙醇溶液中。取20.0 g的维生素C粉、8.0 g淀粉、12.0 g糊精混合均匀加入酒石酸乙醇溶液中制成软材,将制好的软材过18目筛制粒。将湿颗粒置于干燥设备内,温度控制在60～70 ℃进行干燥。颗粒干燥后过18目筛整粒,然后将硬脂酸镁加入干颗粒中混合均匀,计算理论片重,压片。

[质量检查] 按照《中国药典》(2020年版)完成下列项目的检查:外观、重量差异、硬度、脆碎度、崩解时限。

1. 外观 在光亮处检查,药片应完整光洁,色泽均匀。

2. 重量差异 按照《中国药典》(2020年版)制剂通则的有关规定进行检查并判定结果。

3. 硬度

(1) 手工检查:取一药片,置于中指和拇指间,以适当的压力挤压药片,不应立即裂开,否则表示此药片硬度不足。

(2) 硬度仪检测:取药片3～6片,逐片放入仪器测定,待药片破碎,读取数值,取平均值。

4. 脆碎度 按照《中国药典》(2020年版)制剂通则的脆碎度检查法进行检查并判定结果。

5. 崩解时限 按照《中国药典》(2020年版)制剂通则的崩解时限检查法进行检查并判定结果。

[注解]

①维生素C稳定性较差,在润湿状态下极易变色,尤其是与金属(如铜、铁)接触时,更易于变色。因此,在制粒过程中应避免与金属接触,尽量缩短制粒时间。

②在处方中加入酒石酸的目的是防止维生素C遇金属离子变色(酒石酸对金属离子有络合作用),以提高产品稳定性。改用2%枸橼酸溶液,同样具有稳定维生素C的作用。

③由于酒石酸量小,为混合均匀,宜先溶入润湿剂(50%乙醇溶液)中。

(二) 阿司匹林片的制备

临床上阿司匹林片可用于普通感冒或流行性感冒等发热疾病的退热,也可用于缓解轻至中度疼痛(如头痛、关节痛、肌肉痛、牙痛、神经痛、痛经等)。口服。6～12岁儿童,一次0.5片;12岁儿童及成人,一次1片;若持续发热或疼痛,可间隔4～6 h重复用药1次,24 h不超过4次。

[处方] 阿司匹林20.0 g 淀粉适量 枸橼酸适量 10%淀粉浆适量 滑石粉适量 压制45片

[制法] 将0.2 g枸橼酸溶于约20 mL蒸馏水中,再加入约2.0 g淀粉分散均匀,80～85 ℃加热糊化,即得10%淀粉浆。取20.0 g阿司匹林与2.0 g淀粉混合均匀,加入10%淀粉浆制成软材,将制好的软材过16目筛制粒。将湿颗粒置于干燥设备内,温度控制在40～60 ℃进行干燥。颗粒干燥后过16目筛整粒,干颗粒称重,然后

将颗粒量3%的滑石粉加入干颗粒中混合均匀压片。

［质量检查］ 按照《中国药典》(2020 年版)完成下列项目的检查:外观、重量差异、硬度、脆碎度、崩解时限。

1. 外观 在光亮处检查应完整光洁,色泽均匀。

2. 重量差异 按照《中国药典》(2020 年版)制剂通则的有关规定进行检查并判定结果。

3. 硬度

(1) 手工检查:取一药片,置于中指和拇指间,以适当的压力挤压药片,不应立即裂开,否则表示此药片硬度不足。

(2) 硬度仪检测:取药片 3～6 片,逐片放入仪器测定,待药片破碎,读取数值,取平均值。

4. 脆碎度 按照《中国药典》(2020 年版)制剂通则的脆碎度检查法进行检查并判定结果。

5. 崩解时限 按照《中国药典》(2020 年版)制剂通则的崩解时限检查法进行检查并判定结果。

［注解］ 阿司匹林稳定性较差,易发生水解,可用如下方法进行处理。

(1) 在处方中加入稳定剂:枸橼酸可用作稳定剂,为保证与药物混合均匀,溶于淀粉浆的制备过程中。

(2) 尽量避免药物与金属的接触:阿司匹林遇金属降解加速,特别是在润湿状态下遇铁器易变为淡红色,因此,尽量使用非金属器材,如目筛宜用尼龙筛网。硬脂酸镁是较好的润滑剂,但镁离子可加速该药物的降解,因此在本处方中加入滑石粉作为助流剂和润滑剂。

(3) 加淀粉浆制粒时以温浆为宜:温度太高不利于药物的稳定,温度太低不利于药物分散均匀。

(4) 制粒后迅速干燥:干燥温度为 50 ℃左右,不宜过高,以免加速药物水解。

四、思考题

(1) 请分析维生素 C 片、阿司匹林片处方中各成分的作用。

(2) 请分析影响片剂的重量差异、硬度和崩解时限的因素以及解决方法。

(3) 请分析湿法制粒压片法的优缺点。

一、概述

(一) 片剂的概念与特点

1. 片剂的概念 片剂是由原料药物与适宜的辅料制成的圆形或异形的片状固体制剂。由于呈分散状态的散剂、颗粒剂体积大,在贮存、运输、使用过程中多有不便,于是考虑将其压制成片状,以缩小体积,方便使用;同时,在粉末或颗粒压实成片剂后,可进一步在片剂外包衣,粉末或颗粒在空气中的暴露机会大大减少,因此吸湿性减小,稳定性增加。原则上讲,片剂可压制成任意形状,其中圆形片由于在压片过程中受力均匀,因此应用最为广泛。近年来,由于压片机械的不断进步,人们已经可以高质量地压制出各种异形片,如椭圆形片、胶囊形片、方形片、菱形片、卡通外形片等。

2. 片剂的特点

(1) 片剂的优点：①剂量准确，服用方便；②物理、化学稳定性好；③携带、运输方便；④生产成本低；⑤可以满足不同临床需要：如速效（分散片）、长效（缓释片）、口腔疾病（口含片）、阴道疾病（阴道片）、肠道疾病（肠溶片）等；⑥药片上可以压上产品名称、含量等标记，也可以将片剂着上不同颜色，使其便于识别。

(2) 片剂的缺点：①婴幼儿、老年患者及昏迷患者不易吞服；②片剂的制备较其他固体制剂有一定难度，需要周密的处方设计，而且技术要求高；③含挥发性成分的片剂，不宜长期保存；④除个别品种外，片剂普遍不具有应急性；⑤一些药物不宜制成片剂，如在胃肠道不吸收或吸收达不到治疗剂量的药物，要求发挥局部作用或要求含有一定液体成分的药物等。

(二) 片剂的分类与质量要求

1. 片剂的分类　片剂以口服用片剂为主，包括分散片、泡腾片、咀嚼片等。片剂归纳起来可分为三大类，即口服用片剂、口腔用片剂和其他给药途径片剂。

第一类：口服用片剂。

(1) 普通压制片：药物与辅料混合、压制而成的未包衣的普通片剂。

(2) 包衣片：在普通压制片的表面包上一层衣膜的片剂。根据包衣材料不同可分为以下几种。

①糖衣片：包衣材料主要为蔗糖，能对药物起保护作用或掩盖不良气味，如小檗碱糖衣片、牛黄解毒片。

②薄膜衣片：包衣材料为高分子成膜材料（如羟丙甲纤维素），其可对药物起保护或掩味作用，如复方丹参片等。

③肠溶衣片：包衣材料为肠溶性高分子材料，此种片剂在胃液中不溶，在肠液中溶解，如阿司匹林肠溶片，可避免药物对胃的刺激。

(3) 咀嚼片：于口腔中咀嚼后吞服的片剂。通常加入蔗糖、甘露醇、山梨醇、薄荷、食用香料等以调整口味，如碳酸钙咀嚼片。

(4) 泡腾片：含有碳酸氢钠和有机酸，遇水可产生气体呈泡腾状的片剂。泡腾片中的原料药物应是易溶性药物，加水产生气泡后应能溶解。有机酸一般用枸橼酸、酒石酸和富马酸等。如维生素 C 泡腾片。

(5) 分散片：在水中迅速崩解并均匀分散的片剂。该片剂可加水分散后口服，也可于口中含服或吞服。一般来讲，分散片中的药物应是难溶的，分散后呈混悬状态，如罗红霉素分散片。

(6) 缓释片：在规定的释放介质中缓慢地非恒速释放药物的片剂。缓释片具有服药次数少、作用时间长、毒副作用少等特点。如硫酸沙丁胺醇缓释片等。

(7) 控释片：在规定的释放介质中缓慢地恒速释放药物的片剂。控释片具有血药浓度平稳、药物作用时间长、服药次数少、不良反应少等特点。如硝苯地平控释片。

知识链接

(8) 多层片：由两层或多层构成的片剂。每层含不同药物和辅料，这样可以避免复方制剂中不同药物之间的配伍变化，或者达到缓释和控释的效果。如胃仙-U 双层片、马来酸曲美布汀多层片。

(9) 口崩片：在口腔内不需要用水即能迅速崩解或溶解的片剂，一般适用于小剂量原料药物，常用于吞咽困难或不配合服药的患者。口崩片应在口腔内迅速崩解或溶解、口感良好、容易吞咽，对口腔黏膜无刺激性。常加入山梨醇、赤藓糖醇、甘露醇等作为调味剂和填充剂。如兰索拉唑口崩片。

第二类：口腔用片剂。

(1) 含片：含于口腔中缓缓溶化并产生局部或全身作用的片剂。含片中的原料药物一般是易溶性药物，主要起局部抗炎、杀菌、收敛、止痛或局部麻醉等作用。如复方草珊瑚含片、葡萄糖酸钙含片等。

(2) 舌下片：置于舌下能迅速溶化，药物经舌下黏膜吸收而发挥全身作用的片剂。特点是可避免肝脏对药物的首过效应，该片剂中的原料药物可被机体直接吸收，主要用于治疗急症。如硝酸甘油舌下片用于治疗心绞痛。

(3) 口腔贴片：粘贴于口腔内，经黏膜吸收后起局部或全身作用的片剂。此种片剂可在口腔内缓慢释放药物，用于口腔及咽喉疾病的治疗，如甲硝唑口腔贴片等。

第三类：其他给药途径片剂。

(1) 可溶片：临用前能溶解于水的非包衣片或薄膜包衣片。可溶片应溶解于水中，一般用于漱口、消毒、洗涤伤口等，如复方硼砂漱口片等。

(2) 阴道片与阴道泡腾片：置于阴道内发挥作用的片剂。主要起局部抗炎、杀菌、杀精子及收敛等作用。如壬苯醇醚阴道片、甲硝唑阴道泡腾片等。

(3) 注射用片剂：临用前用注射用水溶解的无菌片剂，供皮下或肌内注射，现已很少使用，如盐酸吗啡注射用片等。

(4) 植入片：植入(埋入)体内慢慢溶解并吸收，产生持久药效的片剂，如激素类避孕药物、醋酸去氧皮质酮皮下植入片等。

2. 片剂的质量要求 《中国药典》(2020 年版)的制剂通则要求片剂外观应完整光洁，色泽均匀，有适宜的硬度和耐磨性，以免包装、运输过程中发生磨损或破碎，溶出度、释放度、含量均匀度、微生物限度等应符合要求。片剂应注意贮存环境中温度、湿度以及光照的影响。除另有规定外，片剂应密封贮存。

(三) 临床应用及注意事项

1. 普通片 除另有规定外，一般吞服给药，以温开水送服即可。某些患者不用水送服而直接服用是比较危险的，这样有可能使干燥的固体制剂黏附在食管中，特别是睡前服用时，容易刺激或损伤食管。

2. 泡腾片 供口服的泡腾片宜用 100～150 mL 凉开水或温开水浸泡，可迅速崩解和释放药物，应待泡腾片完全溶解或气泡消失后再饮用。泡腾片严禁直接服用或口含服用。

3. 咀嚼片 服用咀嚼片时在口腔内的咀嚼要充分，咀嚼后可用少量温开水送服。用于中和胃酸的咀嚼片应在餐后 1～2 h 服用。

4. 缓释片与控释片 使用时除另有规定外，一般应整片吞服，严禁嚼碎或击碎分次服用。

5. 舌下片 使用时将药片放于舌下，一般含服时间控制在 5 min 以内，以保证药物吸收；不要咀嚼或吞咽药物；含服后 30 min 不宜吃东西或饮水。

二、片剂的辅料

片剂由药物和辅料两个部分组成。辅料是在片剂处方中除主药以外的所有附加物的总称，亦称赋形剂。不同辅料可具有不同功能，即填充、黏合、崩解和润滑等作用，为提高患者的依从性还可加入着色剂、矫味剂等附加剂。

片剂的辅料应具备：①性质稳定，不与主药发生任何物理化学反应；②对人体无毒、无害、无不良反应；③不影响主药的疗效和含量测定。根据各种辅料所起的作用不同，辅料可分为以下几类。

(一) 填充剂

填充剂也称稀释剂，是制剂中用来增加重量或体积的成分。片剂的直径一般不小于6 mm，每片片重一般不小于100 mg。稀释剂的作用不仅是增加片剂的重量或体积，更重要的是改善药物的压缩成型性，增加含量的均匀度，特别是制备小剂量药物的片剂时更为重要。

1. 淀粉 淀粉有玉米淀粉、小麦淀粉、马铃薯淀粉等，其中玉米淀粉最常用。淀粉为白色粉末，不溶于冷水与乙醇，性质稳定，可与大多数药物配伍，外观色泽好，价格便宜，是片剂生产中最常用的稀释剂。淀粉具有黏附性，但流动性与压缩成型性较差，常与可压性较好的蔗糖粉、糊精等混合使用。

2. 蔗糖 从甘蔗和甜菜中提取而得。蔗糖为无色结晶或白色结晶性松散粉末，无臭、味甜，在水中极易溶解，在无水乙醇中几乎不溶。在室温和中等湿度条件下稳定，在高温(110～145 ℃)或在酸性条件下不稳定，变为转化糖(葡萄糖和果糖)。本品黏合力强，可增加片剂压制过程中的硬度，但吸湿性较强，长期贮存会使片剂的硬度过大，延缓崩解或溶出。

3. 糊精 由淀粉或部分水解的淀粉在干燥状态下经加热改性制得的聚合物。本品为白色或类白色的无定形粉末，无臭、味微甜。本品在沸水中易溶，在乙醇中不溶。具有较强的聚集、结块趋势，使用不当会使片面出现麻点、水印等，有时会造成片剂的崩解或溶出迟缓。

4. 乳糖 从牛乳中提取而得。乳糖分无水α-乳糖、一水α-乳糖和β-乳糖，常用一水α-乳糖。一水α-乳糖为白色或类白色结晶性颗粒或粉末，无臭、味微甜(甜度是蔗糖的15%)，在水中易溶，在乙醇中不溶。添加乳糖的药片光洁美观，性质稳定，可与大多数药物配伍。由喷雾干燥法制得的乳糖为球形，流动性、可压性良好，可用于粉末直接压片法。

5. 预胶化淀粉 将淀粉部分或全部胶化而成，目前上市的品种是部分预胶化淀粉。本品为白色粉末，无臭、无味，在冷水中可溶10%～20%，不溶于乙醇，具有良好的流动性、可压性、润滑性和干黏合性，并具有较好的崩解作用。本品作为多功能辅料，常用于粉末直接压片法。

6. 微晶纤维素(MCC) 纯棉纤维经水解制得。本品为白色或类白色粉末，无臭、无味，由多孔微粒组成，具有较强的结合力与良好的可压性，亦有"干黏合剂"之称，可用于粉末直接压片法。一般片剂中含20%以上微晶纤维素时崩解较好。

7. 糖醇类 甘露醇和山梨醇两者互为同分异构体。本品为白色、无臭、具有甜味的结晶性粉末或颗粒。甜度约为蔗糖的一半，在溶解时吸热，有清凉感，适合用于制备咀嚼片、口腔崩解片等。但价格较贵，常与蔗糖配合使用。

8. 无机盐类 主要是无机钙盐，如硫酸钙、磷酸氢钙、碳酸钙、二水硫酸钙等。其中二水硫酸钙较为常用，其性质稳定，无臭、无味，微溶于水，可与多种药物配伍，制成的片剂外观光洁，硬度、崩解均好，对药物也无吸附作用。

(二) 润湿剂与黏合剂

润湿剂与黏合剂是在制粒时添加的辅料，可使物料聚结，方便制粒。

1. 润湿剂 本身无黏性，通过润湿物料诱发物料黏性的液体辅料。常用的润湿剂如下。

(1) 蒸馏水：无毒、无味、价廉，是首选的润湿剂。但制粒后干燥温度高、干燥时间长，不适用于对水敏感的药物。当处方中水溶性成分较多时易出现结块、润湿不均匀、干燥后颗粒发硬等现象。

(2) 乙醇：可用于遇水易分解的药物或遇水产生较大黏性的药物。中药干浸膏的制粒常用乙醇-水混合液，随着乙醇浓度的增大，润湿后所产生的黏性降低，常用浓度为30%～70%，可根据物料性质与试验确定适宜的乙醇浓度。

2. 黏合剂 依靠所具有的黏性赋予无黏性或黏性不足的物料以适宜黏性的固体粉末或溶液。常用的黏合剂如下。

1）淀粉浆 淀粉在水中受热后糊化而得，玉米淀粉的糊化温度是 73 ℃。淀粉浆常用浓度为 8%～15%；若物料的可压性较差，可适当提高淀粉浆的浓度到 20%。淀粉浆的制法有煮浆法和冲浆法两种。①煮浆法：将淀粉混悬于全部量的水中，边加热边搅拌，直至糊化。②冲浆法：将淀粉混悬于少量（1～1.5 倍）水中，然后根据浓度要求冲入一定量的沸水，不断搅拌成糊状。淀粉由于价廉易得且黏合性良好，因此是制粒中首选的黏合剂，但不适合用于遇水不稳定的药物。

2）纤维素衍生物 天然的纤维素经处理后制得的纤维素的各种衍生物。

（1）甲基纤维素（MC）：系甲基醚纤维素。本品为白色或类白色纤维状或颗粒状粉末，无臭、无味。在水中溶胀成澄清或微混浊的胶体溶液，在热水及乙醇中几乎不溶。将甲基纤维素溶解于水中制备黏合剂时，先将甲基纤维素分散于热水中，然后冷却，溶解；或用乙醇润湿后加入水中分散，溶解。

（2）乙基纤维素（EC）：系乙基醚纤维素。本品为白色颗粒或粉末，无臭、无味。本品不溶于水，可溶于乙醇等有机溶剂，故乙基纤维素的乙醇溶液可作为对水敏感药物的黏合剂。本品的黏性较强，且在胃肠液中不溶解，会对片剂的崩解及药物的释放产生阻滞作用。目前常用于制备缓控释制剂的包衣材料。

（3）羟丙基纤维素（HPC）：系 2-羟丙基醚纤维素，商品名为 hyprolose，分子量为 4 万～91 万。根据分子量不同，HPC 可分为若干型号，如商品名为 NISSO HPC 的型号有 HPC-SSL、HPC-SL、HPC-L、HPC-M、HPC-H，分子量依次增加，黏度也依次增大（2～4000 mPa·s）。本品为白色或类白色粉末，无臭、无味。在冷水中溶解成透明溶液，加热至 45～50 ℃时形成凝胶状。HPC 的吸湿性较其他纤维素小，可溶于水和乙醇，而且黏度规格较多，是优良的黏合剂。高黏度的 HPC 可用于制备凝胶骨架缓释片剂。

（4）羟丙甲纤维素（HPMC）：指 2-羟丙基甲基醚纤维素，商品名为 hypromellose。一般在通用名后附四位数字来表示取代基含量，如 HPMC 2208、2906 和 2910。本品为白色或类白色纤维状或颗粒状粉末，无臭、无味。在冷水中溶胀并溶解，不溶于热水与乙醇，但可溶于水和乙醇的混合液。制备 HPMC 水溶液时，先将 HPMC 加入热水（80～90 ℃）中分散、水化，然后降温，搅拌使 HPMC 溶解。本品不仅用作制粒的黏合剂，在凝胶骨架缓释片剂中也得到了广泛的应用。

（5）羧甲基纤维素钠（CMC-Na）：商品名为 carmellose sodium。本品为白色至微黄色纤维状或颗粒状粉末，无臭、无味，有吸湿性。含水量一般小于 10%。含水量超过 20%时，容易结块，要注意密闭保存。在水中先溶胀后溶解，在乙醇中不溶。不同规格的 CMC-Na 具有不同的黏度，1%水溶液的黏度为 5～13000 mPa·s。常用于制备可压性较差的药物。

3）聚维酮（PVP） 系 1-乙烯基-2-吡咯烷酮聚合物。根据分子量不同，PVP 可分为多种型号，如 K30、K60、K90 等，其中最常用的型号是 K30（分子量为 3.8 万）。本品为白色至乳白色粉末，无臭或稍有特殊臭味，无味，有吸湿性。本品可在水、乙醇中溶解，因此制备黏合剂时，根据药物的性质选用水溶液或乙醇溶液，用起来比较灵活。本品常用于泡腾片及咀嚼片的制粒，最大缺点是吸湿性强。

4）明胶 系动物胶原蛋白的水解产物。本品为微黄色至黄色、透明或半透明、微带光泽的薄片或颗粒状粉末，无臭、无味，遇水会膨胀变软，能吸收其自身重量5～10倍的水。本品在乙醇中不溶，在酸或碱中溶解。在热水中溶解，在冷水中形成胶冻或凝胶，故制粒时明胶溶液应保持较高温度。明胶的缺点是制粒物干燥后比较硬。适用于制备在水中不需崩解或延长作用时间的口含片等。

5）聚乙二醇（PEG） 系环氧乙烷与水聚合而成的混合物。根据分子量不同，PEG可分为多种型号，其中常用作黏合剂的型号为PEG4000、PEG6000。本品为白色蜡状固体薄片或颗粒状粉末，略有特臭。在水和乙醇中易溶，可根据药物的性质选用不同浓度的水溶液或乙醇溶液作为黏合剂。制得的颗粒压缩成型性好，片剂不变硬，适用于水溶性与水不溶性药物的制粒。

6）其他黏合剂 50%～70%的蔗糖溶液、海藻酸钠溶液等。

制粒时主要根据物料的性质以及实践经验选择适宜的黏合剂及用量，以确保颗粒与片剂的质量。

课堂互动

制备片剂时为何要添加润湿剂或黏合剂？两者有何不同？

（三）崩解剂

崩解剂是加入处方中促使片剂在胃肠液中迅速碎裂成细小颗粒的辅料。由于片剂是在高压下压制而成的，因此空隙率小，结合力强，很难迅速崩解。崩解剂的主要作用是消除因黏合剂或高度压缩而产生的结合力，从而使片剂在水中崩解。为使片剂尽快崩解，释放出有效成分，除了缓控释片、口含片、咀嚼片、舌下片等有特殊要求的片剂外，一般片剂和有崩解时限要求的固体制剂需加入崩解剂。

1. 崩解剂的作用机制

1）毛细管作用 在加压作用下崩解剂内部形成无数的孔隙和毛细管，这些孔隙和毛细管具有强烈的吸水性，使水迅速进入片剂内部，促使整个片剂润湿而崩解。

2）膨胀作用 崩解剂多为亲水性高分子物质，遇水后润湿、膨胀而使片剂崩解。膨胀率可用来表示崩解剂的体积膨胀能力，膨胀率越大，崩解效果越显著。

$$膨胀率=(膨胀后体积-膨胀前体积)/膨胀前体积\times 100\%$$

3）润湿作用 物料在水中产生溶解热时，片剂内部残存的空气膨胀，促使片剂崩解。

4）产气作用 由于化学反应产生气体而崩解，如泡腾片的崩解。

2. 常用的崩解剂

1）淀粉及其衍生物

（1）干淀粉：一种经典的崩解剂，在100～105 ℃下干燥1 h，可使药物含水量降至8%以下。干淀粉的吸水性较强，其吸水后膨胀率为186%左右。干淀粉适合用作水不溶性或微溶性药物的崩解剂，但对易溶性药物的崩解作用较差。这是因为易溶性药物遇水溶解，堵塞毛细管，不易使水分通过毛细管渗入片剂的内部，也就妨碍了片剂内部的淀粉吸水膨胀。

（2）羧甲基淀粉钠（CMS-Na）：系淀粉羧甲基醚的钠盐，不溶于水，具有良好的吸水性和膨胀性，吸水后膨胀为原体积的300倍，是一种"超级崩解剂"。本品既适用于不溶性药物，也适用于水溶性药物；既可用于粉末直接压片法，也可用于湿法制粒压片法。

2）低取代羟丙纤维素（L-HPC） 系低取代2-羟丙基醚纤维素，是国内近年来应用较多的一种崩解剂。据粒径大小和取代基不同，L-HPC可分为多种型号，如LH-11、LH-21、LH-31、LH-22、LH-32等。其中LH-11粒径最大，常用作粉末直接压片法的崩解剂；LH-21粒径适中，主要用作湿法制粒压片法的崩解剂。由于表面积和空隙率很大，L-HPC具有快速吸水溶胀的性能，吸水膨胀率一般在 500%～700%，具有“超级崩解剂”之称。

3）交联羧甲基纤维素钠(CCNa) 由于交联键的存在，CCNa 不溶于水，能吸收数倍于本身重量的水而膨胀，膨胀后体积为原体积的 4～8 倍，故具有较好的崩解作用。当与羧甲基淀粉钠合用时，崩解效果更好，但与干淀粉合用时崩解作用会下降。

4）交联聚维酮(PVPP) 在水中不溶解，但在水中迅速表现出毛细管活性和优异的水化能力，最大吸水量为 60%，无凝胶倾向。PVPP 的崩解性能非常优越，也是一种“超级崩解剂”。

5）泡腾崩解剂 专用于泡腾片的特殊崩解剂，最常用的是由碳酸氢钠与枸橼酸组成的混合物。此崩解剂遇水时产生二氧化碳气体，使片剂在几分钟之内迅速崩解。含有这种崩解剂的片剂应妥善包装，避免受潮而造成崩解剂失效。

6）表面活性剂 作为崩解辅助剂能增加疏水性固体制剂的润湿性，使水分迅速渗透到固体制剂内部，从而加速固体制剂的崩解和药物的溶出。常用的表面活性剂有聚山梨酯 80、十二烷基硫酸钠等，单独使用效果不好，常与干淀粉等混合使用。

常用的崩解剂及其用量如表 10-1 所示。

表 10-1 常用的崩解剂及其用量

传统崩解剂	质量百分数/(%)	新型崩解剂	质量百分数/(%)
干淀粉	5～20	羧甲基淀粉钠	1～8
微晶纤维素	5～20	交联羧甲基纤维素钠	5～10
海藻酸	5～10	交联聚维酮	0.5～5
海藻酸钠	2～5	羧甲基纤维素钙	1～8
酸-碱泡腾崩解剂	3～20	低取代羟丙纤维素	2～5

3. 崩解剂的加入方法 崩解剂的加入方法将直接影响片剂崩解和溶出的效果，应根据具体的品种和要求来加入崩解剂。

1）外加法 崩解剂加入整粒后的干颗粒中，片剂的崩解发生在颗粒之间，因此崩解迅速，但颗粒内无崩解剂，片剂不易崩解成粉末，故药物的溶出较差。

2）内加法 崩解剂与处方中的其他成分混匀后共同制粒，崩解剂存在于颗粒内部，片剂的崩解发生在颗粒内部，故崩解较慢，但一经崩解便成为粉末，有利于药物溶出。

3）内外加法 将崩解剂分成两份，一份按内加法加入(一般为崩解剂的 50%～75%)，另一份按外加法加入(一般为崩解剂的 25%～50%)。此法集中了前两种方法的优点，可使片剂的崩解既发生在颗粒之间，又发生在颗粒内部，以达到良好的崩解效果。显然，在相同的用量下，就崩解速率而言，外加法＞内外加法＞内加法；就溶出速率而言，内外加入法＞内加法＞外加法。

(四) 润滑剂

1. 概念 润滑剂是一个广义的概念，是以下三种辅料的统称。

1）助流剂 降低粉粒之间摩擦力，从而增加粉体的流动性，满足片剂等固体制剂的制剂设备所需的快速、均匀充填的要求，减小片剂的重量差异。

2）抗黏剂 防止压片时物料黏附于冲头与冲模表面，保证片剂表面光洁。

3）润滑剂 狭义概念的润滑剂，可降低物料与模壁之间的摩擦力，以减少冲模的磨损和使片剂容易脱离冲模，保证了片剂的完整性。

润滑剂的作用机制比较复杂，概括起来有以下几种：①改善粒子表面的静电分布；②改善粒子表面的粗糙度，减少摩擦力；③改善气体的选择性吸附，减弱粒子间的范德华力等。总之，润滑剂的作用是改善颗粒的表面特性，润滑剂应粒径小、表面积大。

2. 常用的润滑剂

1）硬脂酸镁　本品为白色粉末，为疏水性润滑剂，堆密度小（0.159 g/cm^3），比表面积大（1.6～14.8 m^2/g），易与颗粒混匀并附着于颗粒表面，减少颗粒与冲模之间的摩擦力，压制的片剂表面光滑，为优良的润滑剂和抗黏剂。用量一般为 0.1%～1%，用量过大时，会增加片剂的疏水性，从而使片剂崩解（或溶出）迟缓。另外，镁离子会影响某些药物（如阿司匹林等）的稳定性。

2）微粉硅胶　本品为白色粉末，比表面积大，为优良的助流剂和润滑剂，常用量为 0.1%～0.3%。

3）滑石粉　本品是经过纯化的含水硅酸镁。本品为白色或灰白色结晶性粉末，比表面积大（2.41 m^2/g），常用量为 0.1%～3%，为优良的助流剂和抗黏剂。

4）氢化植物油　由精制植物油经催化氢化制得。本品为白色或黄白色细粉、片状，不溶于水，但溶于液体石蜡等。应用时，将其溶于轻质液体石蜡，然后喷于干颗粒上，以利于均匀分布，用作润滑剂。常用量为 1%～6%，常与滑石粉合用。

5）聚乙二醇（PEG）　常用 PEG4000 和 PEG6000，为水溶性润滑剂，由于水溶性好，片剂的崩解与溶出不受影响。

6）十二烷基硫酸钠　本品为阴离子表面活性剂，白色或乳白色、有光滑感的粉末，带有苦皂味、微有脂肪臭，溶于水，形成乳白色溶液。在粉末的处理中具有抗静电、良好的润滑作用，而且促进片剂的崩解和药物的溶出。

3. 润滑剂的使用　为使润滑剂能均匀地覆盖在物料表面，充分发挥其助流、抗黏附和润滑作用，润滑剂在使用时应注意以下几点。

1）粉末的粒度　润滑剂的粉末越细，表面积越大，润滑性能越好，润滑剂应能通过九号筛。

2）加入方法　一般有三种：①直接加到颗粒中，此法不能保证分散混合均匀；②用 60 目筛筛出颗粒中的细粉，用配研法与润滑剂混合，再加到颗粒中混合均匀；③将润滑剂溶于适宜溶剂中，或制成混悬液（乳浊液），喷入颗粒中混匀，挥去溶剂，液体润滑剂常用此法。

课堂互动

请总结片剂常用的辅料中兼具不同功能的辅料，如既可作稀释剂，又可作黏合剂，或还可作稀释剂。

（五）其他辅料

1. 矫味剂　片剂中加入矫味剂等辅料可改善片剂的口味，含片、口腔贴片、咀嚼片、分散片、泡腾片、口崩片等常用芳香剂和甜味剂作矫味剂，以缓和或消除药物不良气味，增加患者依从性。

2. 着色剂　片剂中常加入着色剂以改善外观和便于识别。一般为食用色素，用量一般不超过 0.05%。

3. 稳定剂　有些不稳定的药物在处方中加入适当的稳定剂，可提高药物的稳定性。

课堂互动

分析如下片剂处方，说明处方中各附加剂分别起什么作用。

1. 维生素C片

[处方]	维生素C	5 g	淀粉	25 g
	糊精	5 g	酒石酸	0.1 g
	50%乙醇溶液	适量	硬脂酸镁	0.1 g

2. 复方阿司匹林片

[处方]	乙酰水杨酸	268 g	对乙酰氨基酚	136 g
	咖啡因	33.4 g	淀粉	266 g
	淀粉糊(15%)	85 g	酒石酸	2.7 g
	滑石粉	25 g	轻质液体石蜡	2.5 g

三、片剂的制备

片剂是由粉状或颗粒状物料压缩而成型的一种剂型。为了获得光亮而均匀的片剂，压片物料必须具备三个条件。①流动性好：保证物料从加料斗中顺利流出并充填于模内，有效减小片重差异。②压缩成型性好：有效防止裂片、松片，获得致密而有一定强度的片剂。③润滑性好：有效避免片剂黏冲，使压成的片剂被顺利推出，获得光洁的片剂。

为使压片物料满足以上三个条件，生产中应用最为广泛的方法是制粒压片法。制粒的目的在于：①增加用于压片的颗粒或粉末的流动性，改善可压性；②增大药物松密度，使空气逸出，减少片剂松裂；③尽量使各组分混合均匀，避免各成分分层，使片剂中的药物含量准确；④避免粉尘飞扬及粉末黏附于冲头表面而造成黏冲、挂模现象。近年来，随着优良辅料和先进压片机的出现，粉末直接压片法(不需制粒)得到了越来越多的关注。片剂的制备方法按制备工艺可分为以下几种(图 10-1)。

- 片剂的制备方法
  - 制粒压片法
    - 湿法制粒压片法
    - 干法制粒压片法
  - 直接压片法
    - 粉末直接压片法
    - 结晶药物直接压片法

图 10-1　片剂的制备方法

(一) 湿法制粒压片法

湿法制粒压片法是将药物和辅料粉末混合后加入黏合剂或润湿剂制备颗粒，经干燥后压制成片的方法。其生产工艺流程如图 10-2 所示。

在此制备工艺中，尽管整粒前的工艺几乎与颗粒剂的制备完全相同，但对制粒的要求与颗粒剂有所不同。在颗粒剂的制备中，制粒应符合最终产品的质量要求，而在片剂的制备中，制粒是中间过程，不仅要求颗粒具有良好的流动性，而且具有良好的压缩成型性。

虽然湿法制粒压片法与其他制备工艺相比，程序更多，但目前在医药工业中应用最多。因为湿法制粒压片法有以下优点：①颗粒具有良好的压缩成型性；②粒度均匀、流动性好；③耐磨性较强。该法的缺点是不适用于热敏性、湿敏性及极易溶解的物料。

1. 原辅料的准备和处理　主药和辅料在投料前须经过鉴定、含量测定等质量检查，合格的物料经干燥、粉碎后其细度以通过 80～100 目筛为宜。对于溶解度小的药物、毒性药、贵重药及

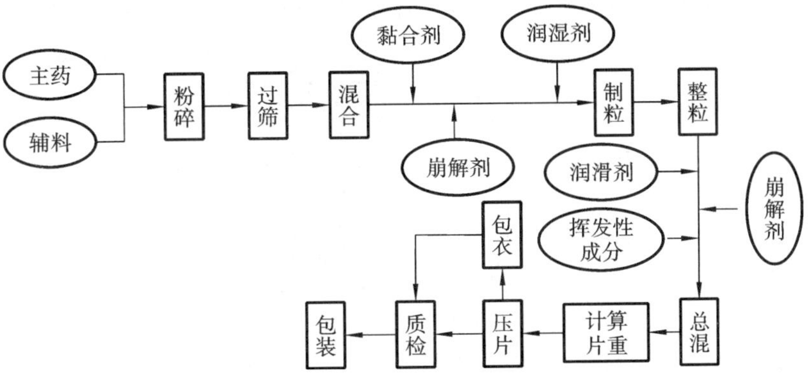

图 10-2　湿法制粒压片法生产工艺流程

有色原辅料应粉碎得更细一些，以便于混合均匀，含量准确。对于某些贮存时易受潮结块的原辅料，必须经过干燥后再粉碎过筛，然后按照处方称取药物和辅料，做好制粒前的准备工作。

2. 制粒　制粒是生产片剂的关键，生产中大多采用湿法制粒，其生产工艺流程主要包括制湿颗粒、湿颗粒干燥、整粒、总混等过程。

1）制湿颗粒　具体制粒方法参照前文。

2）湿颗粒干燥　湿颗粒制成后应及时干燥，若放置过久，则湿颗粒易结块或受压变形。干燥温度由原料性质而定，一般以 50～60 ℃为宜，对湿热稳定的药物可提高干燥温度以缩短干燥时间。干燥时温度应逐渐升高，避免颗粒表面干燥后结成一层硬壳，造成外干内湿的假干燥。干燥的程度可通过测定含水量进行控制，含水量太高易发生黏冲，太低则不利于压制成型。颗粒干燥可用箱式干燥器、沸腾干燥器、微波干燥器或远红外干燥器等干燥设备，详见前文。

3）整粒　湿颗粒在干燥过程中可能发生粘连或结块，一般采用过筛的方法整粒。即将干燥颗粒再次通过筛网，使结块、粘连的颗粒分散开，以得到大小均匀的颗粒。整粒所用筛孔比制粒时的筛孔稍小。若颗粒疏松，应选用孔径较大的筛网及摇摆式颗粒机整粒，以免破坏颗粒和增加细粉；若颗粒较粗硬，应选用孔径较小的筛网及旋转式制粒机整粒，以免颗粒过于粗硬。

4）总混　指颗粒在干燥与整粒之后，为顺利进行压片和保证压出片剂的质量，向颗粒中加入片剂处方中尚未加入的其他成分，并混合均匀的操作过程。总混是压片前的关键工序，是片剂生产批号确立的重要依据。

总混时需要加入的物料一般有以下几种：①挥发油或挥发性物质：若制剂中含有挥发油，可直接从干颗粒中筛出部分细粉，将挥发油加入上述细粉中混匀后，再与全部干颗粒混匀；若挥发性药物为固体（如薄荷脑）或量较少时，可用适量乙醇溶解，或与其他成分混合研磨共熔后喷入干颗粒中，混匀后密闭数小时，使挥发性药物均匀渗入颗粒。②剂量小或对湿热不稳定的药物：先制成不含药物的空白干颗粒或将稳定的药物与辅料制粒，再将剂量小或对湿热不稳定的主药加入整粒后的干颗粒中混匀。③润滑剂和外加崩解剂：一般润滑剂需过 100 目以上筛，应先将崩解剂干燥过筛，再将崩解剂、润滑剂与干颗粒一起加入混合器械中进行总混。

3. 压片

1）计算片重　片重包括药物和所有辅料的总重量。为保证每片中药物的含量，在压片前必须对颗粒中的含药量进行检测，并计算相应的片重。片重的计算方法有两种。

知识链接

（1）根据颗粒中主药含量计算片重：尽管物料是按照处方准确计算后进行投料的，但压片前的一系列操作必使物料有所损耗，因此压片前应对颗粒中主药的实际含量进行测定，然后按式(10-1)计算。

$$\text{片重}=\frac{\text{每片含主药量(标示量)}}{\text{干颗粒中主药的百分含量(实测值)}} \tag{10-1}$$

例：某片剂的主药标示量为 100 mg，实测颗粒中主药含量为 50%，现计算理论片重范围。

解：

$$\text{片重}=\frac{\text{每片含主药量(标示量)}}{\text{干颗粒中主药的百分含量(实测值)}}$$

$$=100/50\%=200\ (\text{mg})$$

按《中国药典》(2020 年版)要求，0.3 g 以下片剂的重量差异限度为±7.5%，所以该片的理论片重范围应为：

理论片重范围＝200±200×7.5%＝185 (mg)(下限)～215 (mg)(上限)

(2) 按干颗粒总重计算片重：在中药的片剂生产中，由于中药成分复杂，当没有准确的含量测定方法时，可根据实际投料量与预定制备的总片数，按式(10-2)计算。

$$\text{片重}=\frac{\text{干颗粒重}+\text{压片前加入的辅料量}}{\text{预定压片总数}} \tag{10-2}$$

例：欲制备某中药浸膏片剂，要求某片含相当于原生药 5 g，今投料原生药 2500 g，共制得干颗粒 238.9 g，压片前又加入润滑剂硬脂酸镁 2.5 g，试计算片重。

解：

$$\text{片重}=\frac{\text{干颗粒重}+\text{压片前加入的辅料量}}{\text{预定压片总数}}$$

$$=(238.9+2.5)/(2500\div 5)=0.48\ (\text{g})$$

该中药浸膏片每片重量的理论值为 0.48 g。

课堂互动

已知乙酰螺旋霉素片制备标准中要求每片含乙酰螺旋霉素 0.1 g，制成颗粒经总混后，测得颗粒含主药量为 48.5%，试计算理论片重范围。

2) 压片机　压片机是将各种颗粒状或粉状物料通过特定的模具压制成片剂的设备。目前常用的压片机按其结构可分为单冲压片机和多冲旋转压片机；按压制片形可分为圆形片压片机和异形片压片机；按压缩次数可分为一次压制压片机和二次压制压片机；按片层可分为单层(普通)压片机和双层压片机等。压片机的压片模具叫冲模，由上、下冲和模圈制成，构成材质为优质不锈钢。上、下冲的直径相等，与模圈的模孔应匹配良好，冲和模圈径差不大于 0.06 mm，能保证冲头在模圈中上下自由滑动且不泄漏药粉。冲头的直径有各种规格，其端面形状可以是平面，也可以是浅凹或深凹形，也可以在端面上刻数字、字母、线条等，以表明产品的名称、规格和商标等。

(1) 单冲压片机：图 10-3 为单冲压片机的结构示意图，其主要结构如下。①加料器：加料斗、饲料靴。②压缩部件：上、下冲和模圈。③各种调节器：片重调节器、出片调节器、压力调节器。片重调节器连在下冲杆上，通过调节下冲在模圈内下降的深度来调节模孔的容积，从而控制片重；出片调节器连在下冲杆上，用以调节出片时下冲抬起的高度，下冲恰好与模圈的上缘相平时，被下冲推上的片剂由饲粉器推开；压力调节器连在上冲杆上，用以调节上冲下降的高度，实际调节上、下冲间的距离，上、下冲间距离越近，压力越大，反之则小。

单冲压片机的工作过程见图 10-4。①上冲抬起，饲粉器移动到模孔之上；②下冲下降到适

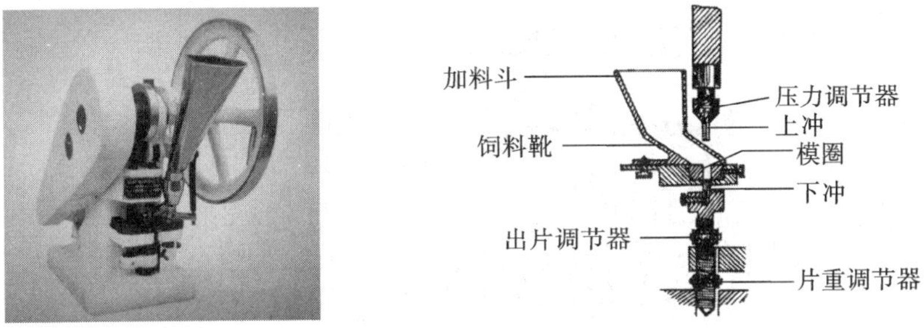

图 10-3　单冲压片机结构示意图

宜深度，饲粉器在模上摆动，颗粒填满模孔；③饲粉器由模孔上移开，使模孔中的颗粒与模孔的上缘相平；④上冲下降并将颗粒压缩成片，此时下冲不移动；⑤上冲抬起，下冲随之抬起到与模孔上缘相平，将药片由模孔中推出；⑥饲粉器再次移到模孔之上，将模孔中推出的片剂推开，同时进行第二次饲粉。如此反复进行饲粉、压片、推片等操作。

单冲压片机的产量在 80～100 片/分，最大压片直径为 12 mm，最大填充深度为 11 mm，最大压片厚度为 6 mm，最大压力为 15 kN，多用于新产品的试制或小量生产。

(2) 多冲旋转压片机：其设备及工作原理如图 10-5、图 10-6 所示。多冲旋转压片机的主要工作部件包括机台、压轮、片重调节器、压力调节器、加料斗、饲粉器、吸尘器、保护装置等。机台分为三层，机台的上层装有若干上冲，在中层的对应位置上装着模圈，在下层的对应位置上装着下冲。上冲与下冲各自随机台转动并沿着固定的轨道有规律地上、下运动，当上冲与下冲随机台转动，分别经过上、下压轮时，上冲向下、下冲向上运动，并对模孔中的物料加压，通过移动上、下压轮的位置来调节压缩压力；机台中层的固定位置上装有刮粉器，片重调节器装于下冲轨道上与刮粉器相对应的位置，通过控制下冲经过刮粉器时的高度，来调节模孔的容积即片重。

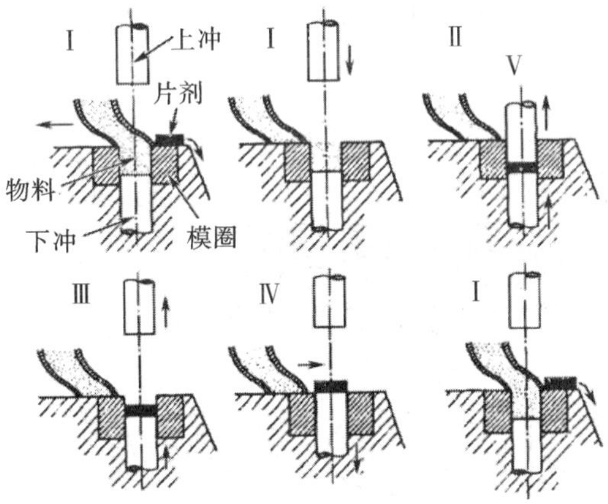

图 10-4　单冲压片机的工作过程

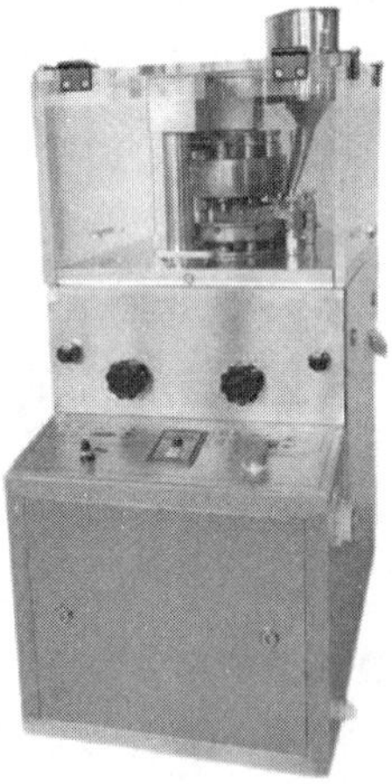

图 10-5　多冲旋转压片机设备图

多冲旋转压片机的工作原理与单冲压片机大体相同，但具有很多优势：①饲粉方式合理、片重差异小；②上、下冲同时加压，片剂内部压力分布均匀，片剂质量更可靠；③生产效率高。

多冲旋转压片机有多种型号，按冲数分为 16 冲、19 冲、27 冲、33 冲、55 冲、75 冲等。按流程分单流程和双流程两种。①单流程仅有一套上、下压轮，旋转一周每个模孔仅压出一个药片。②双流程有两套工作部件，均装于对称位置，中盘转动一周，每副冲压制两个药片。如 55 冲的双流程压片机的生产能力高达每小时 50 万片。目前压片机的最大产量可达每小时 80 万片。

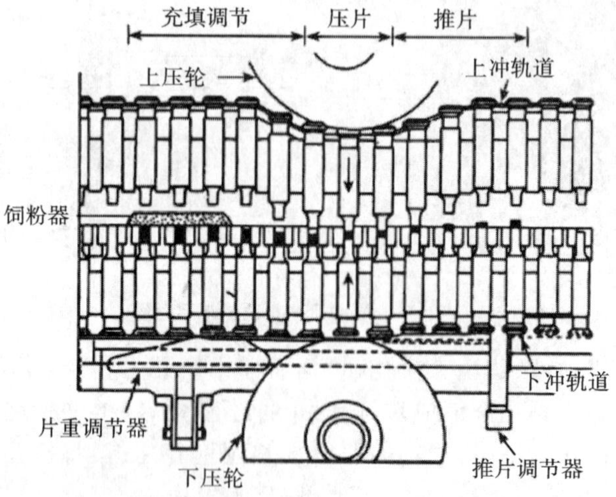

图 10-6 多冲旋转压片机的工作原理示意图

全自动旋转压片机，既能将片重差异控制在一定范围内，对缺角、松裂片等不良片剂也能自动鉴别并剔除。

课堂互动

1. 片剂所呈现的圆形、三角形是由什么决定的？为什么有的压片机压出的是平片，有的压出的是弧形片，还有的片面带有印字或刻痕？

2. 如何调节压片机才能使片剂的重量和硬度符合要求？

（二）干法制粒压片法

干法制粒压片法是将物料与适宜的辅料混合后，用适宜的设备压成块状或大片，再将其破碎成大小合适的颗粒，最后压制成片剂的方法。干法制粒压片法的生产工艺流程如图 10-7 所示。

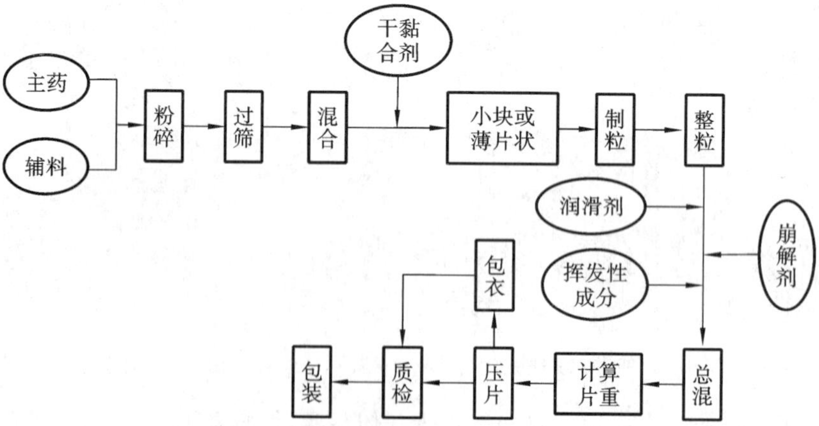

图 10-7 干法制粒压片法的生产工艺流程

此制备方法常用于遇水不稳定药物的片剂生产。干法制粒时需添加干黏合剂，以保证片剂的硬度或脆碎度合格。常用的干黏合剂有甲基纤维素、羟丙甲纤维素、微晶纤维素等。

（三）粉末直接压片法

粉末直接压片法是指不经过制粒过程，直接把药物和所有辅料混合均匀后进行压片的方法。粉末直接压片法的生产工艺流程如图10-8所示。

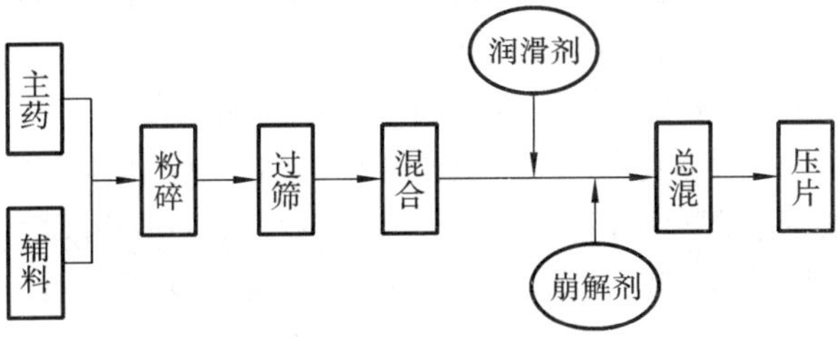

图10-8 粉末直接压片法的生产工艺流程

粉末直接压片法不经过制粒过程，因而具有生产工序少、工艺简单、省时节能的优点，特别适用于对湿热不稳定的药物。虽然该法优点突出，但尚未获得广泛应用，主要原因在于粉末的流动性差、片重差异大、容易裂片等。近20年来，可用于直接压片的优良药用辅料与高效旋转式压片机的发展，促进了粉末直接压片法的发展。目前，各国的直接压片品种不断增加。可用于直接压片的辅料有微晶纤维素、可压性淀粉、喷雾干燥乳糖、磷酸氢钙二水合物、微粉硅胶等。常用的超级崩解剂有L-HPC、PVPP、CMC-Na等。

（四）空白颗粒压片法

空白颗粒压片法是将药物粉末和预先制好的辅料颗粒（空白颗粒）混合后进行压片的方法。空白颗粒压片法的生产工艺流程如图10-9所示。

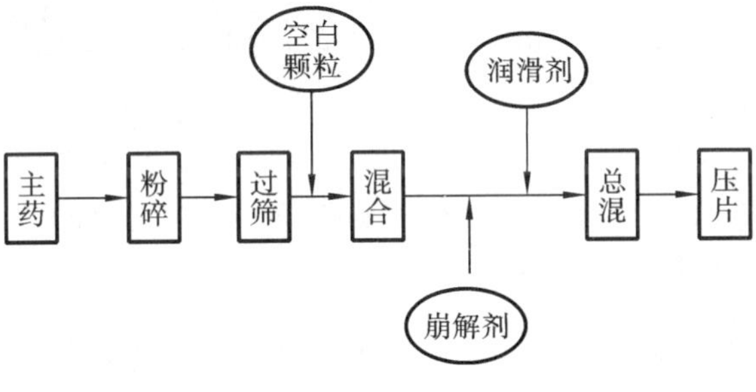

图10-9 空白颗粒压片法的生产工艺流程

该法适用于对湿热敏感，且压缩成型性差的药物。该法的缺点在于空白颗粒与药物粉末存在粒度差异，不易混匀，容易分层。

（五）片剂制备过程中可能发生的问题及解决方法

知识链接

1. 裂片 压成的片剂从模圈内推出时，有时发生裂片现象，如果裂开的位置发生在药片的顶部，习惯上称顶裂；裂开的位置发生在药片的中间，就称腰裂。

发生裂片的原因包括物料因素和工艺因素。物料因素如下：①物料中的细粉太多，导致压缩时空气不能及时排出而结合力弱；②物料的塑性差，结合力弱。工艺因素如下：①单冲压片机比多冲旋转压片机更易引起裂片（压力分布不均匀）；②快速压片比慢速压片更易引起裂片（塑性变形不充分）；③凸面片剂比平面片剂更易发生裂片（应力集中）；④一次压缩比二次压缩更易出现裂片（塑性变形不充分）。总之，物料的压缩成型性差或压片工艺参数不当时，片剂内部的压力分布不均匀，在应力集中处易发生裂片。

防止裂片的主要措施如下：①选用弹性小、塑性大的辅料；②选用适宜的制粒方法；③选用适宜的压片机和操作参数等。

2. 松片 由于片剂硬度不够，对片剂稍加触动即散碎的现象。主要原因如下：①黏合力差；②压力不足。防止松片的主要措施：选用黏性强的黏合剂，增大压片机的压力等。

3. 黏冲 片剂表面被冲头黏去，造成片面粗糙不平或有凹痕的现象。若片剂侧边粗糙或有缺痕，则称黏壁。造成黏冲或黏壁的主要原因有颗粒不够干燥、物料较易吸湿、润滑剂选用不当或用量不足、冲头表面锈蚀、粗糙不光滑或刻字等，应根据实际情况查找原因并予以解决。

4. 崩解迟缓 片剂超过了《中国药典》规定的崩解时限称崩解超限或崩解迟缓。主要原因如下：①压力过大，片剂内部的空隙小，影响水分的渗入；②可溶性成分溶解，堵住毛细孔，影响水分的渗入；③强塑性物料或黏合剂使片剂的结合力过强；④崩解剂的吸水膨胀能力差或对结合力的瓦解能力差。应根据实际情况查找原因并予以解决。

5. 片重差异超限 指片重差异超过《中国药典》规定的限度。主要原因如下：①物料的流动性差；②物料中的细粉太多或粒度大小相差悬殊；③料斗内的物料时多时少；④刮粉器与模孔的吻合性差。应根据实际情况查找原因并予以解决。

6. 含量不均匀 指含量均匀度超过《中国药典》规定的限度。所有造成片重差异超限的因素均可造成片剂的含量均匀度不合格。对于小剂量的药物来说，除了混合不均匀以外，可溶性成分在颗粒内部和颗粒间迁移是其含量均匀度不合格的主要原因。

7. 溶出超限 片剂在规定的时间内未溶出规定的药物量时，称溶出度不合格。主要原因有片剂不崩解、颗粒过硬、药物的溶解度差等。

8. 麻点 指片剂表面产生许多小凹点的现象。主要原因有润滑剂和黏合剂选用不当、冲头表面粗糙、颗粒大小不均匀、粗粒或细粉量过多等。

知识链接

9. 变色与色斑 指片剂表面的颜色发生改变或出现色泽不一斑点的现象。主要原因有颗粒过硬、混料不匀、压片机污染油污等。

10. 叠片 指两个药片叠压在一起的现象。主要原因有出片调节器调节不当、上冲黏片及加料斗故障等。叠片时，压力相对过大，机器易损坏，应立即停机维修。

（六）片剂的质量评定与质量检查

片剂的质量直接影响其药效和用药的安全性，因此在片剂的生产过程中，除了要对原辅料的选用、生产处方的设计、生产工艺的制订、包装和贮存条件的确定等采取适宜的措施外，尚需按照《中国药典》中片剂下的各项规定进行质量检查，包括外观、重量差异、硬度与脆碎度、崩解时限、含量均匀度、溶出度与释放度等。

1. 外观 片剂表面应色泽均匀、光洁，无杂斑，无异物。

2. 重量差异 片剂的重量差异必须控制在规定的限度内。《中国药典》（2020 年版）四部通则规定的片重差异限度见表 10-2。

表 10-2　片剂重量差异限度

平均片重或标示片重	重量差异限度
0.30 g 以下	±7.5％
0.30 g 及 0.30 g 以上	±5.0％

检查方法：取供试品 20 片，精密称定总重量，求得平均片重后，再分别精密称定每片的重量，每片重量与平均片重比较（凡无含量测定的片剂或有标示片重的中药片剂，每片重量应与标

示片重比较)，按表中的规定，超出重量差异限度的不得多于 2 片，并不得有 1 片超出限度 1 倍。

糖衣片的片芯应检查重量差异并符合规定，包糖衣后不再检查重量差异。薄膜衣片应在包薄膜衣后检查重量差异并符合规定。

凡规定检查含量均匀度的片剂，一般不再进行重量差异检查。

3. 硬度与脆碎度 片剂要求有适宜的硬度和耐磨性，以免包装、运输过程中发生磨损或破碎。《中国药典》(2020 年版)通则 0923 规定的片剂脆碎度检查法用于检查非包衣片的脆碎情况及其他物理强度(如压碎强度等)。具体检查方法如下。

片重为 0.65 g 或以下者取若干片，使其总重约为 6.5 g；片重大于 0.65 g 者取 10 片。用吹风机吹去片剂脱落的粉末，精密称重，置圆筒中，转动 100 次。取出，同法除去粉末，精密称重，减失重量不得超过 1%，且不得检出断裂、龟裂及粉碎的片。本试验一般仅做 1 次。如减失重量超过 1%，应复测 2 次，3 次的平均减失重量不得超过 1%，并不得检出断裂、龟裂及粉碎的片。

4. 崩解时限 除另有规定外，按照《中国药典》(2020 年版)通则 0921 崩解时限检查法检查，应符合规定。一般限度要求如下：普通片剂 15 min，薄膜衣片 30 min，糖衣片 1 h，泡腾片及舌下片 5 min，可溶片 3 min，口崩片 1 min。凡《中国药典》规定检查溶出度、释放度或分散均匀性的片剂以及口含片、咀嚼片等，不进行崩解时限检查。

5. 含量均匀度 含量均匀度指小剂量制剂符合标示量的程度，按照《中国药典》(2020 年版)通则 0941 含量均匀度检查法检查。每片标示量小于 25 mg 或每片主药含量小于 25%时，均应检查含量均匀度。凡检查含量均匀度的制剂，一般不再检查重(装)量差异；当主成分进行含量均匀度检查时，复方制剂一般不再检查重(装)量差异。

6. 溶出度与释放度 《中国药典》规定，根据原料药物和制剂的特性，除来源于动、植物多组分且难以建立测定方法的片剂外，溶出度、释放度均应符合要求。对于难溶性药物而言，片剂的崩解时限合格不一定能保证药物溶出合格，因此，溶出度检查更能够体现片剂的内在质量。测定溶出度的品种无须再检查崩解时限。

《中国药典》(2020 年版)通则 0931 收载的溶出度与释放度测定法共有七种方法，即第一法(篮法)、第二法(桨法)、第三法(小杯法)、第四法(桨碟法)、第五法(转筒法)、第六法(流池法)、第七法(往复筒法)。普通制剂和缓控释制剂可选用第一法、第二法；当药物含量较小时，为满足测定要求，选择第三法可减少溶出介质用量；第四法、第五法适用于透皮贴剂。具体测定方法和结果判断详见《中国药典》(2020 年版)四部通则。

(七) 典型片剂实例分析

实例解析：化学性质稳定、易压缩成型药物的片剂。

例：复方磺胺甲噁唑片(复方新诺明片)

[处方] 磺胺甲噁唑(SMZ)400 g 甲氧苄啶(TMP)80 g 淀粉 40 g 10%淀粉浆 24 g 干淀粉 23 g(4%左右) 硬脂酸镁 3 g(0.5%左右) 制成 1000 片(每片含 SMZ 0.4 g)

[制备] 将 SMZ 和 TMP 分别过 80 目筛，与淀粉混匀，加淀粉浆制软材，用 14 目筛挤压制粒，于 70～80 ℃干燥，用 12 目筛整粒，加入干淀粉及硬脂酸镁混匀后压片，即得。

[注解] 这是最普通的湿法制粒压片法的实例。

①处方中 SMZ 为主药，TMP 为抗菌增效剂，与磺胺类药物联合应用可使药物对革兰阴性杆菌(如痢疾杆菌、大肠杆菌等)有更强的抑制作用。

②淀粉作为填充剂，兼有内加崩解剂的作用。干淀粉为外加崩解剂，淀粉浆为黏合剂，硬脂

酸镁为润滑剂。

[临床适应证] 该品为磺胺类抗菌药，主要用于敏感菌所致的肠炎、心内膜炎、急性支气管炎、慢性支气管炎、骨髓炎等疾病。

实例解析：化学性质不稳定药物的片剂。

例：复方乙酰水杨酸(阿司匹林)片

[处方] 乙酰水杨酸 268 g 对乙酰氨基酚(扑热息痛)136 g 咖啡因 33.4 g 淀粉 266 g 淀粉浆(15%～17%)85 g 滑石粉 25 g(5%) 轻质液体石蜡 2.5 g 酒石酸 2.7 g 制成 1000 片

[制备] 将咖啡因、对乙酰氨基酚与 1/3 量的淀粉混匀，加淀粉浆(15%～17%)制软材，过 14 目尼龙筛制湿颗粒，于 70 ℃干燥，干颗粒用 12 目尼龙筛整粒，然后将此颗粒与乙酰水杨酸混合均匀，最后加剩余的淀粉(预先在 100～105 ℃干燥)及吸附有液体石蜡的滑石粉，共同混匀后再过 12 目尼龙筛，颗粒经含量测定合格后，用 12 mm 冲压片，即得。

[注解]

①在处方中，液体石蜡为滑石粉的 10%，可使滑石粉更易黏附在颗粒的表面上，在压片振动时不易脱落。

②生产车间的湿度不宜过高，以免乙酰水杨酸发生水解。

③淀粉的剩余部分作为崩解剂加入。

④乙酰水杨酸遇水易水解，生成对胃黏膜有强刺激性的水杨酸和醋酸，长期服用会导致胃溃疡。因此，本品中加入相当于乙酰水杨酸量 1%的酒石酸，可在湿法制粒过程中有效地减少乙酰水杨酸的水解。

⑤处方中三种主药混合时可产生低共熔现象，因此采用分别制粒的方法，以保证制剂的稳定性。

⑥乙酰水杨酸的水解受金属离子的催化，因此采用尼龙筛网制粒，不使用硬脂酸镁，采用 5%的滑石粉作为润滑剂。

⑦乙酰水杨酸的可压性极差，采用了较高浓度的淀粉浆(15%～17%)作为黏合剂。

⑧乙酰水杨酸具有一定的疏水性，必要时可加入适量的表面活性剂，如 0.1%吐温 80 等，可改善崩解和溶出。

⑨为了使乙酰水杨酸与咖啡因颗粒混合均匀，可将乙酰水杨酸用干法制粒后与咖啡因颗粒混合。

总之，当处理理化性质不稳定的药物时，应综合考虑处方和制备方法，保证药物的安全性、稳定性和有效性。

[临床适应证] 本品属于水杨酸类镇痛、抗炎、解热、抗风湿及抑制血小板聚集药，临床可用于发热、头痛、神经痛、牙痛、痛经、肌肉痛、关节痛等。

实例解析：小剂量药物的片剂。

例：硝酸甘油片

[处方] 乳糖 88.8 g 糖粉 38.0 g 17%淀粉浆适量 10%硝酸甘油乙醇溶液 0.6 g(硝酸甘油量) 硬脂酸镁 1.0 g 制成 1000 片(每片含硝酸甘油 0.5 mg)

[制备] 首先制备空白颗粒，然后将硝酸甘油制成 10%的乙醇溶液(按 120%投料)喷洒于空白颗粒的细粉(30 目以下)中混合，过 16 目筛两次，于 40 ℃以下干燥 50～60 min，再与事先制成的空白颗粒及硬脂酸镁混匀，压片，即得。

［注解］ 这是一种小剂量药物的舌下片，可在舌下迅速溶解，被机体吸收，用以治疗心绞痛。

①处方中不宜加入不溶性的辅料(除微量的硬脂酸镁作为润滑剂以外)。

②药物剂量小，为保证混合均匀，将药物溶于乙醇后喷洒于空白颗粒中混匀。

③注意防止振动、受热和操作者吸入，以免造成爆炸以及操作者的剧烈头痛。

④本品属于急救药，片剂不宜过硬，以免影响其舌下的速溶性。

［临床适应证］ 临床上可用于冠心病、心绞痛的治疗及预防，也可用于降低血压或治疗充血性心力衰竭。

四、片剂的包衣

(一) 概述

片剂包衣是指在片剂(片芯)的表面包裹上适宜材料的衣层，使药物与外界隔离的操作。经包衣处理的片剂称为包衣片，包衣的材料称为包衣材料或衣料。

1. 包衣目的

(1) 掩盖药物苦味或不良气味，以提高患者的依从性。

(2) 防潮、避光、隔离空气，以增加药物的稳定性。

(3) 防止药物的配伍变化。

(4) 改变药物释放的位置及速度，如胃溶、肠溶、缓控释等。

(5) 改善片剂的外观和便于识别等。

2. 包衣的种类 根据包衣材料性质的不同，片剂的包衣可分为糖包衣和薄膜包衣两大类，其中薄膜包衣又可分为胃溶性、肠溶性和不溶性薄膜衣三种。

(二) 包衣方法及设备

目前常用的包衣方法有滚转包衣法、流化床包衣法等，对应的包衣装置大体分为三大类：锅包衣装置、转动包衣装置、流化床包衣装置。锅包衣装置主要用于片剂的包衣，转动包衣装置常用于微丸的制备与包衣，流化床包衣装置适合用于微丸的包衣。

知识链接

1. 锅包衣装置

1) 倾斜包衣锅和埋管包衣锅 倾斜包衣锅为传统的锅转动型包衣机(图 10-10)。将片剂置于锅内，锅在转动时，片剂被带动上升到一定高度后受重力作用在物料层斜面上往下滑动并做滚转运动。将包衣液喷洒在物料层表面，由于物料层的滚转运动，包衣液均匀涂在每个片剂表面，经反复喷洒和干燥获得包衣片。

这种锅内空气流通差，干燥慢，其改良方法是在物料层内插进喷头和空气入口，称埋管包衣锅(图 10-11)。这种包衣锅可使热气通过物料层，不仅能防止喷液的飞扬，还能加快物料的干燥速度。

2) 高效水平包衣锅 为改进传统倾斜包衣锅干燥能力差的缺点，人们开发了高效水平包衣锅(图 10-12)。其特点为干燥速度快、包衣效果好，亦称高效包衣机，目前已成为包衣装置的主流。可用于糖包衣和薄膜包衣。

将片剂装入锅内，片剂随转筒的运动做滚转运动，喷雾器安装于物料层斜面上部，干燥空气从空气入口进入，透过物料层从锅的夹层排出。特点如下：①物料层运动比较稳定；②空气透过

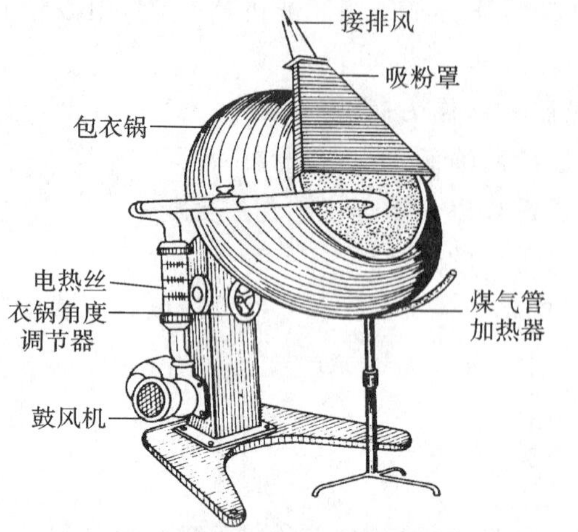

图 10-10 倾斜包衣锅结构示意图

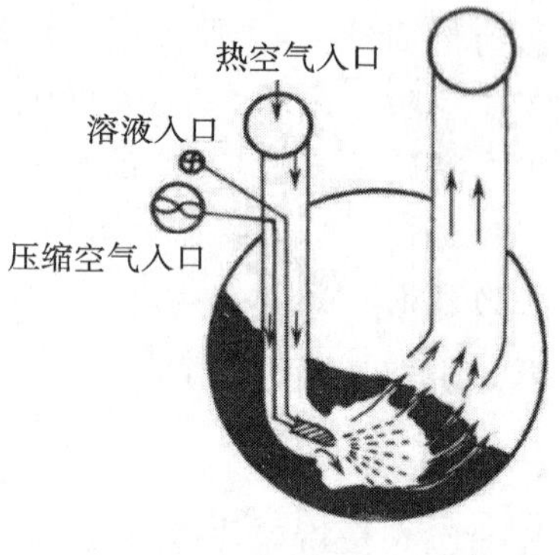

图 10-11 埋管包衣锅结构示意图

物料层，干燥速度快，不易粘连，包衣效果好；③装置可密闭，卫生、安全、可靠。

2. 转动包衣装置 转动包衣装置的结构与操作原理基本与转动制粒机相同，主要用于微丸的包衣。图 10-13 为典型的转动包衣机工作原理示意图。粒子层在旋转过程中形成麻绳样旋涡状环流，包衣液的喷雾和干燥交替反复进行，直至符合包衣要求。

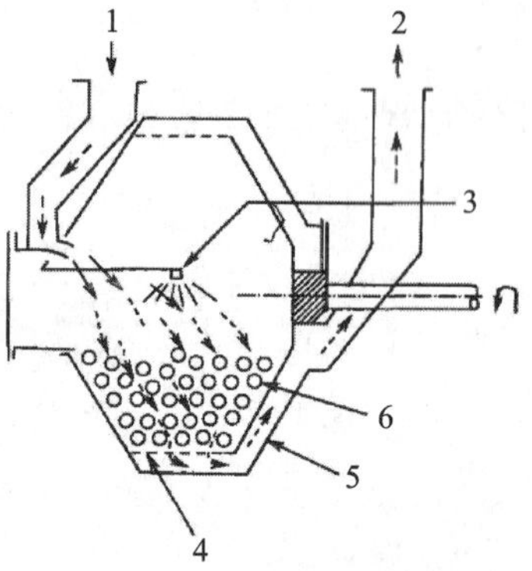

图 10-12 高效水平包衣锅结构示意图

1. 给气；2. 排气；3. 自动喷雾嘴；4. 多孔板；5. 空气夹套；6. 片子

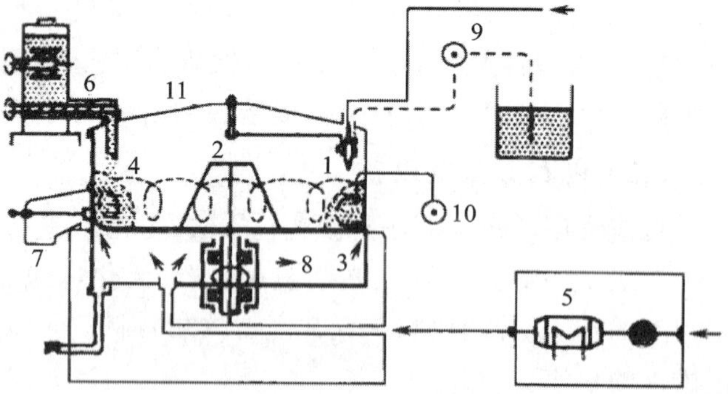

图 10-13 转动包衣机工作原理示意图

1. 喷嘴；2. 转子；3. 进气；4. 粒子层；5. 热交换器；6. 粉末加料器；7. 出料口；8. 气室；9. 计量泵；10. 湿分计；10. 容量盘

利用转动包衣装置可制备多层微丸。黏合剂的喷雾和粉末的撒布交替进行，使粉末在微丸表面均匀黏附，从而防止颗粒间的粘连，保证撒布的不同粉末层层包裹，形成多层微丸。需要干燥时，从圆盘外周缝隙送入热空气。

转动包衣装置的特点：①粒子的运动主要靠圆盘的机械运动；②由于粒子间剪切运动激烈(呈麻花状)，粘连减少，转动包衣装置可用于微丸的包衣；③在操作过程中可开启上盖，直接观察颗粒的运动与包衣情况；④缺点是粒子运动激烈，易磨损颗粒，不适合脆弱粒子的包衣。

3. 流化包衣装置 常用的流化包衣装置有三种，如图 10-14 所示。

1）流化型包衣装置 包衣液的喷雾装置设在流化层上部，构造及操作与流化制粒基本相同。由于喷雾位置较高，包衣效果差，小颗粒容易发生粘连。

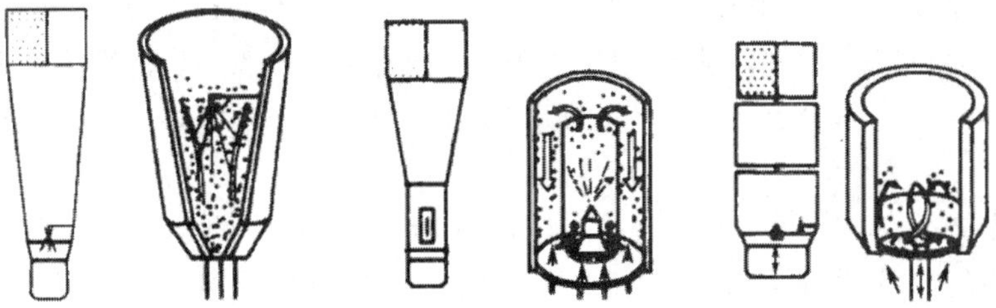

(a)　　　　(b)　　　　(c)

图 10-14　流化包衣装置

(a)流化型包衣装置;(b)喷流型包衣装置;(c)流化转动型包衣装置

2) 喷流型包衣装置　包衣液的喷雾装置设在底部,并配有圆筒,形成高强度的喷雾区。特点是喷雾区域粒子浓度低,粒子运动速度快,不易发生粘连,适合小粒子的包衣;可制成均匀、圆滑的包衣膜。缺点是容积效率低。

3) 流化转动型包衣装置　在底部设有转动盘,包衣液由底部以切线方向喷入。特点是粒子运动激烈,不易发生粘连;干燥能力强,包衣时间短,适合比表面积大的小颗粒,甚至可进行粉末包衣。缺点是设备构造较复杂,价格高;粒子运动过于激烈,易磨损脆弱粒子。

(三) 包衣材料及包衣过程

1. 糖衣材料及包衣过程

1) 糖衣材料　糖衣材料有糖浆、有色糖浆、胶浆、滑石粉、白蜡等。液态物料应新鲜配制,以防止污染或变质。

(1) 糖浆:采用干燥粒状蔗糖制成,浓度为 65%～75%,用于粉衣层与糖衣层。高浓度使用时有利于包衣迅速干燥析晶,保温使用时有利于均匀分布。

(2) 有色糖浆:为含可溶性食用色素的糖浆,用于有色糖衣层。常用色素有苋菜红、柠檬黄、胭脂红、亮蓝等,用量为 0.03%左右,可单独或混合应用。一般先配成浓色糖浆,用时稀释至所需的浓度。

(3) 胶浆:多用于包隔离层,可增加衣层的防潮性、可塑性和牢固性,对片芯起保护作用。常用 10%～15%明胶浆、35%阿拉伯胶浆、4%白及胶浆等,也可选用聚乙烯醇、聚乙烯吡咯烷酮等。若选用抗吸湿性强的玉米朊、纤维醋法酯(CAP)包隔离层,则必须控制衣层厚度,以免在胃中不溶。

(4) 滑石粉:作为粉衣料,有时为了增加片剂的洁白度和对油类的吸收,可在滑石粉中加入 15%～20%碳酸钙、碳酸镁(酸性药物不能使用)或适量的淀粉。

(5) 白蜡:又名虫蜡,用于糖衣片打光。用前应精制,即加热至 80～100 ℃熔化后过 100 目筛,除去悬浮杂质,并加 2%硅油混匀,冷却后制成 80 目细粉备用。

2) 包衣过程　糖包衣是传统的包衣方法,优点是包衣材料便宜、易得、无毒,设备简单,但其具有包衣时间长、辅料用量多(增重可达 30%～50%)、防吸潮性差等缺点,因此有逐步被薄膜包衣取代的趋势。糖包衣需要多个包衣程序,各包衣程序的目的不同,所采用的材料也不同。糖包衣的生产工艺主要有以下几个步骤,见图 10-15。

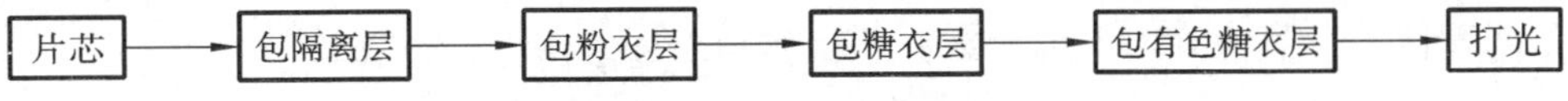

图 10-15　片剂糖包衣生产工艺流程

(1) 隔离层：首先在素片上包不透水的隔离层，目的是防止在糖包衣过程中水分浸入片芯。用作隔离层的材料多为水不溶性成膜材料，如玉米朊、虫胶、纤维醋法酯等，溶于乙醇中使用，采用低温(40～50 ℃)干燥，每层干燥时间约 30 min，一般包 3～5 层。操作时应注意防火、防爆。

(2) 粉衣层：在隔离层的外面包上一层较厚的粉衣层，目的是使衣层增厚，消除片剂的棱角。不需要包隔离层的片剂可直接包粉衣层。用于粉衣层的主要材料是糖浆和滑石粉。糖浆浓度为 65%～75%，滑石粉过 100 目筛。操作时糖浆和滑石粉交替喷撒、干燥，一般包 15～18 层，直到片剂的棱角消失。片芯的形状应为边缘很薄的双凸面形，以减少增重，增加美观性。

(3) 糖衣层：粉衣层表面比较粗糙、疏松，再包糖衣可使其表面光滑平整、细腻坚实。包糖衣层用糖浆，操作要点是加入稀释的糖浆，逐次减少用量，在低温(40 ℃)下吹风干燥，一般包制 10～15 层。

(4) 有色糖衣层：糖浆中添加食用色素，主要目的是增加美观性，便于识别。包衣材料为有色糖浆，加入时应由浅到深，以免产生花斑。一般包 8～15 层。

(5) 打光：在包衣片衣层表面打上一层白蜡，目的是增加片剂的光泽和表面的疏水性。

2. 薄膜包衣材料及包衣过程

1) 薄膜包衣材料　薄膜包衣材料通常由高分子成膜材料、附加剂和溶剂三个部分组成。

(1) 高分子成膜材料：高分子成膜材料按其溶解性分为胃溶性、肠溶性和水不溶性三大类。

①胃溶性：在水中或胃液中可以溶解的材料，主要有羟丙甲纤维素(HPMC)、羟丙基纤维素(HPC)、丙烯酸树脂Ⅳ号、聚乙烯吡咯烷酮(PVP)等。

②肠溶性：肠溶聚合物有耐酸性，即在胃中不溶解，而在肠液中溶解。常用的肠溶性材料主要有虫胶、纤维醋法酯(CAP)、聚乙烯醇酞酸酯(PVAP)、羟丙甲纤维素酞酸酯(HPMCP)、丙烯酸树脂(Ⅰ、Ⅱ、Ⅲ号)等。

③水不溶性：主要作用是调节药物的释放速度，常用材料是在水中或在整个生理 pH 范围内不溶的高分子材料，主要有乙基纤维素(EC)、醋酸纤维素(CA)等。

(2) 附加剂：

① 增塑剂：可改变高分子薄膜的物理机械性质，使其具有柔顺性，易于成膜。聚合物与增塑剂之间要有化学相似性。a. 纤维素材质的增塑剂有甘油、丙二醇、PEG 等，一般带有—OH；b. 脂肪族非极性聚合物的增塑剂有甘油单醋酸酯、甘油三醋酸酯、蓖麻油、玉米油、液体石蜡等。

② 释放速度调节剂：亦称致孔剂，为水溶性物质。在水不溶性薄膜衣中夹有水溶性物质时，遇水先溶解形成多孔膜，可根据致孔剂的加入量控制药物的释放速度。常用的水溶性致孔剂有蔗糖、氯化钠、表面活性剂、PEG 等。

③ 固体物料及色素：在包衣过程中有些聚合物的黏性过大，需加入适宜的固体粉末以防止颗粒或片剂的粘连。如滑石粉、硬脂酸镁、微粉硅胶等。

加入色素主要是为了便于鉴别和美观，也有遮光作用。

(3) 溶剂：可溶解、分散薄膜衣材料及增塑剂，并使薄膜衣材料在片剂表面均匀分布，具有一定的挥发性。常用乙醇、丙酮等有机溶剂，这类溶剂黏度较低，易挥发除去，但用量较大，易燃并有一定的毒性。目前常采用不溶性高分子材料的水分散体进行包衣。

课堂互动

分析下列薄膜包衣液处方。

1. 胃溶性包衣液处方

作用	名称	用量(%)
包衣材料	羟丙基纤维素(5 mPa·s)	7.5
增塑剂	聚乙二醇400	0.8
色料、遮光剂	黄氧化铁	0.6
色料、遮光剂	钛白粉	3.1
聚合物溶剂	水	88

2. 肠溶性有机溶剂包衣处方

作用	名称	用量
包衣材料	醋酸纤维素酞酸酯	5.4 kg
增塑剂	酞酸二乙酯	1.34 kg
有机溶剂	二氯甲烷	54 L
有机溶剂	丙酮	19 L
有机溶剂	乙醇	2.7 L

4) 包衣过程　与糖包衣相比，薄膜包衣具有增重少(包衣材料用量少)、包衣时间短、片面上可以印字、美观、包衣操作可以自动化等优点，目前已得到普及。薄膜包衣的工艺流程如图10-16所示。

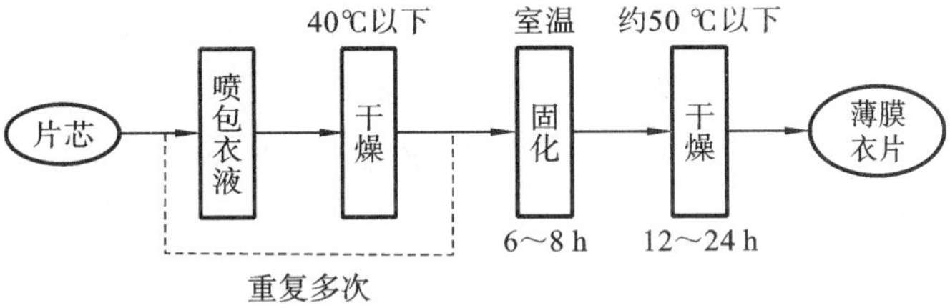

图 10-16　薄膜包衣的工艺流程

(1) 将筛除细粉的片芯放入包衣锅内，旋转，喷入一定量的薄膜衣溶液，使片芯表面均匀湿润。

(2) 吹入温和的热风使溶剂蒸发，温度最好不要超过 40 ℃，以免干燥过快而出现皱皮或起泡现象；亦不能干燥过慢，否则会出现粘连或剥落现象。

(3) 重复上述操作数次，并逐步减少薄膜衣溶液的用量，直到达到一定的厚度为止。

(4) 大多数的薄膜衣需要一个固化期，其时间的长短因材料、方法、厚度而异，一般是在室温(或略高于室温)下自然放置 6～8 h 使之固化完全。

(5) 为使残余的有机溶剂完全除尽，一般还要在 50 ℃下干燥 12～24 h。

(四) 包衣过程中可能出现的问题及解决方法

1. 包糖衣容易出现的问题

1) 黏锅　产生黏锅的主要原因为加糖浆过多，黏性大，搅拌不匀。解决方法：糖浆的含糖量恒定，一次用量不宜过多，锅温不宜过低。

2）糖浆不黏锅　产生糖浆不黏锅的主要原因为锅壁上蜡未除尽。解决方法：再次洗净锅壁或再涂上一层热糖浆，撒一层滑石粉。

3）片面不平　产生片面不平的主要原因是粉料太多，温度过高，衣层没有干燥就包第二层。解决方法：改进操作方法，做到低温干燥、勤加料、多搅拌。

4）龟裂与爆裂　产生龟裂与爆裂的主要原因是片芯太松，干燥过快，糖浆与滑石粉加料不当。解决方法：控制片芯硬度，注意干燥温度，控制加料速度。

5）露边与麻面　产生露边与麻面的主要原因为衣料用量不当，温度过高或吹风过早。解决方法：注意糖浆和粉料的用量，糖浆以均匀润湿片芯为度，粉料以能在片面均匀黏附一层为宜，片面不见水分和产生光亮时再吹风。

6）膨胀磨片或剥落　产生膨胀磨片或剥落的主要原因是片芯层与糖衣层未充分干燥，崩解剂用量过多。解决方法：包衣时注意干燥，控制胶浆或糖浆的用量。

7）色泽不均匀　产生色泽不均匀的主要原因是片面粗糙，有色糖浆量太少，温度太高，衣层未干燥就打光。解决方法：洗去色衣层，重新包衣。

2. 包薄膜衣容易出现的问题

1）皱皮　产生皱皮的主要原因为选择衣料不当或用量太多，干燥条件不当等。解决方法：更换衣料或控制用量，改善成膜温度。

2）气泡　产生气泡的主要原因是固化条件不当，干燥速度太快。解决方法：控制成膜条件和降低干燥温度。

3）花斑　产生花斑的主要原因是增塑剂、色素等选择不当，干燥时溶剂将可溶性物料带到衣膜表面。解决方法：改变包衣处方，调节空气温度与流量，减慢干燥速度。

4）剥落　产生剥落的主要原因是选择衣料不当，两次包衣间隔时间太短。解决方法：更换衣料，调节间隔时间，调节干燥温度和适当降低包衣液的浓度。

5）色泽不均　产生色泽不均的主要原因是喷雾设备未调节好，喷雾不均匀，色素在包衣浆中分布不匀。解决方法：将薄膜材料配成稀溶液，少量多次喷入或色素与包衣材料在球磨机中研磨均匀再喷入。

6）片面粗糙　产生片面粗糙的主要原因是干燥温度高，溶剂蒸发快或包衣液混入杂质等。解决方法：降低干燥温度，使用合适的包衣膜材料。

3. 包肠溶衣容易出现的问题

1）不能安全通过胃部　可能原因有衣料选择不当，衣层太薄或没有将片芯全部包裹上，衣层机械强度不够。解决方法：选择适宜的衣料，重新调整包衣处方，增加包衣层数。

2）肠溶衣片肠内不溶解　可能原因有选择衣料不当，衣层太厚，贮存变质。

（五）典型中药片剂实例分析

例：当归浸膏片

［处方］　当归浸膏 262 g　淀粉 40 g　轻质氧化镁 60 g　滑石粉 80 g　硬脂酸镁 7 g　制成 1000 片

［制备］　取浸膏加热（不用直火）至 60～70 ℃，搅拌使其熔化，将轻质氧化镁、部分滑石粉（60 g）及淀粉依次加入混匀，铺于烘盘上，于 60 ℃以下干燥，使含水量降至 3%以下。然后将烘干的片（块）状物粉碎成 14 目以下的颗粒，最后加入硬脂酸镁、滑石粉（20 g）混匀，过 12 目筛整粒，压片、质检、包糖衣。

[注解]

①当归浸膏中含有较多的糖类物质，有较强的吸湿性，加入适量的滑石粉(60 g)可克服操作上的困难。

②当归浸膏中含有挥发油，加入轻质氧化镁吸收后有利于压片。

③本品易发生黏冲，可加入适量的滑石粉(20 g)进行克服，并控制相对湿度在70%以下。

五、片剂的包装与贮存

(一) 片剂的包装

片别的包装既要注意外形美观，更应实现密封、防潮、避光以及使用方便等目的。按片剂的包装剂量分类，片剂的包装形式主要有以下两种。

1. 多剂量包装 几片至几百片包装在一个容器中，常用的容器多为玻璃瓶或塑料瓶，也有用软性薄膜、纸塑复合膜、金属箔复合膜等制成的药袋。

1) 玻璃瓶 优点是密封性好，不透水汽和空气，化学稳定性好，价格低廉，有色玻璃瓶有一定的避光作用。其缺点是重量较大，且易于破损，贮存运输不方便。

2) 塑料瓶 优点是质地轻，不易破碎，容易制成各种形状，外观精美等。其缺点是密封隔离性能欠佳，在高温及高湿下可能会发生变形。常用包装材料的性能见表10-3。

表10-3 常用包装材料的性能比较

性能	聚氯乙烯(PVC)	聚乙烯(高密度)	聚苯乙烯
抗湿防潮性	好	好	差
抗空气透过性	好	差	差
抗酸碱性	差	好	一般
耐热性	好	好	很差

2. 单剂量包装 将片剂隔开包装，每片均处于密封状态，避免使用时交叉污染，提高了对片剂的保护作用，使用方便，外形美观。单剂量包装主要有泡罩式和窄条式两种形式。

1) 泡罩式包装 用底层材料(无毒铝箔)和热成型塑料薄膜(无毒聚氯乙烯硬片)，在平板泡罩式或吸泡式包装机上经热压形成的包装。铝箔为背层材料，背面印有药名等，聚氯乙烯制成的泡罩透明、坚硬、美观。

2) 窄条式包装 由两层磨片(铝塑复合膜、纸塑复合膜等)经黏合或热压形成的带状包装。比泡罩式包装简便，成本也稍低。

(二) 片剂的贮存

片剂应密封贮存，防止受潮、发霉、变质。除另有规定外，一般应将包装好的片剂放在阴凉(20 ℃以下)、通风、干燥处贮存。对光敏感的片剂，应避光保存(宜采用棕色瓶包装)。受潮后易分解变质的片剂，应在包装容器内放干燥剂(如干燥的硅胶)。

片剂是一种稳定的剂型，只要包装和贮存适宜，在规定的有效期内使用是安全有效的。但因片剂所含的药物性质不同，往往片剂质量也不同，如含挥发性药物的片剂贮存时，药物含量易发生变化，糖衣片易有外观上的变化等，应注意掌握适宜的贮存环境。另外，必须注意每种片剂的有效期。

项目小结

教学提纲		主要内容简述
一级	二级	
一、概述	(一)片剂的概念与特点	片剂的概念、特点
	(二)片剂的分类与质量要求	片剂的分类(口服用片剂、口腔用片剂、其他给药途径片剂);片剂的质量要求
	(三)临床应用与注意事项	普通片,泡腾片,咀嚼片,缓释片与控释片,舌下片
二、片剂的辅料	(一)填充剂	淀粉、蔗糖、糊精、乳糖、预胶化淀粉、微晶纤维素、糖醇类、无机盐类
	(二)润湿剂与黏合剂	润湿剂(蒸馏水、乙醇);黏合剂(淀粉浆、纤维素衍生物、聚维酮、明胶、聚乙二醇、其他黏合剂)
	(三)崩解剂	崩解剂的概念、作用机制;常用的崩解剂(淀粉及其衍生物、低取代羟丙纤维素、交联羧甲基纤维素钠、交联聚维酮、泡腾崩解剂、表面活性剂);崩解剂的加入方法(外加法、内加法、内外加法)
	(四)润滑剂	概念;常用的润滑剂(硬脂酸镁、微粉硅胶、滑石粉、氢化植物油、聚乙二醇、十二烷基硫酸钠);润滑剂的使用
	(五)其他辅料	矫味剂、着色剂、稳定剂
三、片剂的制备	(一)湿法制粒压片法	原辅料的准备和处理;制粒(制湿颗粒、湿颗粒干燥、整粒、总混);压片(单冲压片机、多冲旋转压片机)
	(二)干法制粒压片法	干法制粒压片法的工艺流程、特点
	(三)粉末直接压片法	粉末直接压片法的工艺流程、特点
	(四)空白颗粒压片法	空白颗粒压片法的工艺流程、特点
	(五)片剂制备过程中可能发生的问题及解决方法	裂片、松片、黏冲、崩解迟缓、片重差异超限、含量不均匀、溶出超限、麻点、变色与色斑、叠片
	(六)片剂的质量评定与质量检查	外观、重量差异、硬度与脆碎度、崩解时限、含量均匀度、溶出度与释放度
	(七)典型片剂实例分析	复方磺胺甲噁唑片、复方乙酰水杨酸片、硝酸甘油片
四、片剂的包衣	(一)概述	片剂包衣的概念、目的、种类
	(二)包衣方法与设备	锅包衣装置(倾斜包衣锅和埋管包衣锅、高效水平包衣锅);转动包衣装置;流化包衣装置

续表

教学提纲		主要内容简述
一级	二级	
四、片剂的包衣	（三）包衣材料及包衣过程	糖包衣材料（糖浆、有色糖浆、胶浆、滑石粉、白蜡）及包衣过程（隔离层、粉衣层、糖衣层、有色糖衣层、打光）；薄膜包衣材料（高分子成膜材料、附加剂、溶剂）及包衣过程
	（四）包衣过程中可能出现的问题及解决方法	包糖衣容易出现的问题（黏锅、糖浆不黏锅、片面不平、龟裂与爆裂、露边与麻面、膨胀磨片或剥落、色泽不均匀）及解决方法；包薄膜衣容易出现的问题（皱皮、气泡、花斑、剥落、色泽不均、片面粗糙）及解决方法；包肠溶衣容易出现的问题（不能安全通过胃部、肠溶衣片肠内不溶解）及解决方法
	（五）典型中药片剂实例分析	当归浸膏片的处方、制备、注解
五、片剂的包装与贮存	（一）片剂的包装	多剂量包装、单剂量包装
	（二）片剂的贮存	密封贮存，防止受潮、发霉、变质

达标检测题

参考答案

一、单项选择题

1. 下列关于片剂特点的叙述，错误的是（　　）。
A. 质量稳定　　B. 不便于服用
C. 分剂量准确　　D. 适宜用机械大量生产

2. 为启发或降低物料的黏性，制软材宜用（　　）。
A. 填充剂　　B. 润湿剂　　C. 黏合剂　　D. 崩解剂

3. 羧甲基淀粉钠通常用作片剂的（　　）。
A. 填充剂　　B. 润湿剂　　C. 黏合剂　　D. 崩解剂

4. 下列辅料中，均可用作片剂崩解剂的是（　　）。
A. 淀粉、L-HPC、CMC-Na　　B. HPMC、PVP、L-HPC
C. PVPP、HPC、CMS-Na　　D. CCNa、PVPP、CMS-Na

5. 片剂制粒的主要目的是（　　）。
A. 改善原辅料的可压成型性　　B. 更加美观
C. 提高生产效率　　D. 提高制剂的稳定性

6. 对湿热不稳定且可压性差的药物宜采用（　　）。
A. 湿法制粒压片法　　B. 干法制粒压片法
C. 粉末直接压片法　　D. 空白颗粒压片法

7. 压片机中直接实施压片的部分，并决定片剂大小、形状的是（　　）。
A. 冲模　　B. 调节器　　C. 冲头　　D. 加料斗

8. 在片剂的薄膜包衣液中加入蓖麻油作为（　　）。

A. 增塑剂　B. 致孔剂　C. 助悬剂　D. 乳化剂

9. 在片剂的薄膜包衣液中加入二氧化钛作为(　　)。

A. 增塑剂　B. 致孔剂　C. 遮光剂　D. 乳化剂

10. 片剂包糖衣工序的先后顺序为(　　)。

A. 隔离层、粉衣层、糖衣层、有色糖衣层

B. 隔离层、糖衣层、粉衣层、有色糖衣层

C. 粉衣层、隔离层、糖衣层、有色糖衣层

D. 粉衣层、糖衣层、隔离层、有色糖衣层

11. 片剂的糖包衣工艺中,包粉衣层的主要目的是(　　)。

A. 增加片剂的硬度

B. 增加美观性

C. 增加衣层厚度以遮盖片剂原有的棱角

D. 阻止水分浸入片芯,以防药物吸潮变质

12. 以下属于最常用的胃溶性薄膜衣材料的是(　　)。

A. 羧甲基纤维素　B. 羟丙甲纤维素

C. 羟丙甲纤维素钛酸酯　D. 丙烯酸树脂Ⅰ号

13. 遇水可产生二氧化碳气体而能使片剂迅速崩解的是(　　)。

A. 分散片　B. 多层片　C. 泡腾片　D. 溶液片

14.《中国药典》(2020 年版)规定,普通压制片剂的崩解时限为(　　)。

A. 10 min　B. 15 min　C. 20 min　D. 30 min

15.《中国药典》(2020 年版)规定,糖衣片的崩解时限为(　　)。

A. 15 min　B. 30 min　C. 45 min　D. 60 min

二、配伍选择题

题 1～5

A. 缓释片　B. 舌下片　C. 多层片　D. 肠溶衣片　E. 控释片

1. 可避免药物的首过效应的是(　　)。

2. (　　)可避免复方制剂中不同药物的配伍变化。

3. 药物在胃中不溶而在肠中溶解的片剂是(　　)。

4. 可使药物在规定介质中缓慢地恒速释放的片剂是(　　)。

5. 可使药物在规定介质中缓慢地非恒速释放的片剂是(　　)。

题 6～10

A. 聚维酮　B. 乳糖　C. 交联聚维酮　D. 水　E. 硬脂酸镁

6. 片剂的润滑剂是(　　)。

7. 片剂的填充剂是(　　)。

8. 片剂的崩解剂是(　　)。

9. 片剂的黏合剂是(　　)。

10. 片剂的润湿剂是(　　)。

题 11～15

糖衣工艺中不同包层过程应选择的材料

A. 糖浆　B. 色素、糖浆

C. 虫胶、玉米朊　　D. 滑石粉、糖浆　　E. 川蜡、虫蜡

11. 隔离层选择(　　)。

12. 粉衣层选择(　　)。

13. 打光选择(　　)。

14. 有色糖衣层选择(　　)。

15. 糖衣层选择(　　)。

三、多项选择题

1. 润滑剂的作用包括(　　)。

A. 润湿性　　B. 润滑性　　C. 助流性　　D. 抗黏附　　E. 填充性

2. 作为片剂填充剂的是(　　)。

A. 淀粉　　B. 糊精　　C. 微晶纤维素

D. CMC-Na　　E. 交联聚维酮

3. 压片过程中片剂重量差异不合格的原因是(　　)。

A. 颗粒流动性不好　　B. 颗粒内的细粉太多

C. 颗粒的大小悬殊　　D. 颗粒硬度过大

E. 加料斗内颗粒物料的量不固定

4. 下列关于片剂包衣的目的的叙述,正确的是(　　)。

A. 增加药物的稳定性　　B. 减轻药物对胃肠道的刺激性

C. 提高片剂的生物利用度　　D. 避免药物的首过效应

E. 掩盖药物的不良气味

5. 下列关于肠溶衣片的叙述,正确的是(　　)。

A. 必须检查含量均匀度

B. 是用肠溶衣材料包衣的片剂

C. 在 pH 6.8 的磷酸缓冲液中 1 h 内崩解

D. 主要包衣材料有纤维醋法酯、羟丙甲纤维素钛酸酯等

E. 可控制药物在肠道内定位释放

6. 可用作肠溶衣材料的是(　　)。

A. CAP　　B. PVP

C. 丙烯酸树脂Ⅱ号　　D. 羟丙甲纤维素钛酸酯　　E. EC

7. 各类片剂中不做崩解时限检查的是(　　)。

A. 舌下片　　B. 控释片　　C. 口含片　　D. 咀嚼片　　E. 糖衣片

8. 压片过程中常出现的质量问题是(　　)。

A. 裂片　　B. 松片　　C. 黏锅　　D. 黏冲　　E. 龟裂

9. 糖衣材料包括(　　)。

A. 硬脂酸镁　　B. 滑石粉　　C. 糖浆　　D. 川蜡　　E. 阿拉伯胶浆

10.《中国药典》(2020 年版)规定溶出度的测定方法是(　　)。

A. 篮法　　B. 桨法　　C. 小杯法　　D. 桨碟法　　E. 转筒法

(江兴菊)

项目十一

滴丸剂与丸剂

扫码
看 PPT

学习目标

理论知识

掌握：滴丸剂、中药丸剂的概念、类型、特点和制备方法。

熟悉：滴丸剂的基质和冷凝液；中药丸剂的常用辅料。

了解：滴丸剂、中药丸剂的质量要求和质量评定方法。

专业技能

能对滴丸剂、中药丸剂的制备处方中各成分进行分析。

能够应用滴丸机、中药制丸机制备滴丸剂、中药丸剂。

能够对制备过程中的实验现象进行解释，正确处理制备过程中出现的问题。

能根据滴丸剂和中药丸剂特点合理指导用药。

职业素养

能够在制备丸剂时，认真、耐心地对实验条件进行调试。对中药剂型的制备有探索创新的意识，增强传统中药剂型的现代科技性。

操作任务

滴丸剂的制备和质量检查

一、操作目的

(1) 能进行滴丸剂的处方分析和小试制备。

(2) 会用滴制法进行滴丸剂制备的基本操作。

(3) 能正确使用滴丸机、智能崩解仪等设备。

(4) 熟悉滴丸剂的质量评价方法。

二、器材与药品

滴丸机、量筒、烧杯、滴管、滤纸、冰块；丹参、三七、液体石蜡、冰片、聚乙二醇6000、乙醇等。

三、操作内容

(一) 制备复方丹参滴丸

临床上复方丹参滴丸可用于活血化瘀、理气止痛。用于气滞血瘀所致的胸痹，症见胸闷、心前区刺痛者；冠心病心绞痛见上述证候者。

[处方] 丹参 90 g 三七 17.6 g 冰片 1 g

[制法]

1. 安装仪器　冷却柱中加液体石蜡，外壁通凉水并加碎冰块冷却。

2. 药物分散　将冰片研碎，丹参、三七加水煎煮，将煎液过滤，滤液浓缩，加入乙醇，静置，使滤液沉淀，取上清液，回收乙醇，浓缩成稠膏。取聚乙二醇 6000 适量，加热使其熔融，加入上述稠膏和冰片细粉，混匀，备用。

3. 滴制成丸　将上述药液于 80～85 ℃保温，调节滴管出口与冷凝液间的距离，控制滴速为每分钟 30～35 滴，每粒重 50 mg。待滴丸完全冷却后，取出滴丸，摊于滤纸上，擦取表面附着的液体石蜡，装于瓶中，即得。

[注解]　滴丸剂主要用于口服，也可外用于眼、耳、鼻、直肠、阴道等。

（二）质量检查

1. 溶散时限　根据《中国药典》(2020 年版)(通则 0921)，按照崩解时限检查法检查。除另有规定外，应符合以下要求。

将吊篮(图 11-1)通过上端的不锈钢轴悬挂于支架上，浸入 1000 mL 烧杯中，并调节吊篮位置，使其下降至低点时筛网距烧杯底部 25 mm，烧杯内盛有温度为(37±1)℃的水，调节水位高度，使吊篮上升至高点时筛网在水面下 15 mm 处，吊篮顶部不可浸没于溶液中，支架上下移动的距离为(55±2) mm，往返频率为每分钟 30～32 次。

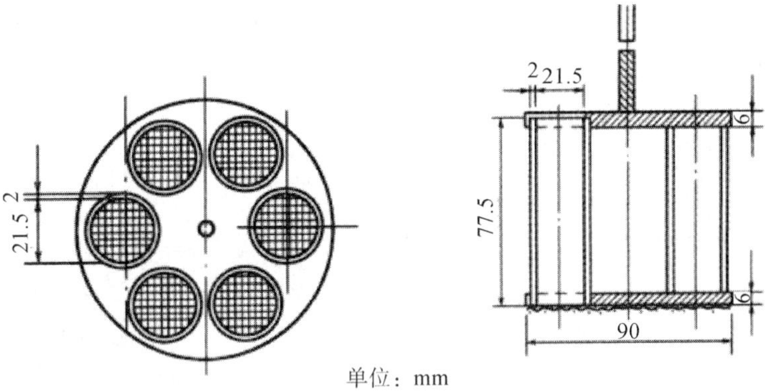

图 11-1　升降式崩解仪吊篮结构

按上述装置，不锈钢丝网的筛孔内径应为 0.425 mm；除另有规定外，取滴丸 6 粒，分别置于上述吊篮的玻璃管中，每管各加一粒，启动崩解仪进行检查。各丸应在 30 min 内溶散并通过，包衣滴丸应在 1 h 内全部溶散。如果有 1 粒不能完全溶散，应取 6 粒复试，均应符合规定。

2. 重量差异　根据《中国药典》(2020 年版)(通则 0108)规定进行检查。

取供试品 20 丸，精密称定总重量，求得平均丸重后，再分别精密称定每丸的重量，每丸重量与平均丸重相比较，超出限度的不得多于 2 丸，并不得有 1 丸超出限度的 1 倍。

（三）实验记录与结果

将检查结果记录于表 11-1 中。

表 11-1　实验结果记录表

项目	1	2	3	4	5	6	结论
溶散时限							
外观性状							

四、思考题

(1) 滴丸为什么常用作高效、速效制剂?

(2) 滴丸制备时的注意事项有哪些?

(3) 简述滴丸剂和固体分散体的区别和联系。

中药丸剂的制备和质量检查

一、操作目标

(1) 掌握中药丸剂的制备方法。

(2) 掌握炼糖炼蜜操作。

(3) 正确使用中药制丸机等设备。

二、器材与药品

中药制丸机、研钵、药筛、电炉、烧杯、天平;党参、炒白术、茯苓、炙甘草、当归、川芎、酒白芍、熟地黄、炙黄芪、肉桂等。

三、操作内容

(一) 制备十全大补丸

十全大补丸温补气血,可用于气血两虚,面色苍白,气短心悸,头晕自汗,体倦乏力,四肢不温,月经量多。本品为棕褐色至黑褐色的水蜜丸、小蜜丸或大蜜丸,气香,味甘而微辛。

[处方] 党参 80 g 炒白术 80 g 茯苓 80 g 炙甘草 40 g 当归 120 g 川芎 40 g 酒白芍 80 g 熟地黄 120 g 炙黄芪 80 g 肉桂 20 g

[制法]

1. 药物处理 以上十味,粉碎成细粉,过 80 目筛,混匀备用。

2. 炼蜜 若蜂蜜中含有浮沫、死蜂等杂质,须将蜂蜜置锅内,加少量清水(蜜水总量不超过锅的 1/3,以防加热时外溢)加热煮沸,用 4 号筛过滤,除去浮沫、死蜂等杂质,再倒入锅内加热,炼至需要的程度即可。优质蜂蜜无须过滤。继续加热,至蜜的表面有大气泡产生,用手捏,有一定黏性,但无蜜丝出现即可,此时的温度适宜。

3. 制丸块 将药粉置于不易粘连的容器中,每 100 g 粉末用炼蜜 35～50 g,加适量的水,混合揉搓成均匀滋润的丸块。或者处方量加炼蜜 100～120 g,混合揉搓成均匀滋润的丸块。

4. 制丸 用中药制丸机制丸,或用搓丸板将丸块制成丸。

(二) 质量检查

1. 外观检查 丸剂外观应圆整均匀、色泽一致。大蜜丸和小蜜丸应细腻滋润,软硬适中。滴丸应大小均匀,色泽一致,表面的冷凝液应除去。

2. 重量差异 按《中国药典》(2020 年版)进行检查。按丸数服用的丸剂照第一法检查,应符合规定。按重量服用的丸剂,照第二法检查,应符合规定。

3. 装量差异 单剂量分装的丸剂,依法(《中国药典》(2020 年版))检查,应符合规定。多剂量分装的丸剂照最低装量检查法检查,应符合规定。

丸剂需包糖衣者应在包衣前检查丸心的重量差异,包糖衣后不再检查。

4. 水分 照水分测定法(《中国药典》(2020 年版)测定,除另有规定外,大蜜丸、小蜜丸、浓缩蜜丸中所含水分不得超过 15.0%;水蜜丸、浓缩水蜜丸不得超过 12.0%;水丸、糊丸和浓缩丸不得超过 9.0%;微丸按其所属丸剂类型的规定判定;蜡丸不检查水分。

5. 溶散时限　除另有规定外，取供试品 6 丸，选择适当孔径筛网的吊篮（丸剂孔径 2.5 mm 以下的用孔径约 0.42 mm 的筛网，在 2.5～3.5 mm 之间的用孔径 1.0 mm 的筛网，在 3.5 mm 以上的用孔径约 2.0 mm 的筛网），照《中国药典》（2020 年版）崩解时限检查法片剂项下的方法加挡板进行检查。除另有规定外，小蜜丸、水蜜丸和水丸应在 1 h 内全部溶散，糊丸和浓缩丸应在 2 h 内全部溶散，微丸的溶散时限按所属丸剂类型的规定判定，滴丸除另有规定外应在 30 min 内全部溶散，包衣滴丸应在 1 h 内溶散，以明胶为基质的滴丸可改在人工胃液中进行检查。若在操作过程中供试品黏附挡板妨碍检查，则另取供试品 6 丸，不加挡板进行检查，应符合规定。

上述检查应在规定时间内全部通过筛网。如有细小颗粒状物未通过筛网，但已软化无硬心者可作合格论。大蜜丸不检查溶散时限。

（三）质量检查结果

将检查结果记录于表 11-2 中。

表 11-2　质量检查结果记录表

丸剂序号	外观	水分	重量差异	溶散时限	合格率/(%)
1					
2					
3					

四、思考题

（1）制蜜丸时，蜜量、炼蜜程度、用蜜温度如何掌握？

（2）本实验所采用的制备方法属于中药丸剂制备方法中的哪一种？

一、滴丸剂

（一）滴丸剂概述

滴丸剂是指原料药物与适宜的基质加热熔融混匀，滴入不相混溶、互不作用的冷凝介质中制成的球形或者类球形制剂，包括中药滴丸与化学药滴丸，主要供舌下含服，也可用于内服或外用。

自 1933 年丹麦首次制成维生素甲丁滴丸后，相继报道的有维生素 A、AD、ADB1、ADB1C，以及苯巴比妥、酒石酸锑钾等滴丸剂。但由于制备工艺、制造理论尚不成熟，不能解决生产上的问题，无法保证产品质量，因此该剂型很快就销声匿迹了。直到 20 世纪 60 年代末我国药学工作者受到西药灰黄霉素制成滴丸剂的启示，做了大量的研究工作，使滴丸剂的理论、应用范围和生产设备等有了很大的进展，并具备了工业化生产的条件。1977 年我国药典开始收载滴丸剂型，使《中国药典》成为国际上第一个收载滴丸剂的药典。可以说，滴丸剂是我国独有的剂型，也是在我国发展较快的剂型。滴丸剂因增加了药物的分散度、溶出度和溶解度而能够速效和高效地发挥作用，适用于临床发病较急的病症。

1. 滴丸剂的种类

（1）速效高效滴丸剂：滴丸剂是利用固体分散技术进行制备的。当基质溶解时，体内药物以微细结晶、无定形微粒或分子形式释出，所以溶解快、吸收快、作用快、生物利用度高。

（2）缓释控释滴丸：缓释指滴丸剂中的药物在较长时间内缓慢溶出，可达长效；控释指药物在滴丸剂中以恒定速度溶出，其作用时间可达数日以上。

(3) 溶液滴丸：片剂所用的润滑剂、崩解剂多为水不溶性，所以通常不能用片剂来配制澄明溶液。而滴丸剂可用水溶性基质来配制，在水中可崩解为澄明溶液。

(4) 栓剂滴丸：滴丸剂同水溶性栓剂一样可采用聚乙二醇等水溶性基质，用于腔道时经体液溶解而产生作用。滴丸剂可同样用于直肠，可由直肠吸收而直接作用于全身，具有生物利用度高、作用快的特点。

(5) 硬胶囊滴丸：硬胶囊中可装入不同溶出度的滴丸，以组成所需溶出度的缓释小丸胶囊。

(6) 包衣滴丸：同片剂、丸剂一样需包糖衣、薄膜衣等。

(7) 脂质体滴丸：脂质体为混悬液体，用聚乙二醇可制成固体剂型。脂质体滴丸是将脂质体在不断搅拌下加入熔融的聚乙二醇 4000 中形成混悬液，倾倒于模型中冷凝而成。

(8) 肠溶衣滴丸：利用在胃中不溶解的基质，如用明胶溶液作基质成丸后，用甲醛处理，使明胶的氨基在胃液中不溶解，在肠中溶解。

2. 滴丸剂的特点

(1) 药物的生物利用度较高。滴丸剂多为舌下含服，药物通过舌下黏膜直接吸收进入血液循环，避免了吞服引起的肝脏首过效应，减少了药物在胃内的降解损失，使药物高浓度到达靶器官，迅速起效。

(2) 可增加药物稳定性。滴丸剂的制备条件易于控制，药物受热时间短，由于基质对药物的包埋作用，易水解、易氧化分解和易挥发药物的稳定性增强。

(3) 可发挥速效或缓释作用。用固体分散技术制备的滴丸剂由于药物呈高度分散状态，可迅速起效；而选择脂溶性好的基质制备滴丸剂，由于药物在体内缓慢释放，可起到缓释作用。滴丸剂中加入缓释剂，可明显延长药物的释放时间，达到长效的目的。

(4) 可用于局部。滴丸剂可克服化学药滴剂的易流失、易被稀释，以及中药散剂妨碍引流、不易清洗、易被脓液冲出等缺点，可作为耳、鼻、眼、牙科的局部用药。

(5) 滴制设备简单。滴丸剂生产工序少、自动化程度高，成本较低。

(6) 减少药物刺激性。对胃肠道有较大刺激的药物通过制备成滴丸剂可以克服这个缺点。

(7) 改变生物利用度。难溶性药物或不溶性药物制备成滴丸剂后可提高生物利用度。

滴丸剂也存在缺点，如载药量低、服用粒数多、可供选用的滴丸剂基质和冷凝液品种较少等。在中药方面，通常中药粗提物体积大、活性低，选择滴丸剂会使服用剂量很大，只有具有较高浓度、活性和纯度的中药提取物才适于制备滴丸剂。

(二) 滴丸剂的处方组成

1. 滴丸剂的基质 根据溶解性不同，滴丸剂基质包括水溶性基质和非水溶性基质，水溶性基质常用的有聚乙二醇类(如聚乙二醇 6000、聚乙二醇 4000 等)、泊洛沙姆、硬脂酸聚烃氧(40)酯、甘油明胶等；非水溶性基质常用的有硬脂酸、单硬脂酸甘油酯、氢化植物油等。在实际应用中常采用水溶性和脂溶性基质的混合物作为滴丸的基质。

2. 滴丸剂的冷凝液 用来冷却滴出液，使之收缩而制成滴丸剂的液体称为冷凝液。滴丸剂冷凝液必须安全无害，且与原料药物不发生作用。冷凝液的密度应适中，能使滴丸剂在冷凝液中缓慢上升或下降。脂溶性基质常用的冷凝液有水及不同浓度的乙醇溶液；水溶性基质常用的冷凝液有液体石蜡、二甲硅油和植物油等。

(三) 滴丸剂的制备

滴制法是将药物均匀分散在熔融的基质中，再滴入不相混溶的冷凝液里，冷凝收缩成丸的方法。

一般工艺流程如图 11-2 所示。

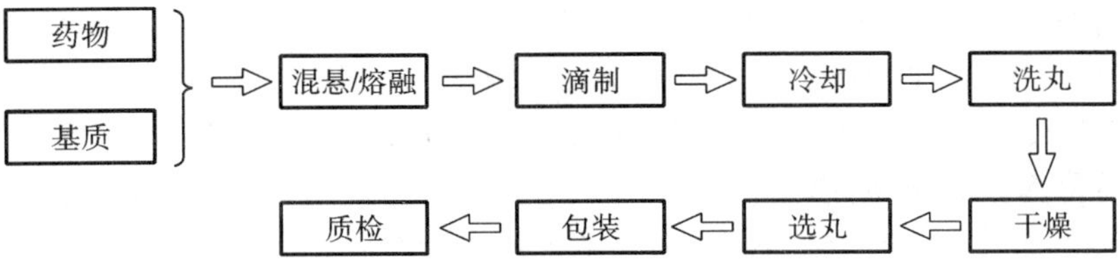

图 11-2 滴丸剂的制备工艺流程

（四）滴丸剂的质量检查与包装贮存

按照《中国药典》（2020 年版）对滴丸剂的质量检查有关规定，滴丸剂需要进行以下几方面的质量检查。

1. 外观 除另有规定外，滴丸剂外观应圆整，大小、色泽应均匀，无粘连现象，表面无冷凝介质黏附。

2. 溶剂残留 根据原料药物的性质与使用、贮存的要求，供口服的滴丸可包糖衣或薄膜衣。必要时，薄膜衣包衣滴丸应检查残留溶剂。

3. 重量差异 除另有规定外，滴丸剂照下述方法检查，应符合规定。

取供试品 20 丸，精密称定总重量，求得平均丸重后，再分别精密称定每丸的重量。每丸重量与标示丸重相比较（无标示丸重的，与平均丸重比较），按表 11-3 中的规定，超出重量差异限度的不得多于 2 丸，并不得有 1 丸超出限度 1 倍。包糖衣丸剂应检查丸芯的重量差异并符合规定，包糖衣后不再检查重量差异，其他包衣丸剂应在包衣后检查重量差异并符合规定。

表 11-3 滴丸剂的重量差异限度

标示丸重或平均丸重	重量差异限度
0.03 g 及 0.03 g 以下	±15%
0.03 g 以上至 0.1 g	±12%
0.1 g 以上至 0.3 g	±10%
0.3 g 以上	±7.5%

4. 溶散时限 除另有规定外，取供试品 6 丸，选择适当孔径筛网的吊篮（丸剂直径在 2.5 mm 以下的用孔径约 0.42 mm 的筛网；在 2.5～3.5 mm 之间的用孔径约 1.0 mm 的筛网；在 3.5 mm以上的用孔径约 2.0 mm 的筛网），照崩解时限检查法（通则 0921）片剂项下的方法不加挡板进行检查。除另有规定外，普通滴丸应在 30 min 内全部溶散，包衣滴丸应在 1 h 内全部溶散。操作过程中若供试品黏附挡板妨碍检查，应另取供试品 6 丸，以不加挡板进行检查。上述检查，应在规定时间内全部通过筛网。如有细小颗粒状物未通过筛网，但已软化且无硬心者可按符合规定论。

5. 微生物限度 以动物、植物、矿物质来源的非单体成分制成的丸剂，生物制品丸剂，照非无菌产品微生物限度检查：微生物计数法（《中国药典》（2020 年版）通则 1105）和控制菌检查法（《中国药典》（2020 年版）通则 1106）及非无菌药品微生物限度标准（《中国药典》（2020 年版）通则 1107）检查，应符合规定。生物制品规定检查杂菌的，可不进行微生物限度检查。

(五) 典型滴丸剂实例分析

例:治咳川贝枇杷滴丸

[处方] 枇杷叶 226.7 g 桔梗 20 g 水半夏 66.7 g 川贝母 23.3 g 薄荷脑 0.5 g

[制法] 以上五味,枇杷叶加水煎煮两次,第一次 2 h,第二次 1 h,煎液过滤,合并滤液,浓缩至相对密度为 1.20～1.25(85 ℃)的清膏,加入 3 倍量乙醇,充分搅拌,静置过夜,吸取上清液,备用。川贝母粉碎成粗粉,与桔梗、水半夏用 70%乙醇溶液加热回流提取两次,第一次 3 h,第二次 2 h,过滤,滤液与上述备用液合并,回收乙醇,浓缩至相对密度为 1.20～1.25(85 ℃)的清膏,放凉,加入丁酮提取四次,合并提取液,回收丁酮并浓缩至稠膏状。另取聚乙二醇 6000 (26.7 g),加热至 90～100 ℃使其全部熔化,加入上述稠膏,搅匀,加入薄荷脑,混匀,滴制成 1000 丸,包薄膜衣,即得。

[性状] 本品为包衣滴丸,除去包衣后显棕色至深棕色;气香,味微苦,有清凉感。

[功能与主治] 清热化痰止咳。用于感冒、支气管炎属痰热阻肺证,症见咳嗽、痰黏或黄者。

二、中药丸剂

(一) 概述

知识链接

1. 中药丸剂的概念 丸剂是由原料药物与适宜的辅料制成的球形或类球形固体制剂。主要有中药丸剂、滴丸剂与微丸三类,一般丸剂是指中药丸剂。

中药丸剂是由中药细粉或中药提取物加适宜的黏合剂等辅料制成的球形固体制剂。根据所用赋形剂与制法的不同,其可分为若干类,如蜜丸、水蜜丸、水丸、糊丸、浓缩丸和微丸(中药)等。

中药丸剂是一种古老的传统剂型,但随着片剂、胶囊剂等的使用日益广泛,丸剂的使用范围渐渐缩小。目前西方国家已很少使用丸剂,而我国的丸剂在市售成药中仍占较大比重。自 20 世纪 80 年代以来,随着制药技术的发展,丸剂的制备由最初的手工制作发展成为自动化生产。

知识链接

2. 中药丸剂的特点

(1) 药效持久缓和。蜜丸、糊丸、蜡丸服用后在胃肠道中缓慢崩解或溶散,慢性疾病或久病体弱需调和气血者多服用中药丸剂。

(2) 可减少或避免某些药物的毒性和刺激性。选用适宜的辅料,使某些具有毒性、刺激性的药物在胃肠道中缓慢释放,减少药物的吸收,降低毒性或刺激性。

(3) 适用于液体及挥发性药物。丸剂制备时不仅能容纳固体药物、半固体药物,还可以容纳液体药物,芳香挥发性药物可通过泛在丸剂中来改善其挥发性。

(4) 补充其他制剂的不足。

将普通的中药丸剂改制成微丸后,经压成片剂或装入胶囊后成为缓控释制剂。

但中药丸剂多以中药材末入药,服用量较大,服用困难;丸剂生产过程较长,增加了药物染菌的机会,微生物超标问题尚未完全解决。中药材质量受中药材产地、采收时节、炮制加工等因素的影响较大,对中药丸剂的内在质量控制还有待深入研究。

课堂互动

请说出你知道或使用过的丸剂。

3. 中药丸剂的分类 中药丸剂按照赋形剂种类不同,可分为蜜丸、水蜜丸、水丸、糊丸、蜡丸和浓缩丸。按照制法不同,中药丸剂可分为泛制丸、塑制丸、滴丸剂等。按照大小可分为普通丸、大丸、小丸和微丸等。

(二) 中药丸剂的常用辅料

中药丸剂的主要成分为中药材粉末，制备过程中需添加适宜的辅料来使之成型，常用的辅料有润湿剂、黏合剂、稀释剂、崩解剂。

1. 润湿剂 中药材粉末本身具有黏性，只需加润湿剂诱发其黏性，便可以制备成丸。常用的有水、酒、醋、药汁等。

2. 黏合剂 一些含纤维、油脂较多的中药材细粉，需加适量的黏合剂才能成型。常用的黏合剂有蜂蜜、米糊或面糊、药材清(浸)膏、糖浆等。以水(或黄酒、醋、稀药汁、糖液等)为黏合剂制成的丸剂称为水丸；以炼蜜为黏合剂制成的丸剂称为蜜丸，其中每丸重量在 0.5 g 及以上的称为大蜜丸，在 0.5 g 以下的称为小蜜丸；以炼蜜和水为黏合剂(炼蜜加 3 倍量的水经煮沸过滤制得)的丸剂称为水蜜丸；以米糊或面糊为黏合剂的丸剂称为糊丸；以蜂蜡为黏合剂制成的丸剂称为蜡丸。饮片或部分饮片提取浓缩后，与适宜的辅料或其余饮片细粉，以水、炼蜜等为黏合剂制成的丸剂称为浓缩丸，根据所用黏合剂的不同，可分为浓缩水丸、浓缩蜜丸和浓缩水蜜丸等。以适宜大小的糖粒或基丸为核心，用糖粉和其他辅料的混合物作为撒粉材料，选用适宜的黏合剂或润湿剂制丸，并将原料药物以适宜的方法分次包裹而制成的丸剂称为糖丸。

(1) 蜂蜜：蜂蜜是蜜丸的重要组成成分，其味纯甜，有香气，具有补中益气、缓急止痛、止咳、润肠解毒、矫味矫臭等作用。其主要成分是葡萄糖和果糖，另含有少量的蔗糖、有机酸、维生素、无机盐等成分，制备蜜丸时应选择半透明、带光泽乳白状的黏稠糖浆状液体或稠如凝脂状的半流体。作黏合剂使用时，一般需经炼制，炼制程度视制丸物料的黏性而定，一般分为嫩蜜、中蜜、老蜜三种。嫩蜜是指蜂蜜加热至 105～115 ℃所得的制品，含水量为 18%～20%，相对密度为 1.34 左右，用于黏性较强的药物制丸；中蜜是指蜂蜜加热至 116～118 ℃，出现翻腾着的均匀淡黄色细气泡的制品，含水量为 14%～16%，相对密度为 1.37 左右，用于黏性适中的药物制丸；老蜜是指蜂蜜加热至 119～122 ℃，出现较大红棕色气泡的制品，含水量在 10%以下，相对密度为 1.4 左右，用于黏性较差的药物制丸。

(2) 米糊或面糊：以黄米、糯米、小麦、神曲等细粉制成的糊，用量为中药材细粉的 40%。制糊的方法有蒸糊法、煮糊法和冲糊法。①蒸糊法：将糊粉加适量水混合均匀后，制成块状放于蒸笼中蒸熟。②煮糊法：将糊粉加适量水混合均匀制成块状，后混于沸水中煮熟，呈半透明状后使用。③冲糊法：将糊粉加少量温水调成浆，在不断搅拌的过程中冲入沸水制成半透明状后使用。用米糊或者面糊制成的丸剂一般比较硬，溶散速度慢，适用于剧毒药物和刺激性药物。

(3) 药材浸膏：用浸提方法获得的清膏或浸膏大多具有较强的黏性，可兼用作黏合剂，与处方中其他中药材细粉混合后制丸。

(4) 糖浆：常用蔗糖糖浆或液状葡萄糖，既具黏性，又具有还原作用，适用于黏性弱、易氧化药物的制丸。在使用之前先炼糖，使糖受热熔融成均匀的糖浆，并使蔗糖受热水解转化成葡萄糖和果糖，以避免丸剂在贮存过程中析出糖的晶体，出现“返砂”现象。

(5) 蜂蜡：将蜂蜡加热熔化，冷却至适宜温度后，按比例加入药粉，边混合边加入，搅拌至混合均匀。如蜂蜡中含有杂质，可以将蜂蜡放在水中加热至 80～90 ℃，由于蜂蜡和水的比重不同，搅拌后静置 10 min，杂质下沉，取出上浮蜂蜡，弃去杂质和水，即可制得。制备蜡丸时应保持温度在 60 ℃，防止药粉与蜂蜡分层。

3. 稀释剂 有时亦用作吸收剂，中药丸剂处方中常将出粉率高的中药材制成细粉，作为浸出物、挥发油的吸收剂或稀释剂，这样可避免或减少其他辅料的用量。

4. 崩解剂 为促进丸剂在体内的崩解和释放，常加入适量的崩解剂，如羧甲基淀粉钠、低取代羟丙纤维素、交联羧甲基纤维素钠等。

（三）中药丸剂的制备

中药丸剂的制备方法主要有塑制法和泛制法。

1. 塑制法 塑制法是将药物细粉与适宜辅料（如润湿剂、黏合剂、稀释剂或吸收剂）混合制成具可塑性的丸块、丸条后，再分剂量制成丸剂的方法。其主要工艺流程如图 11-3 所示。

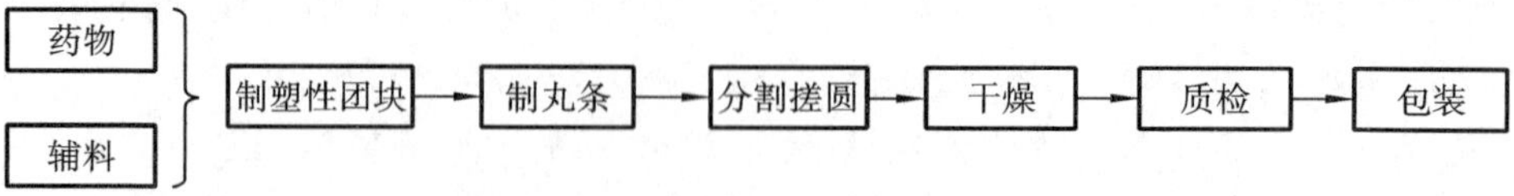

图 11-3 塑制法制备丸剂的工艺流程

塑制法主要用于中药的蜜丸、糊丸及微丸的制备，大量生产时可依次使用捏合机、螺旋式出条机和双滚筒式轧丸机制丸，也可使用具备这三种功能的联合制丸机生产。

2. 泛制法 泛制法是将药物细粉与润湿剂或黏合剂，在适宜翻滚的设备内，通过交替撒粉与润湿，使药丸逐层增大的一种制丸方法。其主要工艺流程如图 11-4 所示。

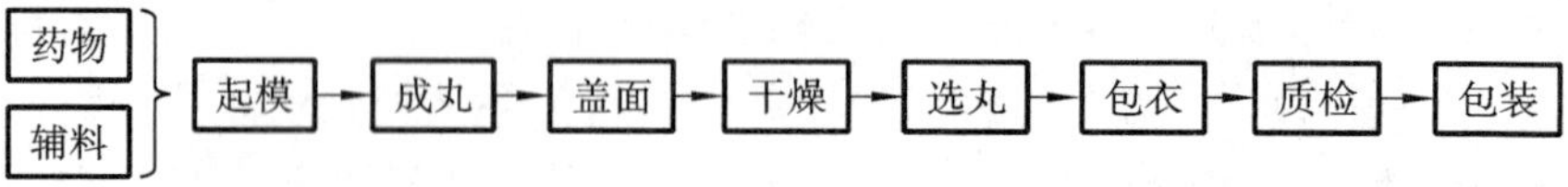

图 11-4 泛制法制备丸剂的工艺流程

泛制法主要用于水丸、水蜜丸、糊丸、浓缩丸和微丸的制备。手工泛丸可用丸药匾，现已被机械泛丸所替代，常用设备为小丸连续成丸机及包衣锅。现代的包衣造粒机就是利用了泛制法的基本原理，使物料混合、起模、成丸、包衣、干燥等过程在同一机器内完成，是制备西药微丸的常用设备。

（四）中药丸剂的质量检查与包装贮存

知识链接

根据《中国药典》(2020 年版)四部“制剂通则”项下规定的中药丸剂的质量要求，丸剂应进行以下项目检查。

1. 外观 除另有规定外，丸剂外观应圆整，大小、色泽应均匀，无粘连现象。蜡丸表面应光滑无裂纹，丸内不得有蜡点和颗粒。

2. 水分 照水分测定法（通则 0832）测定。除另有规定外，蜜丸和浓缩蜜丸中所含水分不得超过 15.0%；水蜜丸和浓缩水蜜丸不得超过 12.0%；水丸、糊丸、浓缩水丸不得超过 9.0%。蜡丸不检查水分。

3. 重量差异

(1) 除另有规定外，糖丸照下述方法检查，应符合规定。取供试品 20 丸，精密称定总重量，求得平均丸重后，再分别精密称定每丸的重量。每丸重量与标示丸重相比较（无标示丸重的，与平均丸重比较），按表 11-4 中的规定，超出重量差异限度的不得多于 2 丸，并不得有 1 丸超出限度 1 倍。

表 11-4 糖丸重量差异限度

标示丸重或平均丸重	重量差异限度
0.03 g 及 0.03 g 以下	±15%
0.03 g 以上至 0.3 g	±10%
0.3 g 以上	±7.5%

(2) 除另有规定外，其他丸剂照下述方法检查，应符合规定。以 10 丸为 1 份(丸重 1.5 g 及 1.5 g 以上的以 1 丸为 1 份)，取供试品 10 份，分别称定重量，再与每份标示重量(每丸标示量×称取丸数)相比较(无标示重量的丸剂，与平均重量比较)，按表 11-5 中规定，超出重量差异限度的不得多于 2 份，并不得有 1 份超出限度 1 倍。

表 11-5 其他丸剂重量差异限度

标示重量或平均重量	重量差异限度
0.05 g 及 0.05 g 以下	±12%
0.05 g 以上至 0.1 g	±11%
0.1 g 以上至 0.3 g	±10%
0.3 g 以上至 1.5 g	±9%
1.5 g 以上至 3 g	±8%
3 g 以上至 6 g	±7%
6 g 以上至 9 g	±6%
9 g 以上	±5%

包糖衣丸剂应检查丸芯的重量差异并符合规定，包糖衣后不再检查重量差异，其他包衣丸剂应在包衣后检查重量差异并符合规定；凡进行装量差异检查的单剂量包装丸剂及进行含量均匀度检查的丸剂，一般不再进行重量差异检查。

4. 装量差异 除糖丸外，单剂量包装的丸剂，照下述方法检查，应符合规定。取供试品 10 袋(瓶)，分别称定每袋(瓶)内容物的重量，每袋(瓶)装量与标示装量相比较，按表 11-6 中规定，超出装量差异限度的不得多于 2 袋(瓶)，并不得有 1 袋(瓶)超出限度 1 倍。

表 11-6 丸剂(除糖丸外)装量差异限度表

标示装量	装量差异限度
0.5 g 及 0.5 g 以下	±12%
0.5 g 以上至 1 g	±11%
1 g 以上至 2 g	±10%
2 g 以上至 3 g	±8%
3 g 以上至 6 g	±6%
6 g 以上至 9 g	±5%
9 g 以上	±4%

5. 装量 装量以重量标示的多剂量包装丸剂，照最低装量检查法（通则 0942）检查，应符合规定。以丸数标示的多剂量包装丸剂，不检查装量。

6. 溶散时限 除另有规定外，取供试品 6 丸，选择适当孔径筛网的吊篮（丸剂直径在 2.5 mm 以下的用孔径约 0.42 mm 的筛网；在 2.5～3.5 mm 之间的用孔径约 1.0 mm 的筛网；在 3.5 mm以上的用孔径约 2.0 mm 的筛网），照崩解时限检查法（通则 0921）片剂项下的方法加挡板进行检查。除另有规定外，小蜜丸、水蜜丸和水丸应在 1 h 内全部溶散；浓缩水丸、浓缩蜜丸、浓缩水蜜丸和糊丸应在 2 h 内全部溶散。操作过程中如供试品黏附挡板妨碍检查，应另取供试品 6 丸，以不加挡板进行检查。上述检查，应在规定时间内全部通过筛网。如有细小颗粒状物未通过筛网，但已软化且无硬心者可按符合规定论。蜡丸照崩解时限检查法（通则 0921）片剂项下的肠溶衣片检查法检查，应符合规定。除另有规定外，大蜜丸及研碎、嚼碎后服用的丸剂，或用开水、黄酒等分散后服用的丸剂不检查溶散时限。

7. 微生物限度 以动物、植物、矿物质来源的非单体成分制成的丸剂，生物制品丸剂，照非无菌产品微生物限度检查：微生物计数法（通则 1105）和控制菌检查法（通则 1106）及非无菌药品微生物限度标准（通则 1107）检查，应符合规定。生物制品规定检查杂菌的，可不进行微生物限度检查。

（五）典型中药丸剂实例分析

1. 二陈丸

［处方］ 陈皮 250 g 半夏（制）250 g 茯苓 150 g 甘草 75 g

［制法］ 以上四味，粉碎成细粉，过筛，混匀。另取生姜 50 g，捣碎，加水适量，压榨取汁，与上述粉末泛丸，干燥，即得。

［性状］ 本品为灰棕色至黄棕色的水丸；气微香，味甘、微辛。

［功能与主治］ 燥湿化痰，理气和胃。用于痰湿停滞导致咳嗽痰多、胸脘胀闷、恶心呕吐者。

2. 乌鸡白凤丸

［处方］ 乌鸡（去毛、爪、肠）640 g 鹿角胶 128 g 醋鳖甲 64 g 煅牡蛎 48 g 桑螵蛸 48 g 人参 128 g 黄芪 32 g 当归 144 g 白芍 128 g 醋香附 128 g 天冬 64 g 甘草 32 g 生地黄 256 g 熟地黄 256 g 川芎 64 g 银柴胡 26 g 丹参 128 g 芡实（炒）64 g 山药 128 g 鹿角霜 48 g

［制法］ 以上二十味，熟地黄、生地黄、川芎、鹿角霜、银柴胡、芡实（炒）、山药、丹参八味碎成粗粉，其余十二味，分别酌予碎断，置罐中，另加黄酒 1500 g，加盖封闭，隔水炖至酒尽，取出，与上述粗粉混匀，低温干燥，再粉碎成细粉，过筛，混匀。每 100 g 粉末加炼蜜 30～40 g 和适量的水制丸，干燥，制成水蜜丸；或加炼蜜 90～120 g 制成小蜜丸或大蜜丸，即得。

［性状］ 本品为黑褐色至黑色的水蜜丸、小蜜丸或大蜜丸；味甜、微苦。

［功能与主治］ 补气养血，调经止带。用于气血两虚、身体瘦弱、腰膝酸软、月经不调、崩漏带下者。

项目小结

教学提纲		主要内容简述
一级	二级	
一、滴丸剂	（一）概述	滴丸剂的概念、特点、种类
	（二）滴丸剂的处方组成	滴丸剂的基质，滴丸剂的冷凝液
	（三）滴丸剂的制备	滴丸剂的制备方法和工艺流程
	（四）滴丸剂的质量检查与包装贮存	滴丸剂的外观、溶剂残留、重量差异、溶散时限、微生物限度的检测方法
	（五）典型滴丸剂实例分析	治咳川贝枇杷滴丸的处方、制法、性状、功能与主治
二、中药丸剂	（一）概述	中药丸剂的概念、特点、分类
	（二）中药丸剂的常用辅料	中药丸剂的常用辅料（润湿剂、黏合剂、稀释剂、崩解剂）
	（三）中药丸剂的制备	中药丸剂的制备方法，塑制法和泛制法的制备过程和工艺流程
	（四）中药丸剂的质量检查与包装贮存	中药丸剂的外观、水分、重量差异、装量差异、装量、溶散时限、微生物限度
	（五）典型中药丸剂实例分析	二陈丸和乌鸡白凤丸的处方、制法、性状、功能与主治

达标检测题

参考答案

一、单项选择题

1. 滴丸基质应具备的条件不包括（　　）。

A. 不与主药起反应　　B. 对人无害

C. 有适宜熔点　　D. 水溶性强

2. 水丸、糊丸或浓缩水丸含水分不得超过（　　）。

A. 9%　　B. 10%　　C. 12%　　D. 13%

3. 以水溶性强的基质制备滴丸时应选用下列哪一种冷凝液？（　　）

A. 液体石蜡　　B. 乙醇与甘油的混合物

C. 液体石蜡与乙醇的混合物　　D. 液体石蜡与甘油的混合物

4. 混合基质的特点是（　　）。

A. 可促进药物吸收　　B. 可以延长药物的释放

C. 可降低药物熔化时的溶解量　　D. 可增加药物熔化时的溶解量

二、配伍选择题

题 1～4

A. 18%～20%　　B. 14%～16%　　C. 小于 10%　　D. 小于 55%　　E. 小于 15%

1. 嫩蜜的含水量是(　　)。
2. 老蜜的含水量是(　　)。
3. 中蜜的含水量是(　　)。
4. 糖浆的含水量是(　　)。

三、多项选择题

1. 存放蜜丸过程中发霉生虫的主要原因是(　　)。
A. 包装不严,在贮存中污染
B. 药料加工炮制不净,残留微生物或虫卵等
C. 蜂蜜炼制不到程度,消毒不严格以至于蜂蜜中含有虫卵
D. 制备操作中卫生条件差而被污染
E. 蜂蜜质次,含果糖少,不能起防腐作用
2. 滴丸基质应具备的条件是(　　)。
A. 不与主药发生作用,不影响主药的疗效　　B. 要有适当的比重
C. 对人体无害　　D. 在常温下为液态
E. 熔点较低,在一定的温度(60～100 ℃)下能熔化成液体,而遇骤冷又能凝固成固体
3. 在滴丸剂的生产中,下列哪几项是水溶性基质?(　　)
A. 聚乙二醇　　B. 聚氧乙烯单硬脂酸酯
C. 硬脂酸　　D. 单硬脂酸甘油酯　　E. 虫蜡
4. 大蜜丸一般采用什么材料包装?(　　)
A. 小瓷瓶　　B. 纸袋　　C. 塑料袋　　D. 塑料盆　　E. 蜡纸盒
5. 滴丸的质量与以下哪些条件有密切联系?(　　)
A. 温度　　B. 溶出度　　C. 稳定性　　D. 溶散时限　　E. 药物含量
6. 滴丸可以外用于人体的哪些部位?(　　)
A. 耳　　B. 鼻　　C. 眼　　D. 直肠　　E. 阴道
7. 蜜丸变硬的原因是(　　)。
A. 用蜜量不足　　B. 温度过低　　C. 炼蜜过老
D. 含胶类药材多　　E. 药粉过粗

(刘龙云)

模块四

其他类制剂篇

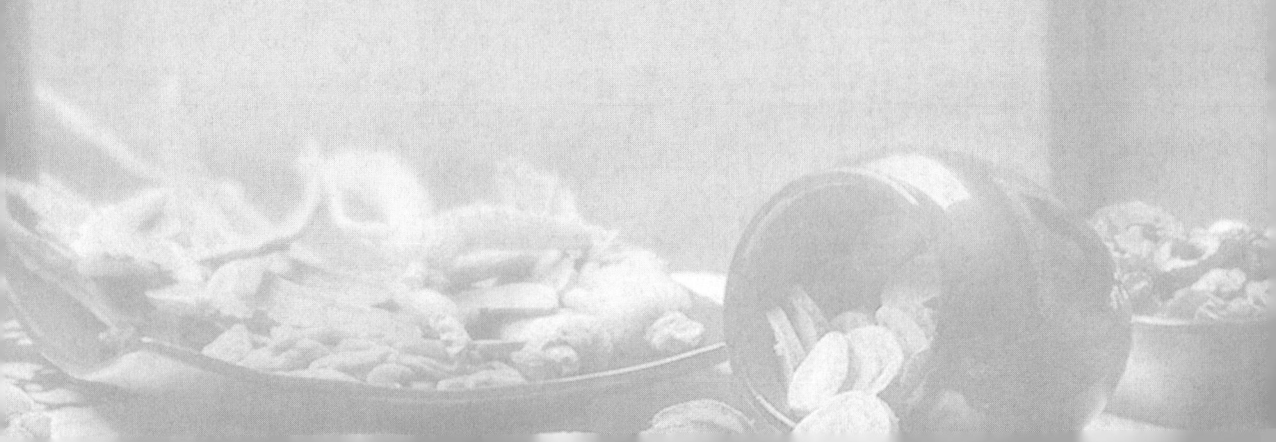

项目十二

外用膏剂

扫码
看 PPT

学习目标

理论知识

掌握：影响透皮吸收的因素；增加透皮吸收速度的方法；外用膏剂、软膏剂、凝胶剂的概念、分类、特点、质量要求、临床应用与注意事项、典型处方分析、制备方法。

熟悉：硬膏剂的概念、分类、特点、质量要求、临床应用与注意事项、典型处方分析、制备方法；外用膏剂的基质及常用附加剂。

了解：软膏剂、凝胶剂、硬膏剂的质量检查方法。

专业技能

能进行软膏剂、凝胶剂、硬膏剂典型处方分析。

能根据各类外用膏剂的特点、临床应用与注意事项合理指导用药。

能进行软膏剂、凝胶剂、硬膏剂的小试制备和外观检查操作。

职业素养

能够在进行外用膏剂制备时，始终保持外观整洁、薄厚均匀；养成注意卫生的习惯，树立维护公平公正的精神。

操作任务

软膏剂的制备和质量检查

一、操作目的

(1) 掌握不同类型软膏剂的制备方法。

(2) 掌握软膏中药物释放的测定方法，比较不同基质对药物释放的影响。

二、器材与药品

乳钵、水浴锅、软膏板、软膏刀、蒸发皿、烧杯、电炉、温度计、药筛、乳匀机，硬脂酸、单硬脂酸甘油酯、凡士林、甘油、羊毛脂、液体石蜡、三乙醇胺、包装材料等。

三、操作内容

(一) 盐酸黄连素软膏

[处方]　盐酸黄连素 0.5 g　凡士林 20 g　液体石蜡 2 mL

[制法]　取盐酸黄连素置于乳钵中，加液体石蜡，研磨至均匀细腻糊状，再分次加入凡士林至全量，研匀即得。

[功能与主治]　抗菌、消炎。用于化脓性皮肤感染。

[用法与用量]　外用，涂敷于患处。

［注解］ 盐酸黄连素应与液体石蜡先混合成细糊状，以利于与凡士林混合均匀。混合时应采用等量递增法混合。

（二）W/O 型乳膏

［处方］ 白蜂蜡 12 g 石蜡 12 g 液体石蜡 56 g 硼砂 0.5 g 蒸馏水适量 制成 100 g

［制法］ 取白蜂蜡、石蜡与液体石蜡置于容器中，在水浴锅上加热熔化，保持温度在 70 ℃左右；另取硼砂溶于约 70 ℃的水中，将水相缓缓加入油相中，不断向同一方向搅拌至冷凝，即得。

［作用与用途］ 滋润皮肤，也作软膏基质用。

［注解］

①处方中蜂蜡含有少量高级脂肪醇（为 W/O 型乳化剂），尚含有少量高级脂肪酸，高级脂肪酸与硼砂水解生成的氢氧化钠发生反应，生成钠皂（为 O/W 型乳化剂）。因处方中油相大于水相，故形成的是 W/O 型乳剂基质，如果增加水相比例（大于 50%），则形成 O/W 型乳剂基质。

②油、水两相混合时温度应相同，并不断搅拌至冷凝，搅拌是做乳化功，乳化功越大，乳膏越均匀细腻。

（三）O/W 型乳膏

［处方］ 硬脂酸 17 g 液体石蜡 25 g 羊毛脂 2 g 三乙醇胺 2 g 甘油 5 mL 尼泊金甲酯 0.1 g 蒸馏水加至 100 mL

［制法］ 取硬脂酸、液体石蜡、羊毛脂在水浴锅中加热至熔，继续加热至 75 ℃；另将三乙醇胺、尼泊金甲酯及蒸馏水 25 mL，加热至 75 ℃，慢慢倒入硬脂酸等混合物中，一边加一边搅拌，加完后继续搅拌至 40 ℃（此时基质乳化后由细变粗，又由粗变细），即得。

［注解］

①本品为 O/W 型乳剂基质。处方中硬脂酸、液体石蜡、羊毛脂作油相；甘油、三乙醇胺、蒸馏水作水相；部分硬脂酸与三乙醇胺形成三乙醇胺皂作乳化剂；甘油为保湿剂；尼泊金甲酯为防腐剂。

②羊毛脂为类脂，基质中加入羊毛脂，增加了对皮肤的亲和性，有利于药物透入真皮中发挥作用。

③本品除用尼泊金甲酯作防腐剂外，亦可用尼泊金乙酯及苯甲酸钠等。

四、质量检测

见表 12-1。

表 12-1 软膏剂质量检查结果记录表

类型	颜色气味	触觉感受	黏度/流变性
盐酸黄连素软膏			
W/O 型乳膏			
O/W 型乳膏			

五、思考题

（1）软膏剂的制法有哪些？如何选用？

（2）分析乳膏剂基质处方，写出制备工艺流程及注意事项，油、水两相的混合方法有几种？操作关键是什么？

（3）制备软膏剂时处方中的药物应如何加入？

一、概述

（一）外用膏剂概述

外用膏剂是由药物与适宜的基质制成专供外用的半固体或近似固体的一类制剂。广泛用于皮肤科与外科，易于涂布或粘贴于皮肤、黏膜或创面上，可保护创面、润滑皮肤或起局部治疗作用，也可透过皮肤和黏膜起全身治疗作用。外用膏剂按基质及形态分为乳膏、油膏、糊剂、眼膏剂、硬膏剂、膏药、贴膏剂、橡胶硬膏、巴布剂、贴剂 TDS(TTS)。

（二）外用膏剂的透皮吸收

皮肤由很多层组织构成，主要分表皮、真皮和皮下脂肪组织。其中，皮下脂肪组织的毛囊、皮脂腺、汗腺均开口在表皮。表皮最外层是角质层，由致密的角质化无生命细胞层层叠叠组成，是皮肤的一道天然屏障。外用膏剂的透皮吸收是指药物通过表皮，被毛细血管和淋巴管吸收进入体循环的过程。药物透皮吸收的途径较多，外用膏剂中药物的生物利用度相对较低，不宜用于需快速给药的药物。

1. 外用膏剂的透皮吸收过程 外用膏剂中药物的透皮吸收包括释放、穿透及吸收进入血液循环三个阶段。释放是指药物从基质中脱离出来并扩散到皮肤或黏膜表面。穿透是指药物通过表皮进入真皮、皮下组织，对局部组织起作用。吸收是指药物透入皮肤或与黏膜接触后在组织内通过血管或淋巴管进入体循环而产生全身作用。

2. 外用膏剂的透皮吸收途径 药物要经过毛囊、完整的角质层和汗腺三条途径才能到达病灶。当药物穿过表皮最外层细胞或角质层细胞之间进入皮内时，角质层对药物穿透起限速作用，药物一旦通过角质层，扩散速度就会加快。由此可知，药物透皮吸收主要是通过角质层细胞、细胞间隙或通过毛囊、皮脂腺来完成的。分子量小的药物吸收快，并能向角质层中扩散。分子量较大的药物多通过毛孔与汗腺的途径扩散。

3. 影响外用膏剂透皮吸收的因素

1）皮肤条件 与药物应用部位、皮肤的病变、皮肤的温度和湿度及皮肤的清洁情况等有关，由于皮肤条件不同，药物对皮肤的穿透程度、机体对药物的吸收程度也不同。

2）药物性质 具有适宜的油水分配系数，分配系数愈大，愈有利于吸收，但强亲油的药物可能聚积在角质层而使其不易被吸收。既具有一定脂溶性又具有水溶性的药物透皮吸收较理想，穿透作用最大。在油和水中都难溶的药物很难透皮吸收，药物分子量越大，吸收越慢。

知识链接

3）基质的组成与性质 一般认为药物的吸收在乳剂型基质中最好，在吸水性软膏基质（凡士林加羊毛脂）、硅酮及豚脂中次之，在烃类基质中最差。另外，基质的 pH 会影响弱酸性与弱碱性药物的穿透与吸收。当基质的 pH 小于弱酸性药物的 pK_a 或大于弱碱性药物的 pK_a 时，药物的分子型显著增加而有利于吸收。基质中添加表面活性剂、透皮吸收促进剂等能增加药物的穿透性，有利于吸收。

（1）基质的类型：药物在不同类型基质中的吸收排序如下：乳剂型基质＞吸水性软膏基质＞油脂基质＞烃类基质。一般认为，药物的吸收在乳剂型基质中最好，在吸水性软膏基质（凡士林加羊毛脂）、硅酮及动物脂肪中次之，在烃类基质中最差。虽然水溶性基质中药物释放快，但吸收难度大。

(2) 基质对药物的亲和力：水溶性基质与药物的亲和力越大，越难释放，故吸收差。

(3) 基质的 pH：若基质的 pH 使分子型药物的占比增大，则有利于药物的吸收。基质的 pH 小于酸性药物的 pK_a 或大于碱性药物的 pK_a 时，则有利于药物的穿透与吸收。

(4) 基质对皮肤的水合作用：水合作用指皮肤的外角质层及其降解产物所具备的与水结合的能力，是影响药物穿透皮肤的主要因素。水合作用增大，角质层肿胀疏松，组织致密性降低，形成孔隙，大大增加药物的透皮吸收。促进皮肤水合作用的基质的排序如下：油脂性基质＞W/O型基质＞O/W 型基质＞水溶性基质。

4. 附加剂 处方中还可以通过添加附加剂影响药物的透皮吸收，如添加表面活性剂，改变药物的分配系数，增加皮肤的润湿度，改变皮肤屏障的性质，添加透皮吸收促进剂二甲基亚砜、氮酮、挥发油等。

5. 其他因素 药物的透皮吸收除上述影响因素外，还与药物浓度、应用面积、应用次数、与皮肤接触时间、年龄、性别等密切相关。

知识链接

二、软膏剂

（一）概述

软膏剂是由原料药物与油脂性或水溶性基质混合制成的均匀的半固体外用制剂。中药软膏剂最早记载于战国时期，主要用来保护疮面，其中乳剂型基质制成的软膏剂为乳膏剂。中药乳膏剂简便价廉，是临床常用的剂型。根据原料药物在基质中的分散状态，软膏剂可分为溶液型和混悬型两种类型。溶液型软膏剂为原料药物溶解（或共熔）于基质或基质组分中制成的软膏剂；混悬型软膏剂为原料药物细粉均匀分散于基质中制成的软膏剂。

质量要求如下。

(1) 软膏剂应色泽均匀，质地细腻。

(2) 具适当黏稠性，易涂布于皮肤或黏膜，无刺激性。

(3) 无酸败、异臭等变质现象。

（二）软膏剂的基质

知识链接

软膏剂由主药和基质两个部分组成。基质可分为油脂性基质、乳剂型基质和水溶性基质三类。

1. 理想的基质 应具有适宜的稠度、黏着性和涂展性，无刺激性。能与药物的水溶液或油溶液互相混合，并能吸收分泌液。能作为药物的良好载体，有利于药物的释放和吸收。不与药物发生配伍禁忌，久贮稳定。不妨碍皮肤的正常功能与伤口的愈合。易洗除，不污染衣服。

2. 软膏剂的基质

1) 油脂性基质 该类基质润滑、无刺激性，保护及软化作用比其他基质强，涂于皮肤能形成封闭性油膜，促进皮肤的水合作用，对表皮增厚、角化、皴裂有软化保护作用；吸水性差，与分泌液不易混合；穿透性亦较其他基质小；油腻性较大，不易洗除，释药性差，疏水性强，不宜用水清除，且妨碍皮肤的正常功能，主要用于遇水不稳定的药物制备软膏剂，且一般不单独用于制备软膏剂，为克服其疏水性，常加入表面活性剂，以增加吸水量或制成乳剂型基质来应用；部分油脂性基质对眼有刺激性，不宜用作眼膏基质。常见的油脂性基质如下。

(1) 油脂类：指从动物或植物中得到的高级脂肪酸甘油酯及其混合物。动物油如豚脂、牛脂、羊脂、马脂等，易酸败，现已少用。植物油脂由于分子结构中存在不饱和键，易氧化，需添加抗氧剂，常用的有芝麻油、莲子油、大豆油、花生油、橄榄油等，在使用时也经常与熔点较高的蜡类合用。氢化植物油由植物油在催化作用下加氢而成。饱和或近饱和的脂肪酸甘油酯，比植物油稳定，稠度较大。

(2) 类脂类：高级脂肪酸与高级脂肪醇化合而生成的酯及其混合物，有类似脂肪的物理性质，但其化学性质比脂肪稳定，并具有一定的表面活性作用，因而有一定的吸水性，在使用时多与油脂类基质合用，也可用于乳膏剂基质中，以增加基质的稳定性。

(3) 羊毛脂：一般是指无水羊毛脂，为淡黄色黏稠易臭的半固体，是羊毛上脂肪性物质的混合物，主要成分是胆固醇类的棕榈酸酯及游离的胆固醇类，熔程区间为 36～42 ℃，具有良好的吸水性，为取用方便常吸收 30%的水分以改善黏稠度，称为含水羊毛脂。羊毛脂可吸收两倍的水而形成乳剂型基质，由于本品黏性太大，很少单用基质，常与凡士林、蜂蜡、虫白蜡、鲸蜡合用。

(4) 烃类：凡士林、固体石蜡、地蜡、液体石蜡、硅酮类。

2) 乳剂型基质　乳剂型基质易于涂布，油腻性小或无，容易清洗；基质对水和油均有一定的亲和力，可与创面渗出物或分泌物混合，对皮肤正常功能影响小；药物释放和穿透较其他基质快；遇水不稳定的药物或分泌物较多的皮肤病不宜用此类基质。常用的有油包水型（W/O 型）和水包油型（O/W 型）。

(1) O/W 型乳剂基质：O/W 型乳剂基质中药物的释放和穿透较其他基质快，但是当 O/W 型乳剂基质用于分泌物较多的皮肤病时，可与分泌物一同重新进入皮肤而使炎症恶化。遇水不稳定的药物不宜用乳剂型基质。此外，O/W 型乳剂基质易霉变，常需加入防腐剂等。

(2) W/O 型乳剂基质：与冷霜相似，一般可吸收 100%水分或溶液，不易清除。

3) 水溶性基质　水溶性基质由天然或合成的水溶性高分子物质组成，能吸收组织渗出液，释药较快，无刺激性。常用的有纤维素衍生物，如甲基纤维素、羧甲基纤维素等。吸湿性好，可吸收分泌液，易洗涤。

课堂互动

乳剂和乳膏剂的区别和联系分别是什么？

（三）软膏剂的常用附加剂

根据《中国药典》(2020 年版)，软膏剂在生产与贮存期间，根据需要可加入保湿剂、抑菌剂、增稠剂、抗氧剂及透皮吸收促进剂等。

1. 保湿剂　指一类具有强吸湿性的物质，与水强力结合而达到阻止水分蒸发的效果，常用的有甘油、丙二醇、山梨醇等。

2. 抑菌剂　软膏剂的基质中常含有水性、油性物质，甚至有一些蛋白质，这些物质易受细菌和真菌的侵袭，引发微生物的滋生，不仅会污染制剂，还存在潜在的毒性，应保证制剂及其应用器械中不含致病菌，如铜绿假单胞菌、沙门菌、大肠杆菌、金黄色葡萄球菌等。对于破损及炎症皮肤局部外用制剂，不含微生物尤为重要，因此加入杀菌剂的浓度一定要使微生物致死，而不是简单地起抑制作用。对抑菌剂的要求如下。

知识链接

(1) 与处方中组成物质没有配伍禁忌。

(2) 抑菌剂对热应稳定，在较长的贮存时间及使用环境中稳定。

(3) 对皮肤组织无刺激性、无毒性、无过敏性。

软膏剂中常用的抑菌剂有苯甲醇、三氯叔丁醇、苯甲酸、山梨酸、硼酸、桂皮醛、香茅醛、硫柳汞、醋酸苯汞、苯酚、氯甲酚等。

3. 增稠剂 增稠剂是为了提高软膏产品的黏度或稠度，改善稳定性和改善流变形态的一类物质，常用的有月桂醇、肉豆蔻醇、鲸蜡醇、硬脂醇、山梨醇、月桂酸、亚油酸、亚麻酸、肉豆蔻酸、硬脂酸纤维素及其衍生物、海藻酸及其盐类、果胶、透明质酸钠、黄芪胶等。

4. 抗氧剂 抗氧剂可用来保护软膏剂的化学稳定性，常用的抗氧剂分为抗氧阻滞剂、还原剂和抗氧剂的辅助剂三种。

（1）抗氧阻滞剂：可阻滞自氧化反应中链反应的进行，抑制氧化作用，如维生素 E、没食子酸烷酯等。

（2）还原剂：其还原势能小于活性成分，较药物先被氧化，从而保持了药物的稳定性，起到保护作用，如抗坏血酸、异抗坏血酸、亚硫酸等。

（3）抗氧剂的辅助剂：通常是螯合剂，本身抗氧作用较小，通过优先与金属离子反应，从而加强抗氧剂的作用。常用的有枸橼酸、酒石酸、EDTA 等。

5. 透皮吸收促进剂 主要通过改变皮肤屏障结构，使药物有效成分更好地发挥作用，在外用软膏剂中加入透皮吸收促进剂可明显增加药物的释放、渗透和吸收。常用的透皮吸收促进剂如下。

（1）表面活性剂：月桂氮酮、二甲基亚砜、丙二醇、甘油、聚乙二醇等。

（2）角质保湿剂：如油酸、亚油酸、月桂酸、尿素、水杨酸等。

（3）萜烯类的挥发油：如薄荷油、桉叶油等。

（4）另外，氨基酸及一些水溶性蛋白质，也能通过增加角质层脂质的流动性，促进药物的透皮吸收。

（四）软膏剂的临床应用与注意事项

知识链接

1. 临床应用 软膏剂可作用于皮肤表面，起保湿软化作用，如尿素软膏；可作用于皮肤内部，起到局部杀菌、止痒、消炎等作用，如红霉素软膏、丹皮酚软膏等；也可作用于全身，起到全身治疗作用，如雌二醇软膏。

2. 注意事项

（1）外用软膏剂期间应注意涂药剂量及时间，避免涂药过厚、时间过长而影响皮肤的呼吸及疗效。

（2）患处涂药后，应避免药物被沾除；用药期间注意对患处皮肤的护理。

（3）口腔外用前应用生理盐水漱口，涂药后勿立即进食。

（4）患黄褐斑等疾病时，在用药期间应注意避光，减少化妆品的使用。

（5）糜烂、水疱、化脓性创面慎用。

（6）体弱久病及严重心肝肾疾病患者慎用。

（7）危重患者需将软膏剂治疗与其他治疗综合应用。

3. 不良反应及应对措施 在使用软膏剂的过程中，应密切关注有中药过敏史的患者，同时注意用药部位皮肤状况的变化（如有无苍白、红肿等），一旦发现异常，应立即停止使用，并用生理盐水清洗患处残留药膏，咨询医护人员采取下一步措施。

（1）局部皮肤发红、瘙痒等轻微皮肤反应或伴有轻微刺激感：多为一过性，患者可耐受的前提下无须停药，也可适当减少药量或短暂停药、湿敷后继续治疗。严重时立即停药，在医师指导下应用抗过敏药；注意转移患者注意力，避免患者过度搔抓而造成皮肤破损，产生二次伤害。

（2）局部发生红肿、水疱：小水疱可不处理，让其自然吸收。大水疱应刺破后排尽液体并消毒。破溃的水疱消毒后包扎，并在医师指导下用药。

（五）软膏剂的制备

软膏剂的制备，常用的有研和法、熔和法和乳化法三种。

1. 研和法 将药物细粉用少量基质研匀或用适宜液体研磨成细糊状，再递加其余基质研匀的制备方法。软膏剂基质由半固体和液体成分组成或主药不宜加热，且在常温下通过研磨即能均匀混合时，可用研和法。通常在软膏板和玻璃板上进行，亦可在乳钵中研匀。大量生产时用电动研钵。

2. 熔和法 将基质先加热熔化，再将药物分次逐渐加入，边加边搅拌，直至冷凝的制备方法。软膏基质的熔点不同，在常温下不能均匀混合，熔点较高的基质，如蜂蜡、石蜡等应先加热熔化，熔点较低的基质，如凡士林、羊毛脂等随后加入熔化。

3. 乳化法 将油性组分（油相）混合加热熔化；另将水性组分（水相）加热至与油相温度相近（约 80 ℃）时，两相混合，保持温度并持续搅拌，直至冷凝，乳化完全。大量生产时，在两相混合后温度降至约 30 ℃，再通过乳匀机或胶体磨，产品会变得更细腻均匀。

软膏剂中药物加入的方法如下。

（1）不溶性药物或药材，须粉碎成最细粉，与其他基质混匀。

（2）可溶于基质的药物，用基质组分溶解。

（3）中药煎剂、流浸膏等浓缩后，再与其他基质混匀。

（4）含共熔组分时，应先共熔，再与基质混合。

（5）含挥发性药物时，在基质冷却至 40 ℃左右后加入。

（六）软膏剂的质量检查

1. 外观 软膏剂基质应具有适当的黏稠度，应易涂布于皮肤或黏膜上，不熔化，黏稠度随季节变化应很小，基质应均匀、细腻，涂于皮肤或黏膜上应无刺激性。

2. 粒度 软膏剂中不溶性原料药物，应预先用适宜的方法制成细粉，确保粒度符合规定。除另有规定外，混悬型软膏剂、含饮片细粉的软膏剂照下述方法检查，应符合规定。

检查法：取供试品适量，置于载玻片上涂成薄层，薄层面积相当于盖玻片面积，共涂 3 片，照粒度和粒度分布测定法（通则 0982 第一法）测定，均不得检出粒径大于 180 μm 的粒子。

3. 装量 照最低装量检查法（通则 0942）检查，应符合规定。

4. 无菌 软膏剂、乳膏剂用于烧伤治疗时，若为非无菌制剂，应在标签上标明“非无菌制剂”；产品说明书中应注明“本品为非无菌制剂”，同时在适应证下明确“用于程度较轻的烧伤（Ⅰ度或浅Ⅱ度）”；注意事项下规定“应遵医嘱使用”。

用于烧伤（除程度较轻的烧伤（Ⅰ度或浅Ⅱ度）外）、严重创伤或临床必须无菌的软膏剂与乳膏剂，照无菌检查法（通则 1101）检查，应符合规定。

5. 微生物限度 除另有规定外，照非无菌产品微生物限度检查：微生物计数法（通则 1105）和控制菌检查法（通则 1106）及非无菌药品微生物限度标准（通则 1107）检查，应符合规定。

（七）典型软膏剂实例分析

例 1：正金油软膏

［处方］ 薄荷脑 150 g 薄荷素油 120 g 樟脑 80 g 樟油 80 g 桉油 30 g 丁香罗勒油 30 g

［制法］ 以上六味，混匀；将适量石蜡、地蜡、蜂蜡及凡士林加热熔融，过滤，放凉至 100 ℃

以下，加入薄荷脑等六味的混合物，制成 1000 g，混匀，分装，即得。

［性状］ 本品为浅黄色的固状油膏；气芳香，具清凉感。

［功能与主治］ 祛风兴奋，局部止痛、止痒。用于中暑头晕，伤风鼻塞，蚊叮虫咬。

例 2：康妇软膏

［处方］ 白芷 145 g　蛇床子 145 g　花椒 145 g　土木香 30 g　冰片 30 g

［制法］ 以上五味，除冰片外，其余四味用水蒸气蒸馏，分别收集芳香水和水煎液，芳香水进行二次蒸馏，得精馏液；水煎液过滤，滤液浓缩至相对密度约为 1.20(25 ℃)的清膏，加乙醇使含醇量达 70%，静置，取上清液用 10%氢氧化钠溶液调节 pH 至 8，静置过夜，回收乙醇，灭菌 30 min，与精馏液合并，搅匀，备用；冰片研为细粉，过筛，备用。另将油相硬脂酸、羊毛脂、液体石蜡，与水相三乙醇胺、甘油、蒸馏水分别加热至 70 ℃，在搅拌下将水相加入油相中，冷却至 40 ℃，加入 3.6 g 对羟基苯甲酸乙酯，搅匀，制成基质。取上述药液，加热至 50～60 ℃，加入基质中，搅拌，加入冰片细粉，搅匀，制成软膏 1000 g，即得。

［性状］ 本品为淡黄棕色的软膏；气清香。

［功能与主治］ 祛风燥湿，杀虫止痒。用于湿热下注所致的阴痒、带下病，症见外阴红肿、瘙痒、带下量多、色黄者，以及外阴炎、外阴溃疡、阴道炎见上述证候者。

三、硬膏剂

（一）概述

硬膏剂是相对于软膏剂而言的，是药物与固体或半固体的黏性基质混合，摊涂于纸、布或兽皮等裱褙材料上，供贴敷于皮肤上的外用制剂。其采用药材提取物、药材和（或）化学药物与适宜的基质或基材制成，可产生局部或全身性作用。硬膏剂根据基质不同，可分为膏药、橡胶膏剂、凝胶膏剂（巴布膏剂）和贴剂，其中橡胶膏剂和凝胶膏剂合称为贴膏剂。膏药以肥皂为黏性基质，橡胶膏剂以橡胶等为黏性基质，凝胶膏剂以亲水性高分子化合物为黏性基质，贴剂以压敏胶等材料为黏性基质，不同基质的硬膏剂在作用特点、制备工艺上有所不同。

贴膏剂通常由含有活性物质的支撑层和背衬层以及覆盖在药物释放涂层表面上的盖衬层组成，盖衬层起防粘和保护制剂的作用。常用的背衬材料有棉布、无纺布、纸等；常用的盖衬材料有防粘纸、塑料薄膜、铝箔-聚乙烯复合膜、硬质纱布等。

（二）凝胶膏剂

知识链接

1. 概述　凝胶膏剂，亦指巴布膏剂，由提取物饮片和（或）化学药物与适宜的亲水性基质混匀后，涂布于背衬材料上制成，常用的基质有聚丙烯酸钠、羧甲基纤维素钠、明胶、甘油和微粉硅胶等。与橡胶膏剂相比，凝胶膏剂具有以下特点。

(1) 与皮肤的生物相容性较好，亲水性高分子基质具有透气性、耐旱性的特点，无致敏性以及无刺激性。

(2) 载药量大，尤其适用于中药浸膏。

(3) 释药性能好，与皮肤的亲和性强，能提高角质层的水化作用，有利于药物透皮吸收。

(4) 应用透皮吸收控制技术，使血药浓度平稳，药效持久。

(5) 使用方便，不污染衣物，易清洗。

(6) 生产过程中不使用汽油及其他有机溶剂，避免了对环境的污染。

2. 凝胶膏剂的结构组成　凝胶膏剂的结构包括以下三个部分。

1) 背衬层　主要用作膏体的载体，常用的背衬材料有棉布、无纺布、纸等。

2）膏体层　即基质和主要部分，在贴敷中产生一定的黏附性，使之与皮肤紧密接触，以达到治疗目的。

3）盖衬层　盖衬层起防粘和保护制剂的作用，常用的盖衬材料有防粘纸、塑料薄膜、铝箔-聚乙烯复合膜、硬质纱布等。

基质的配方是凝胶膏剂研究的核心内容，基质原料的选择是凝胶膏剂基质配方的重要环节，对凝胶膏剂的成型有很大影响，选择的基质应具备以下特点。

对主药的稳定性无影响，无不良反应；具有适当的弹性和黏性；对皮肤无刺激性；不在皮肤上残留；能保持凝胶膏剂的形状；不因汗水作用而软化，在一定时间内具有稳定性和保湿性。

凝胶膏剂的基质主要由黏膜剂、保湿剂、填充剂和透皮吸收促进剂组成，还可以加入软化剂、表面活性剂、防腐剂、抗氧剂等其他成分。

3. 质量检查

（1）含膏量：取供试品1片，除去盖衬层，精密称定，置于烧杯中，加适量水，加热煮沸至背衬层与膏体分离后，将背衬层取出，用水洗涤至背衬层无残留膏体，晾干，在105 ℃下干燥30 min，移至干燥器中，冷却30 min，精密称定，减失重量即为膏重，按标示面积换算成100 cm^2 的含膏量，应符合各品种项下的规定。

（2）赋形性：取凝胶膏剂供试品1片，置37 ℃、相对湿度64%的恒温恒湿箱中30 min，取出，用夹子将供试品固定在一平整钢板上，钢板与水平面的倾斜角为60°，放置24 h，膏面应无流淌现象。

（3）黏附力：除另有规定外，凝胶膏剂照黏附力测定法（通则0952第一法）测定，分别采用初黏力、持黏力、剥离强度及黏着力四个指标测定凝胶膏剂的黏附力。初黏力是指贴膏剂、贴剂黏性表面与皮肤在轻微压力接触时对皮肤的黏附力，即轻微压力接触情况下产生的剥离抵抗力；持黏力可反映贴膏剂、贴剂的膏体抵抗持久性外力所引起变形或断裂的能力；剥离强度表示贴膏剂、贴剂的膏体与皮肤的剥离抵抗力；黏着力表示贴膏剂、贴剂的黏性表面与皮肤附着后对皮肤产生的黏附力。

（4）含量均匀度：凝胶贴膏，除另有规定或来源于动、植物多组分且难以建立测定方法的，照含量均匀度检查法（通则0941）测定，应符合规定。

（5）微生物限度：除另有规定外，照非无菌产品微生物限度检查：微生物计数法（通则1105）和控制菌检查法（通则1106）及非无菌药品微生物限度标准（通则1107）检查，凝胶贴膏应符合规定，橡胶贴膏每10 cm^2 不得检出金黄色葡萄球菌和铜绿假单胞菌。

（三）膏药

1. 概述　膏药是指饮片、食用植物油与红丹（铅丹）或官粉（铅粉）炼制成膏料，摊涂于裱褙材料上制成的供皮肤贴敷的外用制剂。前者称为黑膏药，后者称为白膏药。红丹，又称章丹、铅丹、黄丹、东丹、陶丹，主要成分为 Pb_3O_4，含量在95%以上。

黑膏药为外观呈黑色的油润固体，其基质的主要组分为高级脂肪酸的铅盐。用前需烘软，通常贴于患处，亦可贴于经络穴位，发挥保护、封闭及拔毒生肌、收口、消肿止痛等局部作用；或透皮吸收，发挥药物的祛风散寒、行滞祛瘀、通经活络、强壮筋骨等功效，治疗跌打损伤、风湿痹痛等，以弥补内服药的药力不足。

2. 黑膏药的制备

黑膏药基质的原料如下。

知识链接

（1）植物油：常用食用植物油，要求质地纯净、沸点低、熬炼时泡沫少、制成品软化点及黏着力适当。以芝麻油为最好，其制成品外观光润，棉籽油、豆油、菜油、花生油等亦可应用，但制备时较易产生泡沫，应及时除去。

（2）红丹：为橘红色非结晶性粉末，其主要成分为四氧化三铅（Pb_3O_4），Pb_3O_4 含量要求在95%以上。使用前应干燥，并过筛，使其变成松散细粉，以免聚结成颗粒，下丹时沉于锅底，不易与油充分反应。

3. 黑膏药的制备 黑膏药的制备工艺流程见图 12-1。

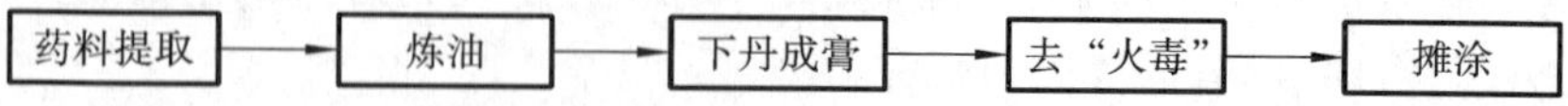

图 12-1 黑膏药制备工艺流程

（1）药料提取：药材应适当碎断，按各品种项下规定的方法加食用植物油加热提取，又称"炸料"。一般炸至枯黄（油温控制在 200～220 ℃）后，捞出药渣，即得药油。其中质地轻泡不耐油炸的，如花、草、叶、皮等药材，待其他药材炸至枯黄后加入。含挥发性成分的药材、矿物药以及贵重药应研成细粉，于摊涂前加入，温度应不超过 70 ℃。

（2）炼油：去渣后的药油于 300 ℃左右继续加热熬炼，使油脂在高温条件下氧化、聚合、增稠，以炼至"滴水成珠"为度。炼油程度至关重要，过"老"则膏药松脆，黏着力小，贴用时易脱落；太"嫩"则膏药质软，贴后容易移动，且黏着力强，不易剥离。炼油时有大量刺激性浓烟产生，应注意及时排出，并防止着火。

（3）下丹成膏：在炼成的油液中加入红丹，使反应生成高级脂肪酸铅盐，并促进油脂进一步氧化、聚合、增稠而成膏状。温度控制在 270 ℃以上。缓缓加红丹于炼油中，边加边搅，使油、丹充分化合成为黑褐色的稠厚液体。油、丹皂化为放热反应，温度高达 300 ℃以上，应控制好下丹速度，并注意通风、防火。油丹用量比一般为 500∶(150～200)（冬少夏多）。要判断膏药的老、嫩，可取少量滴于水中：膏粘手，表示太嫩，应继续加热，或补加红丹后加热；膏不粘手，且稠度适当，表示合格；膏发脆，表示过老，可添加适量炼油或掺入适量较嫩膏料调整。

（4）去"火毒"：膏药制成后，应喷淋清水，膏药成坨，置清水中浸渍，以去火毒。油丹炼合而成的膏药若直接应用，常对局部产生刺激，轻者出现红斑、瘙痒，重者发疱、溃疡，这种刺激反应俗称"火毒"。所谓"火毒"，很可能是在高温时氧化、分解生成的具刺激性的低分子产物，如醛、酮、脂肪酸等，大多具水溶性、挥发性或不稳定性。故在水中浸泡，或用流动的水去除。

（5）摊涂：取膏药团块置适宜的容器中，在文火或水浴上热熔，60～70 ℃下保温，加入细料药搅匀，用竹签蘸取规定量，摊涂于纸或布等裱褙材料上，折合后包装，置阴凉处贮藏。

4. 质量检查

（1）外观：膏药的膏体应油润细腻、光亮、老嫩适度、摊涂均匀、无飞边缺口，加温后能粘贴于皮肤上且不移动。黑膏药应乌黑、无红斑；白膏药应无白点。

（2）软化点：照膏药软化点测定法（通则 2102）测定，应符合各品种项下的有关规定。

（3）重量差异：取供试品 5 张，分别称定每张总重量，剪取单位面积的裱褙，称定重量，换算出裱褙重量，总重量减去裱褙重量，即为膏药重量，与标示重量相比较，应符合规定。

四、凝胶剂

（一）概述

凝胶剂是由原料药物与能形成凝胶的辅料制成的具凝胶特性的稠厚液体或半固体制剂。除另有规定外，凝胶剂限局部用于皮肤及体腔，如鼻腔、阴道和直肠等。

乳状液型凝胶剂又称为乳胶剂。由高分子基质（如西黄蓍胶）制成的凝胶剂也可称为胶浆剂。小分子无机原料药物如氢氧化铝凝胶剂中，分散的药物小粒子以网状结构存在于液体中，属两相分散系统，也称混悬型凝胶剂。混悬型凝胶剂可有触变性，静止时形成半固体而搅拌或振摇时成为液体。

凝胶剂有单相凝胶和双相凝胶之分。双相凝胶是由小分子无机药物胶体小粒以网状结构存在于液体中，具有触变性，如氢氧化铝凝胶。局部应用的由有机化合物形成的凝胶剂，为单相凝胶，又称水性凝胶和油性凝胶。

凝胶剂在生产与贮藏期间应符合下列有关规定。

(1) 混悬型凝胶剂中胶粒应分散均匀，不应下沉、结块。

(2) 凝胶剂应均匀、细腻，在常温时保持胶状，不干涸或液化。

(3) 凝胶剂根据需要可加入保湿剂、抑菌剂、抗氧剂、乳化剂、增稠剂和透皮吸收促进剂等。除另有规定外，在制剂确定处方时，该处方的抑菌效力应符合抑菌效力检查法（通则 1121）的规定。

(4) 凝胶剂一般应检查 pH。

(5) 除另有规定外，凝胶剂应避光、密闭贮存，并应防冻。

(6) 凝胶剂用于烧伤治疗如为非无菌制剂的，应在标签上标明“非无菌制剂”；产品说明书中应注明“本品为非无菌制剂”，同时在适应证下应明确“用于程度较轻的烧伤（Ⅰ度或浅Ⅱ度）”；注意事项下规定“应遵医嘱使用”。

（二）凝胶剂的基质

凝胶剂的基质属单相分散系统，有水性与油性之分。水性凝胶基质一般由水、甘油或丙二醇与纤维素衍生物、卡波姆、海藻酸盐、西黄蓍胶、明胶、淀粉等构成；油性凝胶基质由液体石蜡、聚乙烯、脂肪油、胶体硅、铝皂、锌皂等构成。

水性凝胶基质大多在水中溶胀成水性凝胶而不溶解。水性凝胶基质一般易涂展和洗除，无油腻感，能吸收组织渗出液不妨碍皮肤正常功能，还由于黏滞度较小而利于药物（特别是水溶性药物）的释放。

1. 卡波姆 卡波姆是由丙烯酸与烯丙基蔗糖醚或烯丙基季戊四醇醚交联而成的高分子聚合物。卡波姆的研究始于 20 世纪 50 年代，按黏度不同常分为 934、940、941 等规格，是重要的流变调节剂，在制药行业中是优秀的凝胶基质，常应用于固体制剂、半固体制剂和液体制剂中，主要用作黏合剂、助悬剂、增稠剂。卡波姆是一种引湿性很强的白色松散粉末，由于分子中存在大量的羧酸基团，与聚丙烯酸有类似的理化性质，可以在水中迅速溶胀但不溶解。其分子结构中的羧酸基团使其水分散液呈酸性，当用碱中和时，随大分子的逐渐溶解，其黏度也逐渐上升，在低浓度时形成澄明溶液，在浓度较大时形成半透明的斑块。本品制成的基质无油腻感，涂用润滑舒适，特别适用于治疗脂溢性皮肤病。强酸可使卡波姆失去黏性，在配伍时必须避免。

2. 纤维素衍生物　纤维素衍生物在水中可溶胀或溶解成胶性物。调节适宜的稠度可形成水溶性软膏基质。此类基质有一定的黏度，因分子量、取代度和介质的不同而具不同的稠度。因此，取用量也应根据上述不同规格和具体条件来进行调整。常用的品种有甲基纤维素（MC）和羧甲基纤维素钠（CMC-Na），两者常用的浓度为2%～6%。MC缓缓溶于冷水，不溶于热水，但湿润、放置冷却后可溶解，后者在任何温度下均可溶解。1%的水溶液pH在6～8之间。MC的pH在2～12时较稳定，CMC-Na在pH低于5或高于10时黏度显著降低。本类基质涂布于皮肤时有较强黏附性，较易失水，干燥而有不适感，常需加入10%～15%的甘油调节。制成的基质中均需加入防腐剂，常用0.2%～0.5%的羟苯乙酯。在CMC-Na基质中不宜加硝（醋）酸苯汞或其他重金属盐作为防腐剂，也不宜与阳离子型药物配伍，否则会与CMC-Na形成不溶性沉淀物，从而影响防腐效果或药效，对基质稠度也会有影响。

知识链接

（三）凝胶剂的临床应用与注意事项

凝胶剂较常采用的给药途径是经皮给药、经口给药、眼部给药、鼻腔给药、阴道给药和直肠给药。在使用时，关注标签上标明的是“非无菌制剂”或“本品为非无菌制剂”，标明“非无菌制剂”的凝胶剂，不得用于创面。

（四）凝胶剂的制备

1. 制备方法　药物溶于水者，常先溶于部分水或甘油中，必要时加热其余处方成分，按基质配制方法制成水凝胶基质，再与药物溶液混匀并加水，逐量搅匀即得；药物不溶于水者，可先用少量水或甘油研细，再分散在基质中搅匀即得。

2. 质量检查　根据《中国药典》（2020年版）规定，凝胶剂应进行以下相应检查。

（1）粒度：除另有规定外，混悬型凝胶剂照下述方法检查，应符合规定。

检查法：取供试品适量，置于载玻片上，涂成薄层，薄层面积相当于盖玻片面积，共涂3片，照粒度和粒度分布测定法（通则0982第一法）测定，均不得检出粒径大于180 μm的粒子。

（2）装量：照最低装量检查法（通则0942）检查，应符合规定。

（3）无菌：除另有规定外，用于烧伤（除程度较轻的烧伤（Ⅰ度或浅Ⅱ度）外）、严重创伤或临床必须无菌的照无菌检查法（通则1101）检查，应符合规定。

（4）微生物限度：除另有规定外，照非无菌产品微生物限度检查：微生物计数法（通则1105）和控制菌检查法（通则1106）及非无菌药品微生物限度标准（通则1107）检查，应符合规定。

（五）典型凝胶剂实例分析

例：水杨酸凝胶

[处方]　水杨酸1.3 g　羧甲基纤维素钠1.2 g　甘油3.0 g　纯化水加至20 g

[制法]　将羧甲基纤维素钠置于乳钵中，加入适量纯化水溶胀，待完全溶解后，加入甘油适量，研匀。称取水杨酸适量，用水溶解，然后分次加至上述基质中，研磨混匀即可。

羧甲基纤维素钠等高分子物质制备溶液时，可先将其撒在水面上，静置数小时，使其慢慢吸水充分溶胀后，再加热即溶解。若搅动则易成团块，水分难以进入而很难得到溶液。若先用甘油研磨分散开，再加入水，则不会结成团块，能较快溶解。

项目小结

教学提纲		主要内容简述
一级	二级	
一、概述	（一）外用膏剂概述	外用膏剂的概念、分类、特点
	（二）外用膏剂的透皮吸收	外用膏剂的透皮吸收过程，外用膏剂的透皮吸收途径，影响外用膏剂透皮吸收的因素
二、软膏剂	（一）概述	软膏剂的概念、分类、特点、质量要求
	（二）软膏剂的基质	油脂性基质、乳剂型基质和水溶性基质三类，豚脂、牛脂、羊脂、马脂、芝麻油、莲子油、大豆油、花生油、橄榄油、氢化植物油、羊毛脂、凡士林、固体石蜡、地蜡、液体石蜡、硅酮类、纤维素衍生物（如甲基纤维素、羧甲基纤维素等）
	（三）软膏剂的常用附加剂	软膏剂的常用附加剂：保湿剂、抑菌剂、增稠剂、抗氧剂及透皮吸收促进剂等
	（四）软膏剂的临床应用与注意事项	软膏剂的临床应用；软膏剂的临床应用注意事项
	（五）软膏剂的制备	研和法、熔和法和乳化法制备软膏剂
	（六）软膏剂的质量检查	外观、粒度、装量、无菌、微生物限度
	（七）典型软膏剂实例分析	正金油软膏、康妇软膏
三、硬膏剂	（一）概述	硬膏剂的概念、分类、特点
	（二）凝胶膏剂	凝胶膏剂的概念、特点。凝胶膏剂的结构组成、质量检查
	（三）膏药	膏药的概念、分类、特点。黑膏药的制备原料、制备工艺、质量检查
四、凝胶剂	（一）概述	凝胶剂的概念、分类、特点
	（二）凝胶剂的基质	凝胶剂的基质：纤维素衍生物、卡波姆、海藻酸盐、西黄蓍胶、明胶、淀粉、液体石蜡、聚乙烯等
	（三）凝胶剂的临床应用与注意事项	凝胶剂的临床应用与注意事项
	（四）凝胶剂的制备	凝胶剂的制备方法和质量检查
	（五）典型凝胶剂实例分析	水杨酸凝胶

达标检测题

参考答案

一、单项选择题

1. 外用膏剂药物的透皮吸收包括三个阶段，其中穿透是指(　　)。

A. 药物从基质中脱离出来并扩散到皮肤上

B. 药物通过表皮进入真皮、皮下组织

C. 药物透入皮肤通过血管或淋巴管进入体循环

D. 药物透过基质到达基质表面

2. TTS 的含义是(　　)。

A. 经皮吸收因素　　B. 经皮给药系统

C. 经皮吸收过程　　D. 经皮吸收途径

3. 透皮吸收的主要途径是(　　)。

A. 完整表皮　　B. 毛囊　　C. 皮脂腺　　D. 汗腺

4. 下列关于皮肤条件影响透皮吸收的论述，错误的是(　　)。

A. 病变、破损的皮肤能加快药物的吸收

B. 皮肤温度升高，吸收加快

C. 皮肤清洁，有利于药物的穿透

D. 皮肤湿润引起角质层肿胀，不利于吸收

5. 对皮肤水合作用最强的基质是(　　)。

A. 油脂性基质　　B. 水溶性基质

C. W/O 型基质　　D. O/W 型基质

6. 适用于治疗脂溢性皮炎的软膏基质是(　　)。

A. 聚乙二醇类　　B. 卡波姆

C. 甘油明胶　　D. 纤维素衍生物

7. 具有吸水作用的油脂性基质为(　　)。

A. 羊毛脂　　B. 液体石蜡　　C. 固体石蜡　　D. 凡士林

8. 下列选项中，与透皮吸收的量无关的为(　　)。

A. 药物浓度　　B. 应用面积　　C. 涂布厚度　　D. 年龄与性别

9. 不宜用于急性炎症渗出较多的创面的基质是(　　)。

A. 甲基纤维素　　B. 海藻酸钠　　C. 卡波姆　　D. 凡士林

10. 对水溶性软膏基质的论述，错误的是(　　)。

A. 由天然或合成的水溶性高分子物质组成　　B. 该基质释药较快

C. 能吸收组织渗出液　　D. 润滑作用较好

11. 软膏中加入挥发性药物或热敏性药物的方法是(　　)。

A. 待基质降温至 70 ℃左右，再与药物混合均匀

B. 待基质降温至 60 ℃左右，再与药物混合均匀

C. 待基质降温至 50 ℃左右，再与药物混合均匀

D. 待基质降温至 40 ℃左右，再与药物混合均匀

12. 水溶性药物与油溶性基质混合时一般(　　)。

A. 将药物水溶液直接加入基质中搅匀
B. 先用少量水溶解，以羊毛脂吸收后再与其他基质混匀
C. 用基质加热提取，去渣后冷却即得
D. 将药物细粉与基质研匀
13. 制备黑膏药的植物油以（　　）。
A. 棉籽油最好　B. 豆油最好　C. 花生油最好　D. 芝麻油最好
14. 黑膏药制备过程中未涉及的操作为（　　）。
A. 去“火毒”　B. 炼油　C. 下丹收膏　D. 收丹
15. 对于炼油的叙述，错误的是（　　）。
A. 药油在 300 ℃继续熬炼　B. 是油脂在高温下氧化、聚合、增稠的过程
C. 以炼至浓稠为度　D. 炼油程度过嫩，则膏药太软

二、配伍选择题

题 1～4
A. 油脂类　B. 类脂类　C. 烃类
D. 硅酮类　E. 纤维素衍生物
1. 凡士林属于（　　）。
2. 液体石蜡属于（　　）。
3. 羊毛脂属于（　　）。
4. 豚脂属于（　　）。
题 5～8
A. 不溶性固体药物制备软膏加入基质的方法
B. 水溶性药物制备软膏加入基质的方法
C. 中药浸出制剂制备软膏加入基质的方法
D. 含有共熔成分制备软膏加入基质的方法
E. 含有挥发性药物或热敏性药物制备软膏加入基质的方法
5. 先用少量水溶解，以羊毛脂吸收后，再与其余基质混匀是（　　）。
6. 将药物细粉加入熔融的基质中，不断搅拌至冷却是（　　）。
7. 浓缩至稠膏状，再与基质混匀是（　　）。
8. 先将其研磨共熔后，再与冷却至 40 ℃的基质混匀是（　　）。

三、多项选择题

1. 外用膏剂包括（　　）。
A. 糊剂　B. 巴布剂　C. 膜剂　D. 软膏剂　E. 黑膏药
2. 软膏剂多用于慢性皮肤病，主要作用有（　　）。
A. 保护创面　B. 润滑皮肤　C. 局部治疗作用
D. 全身治疗作用　E. 诊断疾病的作用
3. 软膏剂的基质应具备的特点为（　　）。
A. 能与药物的水溶液或油溶液互相混合并能吸收分泌液
B. 具有适宜的稠度、黏着性、涂展性，无刺激性
C. 不妨碍皮肤的正常功能与伤口愈合
D. 应与药物结合牢固

E. 不与药物产生配伍禁忌

4. 经黏膜给药的剂型有(　　)。

A. 涂膜剂　B. 透皮贴膏　C. 滴眼剂　D. 滴鼻剂　E. 舌下片剂

5. 经皮肤给药的剂型有(　　)。

A. 涂膜剂　B. 搽剂　C. 洗剂　D. 糊剂　E. 舌下片剂

6. 不经胃肠给药的剂型有(　　)。

A. 灌肠剂　B. 巴布剂　C. 注射剂　D. 气雾剂　E. 软膏剂

7. 影响透皮吸收的因素有(　　)。

A. 药物的浓度　B. 应用面积　C. 涂布的厚度

D. 应用次数　E. 与皮肤接触的时间

8. 下列关于影响透皮吸收的因素的叙述,正确的有(　　)。

A. 具有合适的油、水分配系数的药物,透皮吸收效果好

B. 药物以离子形式易吸收

C. 药物的分子量越大,吸收越慢

D. 药物在乳剂型基质中释放较快

E. 药物在基质中处于溶解状态比混悬颗粒状态更易吸收

9. 软膏剂的制法有(　　)。

A. 研和法　B. 熔和法　C. 乳化法　D. 搓捏法　E. 冷压法

(刘龙云)

项目十三

栓剂

扫码
看 PPT

学习目标

理论知识

掌握：栓剂的概念、分类和特点。

熟悉：热熔法和冷压法制备栓剂的工艺流程；栓剂常用的基质及其性质。

了解：栓剂制备中药物的处理方法。

专业技能

能根据热熔法制备栓剂，在实验室或制剂室完成栓剂的制备。

能根据各类栓剂的特点、临床应用与注意事项合理指导用药。

会对栓剂的质量进行一般检查，并判定其是否合格。

职业素养

能够在进行栓剂制备时，树立安全、节约、环保意识；营造规范、整洁、有序的工作环境；养成实事求是、一丝不苟的工作习惯。

操作任务

栓剂的制备和质量检查

一、操作目的

(1) 能进行栓剂的处方分析和实验室制备。

(2) 能使用热熔法制备栓剂。

(3) 会对栓剂进行质量评定。

二、器材与药品

栓模(肛门栓模)、蒸发皿、研钵、水浴锅、电炉、分析天平、刀片、烧杯、玻璃棒、包装纸，甘油、碳酸钠、硬脂酸、纯化水等。

三、操作内容

(一) 制备甘油栓

甘油栓为润滑性泻药，有缓和的通便作用。用于治疗便秘。

[处方] 甘油 24 g 碳酸钠 0.6 g 硬脂酸 2.4 g 蒸馏水 3 mL

[制法] 取干燥碳酸钠与蒸馏水置蒸发皿内，搅拌溶解，加甘油混合后置水浴锅上加热，在加热的同时缓慢加入硬脂酸细粉，并边加边搅拌，待泡沫停止、溶液澄明后，注入已涂有润滑剂(液体石蜡)的栓模中，冷却成型，削去溢出部分，脱模即得。

[注解]

(1) 硬脂酸在存在碳酸钠溶液的碱性条件下发生水解反应(即皂化反应),生成硬脂酸钠。其化学反应式为:$2C_{17}H_{35}COOH + Na_2CO_3 \longrightarrow 2C_{17}H_{35}COONa + CO_2\uparrow + H_2O$。

甘油栓中甘油为主药,硬脂酸钠为亲水性基质,水为溶剂。硬脂酸钠的刺激性与甘油较高的渗透压可促进肠蠕动,呈现泻下作用。甘油与硬脂酸钠混合后硬化,呈固体凝胶状。

(2) 制备甘油栓时,硬脂酸细粉应少量分次加入,与碳酸钠充分反应,直至泡沫停止、溶液澄明、皂化反应完全,才能停止加热。皂化反应产生的二氧化碳必须除尽,否则所制得的栓剂内含有气泡。注入栓模时必须除尽气泡,否则会影响栓剂的剂量和外观。

(3) 本品水分含量不宜过多,因硬脂酸钠在水中呈胶体,水分过多会使成品发生混浊。可直接将硬脂酸钠与甘油加热、溶解、混合制成甘油栓,如此既可省去皂化反应步骤又可提高甘油栓的质量,使甘油栓无水分渗出。

(4) 注模:将栓模预热(80 ℃左右),使冷却缓慢进行,若冷却过快,成品的硬度、弹性、透明度均会受到影响。

(5) 优良的甘油栓应透明且有适宜的硬度,所以皂化反应必须完全。留有未皂化的硬脂酸会影响成品的透明度和弹性。为使皂化反应完全,可以将皂化温度升高,温度控制在 115 ℃左右可加速皂化反应的完成;也可控制处方中碱的用量,使实际用量高于理论值。

(二) 质量检查与评价

1. 外观　本品为无色透明或半透明的固体栓剂,外观完整光洁。

2. 重量差异　检查法:取栓剂 10 粒,精密称定总重量,求得平均粒重后,再分别精密称定各粒的重量。每粒重量与平均粒重相比较(有标示粒重的中药栓剂,每粒重量应与标示粒重比较),超出重量差异限度的药粒不得多于 1 粒,并不得超出限度 1 倍。栓剂的重量差异限度如表 13-1 所示。

表 13-1　栓剂的重量差异限度

平均粒重或标示粒重	重量差异限度
1.0 g 以下至 1.0 g	±10%
1.0 g 以上至 3.0 g	±7.5%
3.0 g 以上	±5%

3. 融变时限　除另有规定外,照融变时限检查法(通则 0922)检查,应符合规定。脂肪性基质的栓剂 3 粒均应在 30 min 内全部熔化、软化或触压时无硬心。水溶性基质的栓剂 3 粒在 60 min 内全部溶解,如有 1 粒不合格,应另取 3 粒复试,均应符合规定。

四、思考题

(1) 甘油栓的制备原理是什么?操作时应注意什么问题?

(2) 熔融法制备栓剂应注意什么问题?

(3) 如何评价栓剂的质量?

一、概述

(一) 栓剂的含义与分类

栓剂是由原料药物与适宜基质制成的供腔道给药的固体制剂。栓剂因使用腔道的不同,分为直肠栓、阴道栓和尿道栓。其中较常用的是肛门栓和阴道栓。为适应机体应用部位,栓剂的形状及重量各不相同,一般有明确规定。

肛门栓有圆锥形、圆柱形、鱼雷形等形状,见图 13-1。每颗重约 2 g,儿童用约 1 g,长 3~4 cm。其中以鱼雷形较好,因塞入肛门后,易进入直肠内。阴道栓有球形、卵形、鸭嘴形等形状,见图 13-2。每颗重 3~5 g,直径为 1.5~2.5 cm,其中鸭嘴形较好,因相同重量的栓剂,鸭嘴形的表面积最大。尿道栓呈笔形、棒状。男性用尿道栓约 4 g,长 14 cm;女性用尿道栓约 2 g,长 7 cm。

知识链接

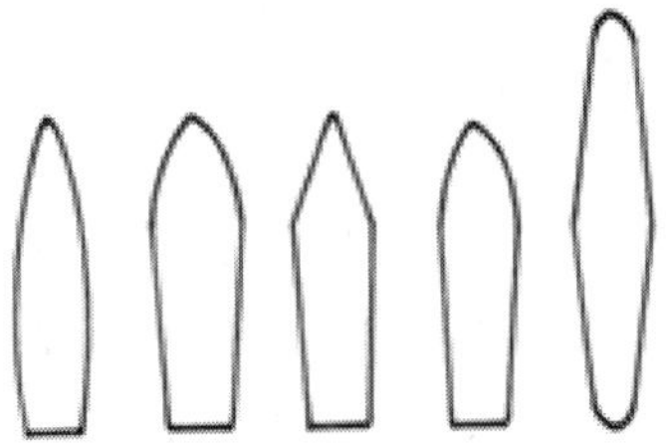

图 13-1 肛门栓外形图

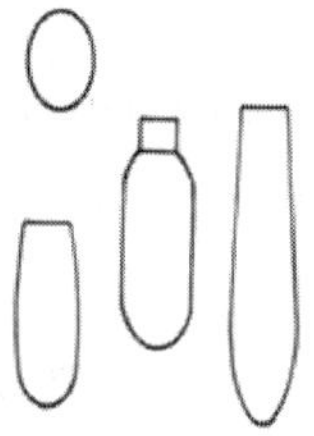

图 13-2 阴道栓外形图

栓剂常温下为固体,塞入腔道后,受体温影响熔化、软化或溶解于分泌液,逐渐释放出药物,产生局部或全身作用。

起局部作用的栓剂主要发挥止痛、止痒、抗菌、抗炎等作用,常用药物为抗炎药、局部麻醉药、杀菌剂等。如用于便秘的甘油栓、用于治疗念珠菌性阴道炎的达克宁栓和克霉唑栓等。起局部作用的栓剂要求释药缓慢而持久。

起全身作用的栓剂主要通过直肠给药,药物由腔道吸收至血液循环而发挥全身治疗作用。以全身作用为目的的栓剂有解热镇痛药、抗生素类药、肾上腺皮质激素类药、抗恶性肿瘤治疗剂等,如治疗感冒发热的对乙酰氨基酚栓和消炎镇痛的吲哚美辛栓等。起全身作用的栓剂要求塞入腔道后迅速释药。

栓剂的主要特点如下。

(1) 药物不受胃肠 pH 或酶的破坏而失去活性,可以较高浓度到达作用部位。

(2) 对胃有刺激的药物可通过直肠给药。

(3) 对不能或者不愿吞服药物的成人或小儿患者用此法给药较方便。适用于伴有呕吐症状的患者。

(4) 用药方法得当,可以避免肝脏的首过效应。

但也存在一些不足,主要在于生产成本较高,并且传统观念导致很多人不愿使用这种剂型。

(二) 栓剂的质量要求

栓剂在生产和贮藏期间应符合《中国药典》(2020 年版)的有关规定,栓剂的一般质量要求如下。

(1) 栓剂中的药物与基质应混合均匀,栓剂外形应完整光滑。

(2) 塞入腔道后应无刺激性,应能熔化、软化或溶解,并与分泌液混合,逐渐释放出药物,产生局部或全身作用。

(3) 应有适宜的硬度，以免在包装或贮存时变形。

(4) 除另有规定外，栓剂应在 30 ℃以下密闭贮存，防止因受热、受潮而变形、发霉、变质。

二、栓剂的处方组成

栓剂的处方组成中除药物外，还包含基质和附加剂。其中用于制备栓剂的固体药物，应预先用适宜方法制成细粉，并全部通过六号筛。优良的基质则应满足下列要求。

(1) 室温时有适宜的硬度与韧性，塞入腔道时不变形或碎裂。基质的熔点与凝固点相差小，在体温时易软化、熔化或溶解。

(2) 与药物混合后不起反应，亦不妨碍主药的作用与含量测定。

(3) 对黏膜无刺激性、无毒性、无过敏性。产生局部作用的栓剂，基质释药应缓慢而持久；起全身作用的栓剂塞入腔道后能迅速释药。

(4) 基质本身稳定，在贮存过程中不发生理化性质变化，不易霉变等。

(5) 具有润湿或乳化的能力，能容纳较多的水。

(6) 适合于冷压法和热熔法制备栓剂，且易于脱模。

(7) 对油脂性基质，还应要求酸价在 0.2 以下，皂化价在 200～245 之间，碘价低于 7，熔点与凝固点之差要小。

常用的栓剂基质可分为油脂性基质和水溶性基质两大类。

（一）油脂性基质

1. 可可豆脂 可可豆脂是梧桐科植物可可树种仁中得到的一种固体脂肪。主要含硬脂酸、棕榈酸、油酸、亚油酸和月桂酸甘油酯，其中可可碱含量高达 2%。可可豆脂为白色或淡黄色、脆性蜡状固体。有 α、β、β′、γ 四种晶型，其中以 β 型最稳定，熔点为 34 ℃。通常应缓慢升温加热，待熔化至 2/3 时，停止加热，让余热使其全部熔化，以避免晶型转变。每 100 g 可可豆脂可吸收 20～30 g 水，若加入 5%～10%的吐温可增加吸水量，且有助于药物混悬在基质中。

2. 半合成或全合成脂肪酸甘油酯 由椰子或棕榈种子等天然植物油水解、分馏所得 C_{12}～C_{18} 游离脂肪酸，经部分氢化再与甘油酯化而得的三酯、二酯、一酯的混合物，称为半合成脂肪酸甘油酯。这类基质化学性质稳定，成型性能良好，具有保湿性和适宜的熔点，不易酸败，目前为取代天然油脂的较理想的栓剂基质。国内已生产的有半合成椰油酯、半合成山苍子油酯、半合成棕榈油酯、硬脂酸丙二醇酯等。

（二）水溶性基质

1. 甘油明胶 通常将明胶、甘油、水按 70∶20∶10 的比例在水浴上加热融合，蒸去大部分水后放冷凝固而成。多用作阴道栓剂基质，起局部作用。其优点是有弹性、不易折断，塞入腔道后能软化并缓慢溶于分泌液中，药效缓和而持久。该基质溶解度与明胶、甘油、水三者的比例量有关，甘油和水含量越高，越易溶解，甘油还能防止栓剂干燥。

2. 聚乙二醇(PEG)类 聚乙二醇(PEG)的高分子聚合物总称，将不同聚合度的 PEG 以一定比例加热融合，可得适当硬度的栓剂基质。该基质无生理作用，遇体温不熔化，但能缓缓溶于体液中而释放药物。因吸湿性较强，受潮容易变形，所以 PEG 基质栓应贮存于干燥处。本品易滋生微生物，制成栓剂时应加入抑菌剂。

3. 聚氧乙烯(40)单硬脂酸酯类 商品代号为 S-40，系聚乙二醇的单硬脂酸酯和二硬脂酸酯的混合物，并含有游离乙二醇。本品呈白色或微黄色，为无臭或稍有脂肪臭味的蜡状固体，熔点为 39～45 ℃；可溶于水、乙醇、丙酮等，不溶于液体石蜡。

4. 泊洛沙姆 由乙烯氧化物和丙烯氧化物组成的嵌段聚合物(聚醚),易溶于水。型号有多种,随聚合度增大,物态从液体、半固体至蜡状固体,均易溶于水,可用作栓剂基质。常用型号为泊洛沙姆 188 型,熔点为 52 ℃。能促进药物的吸收并起到缓释与延效的作用。

(三) 附加剂

栓剂的处方中,根据不同目的需加入一些附加剂。

1. 硬化剂 若制得的栓剂在贮藏或使用时过软,可加入适量的硬化剂(如白蜡、鲸蜡醇、硬脂酸、巴西棕榈蜡等)调节。

2. 增稠剂 当药物与基质混合时,因机械搅拌情况不良或生理上需要,栓剂制品中可加增稠剂,常用的增稠剂有氢化蓖麻油、单硬脂酸甘油酯、硬脂酸铝等。

3. 乳化剂 当栓剂处方中含有与基质不能相混合的液相时,特别是在此相含量较高(大于5%)时,可加入适量的乳化剂。

4. 吸收促进剂 起全身治疗作用的栓剂,可加入吸收促进剂以增加直肠黏膜对药物的吸收。常用的吸收促进剂有表面活性剂、氮酮等,此外尚有氨基酸乙胺衍生物、乙酰醋酸酯类、β-二羧酸酯、芳香族酸性化合物,脂肪族酸性化合物也可作为吸收促进剂。

5. 着色剂 可选用脂溶性着色剂,也可选用水溶性着色剂,但加入水溶性着色剂时,必须注意加水后对 pH 和乳化剂乳化效率的影响,还应注意控制脂肪的水解和栓剂中的色移现象。

6. 抗氧剂 对易氧化的药物应加入抗氧剂,如叔丁基羟基茴香醚(BHA)、叔丁基对甲酚(BHT)、没食子酸酯类等。

7. 防腐剂 当栓剂中含有植物浸膏或水性溶液时,可使用防腐剂及抗菌剂,如对羟基苯甲酸酯类。使用防腐剂时应验证其溶解度、有效剂量、配伍禁忌以及直肠对它的耐受性。

三、栓剂的制备

(一) 栓剂制备方法

栓剂的基本制备方法有两种,即冷压法与热熔法。

1. 冷压法 主要适用于油脂性基质的栓剂。制备时将药物与基质锉成粉末置于冷却的容器内混合均匀,然后装入制栓模型机内压成具有一定形状的栓剂。冷压法避免了加热对主药和基质稳定性的影响,不溶性药物也不会在基质中沉降,但生产效率不高,成品中往往夹带空气而不易控制重量。

2. 热熔法 热熔法应用最广泛。将计算量的基质用水浴或蒸气浴加热熔化,温度不易过高,然后按药物性质以不同方法加入,混合均匀,倾入冷却并涂有润滑剂的模型中至稍微溢出模口为度。放冷,待完全凝固后,削去溢出部分,开模取出。少量生产时可采用手工灌模法,大量生产时可采用全自动栓剂灌封机组。

用热熔法制备栓剂的工艺流程见图 13-3。

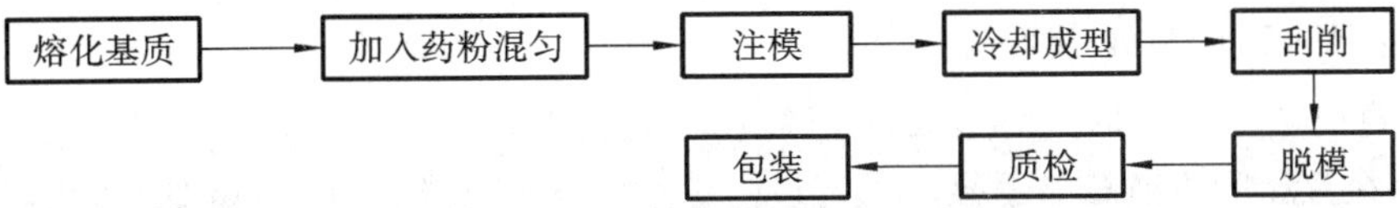

图 13-3 热熔法制备栓剂的工艺流程

(二) 栓剂制备中药物的处理及加入方法

(1) 采用热熔法制备栓剂的过程中药物的处理与混合应注意以下几点。

①油溶性药物可直接溶于已熔化的基质中。

②中药材水提浓缩液或不溶于油脂而溶于水的药物可直接与熔化的水溶性基质混合；或先加少量水溶解，再以适量羊毛脂吸收后与基质混合。

③难溶性固体药物，一般应先粉碎成细粉（过六号筛）混悬于基质中。

④对能使基质熔点降低或使栓剂过软的药物，在制备时可加入熔点较高的物质（如蜂蜡等）予以调整。

（2）模型栓孔内涂的润滑剂通常有两类。

①脂肪性基质的栓剂，常用亲水性润滑剂，如硬脂酸钾或软肥皂、甘油各一份与95%乙醇五份混合所得。

②水溶性或亲水性基质的栓剂，则用油性润滑剂，如液体石蜡或植物油等。

③有的基质不黏模，如可可豆脂或聚乙二醇类，可不用润滑剂。

（三）置换价

栓剂制备中基质用量的确定：通常情况下栓剂模型（简称栓模）的容量是固定的，但栓模会因基质或药物的密度不同而容纳不同的重量。而一般栓模容纳重量（如1 g或2 g）是指以可可豆脂为代表的基质重量。加入药物会占有一定体积，特别是不溶于基质的药物。为保持栓剂原有体积，就要考虑引入置换价（DV）的概念。药物的重量与同体积基质重量的比值称为该药物对基质的置换价。某药物对某基质的置换价可用公式（13-1）进行计算。

$$\mathrm{DV}=\frac{W}{G-(M-W)} \tag{13-1}$$

式中：G表示纯基质平均栓重；M表示含药栓的平均重量；W表示每个栓剂的平均含药重量。

知识链接

测定方法：取基质作空白栓，称得平均重量G，另取基质与药物定量混合做成含药栓，称得平均重量M，每粒栓剂中药物的平均重量W，将这些数据代入上式，即可求得某药物对某一新基质的置换价。

用测定的置换价可以方便地计算出制备这种含药栓需要基质的重量x：

$$x=\left(G-\frac{y}{\mathrm{DV}}\right)\cdot n \tag{13-2}$$

式中：y表示处方中药物的剂量；n表示拟制备栓剂的枚数。

四、栓剂的包装与贮存

（一）栓剂的包装贮存要求

将栓剂分别用蜡纸或锡纸包裹后置于小硬纸盒或塑料盒内，以免互相粘连，避免受压。于干燥阴凉处30 ℃以下贮存。甘油明胶栓及聚乙二醇栓可在室温阴凉处贮存，并宜密闭于容器中以免吸湿、变形、变质等。

（二）栓剂的临床应用与注意事项

栓剂经直肠给药的吸收途径和影响药物吸收的因素如下。

1. 药物经直肠吸收有三条途径 ①通过门脉系统。塞入距肛门6 cm处，药物经直肠上静脉入门静脉，经肝脏代谢后，再进入血液循环。②不通过门脉系统。塞入距肛门2 cm处，有50%～70%药物经直肠中、下静脉和肛管静脉进入下腔静脉，绕过肝脏直接进入血液循环。③药物经直肠黏膜进入淋巴系统，淋巴系统对直肠药物的吸收几乎与血液系统处于相同的地位。

2. 影响药物经直肠吸收的主要因素 ①吸收途径：不同吸收途径，药物经直肠吸收的速率和程度亦不同。②生理因素：肠内容物少，药物有较大的机会接触直肠和结肠的吸收表面，可在应用栓剂前灌肠排便，以获得较好的吸收效果。其他情况（如腹泻及组织脱水等）均能影响药物经直肠吸收的速率和程度。③pH 及直肠液缓冲能力：直肠液的缓冲能力较弱，直肠的 pH 主要由溶解的药物决定；弱酸、弱碱比强酸、强碱、强电离药物更易被机体吸收，分子型药物易透过肠黏膜，而离子型药物则不易透过。④药物的理化性质：溶解度、粒度、解离度等都可影响药物经直肠部位的吸收。⑤基质对药物作用的影响：基质不同，药物释放的速度也不同，从而影响药物的吸收。

（1）阴道栓在使用时应注意：①使用前应洗净双手，除去栓剂外封物。如栓剂太软，则应将其带着外包装放在冰箱的冷冻室或冰水中冷却片刻，使其变硬，然后除去外封物，放在手中捂暖以消除尖状外缘。用清水或水溶性润滑剂涂在栓剂的尖端部。②患者在床上仰卧，双腿屈曲并分开，可利用置入器或戴手套，将栓剂尖端向阴道口塞入，并用向下、向前的方向轻轻推入阴道深处。置入栓剂后患者应合拢双腿，保持仰卧姿势约 20 min。③应于入睡前给药，在给药前洗澡排尿排便，在给药后尽量不排尿，以便药物充分吸收，并可防止药栓遇热溶解后外流。④月经期停用，有过敏史者慎用。

（2）直肠栓应用时要依次进行：①栓剂基质的硬度易受温度的影响而改变，在夏季，炎热的天气会使栓剂变得松软而不易使用，应用前宜将其置入冰水或冰箱中 10～20 min，使其基质变硬。②剥去栓剂外裹的铝箔或聚乙烯膜，在栓剂的顶端蘸少许液体石蜡、凡士林、植物油或润滑油。③塞入时患者取侧卧位，小腿伸直，大腿向前屈曲，贴着腹部。儿童可趴伏在大人的腿上。④放松肛门，把栓剂的尖端插入肛门，并用食指缓缓推进，深度距幼儿肛门口约 2 cm，距成人肛门口约 3 cm，合拢双腿并保持侧卧姿势 15 min，以防栓剂被压出。⑤应于入睡前给药，在给药前洗澡排尿排便。栓剂在直肠的停留时间越长，吸收越完全。⑥若有条件，在肛门外塞一点脱脂棉或纸巾，以防基质熔化漏出而污染衣被。

五、典型栓剂实例分析

例 1：吲哚美辛栓

［处方］ 吲哚美辛 3 g　半合成脂肪酸酯 6 g　液体石蜡适量　制成肛门栓 10 枚

［制法］ 称取研细的吲哚美辛 3 g 置小研钵中，研磨成细粉，待用。另取半合成脂肪酸酯 6 g 置蒸发皿中，于水浴上加热并搅拌，至基质全熔。将已熔化的基质分次加入并与吲哚美辛细粉混合，然后注入涂过液体石蜡润滑剂的栓模中冷却固化，削去溢出部分，脱模，即得。

［注解］

①吲哚美辛易氧化变色，故混合时基质温度不宜过高。

②为了使药物与基质充分混匀，药物与熔化的基质应按等体积递增配研混合。注模时，若混合物温度太高，稠度会变小，所制栓剂易发生中空或顶端凹陷现象，故应在适当的温度下于混合物稠度较大时注模，并注至模口稍有溢出为度，且一次注完。

③注好的栓模应在适宜的温度下冷却一定时间。冷却的温度偏高或时间太短时，常发生黏膜现象，冷却温度过低或时间过长，则易使栓剂破碎。

［临床适应证］ 用于风湿性关节炎、类风湿关节炎、强直性脊椎炎、骨关节炎及急性痛风发作等。经直肠给药。使用前先洗净手及肛门，从塑壳包装上撕下栓剂 1 枚，从下端将前、后塑片分开，小心拉开，使两塑片分离，取塑料指套一只，套在食指上，取出栓粒推入肛门，使栓剂尾端距肛门口约 2 cm。

例 2：呋喃西林栓

［处方］ 莪术油 82 g　冰片 75 g　聚氧乙烯(40)单硬脂酸酯 1235 g　聚乙二醇 4000

200 g　聚乙二醇 400 120 g　月桂氮䓬酮 17.5 g　共制 1000 粒

［制法］　将莪术油和冰片，加入适量乙醇中，搅拌，使其溶解。另取聚氧乙烯(40)单硬脂酸酯和聚乙二醇 4000，加热使其熔化，再加入聚乙二醇 4000 和月桂氮䓬酮，搅匀，加入上述药液，搅匀，灌入栓剂模中，冷却后取出，即得。

［注解］

①本品主要成分为莪术油(含 20 多种化学成分)和冰片。

②如遇天热，栓剂变软，切勿挤压，可在用药前将药放入冰箱内或冷水中冷冻 5～10 min，即可使用，外形改变不影响疗效。

③本品在阴道内缓缓溶化，因有效成分为挥发性，可均匀分布在整个阴道壁及子宫颈，并渗入黏膜皱褶深部，充分发挥疗效。用后清凉舒适。

④本品为水溶性，不污染皮肤和衣物。但应在用药前后清洗外阴及更换内裤，减免瘙痒等不适。

［临床适应证］　行气破瘀，生肌止痛。用于湿热瘀滞所致的带下病，症见带下量多、色黄、时有阴部瘙痒者，以及念珠菌性阴道炎、老年性阴道炎、宫颈糜烂见上述证候者。洗净外阴部，将栓剂塞入阴道深部；或在医师指导下用药。每晚 1 粒。

项目小结

教学提纲		主要内容简述
一级	二级	
一、概述	（一）栓剂的含义与分类	栓剂的概念、分类、特点
	（二）栓剂的质量要求	生产和贮藏期间应符合《中国药典》(2020 年版)的有关规定
二、栓剂的处方组成	（一）油脂性基质	可可豆脂、半合成或全合成脂肪酸甘油酯
	（二）水溶性基质	常用甘油明胶、聚乙二醇(PEG)类、聚氧乙烯(40)单硬脂酸酯类、泊洛沙姆
	（三）附加剂	栓剂除基质外需加入附加剂(硬化剂、增稠剂、乳化剂、吸收促进剂、抗氧剂、防腐剂、着色剂)
三、栓剂的制备	（一）栓剂制备方法	制备方法分为冷压法和热熔法
	（二）栓剂制备中药物的处理及加入方法	栓剂制备过程中药物的加入、润滑剂的选择和使用
	（三）置换价	置换价的概念及应用
四、栓剂的包装与贮存	（一）栓剂的包装贮存要求	栓剂应单独包装，避免相互粘连，应贮存在干燥阴凉处
	（二）栓剂的临床应用与注意事项	栓剂经直肠给药的吸收途径和影响药物吸收的因素
五、典型栓剂实例分析		吲哚美辛栓、呋喃西林栓的处方、制法、注解、临床适应证

达标检测题

参考答案

一、单项选择题

1. 目前,起全身作用的栓剂主要是(　　)。

A. 阴道栓　　B. 鼻道栓　　C. 耳道栓　　D. 肛门栓

2. 起全身作用的栓剂在直肠中最佳的用药部位在(　　)。

A. 接近直肠上静脉　　B. 接近直肠中、上静脉

C. 接近直肠中、下静脉　　D. 接近直肠下静脉

3. 起全身作用的栓剂在应用时塞入距离肛门口多远处为宜?(　　)

A. 2 cm　　B. 4 cm　　C. 6 cm　　D. 8 cm

4. 药物重量与同体积基质重量的比值为(　　)。

A. 酸值　　B. 置换价　　C. 碘值　　D. 分配系数

5. 不作为栓剂质量检查的项目是(　　)。

A. 含量检查　　B. 融变时限测定

C. 重量差异测定　　D. 药物溶出速度

6. 下列关于全身作用栓剂的特点的叙述,错误的是(　　)。

A. 可部分避免口服药物的首过效应,降低副作用,发挥疗效

B. 不受胃肠 pH 或酶的影响

C. 可避免药物对胃肠黏膜的刺激

D. 栓剂的生产率较高,成本比较低

7. 关于栓剂包装材料和贮藏的叙述,错误的是(　　)。

A. 栓剂应于 0 ℃以下贮藏

B. 栓剂贮藏时应防止因受热、受潮而变形、发霉、变质

C. 甘油明胶栓及聚乙二醇栓可在室温阴凉处贮存

D. 甘油明胶栓及聚乙二醇栓宜密闭于容器中以免吸湿

8. 在栓剂的制备过程中,模型栓孔内涂液体石蜡润滑剂适用于哪种基质?(　　)

A. 甘油明胶　　B. 可可豆脂

C. 半合成椰子油酯　　D. 半合成脂肪酸甘油酯　　E. 硬脂酸丙二醇酯

二、配伍选择题

题 1～5

A. 硬化剂　　B. 增稠剂

C. 透皮吸收促进剂　　D. 抗氧剂　　E. 防腐剂

栓剂处方中的附加剂

1. 对羟基苯甲酸甲酯为(　　)。

2. 叔丁基羟基茴香醚(BHA)为(　　)。

3. 硬脂酸为(　　)。

4. 氢化蓖麻油为(　　)。

5. 月桂氮䓬酮为(　　)。

三、多项选择题

1. 栓剂的质量评价包括(　　)。

A. 重量差异　　B. 融变时限　　C. 熔点范围的测定

D. 水分　　E. 药物溶出速度和吸收试验

2. 属于脂肪性栓剂基质的物质有(　　)。

A. 可可豆脂　　B. 半合成脂肪酸甘油酯

C. 半合成椰子油酯　　D. 聚乙二醇类　　E. 甘油明胶

3. 在栓剂的制备过程中,以下哪些基质适合在栓模孔内用液体石蜡做润滑剂?(　　)

A. 甘油明胶　　B. 氢化植物油　　C. 泊洛沙姆

D. 聚乙二醇类　　E. 聚氧乙烯(40)单硬脂酸酯

(黄　倩)

项目十四

膜剂与涂膜剂

扫码
看 PPT

学习目标

理论知识

掌握：膜剂、涂膜剂的概念、特点及制备方法。

熟悉：常用的成膜材料。

了解：膜剂、涂膜剂的质量检查。

专业技能

能进行膜剂、涂膜剂典型处方分析。

能进行小剂量膜剂的制备。

能进行小剂量膜剂的质量检查。

会设计匀浆制膜法的工艺流程。

职业素养

能够在进行膜剂、涂膜剂制备时，树立安全、节约、环保意识；营造规范、整洁、有序的工作环境；养成实事求是、一丝不苟的工作习惯。

操作任务

口腔溃疡膜剂的制备

一、操作目的

(1) 掌握小剂量膜剂的制备方法和操作注意事项。

(2) 熟悉常用成膜材料的性质与特点。

(3) 学会膜剂的一般质量检查方法。

二、器材与药品

1. 器材　天平、烧杯、量筒、玻璃棒、光洁玻璃板、推杆、烘箱等。

2. 药品　硫酸庆大霉素、醋酸地塞米松、盐酸丁卡因、甘油、糖精钠、乙醇、聚乙烯醇(PVA 05-88)、纯化水等。

三、操作内容

复方硫酸庆大霉素口腔溃疡膜剂。

[处方]　硫酸庆大霉素 6 万 IU　醋酸地塞米松 10 mg　盐酸丁卡因 250 mg　甘油 750 mg　糖精钠 25 mg　PVA 05-88 15 g　乙醇适量　纯化水加至 50 mL

[制法]　按处方量取 PVA 05-88 加适量水浸泡，完全湿润膨胀后，水浴加热使其溶解，制成成膜材料胶浆，备用。

将处方量硫酸庆大霉素、盐酸丁卡因、甘油、糖精钠溶于适量纯化水，加入聚乙烯醇胶浆混匀。另取醋酸地塞米松，加适量乙醇溶解，与上述药浆混合，加纯化水定量至足量，混匀，静置脱气。

在玻璃板上均匀涂膜，80 ℃左右烘干，立即脱膜，切成 2.5 cm×4 cm 的小片，封装于塑料包装袋中。

[用途] 适用于复发性口疮等各类口腔溃疡。取略大于溃疡面之药膜贴于溃疡面上，每日 3～4 次。

[注解]

①本次操作采用匀浆制膜法制备膜剂。

②聚乙烯醇为粉末状高分子膜材，配制时需先加适量水浸泡，浸泡溶胀的时间应充分，待其完全溶胀后再加足量水进行水浴加热溶解。

③药浆由于黏度大，制备过程中易产生气泡。一般需缓慢搅拌，以减少气泡，并可通过静置、保温、冷却或减压等方式脱去气泡。

④配液、涂膜、干燥的温度不宜过高，时间不宜过长。

⑤玻璃板要光洁，可预先涂抹少量液体石蜡。铺膜宜均匀。

[质量检查]

(1) 外观性状：本品为无色透明的药膜，味甜，微苦。外观完整光洁，厚度一致，色泽均匀，无明显气泡。

(2) 重量差异：取膜片 20 片，精密称定总重量，求平均重量，再分别精密称定各片的重量，应符合规定。

四、思考题

(1) 膜剂的主要成膜材料有哪些？

(2) 聚乙烯醇作为常用的成膜材料有哪些优点？

(3) 分析甘油和糖精钠的作用。

一、膜剂

(一) 概述

膜剂是由原料药物与适宜的成膜材料经加工制成的膜状制剂，供口服或黏膜用。膜剂是由 20 世纪 60 年代发展而来的新剂型，在生产工艺、质量及作用范围等方面都独具特色：体积小，重量轻，应用、携带及运输方便；制备工艺简单，生产中没有粉尘飞扬，成膜材料较其他剂型用量少；含量准确，稳定性好，吸收快；采用不同的成膜材料可制成不同释药速度的膜剂。缺点是载药量小，只适合小剂量的药物，在品种的选择上受到限制。

膜剂在质量要求上，除要求主药含量合格外，还应符合以下要求：①外观应完整光洁，厚度一致，色泽均匀，无明显气泡。②多剂量膜剂，分格压痕应均匀清晰，能按压痕撕开。③成膜材料及原、辅料的选择应考虑可能产生的毒性和局部刺激性。④原料药物如为水溶性，应与成膜材料制成具有一定黏度的溶液；水不溶性药物，应粉碎成极细粉，并能与成膜材料等混合均匀。⑤膜剂所用的包装材料应无毒性、能够防止污染，方便使用，并不能与原料药物或成膜材料发生理化反应。⑥除另有规定外，膜剂应密封贮存，防止受潮、发霉和变质。⑦膜剂的重量差异和微生物限度检查应符合规定。

(二) 膜剂的成膜材料

成膜材料在膜剂中作为药物载体，具有使膜剂成型的作用。其性能、质量不仅对膜剂的制备工艺有影响，对膜剂的质量及药效也会产生重要影响。理想的成膜材料应符合下列要求：①无毒、无刺激，不引起过敏，不干扰机体的防御和免疫功能。②性质稳定，无不良气味，不影响主药疗效。③成膜、脱膜性能好，成膜后具有足够的强度和柔韧性。④口服、腔道用和眼用膜剂的成膜材料应具备良好的水溶性或生物降解性，在用药部位逐渐降解、吸收，在体内能代谢或排泄；外用膜剂则应能迅速、完全地释放药物。⑤来源丰富、价格低廉。

知识链接

成膜材料都是高分子聚合物，一般分为天然高分子成膜材料、合成高分子成膜材料。

1. 天然高分子成膜材料 天然高分子成膜材料有明胶、虫胶、阿拉伯胶、白及胶、淀粉、糊精、琼脂、壳聚糖、海藻酸、玉米朊、纤维素等，多数可降解或溶解，但成膜、脱膜性能较差，成膜后的强度与柔韧性等在单独使用时均欠佳，常与合成高分子成膜材料合用。

2. 合成高分子成膜材料 合成高分子成膜材料成膜性能良好，成膜后的拉伸强度与韧性能满足膜剂的要求。常见的有聚乙烯醇(PVA)、乙烯-醋酸乙烯共聚物(EVA)、甲基丙烯酸酯-甲基丙烯酸共聚物、羟丙基纤维素、羟丙甲纤维素、聚维酮、硅橡胶、聚乳酸等。

(1) 聚乙烯醇(PVA)：由聚乙酸乙烯酯的甲醇溶液中加碱液醇解制得，为白色至微黄色粉末或半透明状颗粒，在热水中溶解，在乙醇或丙酮中几乎不溶。具有极强的亲水性和良好的成膜性，成膜后柔软性和黏附性均较佳，是目前国内最常用的成膜材料。

PVA 因聚合度和醇解度不同而有多种规格，如 04-86M、05-88、17-88、124 等。国内常用 05-88 和 17-88 规格，平均聚合度分别为 500～600 和 1700～1800，分别以“05”和“17”表示，两者醇解度均为 88%±2%，以“88”表示。PVA 的成膜性能与聚合度和醇解度有关，PVA 05-88 聚合度小，水溶性大，而柔韧性差；PVA 17-88 聚合度大，水溶性小，而柔韧性好。两者以适当比例(如 1∶3)混合使用性能更佳。

(2) 乙烯-醋酸乙烯共聚物(EVA)：由乙烯(E)和醋酸乙烯(VA)共聚制得，为透明至半透明、略带弹性的无色粉末或颗粒，无臭。EVA 可视为聚乙烯和聚醋酸乙烯的改进品，兼具两者共聚物的性能，性能随 VA 的含量和分子量变化而异。随 VA 分子量的增加，玻璃转化温度和机械强度均增加。在分子量相同时，VA 比例增大，弹性、柔韧性、耐冲击性、耐水耐碱性、透明度等均有明显提高。

EVA 作为成膜材料，熔点低，成膜性能好，膜柔软，强度大，常用于制备皮肤、眼、阴道、子宫等控释膜剂。常用的有 EVA 14/5 和 EVA 28/250 两种型号。

(三) 膜剂的制备

1. 膜剂的一般组成 膜剂的处方由药物、成膜材料、附加剂三个部分组成。

(1) 主药：0～70%。

(2) 成膜材料(PVA 等)：30%～100%。

(3) 附加剂：

①增塑剂(甘油、山梨醇等)：0～20%。

②表面活性剂(聚山梨酯 80、十二烷基硫酸钠、豆磷脂等)：1%～2%。

③填充剂($CaCO_3$、SiO_2、淀粉)：0～20%。

④着色剂(色素、TiO_2 等)：0～2%。

⑤脱模剂(液体石蜡)：适量。

2. 膜剂的制备方法

(1) 匀浆制膜法：本法常用于以 PVA 作为载体的膜剂，其制备工艺如下。首先将成膜材料溶解于水形成胶浆，过滤；再将主药加入并充分搅拌使其溶解（不溶于水的主药可预处理制成微晶或粉碎成极细粉，用搅拌或研磨等方法均匀分散于成膜材料胶浆中），脱去气泡。小量制备时倾倒于平板玻璃上涂成宽厚一致的涂层，大量生产时可用涂膜机涂膜。烘干后根据主药含量计算单剂量膜的面积，进行打格、切割、包装。

课堂互动

根据胶浆的制备方法，想一想如何制备 PVA 溶液？

（2）热塑制膜法：将药物极细粉与成膜材料（如 EVA 颗粒）混合，用橡皮滚筒混炼，热压成膜；或将成膜材料（如聚乳酸、聚乙醇酸等）在热熔状态下加入药物极细粉，使药物溶入或均匀混合，涂膜，在冷却过程中成膜。

（3）复合制膜法：以不溶性的热塑性成膜材料（如 EVA）为外膜，分别制成具有凹穴的底外膜带和上外膜带，另将水溶性的成膜材料（如 PVA、海藻酸钠）用匀浆制膜法制成含药的内膜带，剪切后置于底外膜带的凹穴中。也可将挥发性溶剂制成含药匀浆，以间隙定量注入的方法注入底外膜带的凹穴中。经干燥后，盖上外膜带，热封即成。这种方法一般采用机械设备。此法一般用于制备缓释膜剂，如毛果芸香碱眼用膜剂（缓释 1 周），与单用匀浆制膜法制得的毛果芸香碱眼用膜剂相比，具有更好的控释作用。

3. 膜剂的质量检查

（1）外观：应完整光洁、厚度一致、色泽均匀、无明显气泡。多剂量膜剂，分格压痕应均匀清晰，并能按压痕撕开。

知识链接

（2）重量差异检查法：除另有规定外，取供试品 20 片，精密称定总重量，求得平均重量，再分别精密称定各片的重量。每片重量与平均重量相比较，按表 14-1 中的规定，超出重量差异限度的不得多于 2 片，并不得有 1 片超出限度的 1 倍。

表 14-1　膜剂的重量差异限度

平均重量	重量差异限度
0.02 g 以下至 0.02 g	±15%
0.02 g 以上至 0.20 g	±10%
0.20 g 以上	±7.5%

凡进行含量均匀度检查的膜剂，一般不再进行重量差异检查。

（3）微生物限度：除另有规定外，照非无菌产品微生物限度检查。微生物计数法（通则 1105）和控制菌检查法（通则 1106）及非无菌药品微生物限度标准（通则 1107）检查，应符合规定。

（四）典型膜剂实例分析

例 1：复方替硝唑口腔膜剂

［处方］　替硝唑 0.2 g　氧氟沙星 0.5 g　聚乙烯醇（PVA 17-88）3.0 g　羧甲基纤维素钠 1.5 g　甘油 2.5 g　糖精钠 0.05 g　纯化水加至 100 mL

［制法］　先将聚乙烯醇、羧甲基纤维素钠分别浸泡过夜、溶解。将替硝唑溶于 15 mL 热纯化水中，氧氟沙星加适量稀醋酸溶液溶解后加入胶浆，加糖精钠、纯化水至足量，缓慢搅拌均匀。静置，待气泡除尽后，涂膜，干燥分格，每格含替硝唑 0.5 mg、氧氟沙星 1 mg。

［注解］

①复方替硝唑口腔膜剂抗菌谱广，用于治疗局部炎症，具有刺激性小、易于制备等优点，避

免了全身用药产生的恶心、呕吐、厌食等胃肠道反应。

②涂膜前，在玻璃板上涂脱模剂。

［临床适应证］ 抗厌氧菌感染，治疗复发性口腔溃疡及牙周炎。

例 2：硝酸毛果芸香碱眼用膜剂

［处方］ 硝酸毛果芸香碱 15 g 聚乙烯醇（PVA 05-88）28 g 甘油 2 g 纯化水 30 mL

［制法］ 取聚乙烯醇，加纯化水、甘油，搅拌溶胀后于 90 ℃的水浴中加热溶解，趁热将溶液用 80 目筛网过滤。滤液放冷后加入硝酸毛果芸香碱，搅拌使其溶解，静置脱气。涂膜、干燥。经含量测定后划痕分格，每格内含毛果芸香碱 2.5 mg。

［注解］

①药膜在眼结膜囊内被泪液逐渐溶解，由于药膜溶解后具有黏性，药物在眼结膜囊中滞留时间较长。

②由于聚乙烯醇为高分子化合物，剧烈搅拌容易产生气泡，因此搅拌时应缓慢，加入药物后应静置除气泡，再涂膜。

［临床适应证］ 治疗青光眼。

二、涂膜剂

（一）概述

涂膜剂是将原料药物溶解或分散于含成膜材料的溶剂中，涂擦患处后形成薄膜的外用液体制剂。用时涂布于患处，有机溶剂迅速挥发，形成薄膜保护患处，并缓慢释放药物起治疗作用。涂膜剂制备工艺简单，不需要特殊的机械设备，不用裱褙材料，使用方便，对某些皮肤病有较好的防治作用，一般用于无渗出液的损害性皮肤病、过敏性皮炎等。

涂膜剂应稳定，根据需要可加入抑菌剂或抗氧剂。除另有规定外，在制剂确定处方时，该处方的抑菌效力应符合抑菌效力检查法（通则 1121）的规定。除另有规定外，涂膜剂应采用非渗透性容器和包装，避光、密闭贮存，在启用后最多可使用 4 周。

涂膜剂用于烧伤治疗时，如为非无菌制剂，应在标签上标明“非无菌制剂”；产品说明书中应注明“本品为非无菌制剂”，同时在适应证下应明确“用于程度较轻的烧伤（Ⅰ度或浅Ⅱ度）”；注意事项下规定“应遵医嘱使用”。

（二）涂膜剂的成膜材料

涂膜剂的处方由药物、成膜材料和挥发性有机溶剂三个部分组成。

常用的成膜材料有聚乙烯醇、聚乙烯吡咯烷酮（PVP）、乙基纤维素和聚乙烯醇缩甲乙醛等；增塑剂有甘油、丙二醇、三乙酸甘油酯等；常用溶剂为挥发性有机溶剂，如乙醇、丙酮、乙醚等，或可使用不同比例的混合溶剂。必要时可添加其他附加剂，所加附加剂对皮肤或黏膜应无刺激性。

（三）涂膜剂的制备及举例

1. 涂膜剂的一般制法 涂膜剂一般用溶解法制备，处方中所含的药物，如能溶于溶剂中，可以直接加入溶解，如不溶时先用少量溶剂研细，再将其混悬在溶剂和成膜材料中；如为中药，则制成乙醇提取液或提取物的乙醇-丙酮溶液，再加到成膜材料溶液中，充分混合均匀，即得。

2. 举例 癣净涂膜剂。

［处方］ 水杨酸 40 g 苯甲酸 40 g 硼酸 4 g 鞣酸 30 g 苯酚 2 g 薄荷脑 1 g 月桂氮草酮 1 mL 甘油 10 mL 聚乙烯醇-124 4 g 纯化水 40 mL 95%乙醇溶液加至 100 mL

［制法］ 取聚乙烯醇-124 加入纯化水和甘油中充分溶胀后，水浴加热，使其完全溶解；另加水杨酸、苯甲酸、硼酸、鞣酸、苯酚及薄荷脑依次溶于适量 95％乙醇溶液中，加入月桂氮䓬酮，再添加乙醇溶液至 50 mL，搅匀后缓缓加至聚乙烯醇-124 溶液中，边加边搅拌，搅匀后迅速分装，密闭，即得。

［注解］

①水杨酸、苯甲酸、硼酸、鞣酸、苯酚及薄荷脑为主药，月桂氮䓬酮为透皮吸收促进剂，甘油为增塑剂，聚乙烯醇-124 为成膜材料，95％乙醇溶液、纯化水为溶剂。

②金属离子能使处方中所含鞣酸、水杨酸、苯酚等变色，故制备及使用时应避免与金属器具接触。

［临床适应证］ 本品用于治疗手、足、股癣。

3. 涂膜剂的质量控制 除另有规定外，涂膜剂应进行以下相应检查。

(1) 装量：除另有规定外，照最低装量检查法（通则 0942）检查，应符合规定。

(2) 无菌：除另有规定外，用于烧伤（除程度较轻的烧伤（Ⅰ度或浅Ⅱ度）外）、严重创伤或临床必须无菌的涂膜剂，照无菌检查法（通则 1101）检查，应符合规定。

(3) 微生物限度：除另有规定外，照非无菌产品微生物限度检查：微生物计数法（通则 1105）和控制菌检查法（通则 1106）及非无菌药品微生物限度标准（通则 1107）检查，应符合规定。

项目小结

教学提纲		主要内容简述
一级	二级	
一、膜剂	（一）概述	膜剂的概念、特点及质量要求
	（二）膜剂的成膜材料	理想成膜材料的要求，常用成膜材料的特点
	（三）膜剂的制备	膜剂的一般组成、制备方法及质量检查
	（四）典型膜剂实例分析	典型处方的制备方法及处方分析、操作要点
二、涂膜剂	（一）概述	涂膜剂的概念及特点
	（二）涂膜剂的成膜材料	涂膜剂的处方组成及常用材料
	（三）涂膜剂的制备及举例	涂膜剂的一般制法、典型处方分析及质量检查

达标检测题

参考答案

一、单项选择题

1. 膜剂的最佳成膜材料是(　　)。

A. HPMC　　B. PVA　　C. PVP　　D. PEG

2. 膜剂中除了药物、成膜材料之外，常加入甘油或山梨醇作为(　　)。

A. 着色剂　　B. 遮光剂　　C. 增塑剂　　D. 填充剂

3. 下列对膜剂的叙述，正确的是(　　)。

A. 只能外用　　B. 多采用匀浆制膜法制备

C. 最常用的成膜材料是聚乙二醇　　D. 为释药速度单一的制剂

4. 下列关于成膜材料 PVA 的叙述,错误的是(　　)。

A. 具有良好的成膜性和脱膜性　　B. PVA 来源于天然高分子化合物

C. 其性质主要取决于分子量和醇解度　　D. PVA 05-88 水溶性大于 PVA 17-88

5. 制备膜剂不可能使用的方法是(　　)。

A. 匀浆制膜法　B. 热塑制膜法　C. 复合制膜法　D. 溶剂技术

二、多项选择题

1. 膜剂的附加剂有(　　)。

A. 成膜材料　B. 增塑剂　C. 着色剂　D. 遮光剂　E. 矫味剂

2. 涂膜剂的组成一定包括(　　)。

A. 药物　B. 润湿剂

C. 挥发性有机溶剂　D. 黏合剂　E. 成膜材料

3. 下列属于合成高分子成膜材料的是(　　)。

A. PVP　B. 琼脂　C. PVA　D. 阿拉伯胶　E. EVA

4. 膜剂的优点有(　　)。

A. 含量准确　B. 可以控制药物的释放　C. 使用方便

D. 制备简单　E. 载药量高,适用于大剂量的药物

(王佳丽)

项目十五

气雾剂、喷雾剂与粉雾剂

扫码
看 PPT

学习目标

理论知识

掌握：气雾剂、喷雾剂与粉雾剂的定义、特点、组成和应用。

熟悉：气雾剂的制备方法。

了解：气雾剂、喷雾剂的质量评定；典型气雾剂的处方分析。

专业技能

能进行气雾剂的处方分析和制备。

能进行气雾剂装量和泡沫稳定性的测定操作。

能够在药学服务工作中指导患者合理使用气雾剂、喷雾剂与粉雾剂。

职业素养

能够在进行气雾剂制剂工作时，树立安全操作的意识和严谨细致的工作态度。

操作任务

气雾剂的制备和质量检查

一、操作目的

(1) 能进行气雾剂的处方分析和制备。

(2) 能进行气雾剂装量与泡沫稳定性的测定。

二、器材与药品

托盘天平、量筒、烧杯等；沙丁胺醇、磷脂、Myrj-52、HFA-134a 等。

三、操作内容

(一) 制备沙丁胺醇气雾剂

沙丁胺醇气雾剂可选择性地作用于支气管平滑肌上的 β_2 受体，临床上可用于治疗支气管哮喘，气雾剂吸入起效快。

[处方] 沙丁胺醇 1.313 g 磷脂 0.368 g Myrj-52 0.263 g HFA-134a 998.056 g 共制 1000 g

[制法] 将沙丁胺醇、磷脂、Myrj-52 与溶剂混合在一起后进行超声分散，直到平均粒子大小达到 0.1～5 μm，然后通过冷冻干燥或喷雾干燥得到干燥粉末，再将该粉末混悬于 HFA-134a 中即得。

[注解] 该气雾剂为混悬型气雾剂，应严格控制水分，通常控制在 0.005%以下。药物用磷脂和至少一种表面活性剂包裹制成 0.1～5 μm 的微粒，目的如下：①调节药

物微粒的密度，使其与抛射剂的密度相当，以减少混悬颗粒的上浮或沉降；②使药物颗粒具有适宜的极性和表面张力，避免颗粒聚结，从而获得稳定的药物悬浮液。

（二）检查装量及泡沫稳定性

1. 气雾剂的装量测定　①将已知重量的容器灌注后重新称量，二者重量的差值等于装量。②精密称量装满药物的容器后，将药物取出，再称容器的重量，二者的差值即为装量。

2. 泡沫稳定性测定　采用目测法测定泡沫的寿命，根据处方不同，泡沫的寿命可以从几秒到 1 h 或更长。

四、思考题

（1）操作中应注意哪些问题？

（2）本处方中的抛射剂可以更改吗？

一、气雾剂

（一）概述

1. 气雾剂的概念　气雾剂指原料药物或原料药物和附加剂与适宜的抛射剂共同装封于具有特制阀门系统的耐压容器中制成的制剂，使用时借助抛射剂的压力将内容物呈雾状物喷出，可用于肺部吸入或直接喷至腔道黏膜、皮肤起全身或局部治疗作用。其中用于肺部吸入的气雾剂称为吸入用气雾剂。

2. 气雾剂的分类　气雾剂可按照分散系统、处方组成、用途进行分类。

1）按分散系统分类

（1）溶液型气雾剂：固体或液体药物溶解在抛射剂中形成均匀溶液，喷出后抛射剂汽化，药物以液体或固体微粒形式释放到作用部位。

（2）混悬型气雾剂：药物的固体微粒分散在抛射剂中形成混悬液，喷出后抛射剂汽化，药物以固体微粒形式呈烟雾状喷出。

（3）乳剂型气雾剂：药物或药物溶液与抛射剂形成 O/W 型或 W/O 型乳剂，O/W 型乳剂在喷射时随着抛射剂的汽化而以泡沫状态喷出（又称泡沫气雾剂），W/O 型乳剂在喷射时随抛射剂的汽化形成液流。

2）按处方组成分类

（1）二相气雾剂：一般指溶液型气雾剂，由气、液两相组成，液相是药物和抛射剂形成的均相溶液，气相是液面上部由部分抛射剂汽化所产生的蒸气。

（2）三相气雾剂：一般指混悬型气雾剂和乳剂型气雾剂，分别由气-液-固、气-液-液三相组成。气-液-固三相中，气相是部分抛射剂所产生的蒸气，液相是抛射剂，固相是药物固体微粒；气-液-液三相中，两种互不相溶的液体形成液-液两相，即 O/W 型或 W/O 型。

3）按用途分类

（1）吸入用气雾剂：吸入用气雾剂是指药物等经呼吸道吸入并沉积于肺部的气雾剂，可发挥局部或全身治疗作用，也称为压力定量吸入剂。

（2）皮肤黏膜用气雾剂：皮肤用气雾剂主要起保护创面、清洁消毒、局部麻醉及止血等作用。鼻黏膜用气雾剂一般作为一些蛋白质、多肽类药物的给药方式，可发挥全身作用。阴道黏膜用气雾剂常用 O/W 型泡沫气雾剂，可用于治疗微生物和寄生虫引起的阴道炎，也可用于避孕。

(3) 空间消毒与杀虫用气雾剂：主要用于室内空气消毒及杀虫、驱虫。喷出的粒子极细，能在空气中悬浮较长时间。

3. 气雾剂的特点

1) 气雾剂的优点　①气雾剂可使药物直接到达吸收部位而发挥作用，具有速效和定位的特点。②可避免药物在胃肠道的破坏和肝脏首过效应，提高生物利用度。③药物密闭于容器内增加了药物的稳定性。④使用方便，定量阀门系统可准确控制剂量。⑤皮肤黏膜用气雾剂可减少对创面的刺激。

2) 气雾剂的缺点　①吸入用气雾剂因肺部吸收干扰因素多，往往吸收不完全。②因气雾剂需要耐压容器、阀门系统和特殊的生产设备，故生产成本较高。③抛射剂有制冷效应，可引起受伤皮肤不适。④气雾剂遇热或受撞击后易发生爆炸，也可因抛射剂的泄漏而失效。⑤吸入用气雾剂用药时存在手揿与吸气的协调问题，直接影响药效。

(二) 气雾剂的组成

气雾剂是由抛射剂、药物与附加剂、耐压容器和阀门系统所组成的。

1. 抛射剂　抛射剂是喷射药物的动力，可兼用作药物溶剂或稀释剂。抛射剂是高压下的液化气体，沸点低于室温，当阀门开启时，外部压力骤降，抛射剂带着药物喷出并急剧汽化，同时将药物分散成微粒。气雾剂的喷射能力取决于抛射剂的用量及蒸气压，可将两种或两种以上抛射剂以适宜的比例混合使用，同时也应根据气雾剂的用药目的和要求，合理选择抛射剂。理想的抛射剂应具备以下特点：①在常温下的饱和蒸气压大于大气压。②无毒、无致敏反应和刺激性。③惰性，不与药物等发生反应。④不易燃、不易爆炸。⑤无色、无臭、无味。⑥价廉易得。

1) 氟氯烷烃类(CFC)　又称氟利昂，沸点低，常温下饱和蒸气压略高于大气压，易控制，性质稳定，不易燃烧，无味，基本无臭；毒性较小，不溶于水，可作为脂溶性药物的溶剂。常用的有三氯一氟甲烷(F_{11})、二氯二氟甲烷(F_{12})、二氯四氟甲烷(F_{114})。虽然氟利昂是较为理想的抛射剂，但由于它可破坏臭氧层，国际相关组织已经要求停止使用。

2) 氢氟烷烃类(HFA)　目前被认为是最适合的氟利昂替代品，分子中不含氯原子，降低了对臭氧层的破坏，极性小，无毒，性质稳定，不具可燃性，室温及正常压力下以任何比例与空气混合不会形成爆炸性混合物。但 HFA 在常温下饱和蒸气压较高，对耐压容器要求高。常用的有四氟乙烷(HFA-134a)和七氟丙烷(HFA-227)。

3) 二甲醚(DME)　常温常压下为无色气体或压缩液体，具有轻微醚香味。因为易燃性问题，FDA 目前尚未批准其用于定量吸入用气雾剂。作为氟利昂的替代品，DME 有以下优点：①常温下稳定，不易氧化。②无腐蚀性，无致癌性，低毒。③压力适宜，易液化。④对极性和非极性物质均有高溶解性，可兼用作药物的溶剂，改变和简化气雾剂的配方。⑤与不燃性物质混合能够获得不燃性物质。

4) 碳氢化合物　主要包括丙烷、正丁烷和异丁烷。此类抛射剂价廉易得、沸点低、基本无毒，但易燃易爆，一般不单独使用，可与其他抛射剂合用。

5) 压缩气体类　主要有二氧化碳、氮气和一氧化氮等。化学性质稳定、不与药物发生反应、不具有燃烧性。但液化后的沸点较低，常温时蒸气压过高，对容器耐压性能的要求较高。

2. 药物与附加剂

1) 药物　液体、半固体和固体药物均可制备气雾剂，目前应用较多的药物有呼吸系统用药、心血管系统用药、解痉药和烧伤用药等，多肽类药物气雾剂给药的研究也逐渐增多。

2) 附加剂　根据药物的理化性质和临床治疗的要求，可在气雾剂制备时加入适宜的附加剂。吸入用气雾剂所用附加剂应对呼吸道黏膜和纤毛无毒、无刺激；非吸入用气雾剂所用附加剂应对皮肤和黏膜无刺激。

溶液型气雾剂可加入乙醇、丙二醇或聚乙二醇作为潜溶剂（在 HFA 处方中，无水乙醇广泛用作潜溶剂），以使药物与抛射剂均匀混合成均相溶液。

混悬型气雾剂可加入固体润湿剂如滑石粉、胶体二氧化硅等，使药物微粉易分散混悬于抛射剂中，或适量加入低 HLB 值的表面活性剂（如三油酸山梨坦）及高级醇类（如月桂醇），使药物不聚集和重结晶，喷雾时不阻塞阀门。

乳剂型气雾剂，当药物不溶于水或在水中不稳定时，可用甘油、丙二醇代替水，还应选用适宜的乳化剂如聚山梨酯、三乙醇胺硬脂酸酯或司盘类等。

此外，必要时还可在气雾剂中添加矫味剂、抗氧剂、防腐剂等。

3. 耐压容器 气雾剂所用容器及各组成配件不得与药物或附加剂发生理化反应，且能耐受气雾剂所需压力，尺寸精度与溶胀性须符合要求。常用的耐压容器有玻璃容器、金属容器和塑料容器。玻璃容器化学性质稳定，但耐压和耐撞击性差，因此需在玻璃容器外裹一层塑料防护层。金属容器包括铝、不锈钢、马口铁、镀锌铁等，耐压性强，但对药液不稳定，需内涂聚乙烯或环氧树脂等保护层。塑料容器一般由聚丁烯对苯二甲酸树脂和乙缩醛共聚树脂等制成，质地轻、牢固耐压，具有良好的抗撞击性和抗腐蚀性，但通透性高，其添加剂可能会影响药物的稳定性。

4. 阀门系统 气雾剂的阀门系统必须既能有效地将内容物喷出，又能在关闭状态时有良好的密封性能，定量阀门系统还可精确控制喷出的药量，因此阀门系统对气雾剂产品发挥其功能起十分关键的作用。阀门系统必须不能与药物和附加剂发生反应，有一定的牢固度和强度，耐高压。阀门系统一般由推动钮、阀门杆、橡胶垫圈、弹簧、定量室和浸入管等组成，见图 15-1、图 15-2。

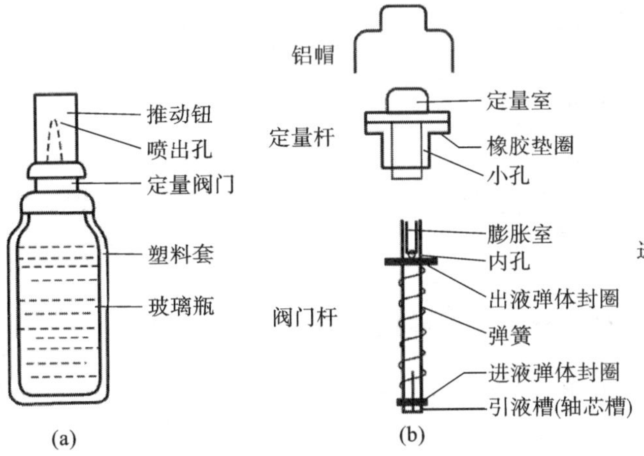

图 15-1 气雾剂的定量阀门系统装置外形及部件示意图

(a)气雾剂外形；(b)定量阀部件

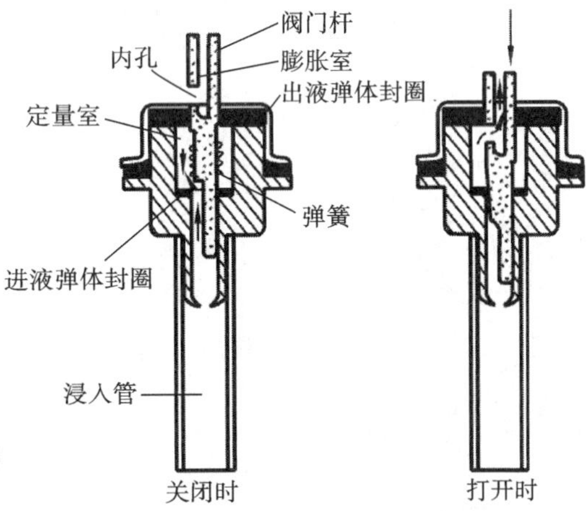

图 15-2 气雾剂有浸入管的定量阀门系统结构示意图

(三) 气雾剂的临床应用与注意事项

1. 临床应用 气雾剂可用于呼吸道吸入给药，或直接喷至腔道黏膜、皮肤给药，也可用于空间消毒或杀虫。

2. 注意事项 吸入用气雾剂使用时的注意事项如下。

（1）使用前应充分摇匀贮药罐，保证罐中的抛射剂和药物充分混合。首次使用或距上次使用超过 1 周时，需先向空中试喷一次。

（2）患者在吸药前需垂直握住雾化吸入器，张口、头略后仰、轻轻地呼气，直到不再有空气从肺内呼出，然后马上用嘴唇包绕住吸入器口，开始深而缓慢吸气并按动气阀，使药物随气流方向进入支气管深部。吸入完毕，闭口并屏气 10 s 或在没有不适感觉下尽量屏息久一些，然后用鼻慢慢呼气。如果需要多次吸入，应等待至少 1 min 再重复操作。

（3）吸入结束后应用清水漱口，以清除口腔残留的药物。如使用激素类药物应刷牙，避免药物对牙齿和口腔黏膜产生损伤。

（4）气雾剂药物使用耐压容器、阀门系统，有一定的内压。抛射剂多为液化气体，在常温下蒸气压高于大气压，常压下沸点低于室温。因此气雾剂药物受撞击和遇热有可能发生爆炸，贮存时应注意避光、避热、避冷冻、避碰撞，即使药品已用完的药罐也不可燃烧、刺穿或弄破。

（四）气雾剂的制备

气雾剂应在避菌的环境下制备，各用具、容器须清洁和灭菌，整个操作过程应注意防止微生物的污染。气雾剂的制备工艺流程一般包括容器与阀门系统的处理与装配、药物的配制与分装、抛射剂的填充、质量检查、包装等环节。定量吸入用气雾剂的制备工艺流程见图 15-3。

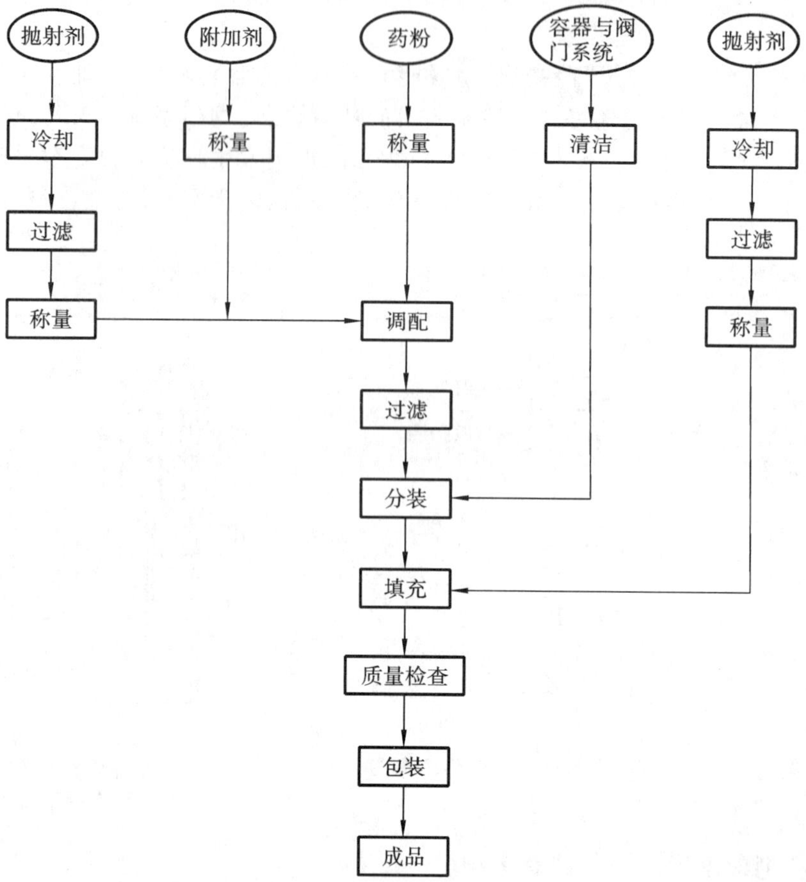

图 15-3　定量吸入用气雾剂的制备工艺流程

1. 容器与阀门系统的处理与装配

1）玻璃瓶的搪塑　将玻璃瓶洗净、烘干，并预热到(125±5) ℃，浸入预先配好的塑料黏浆中，使瓶颈以下均匀地黏附一层塑料浆液，倒置后于(160±10) ℃干燥 15 min，备用。

塑料黏浆可由高分子材料、增塑剂(如苯二甲酸二辛酯)、润滑剂(如硬脂酸钙或硬脂酸锌)和色素等组成。

2) 阀门系统的处理　将阀门系统中的各零件分别处理。塑料、尼龙制品洗净后用 95%乙醇溶液浸泡备用；不锈钢弹簧先在 1%～3%的氢氧化钠溶液中煮沸 10～30 min，用水洗涤数次，再用纯化水冲洗 2～3 次至无油腻，最后在 95%乙醇溶液中浸泡备用；橡胶制品用 75%乙醇溶液浸泡 24 h，干燥备用。最后将处理好的零件按照阀门系统结构装配，定量室与橡胶垫圈套合，阀门杆装上弹簧、橡胶垫圈及封帽等。

2. 药物的配制与分装　应根据药物的性质和所需的气雾剂类型对药物进行配制。溶液型气雾剂将药物溶于抛射剂中形成均相分散体系；混悬型气雾剂配制后要求水分含量极低(应在 0.03%以下，通常控制在 0.005%以下)，且药物粒度极小(不得超过 10 μm，应在 5 μm 以下)；乳剂型气雾剂应加入乳化剂制成稳定的乳剂。最后将配制好的药物定量分装在已准备好的容器内，安装阀门，将封帽扎紧。

3. 抛射剂的填充　抛射剂的填充方法有压灌法和冷灌法两种，其中压灌法更常用。

1) 压灌法　在完成药液分装后，将阀门系统安装在耐压容器上，并用封帽扎紧，然后用压装机填充抛射剂。此方法所采用的设备简单，抛射剂损耗较少，但生产速度较慢，且填充过程中压力变化幅度大。

2) 冷灌法　首先将药液通过冷灌设备冷却至低温(−20 ℃左右)后进行分装，然后将冷却至低温(−60～−30 ℃)的液化抛射剂灌装到气雾剂的耐压容器中，立即将封帽扎紧；也可将冷却的药液和液化抛射剂同时进行灌装再立即安装阀门系统。此方法需制冷设备，操作必须迅速以减少抛射剂的损失，由于低温下水会结冰，乳剂型或含水的气雾剂不适合用此法进行灌装。

4. 气雾剂的质量评定　根据《中国药典》(2020 年版)制剂通则中的相关规定，气雾剂应进行以下相应检查。

①每罐总揿次：定量气雾剂照吸入制剂(通则 0111)相关项下方法检查，每罐总揿次应符合规定。

②递送剂量均一性：除另有规定外，定量气雾剂照吸入制剂(通则 0111)相关项下方法检查，递送剂量均一性应符合规定。

③每揿主药含量：定量气雾剂照下述方法检查，每揿主药含量应符合规定。

检查法：取供试品 1 罐，充分振摇，除去帽盖，按产品说明书规定，弃去若干揿次，用溶剂洗净套口，充分干燥后，倒置于已加入一定量吸收液的适宜烧杯中，将套口浸入吸收液液面下(至少 25 mm)，喷射 10 次或 20 次(注意每次喷射间隔 5 s 并缓缓振摇)，取出供试品，用吸收液洗净套口内外，合并吸收液，转移至适宜量瓶中并稀释至刻度后，按各品种含量测定项下的方法测定，所得结果除以取样喷射次数，即为平均每揿主药含量。每揿主药含量应为每揿主药含量标示量的 80%～120%。凡规定测定递送剂量均一性的气雾剂，一般不再进行每揿主药含量的测定。

④喷射速率：非定量气雾剂照下述方法检查，喷射速率应符合规定。

检查法：取供试品 4 罐，除去帽盖，分别喷射数秒后，擦净，精密称定，将其浸入恒温水浴((25±1) ℃)中 30 min，取出，擦干，除另有规定外，连续喷射 5 s，擦净，分别精密称定，然后放入恒温水浴((25±1) ℃)中，按上法重复操作 3 次，计算每罐的平均喷射速率(g/s)，均应符合各品种项下的规定。

⑤喷出总量:非定量气雾剂照下述方法检查,喷出总量应符合规定。

检查法:取供试品 4 罐,除去帽盖,精密称定,在通风橱内,分别连续喷射于已加入适量吸收液的容器中,直至喷尽为止,擦净,分别精密称定,每罐喷出量均不得少于标示装量的 85%。

⑥每揿喷量:定量气雾剂照下述方法检查,应符合规定。

检查法:取供试品 1 罐,振摇 5 s,按产品说明书规定,弃去若干揿次,擦净,精密称定,揿压阀门喷射 1 次,擦净,再精密称定。前后两次重量之差为 1 个喷量。按上法连续测定 3 个喷量;揿压阀门连续喷射,每次间隔 5 s,弃去,至 $n/2$ 次;再按上法连续测定 4 个喷量;继续揿压阀门连续喷射,弃去,再按上法测定最后 3 个喷量。计算每罐 10 个喷量的平均值。再重复测定 3 罐。除另有规定外,均应为标示喷量的 80%～120%。凡进行每揿递送剂量均一性检查的气雾剂,不再进行每揿喷量检查。

⑦粒度:除另有规定外,混悬型气雾剂应做粒度检查。

检查法:取供试品 1 罐,充分振摇,除去帽盖,试喷数次,擦干,取清洁干燥的载玻片一块,置距喷嘴垂直方向 5 cm 处喷射 1 次,用约 2 mL 四氯化碳或其他适宜溶剂小心冲洗载玻片上的喷射物,吸干多余的四氯化碳,待干燥,盖上盖玻片,移置具有测微尺的 400 倍或以上倍数显微镜下检视,上下左右移动,检查 25 个视野,计数,应符合各品种项下规定。

⑧装量:非定量气雾剂照最低装量检查法(通则 0942)检查,应符合规定。

⑨无菌:除另有规定外,用于烧伤(除程度较轻的烧伤(Ⅰ度或浅Ⅱ度)外)、严重创伤或临床必须无菌的气雾剂,照无菌检查法(通则 1101)检查,应符合规定。

⑩微生物限度:除另有规定外,照非无菌产品微生物限度检查。微生物计数法(通则 1105)和控制菌检查法(通则 1106)及非无菌药品微生物限度标准(通则 1107)检查,应符合规定。

除另有规定外,吸入用气雾剂应进行递送剂量均一性、每罐总揿次、每揿主药含量、微生物限度的检查。

(五) 气雾剂的处方类型及举例

1. 溶液型气雾剂

例:溴化异丙托溴铵气雾剂

[处方] 溴化异丙托溴铵 0.374 g 无水乙醇 150.000 g 柠檬酸 0.040 g HFA-134a 844.586 g 蒸馏水 5.000 g 共制 1000 g

[制法] 将溴化异丙托溴铵、柠檬酸和蒸馏水溶解在无水乙醇中制备活性组分浓缩液。将活性组分浓缩液装入气雾剂容器中。容器的上部空间用氮气或 HFA-134a 蒸气填充并用阀门密封。然后将 HFA-134a 加压填充入密封的容器内即得。

[注解] 该制剂为溶液型气雾剂。为配制澄明溶液,将无水乙醇加入抛射剂中形成潜溶剂,以增加药物的溶解度。柠檬酸起到调节 pH 的作用,以增加药物的稳定性。该气雾剂喷射后抛射剂迅速汽化,药物形成极细的雾滴,用于吸入治疗。

2. 混悬型气雾剂

例:硫酸沙丁胺醇气雾剂

[处方] 硫酸沙丁胺醇 25 mg PEG 300 200 mg 卵磷脂 16 mg HFA-134a 12.5 mL 乙酸乙酯 150 mL 去离子水适量 2,3-氢全氟丙烷适量

[制法] 将 16 mg 卵磷脂溶解于 0.8 mL 去离子水中,再取 25 mg 硫酸沙丁胺醇和 200 mg PEG 300 溶解于上述卵磷脂水溶液中,并加入一定量的乙酸乙酯,进行超声分散,形成初乳,再将该初乳转入剩余的乙酸乙酯中,由于乙酸乙酯在水中有一定的溶解性,水从乳滴中扩散到乙

酸乙酯中，形成药物小颗粒。离心收集药物粒子，再用适量的 2,3-氢全氟丙烷分两次洗去残留的卵磷脂，室温下干燥得到药物颗粒。分剂量灌装，封接剂量阀门系统，在每 25 mg 药物粒子中分别压入 12.5 mL HFA-134a，在 180 W、室温下超声处理 10 min 即得。

［注解］ 该气雾剂为混悬型气雾剂，PEG 300 可包裹药物颗粒，提高药物颗粒的分散性和在抛射剂中的稳定性。

3. 乳剂型气雾剂

例：咖啡因乳剂型气雾剂

［处方］ 咖啡因一水合物 46.9 mg　HFA-227 150 mL　F_8H_{11}DMP 1.5 g　全氟辛基溴(PFOB)95 mL　NaCl 溶液(0.9%)5 mL

［制法］ 取 1.5 g F_8H_{11}DMP 在缓慢搅拌下溶解于 95 mL PFOB 中得到油相；将 46.9 mg 咖啡因一水合物溶于 5 mL 0.9% NaCl 溶液中，将该溶液加到上述配制的油相中，依次用低压和高压进行均匀化加工处理，温度保持在 40 ℃，得 W/O 型乳剂。分剂量灌装，封接剂量阀门系统，每 100 mL 药物乳剂分别压入 150 mL 抛射剂 HFA-227 即得。

［注解］ 该气雾剂为乳剂型气雾剂，F_8H_{11}DMP 是氟化表面活性剂，作为该气雾剂的稳定剂和乳化剂；抛射剂 HFA-227 水溶性差，可与外层油相 PFOB 互溶，形成均匀稳定的乳剂。

二、喷雾剂

(一) 概述

1. 喷雾剂的概念　喷雾剂是将原料药物或原料药物与适宜辅料填充于特制的装置中，使用时借助手动泵的压力、高压气体、超声振动或其他方法将内容物呈雾状物释出，用于肺部吸入或直接喷至腔道黏膜及皮肤等的制剂。

2. 喷雾剂的分类　喷雾剂按内容物组成分为溶液型、乳状液型或混悬型。按用药途径可分为吸入喷雾剂、鼻用喷雾剂及用于皮肤、黏膜的喷雾剂。按给药定量与否，喷雾剂还可分为定量喷雾剂和非定量喷雾剂。

3. 喷雾剂的特点

(1) 喷雾剂常用于鼻腔、体表喷雾给药，以局部应用为主，雾滴较大，但可以满足临床需求。

(2) 药物呈雾状直达病灶，给药剂量准确，局部浓度高，使用方便，起效迅速。

(3) 喷雾剂无须加压包装，不使用抛射剂，制备方便、成本低，安全可靠。

(4) 随着使用次数的增加和内容物的减少，容器压力降低，致使喷射量及雾滴大小不能维持恒定。因此药效强、安全指数小的药物不宜制成喷雾剂。

(二) 喷雾装置

喷雾装置主要由容器和雾化器两个部分组成。常用容器有塑料瓶和玻璃瓶，前者一般由不透明的白色塑料组成，质轻、强度高、便于携带；后者一般由透明的棕色玻璃制成，但强度稍差。

雾化器是起喷射药物作用的喷雾装置，一般使用氧气、加压空气、超声振动或其他方法将内容物分散为小雾滴喷出，患者可通过该装置的入口端直接吸入药物。

自 20 世纪 90 年代起，全世界的各大医药公司积极研制开发新型的喷雾器，如智能型喷射雾化器、超声波雾化器、Respimat 喷雾器等。与传统喷雾器相比，新型喷雾技术大大提高了雾化传递效率，且使用方便，便于携带，可避免患者吸气与喷射给药不协调的问题等。

(三) 喷雾剂的临床应用与注意事项

1. 临床应用　喷雾剂可用于鼻腔、口腔、喉部、眼部、耳部和体表等不同部位，其中以鼻腔和体表的喷雾给药较多见。喷雾剂可用于运动员伤痛、浅表真菌感染等，也可以用于全身治疗，如通过鼻黏膜毛细血管，药物吸收进入体内。含抗菌剂、除臭剂和芳香剂的喷雾剂可用于治疗口臭、喉痛和喉炎等。

2. 注意事项

(1) 喷雾剂可用于治疗呼吸系统疾病或经呼吸道黏膜吸收治疗全身性疾病。药物是否能到达或留置在肺泡中，抑或能否经黏膜吸收，主要取决于雾粒的大小。若要发挥对肺的局部作用，其雾化粒子直径以 3～10 μm 为宜，若要迅速吸收发挥全身作用，其雾化粒子直径最好为 0.1～0.5 μm。

(2) 吸入喷雾剂因肺部吸收干扰因素较多，往往不能充分吸收。

(四) 喷雾剂的制备

喷雾剂的制备一般包括药物的配制、分装、雾化器的安装等过程。喷雾剂应在相关品种要求的环境中配制，如一定的洁净度、灭菌条件和低温环境等。喷雾剂装置中各组成部件均应采用无毒、无刺激性、性质稳定、与原料药物不起作用的材料制备。

溶液型喷雾剂的药液应澄清；乳状液型喷雾剂的液滴在液体介质中应分散均匀；混悬型喷雾剂应将原料药物细粉和附加剂充分研细、混匀，制成稳定的混悬液。根据需要可加入溶剂、助溶剂、抗氧剂、抑菌剂、表面活性剂等附加剂，所加附加剂对皮肤或黏膜应无刺激性。

除另有规定外，喷雾剂应避光密封贮存。

喷雾剂的质量评定：根据《中国药典》(2020 年版)制剂通则中的相关规定，喷雾剂应进行以下相应检查。

①每瓶总喷次：多剂量定量喷雾剂照下述方法检查，应符合规定。

检查法：取供试品 4 瓶，除去帽盖，充分振摇，照使用说明书操作，释放内容物至收集容器内，按压喷雾泵(注意每次喷射间隔 5 s 并缓缓振摇)，直至喷尽为止，分别计算喷射次数，每瓶总喷次均不得少于其标示总喷次。

②每喷喷量：除另有规定外，定量喷雾剂照下述方法检查，应符合规定。

检查法：取供试品 1 瓶，按产品说明书规定，弃去若干喷次，擦净，精密称定，喷射 1 次，擦净，再精密称定。前后两次重量之差为 1 个喷量。分别测定标示喷次前(初始 3 个喷量)、中(从 $n/2$ 喷起 4 个喷量，n 为标示总喷次)、后(最后 3 个喷量)，共 10 个喷量。计算上述 10 个喷量的平均值。再重复测试 3 瓶。除另有规定外，均应为标示喷量的 80%～120%。

凡规定测定每喷主药含量或递送剂量均一性的喷雾剂，不再进行每喷喷量的测定。

③每喷主药含量：除另有规定外，定量喷雾剂照下述方法检查，每喷主药含量应符合规定。

检查法：取供试品 1 瓶，按产品说明书规定，弃去若干喷次，用溶剂洗净喷口，充分干燥后，喷射 10 次或 20 次(注意喷射每次间隔 5 s 并缓缓振摇)，收集于一定量的吸收溶剂中，转移至适宜量瓶中并稀释至刻度，摇匀，测定。所得结果除以 10 或 20，即为平均每喷主药含量，每喷主药含量应为标示含量的 80%～120%。

凡规定测定递送剂量均一性的喷雾剂，一般不再进行每喷主药含量的测定。

④递送剂量均一性：除另有规定外，混悬型和乳状液型定量鼻用喷雾剂应检查递送剂量均一性，照吸入制剂(通则 0111)或鼻用制剂(通则 0106)相关项下方法检查，应符合规定。

⑤装量差异：除另有规定外，单剂量喷雾剂照下述方法检查，应符合规定。

检查法：除另有规定外，取供试品 20 个，照各品种项下规定的方法，求出每个内容物的装量与平均装量。每个的装量与平均装量相比较，超出装量差异限度的不得多于 2 个，并不得有 1

个超出限度的1倍。

平均装量0.30 g以下的装量差异限度为±10%；平均装量为0.30 g及0.30 g以上的装量差异限度为±7.5%。

凡规定检查递送剂量均一性的单剂量喷雾剂，一般不再进行装量差异的检查。

⑥装量：非定量喷雾剂照最低装量检查法（通则0942）检查，应符合规定。

⑦无菌：除另有规定外，用于烧伤（除程度较轻的烧伤（Ⅰ度或浅Ⅱ度）外）、严重创伤或临床必须无菌的喷雾剂，照无菌检查法（通则1101）检查，应符合规定。

⑧微生物限度：除另有规定外，照非无菌产品微生物限度检查。微生物计数法（通则1105）和控制菌检查法（通则1106）及非无菌药品微生物限度标准（通则1107）检查，应符合规定。

除另有规定外，吸入喷雾剂应进行递送剂量均一性、每瓶总喷次、无菌的检查。

（五）喷雾剂的处方举例

例：鲑降钙素鼻喷雾剂

［处方］ 鲑降钙素0.275 mg　氯化钠1.5 mg　枸橼酸钠20 mg　苯扎氯铵0.2 mg　PVP-K30 20 mg　柠檬酸20 mg　吐温80 60 mg　注射用水2 mL

［制法］ 精密称取鲑降钙素与所有辅料，分别加入适量的注射用水溶解，然后将两种溶液混匀，加注射用水至所需配量，测pH(3.7～4.1)。用0.22 μm微孔滤膜过滤，灌装，充氮气，加泵阀。

［注解］ 由于多肽类药物易吸附在容器表面，在制备时需按标示量的10%对鲑降钙素进行追加投料。温度和光照对鲑降钙素鼻喷雾剂的稳定性有较大影响，因此本品需避光，2～8 ℃贮存。

三、粉雾剂

（一）概述

1. 粉雾剂的概念　粉雾剂是指一种或一种以上的药物粉末，装填于特殊的给药装置，以干粉形式将药物喷雾于给药部位，发挥全身或局部治疗作用的一种给药系统。

2. 粉雾剂的分类　粉雾剂按用途可分为吸入粉雾剂、非吸入粉雾剂和外用粉雾剂。吸入粉雾剂是指固体微粉化原料药物单独或与合适载体混合后，以胶囊、泡囊或多剂量贮库形式，采用特制的干粉吸入装置，由患者吸入雾化药物至肺部的制剂。非吸入粉雾剂是原料药物与载体以胶囊或泡囊形式，采用特制干粉给药装置，将雾化药物喷至腔道黏膜的制剂。外用粉雾剂是指药物与适宜的附加剂灌装于特制的干粉给药装置中，使用时借助外力将药物喷至皮肤或黏膜的制剂。本节重点介绍吸入粉雾剂。

3. 吸入粉雾剂的特点

(1) 药物到达肺部后直接进入血液循环，发挥全身作用，无胃肠道刺激和首过效应。

(2) 不含抛射剂，可避免对大气环境的污染；不含防腐剂及乙醇等溶剂，对病变黏膜无刺激性。

(3) 药物以胶囊或泡囊等形式给药，剂量准确。

(4) 药物呈干粉状，稳定性好，尤其适用于多肽和蛋白质类药物。

(5) 粉雾剂大多由患者主动吸入药粉，不存在给药协同配合问题，患者依从性好。

（二）干粉吸入装置

吸入粉雾剂由干粉吸入装置和供吸入的干粉组成。干粉吸入装置按剂量可分为单剂量、多重单元剂量、贮库型多剂量；按药物的贮存方式可分为胶囊型、泡囊型、贮库型；按装置动力来源可分为被动型和主动型。

1. 胶囊型给药装置 该装置的药物干粉装于硬胶囊中，使用时载药胶囊被小针刺破，患者用力吸入，药粉便从胶囊中吸进给药室中，并在气流的作用下经口吸入肺部。

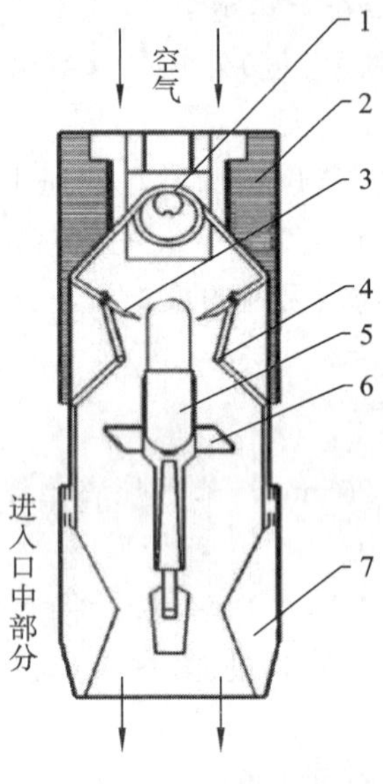

图 15-4 胶囊型给药装置结构示意图

1. 弹簧杆；2. 主体；3. 致孔针；4. 不锈钢弹簧节；5. 药物胶囊；6. 扇叶推进器；7. 口吸器

该装置的结构主要由主体、扇叶推进器和口吸器三个部分组成(图 15-4)。主体外套有能上下移动的套筒，套筒内上端两侧装有不锈钢针；有的装置在口吸器的中心也装有不锈钢针，作为扇叶推进器的轴心及胶囊一端的致孔针。胶囊型粉雾剂的具体使用步骤如下：①先将装置主体和口吸器卸开，然后将扇叶套于口吸器的不锈钢针上，再将装有极细粉的胶囊的深色盖端插入扇叶的中孔中，然后将三个部分组成整体，并旋转主体使其与口吸器连接旋紧。②压下套筒，使胶囊两端刺入不锈钢针；再提起套筒，使胶囊两端的不锈钢针脱开，扇叶内胶囊的两端已致孔，并能随扇叶自由转动。③将口吸器夹于中指和拇指之间，在吸用前先深呼气，然后立即将口吸器接口置于唇齿间，深吸气并屏气 2～3 s 再呼气。④如此反复操作 3～4 次，使胶囊内粉末充分吸入，以提高治疗效果。⑤清洁装置，并保持干燥状态。

2. 泡囊型给药装置 此类装置中目前应用较为广泛的为碟式吸纳器。碟式吸纳器是设计精美、使用方便的组合型给药装置，药碟由 4 个或 8 个含药的泡囊组成。刺针刺破泡囊后，由吸嘴吸入药物，转轮可自动转向下一个泡囊。此外，这类装置还包括圆盘状吸入器等新型装置，圆盘状吸入器的药盘也由若干个含药的泡囊组成，可满足多剂量给药的需要。

3. 贮库型给药装置 该装置为贮库型多剂量给药装置，通过激光打孔的转盘精确定量，使用时旋转底座，药物由贮库中分散出一定剂量供患者吸入。其口吸器部分的内部结构采用了独特的双螺旋通道，气流在局部产生湍流，以利于药物颗粒的分散，增加了小粒子的输出量和肺部沉积药量。该装置可免除多次填装药物的麻烦，但给药剂量的准确性、均一性及贮库中药物的稳定性不如泡囊型给药装置。由于贮药池位于装置的上端，使用时必须垂直旋转，适用于 5 岁以上的儿童。

应根据主药特性选择适宜的给药装置，需要长期给药的宜选用贮库型多剂量给药装置，主药性质不稳定的宜选择单剂量给药装置。

(三) 粉雾剂的临床应用与注意事项

1. 临床应用 吸入粉雾剂主要用于治疗哮喘和慢性支气管炎；非吸入粉雾剂常用于治疗咽炎和喉炎等。

2. 注意事项 吸入粉雾剂在应用时最重要的一点是，经口吸器给药时一定要用力且深长地吸气，确保药粉被带到肺部。一般药粉剂量很小，每次吸入时患者可能感觉不到药粉的存在，但只要按照规定步骤操作，就可确保已吸入所需剂量。在吸入完成后，必须用水漱口，必要时刷牙，避免药物在口腔残留。

（四）粉雾剂的处方举例

例：醋酸奥曲肽鼻用粉雾剂

［处方］ 醋酸奥曲肽 1.39 mg 微晶纤维素 18.61 mg

［制法］ 先将醋酸奥曲肽与 1/4 量的微晶纤维素混合，将混合物过筛；然后加入剩余的微晶纤维素，并将物料完全混匀；最终将粉末粒径控制在 20～25 μm，将粉末填装到胶囊中，这种鼻腔用粉末局部和全身耐受性良好。

项目小结

教学提纲		主要内容简述
一级	二级	
一、气雾剂	（一）概述	气雾剂的概念、分类、特点
	（二）气雾剂的组成	抛射剂；药物与附加剂；耐压容器；阀门系统
	（三）气雾剂的临床应用与注意事项	临床应用；注意事项
	（四）气雾剂的制备	容器与阀门系统的处理与装配；药物的配制与分装；抛射剂的填充；气雾剂的质量评定
	（五）气雾剂的处方类型及举例	溶液型气雾剂（溴化异丙托溴铵气雾剂）；混悬型气雾剂（硫酸沙丁胺醇气雾剂）；乳剂型气雾剂（咖啡因乳剂型气雾剂）
二、喷雾剂	（一）概述	喷雾剂的概念、分类、特点
	（二）喷雾装置	容器（塑料瓶和玻璃瓶）；雾化器
	（三）喷雾剂的临床应用与注意事项	临床应用；注意事项
	（四）喷雾剂的制备	喷雾剂的制备一般包括药物的配制、分装、雾化器的安装等过程
	（五）喷雾剂的处方举例	鲑降钙素鼻喷雾剂
三、粉雾剂	（一）概述	粉雾剂的概念、分类，吸入粉雾剂的特点
	（二）干粉吸入装置	胶囊型给药装置；泡囊型给药装置；贮库型给药装置
	（三）粉雾剂的临床应用与注意事项	临床应用；注意事项
	（四）粉雾剂的处方举例	醋酸奥曲肽鼻用粉雾剂

达标检测题

参考答案

一、单项选择题

1. 下列属于气雾剂阀门系统的是（　　）。

A. 橡胶封圈　B. 耐压容器　C. 抛射剂　D. 药物

2. 二相气雾剂为(　　)。

A. 溶液型气雾剂　B. O/W 乳剂型气雾剂

C. W/O 乳剂型气雾剂　D. 混悬型气雾剂

3. 混悬型气雾剂为(　　)。

A. 泡沫气雾剂　B. 喷雾剂　C. 二相气雾剂　D. 三相气雾剂

4. 下列有关抛射剂的叙述,错误的是(　　)。

A. 抛射剂是喷射药物的动力　B. 气雾剂中抛射剂可用作药物的溶剂

C. 气雾剂中抛射剂可用作药物的稀释剂　D. 抛射剂的沸点较高

5. 溶液型气雾剂的组成部分不包括(　　)。

A. 抛射剂　B. 耐压容器　C. 乳化剂　D. 潜溶剂

二、配伍选择题

题 1～5

A. 吸入用气雾剂　B. 皮肤和黏膜用气雾剂

C. 空间消毒用气雾剂　D. 粉雾剂　E. 喷雾剂

1. 配有阀门系统,直接喷至腔道黏膜和皮肤的气雾剂是(　　)。

2. 采用特制的干粉给药装置,将雾化药物喷出的制剂是(　　)。

3. 配有阀门系统,用于空气消毒的气雾剂是(　　)。

4. 配有定量阀门系统,供肺部吸入的气雾剂是(　　)。

5. 不含抛射剂,借助手动泵的压力将内容物以雾状等形态释出的制剂是(　　)。

三、多项选择题

1. 气雾剂的组成包括(　　)。

A. 抛射剂　B. 耐压容器　C. 阀门系统　D. 药物　E. 附加剂

2. 下列有关气雾剂特点的描述,正确的是(　　)。

A. 具有速效、定位的特点　B. 定量阀门可准确控制剂量

C. 可避免药物对胃肠道的刺激和首过效应

D. 生产设备简单,成本低　E. 吸入用气雾剂肺部吸收干扰因素多

3. 下列有关喷雾剂特点的描述,正确的是(　　)。

A. 喷出的雾滴较大　B. 不使用抛射剂

C. 适用于药效强、安全指数小的药物

D. 生产成本低　E. 喷射量和雾滴大小可维持恒量

4. 气雾剂普遍采用的耐压容器有(　　)。

A. 金属容器　B. 橡胶容器　C. 塑料容器　D. 玻璃容器　E. 搪瓷容器

5. 粉雾剂的干粉吸入装置,按药物的贮存方式可分为(　　)。

A. 胶囊型　B. 泡囊型　C. 单剂量型　D. 贮库型　E. 主动型

(王晓晨)

模块五

新型制剂与新技术篇

项目十六

缓释、控释制剂

扫码
看 PPT

学习目标

理论知识

掌握：缓释、控释制剂的定义、特点、分类和常用辅料。

熟悉：缓释、控释制剂的释药机制、处方设计。

了解：缓释、控释制剂的体内、体外评价方法。

专业技能

能进行缓释、控释制剂的典型处方分析。

能根据缓释、控释制剂的特点、临床应用与注意事项合理指导用药。

能进行典型缓释、控释制剂的小试制备。

职业素养

能够在进行缓释、控释制剂工作时，树立安全、有效的意识；养成以人为本、以患者为中心的药学工作精神。

操作任务

缓释制剂的制备和释放度检查

一、操作目的

(1) 能进行缓释制剂的处方分析和小试制备。

(2) 会进行释放度检查操作。

(3) 能正确使用溶出仪等设备。

二、器材与药品

天平、分析筛(100 目、80 目、18 目、16 目)、压片机、干燥箱、溶出仪、紫外分光光度计；茶碱、羟丙甲纤维素(HPMC K100M)、乳糖、80%乙醇溶液、硬脂酸镁等。

三、操作内容

(一) 制备茶碱亲水凝胶骨架片

茶碱缓释片，适用于支气管哮喘、喘息型支气管炎、阻塞性肺气肿等，可缓解患者喘息症状，也可用于心源性肺水肿引起的哮喘。口服，不可压碎或咀嚼。成人或 12 岁以上儿童，起始剂量为 0.1～0.2 g，每日 2 次，早、晚用 100 mL 温开水送服。剂量视病情和疗效调整，但每日剂量不超过 0.9 g，分 2 次服用。

[处方] (茶碱 10.0 g　HPMC K100M 4.0 g　乳糖 5.0 g　80%乙醇溶液适量　硬脂酸镁 0.23 g　共制成 100 片)

［制法］ 将茶碱、乳糖分别过100目筛，HPMC K100M过80目筛。称取处方量的茶碱、HPMC K100M和乳糖，混合均匀，加80%乙醇溶液制备软材，过18目筛制粒。将湿颗粒置于60 ℃干燥箱中干燥，16目筛整粒，称量，加硬脂酸镁混匀。计算片重，压片即得。每片含茶碱100 mg。

［注解］

①由于茶碱的溶解度较小，茶碱亲水凝胶骨架片的药物释放以溶蚀作用为主。当羟丙甲纤维素用量增加时，片剂遇水后形成凝胶层的速率加快，厚度增加，会导致水分向片芯的渗透减慢，溶蚀减缓，药物释放减慢。若增加乳糖用量，可促进水分渗入片芯，使片剂溶蚀加快，提高药物释放速率。因此，茶碱缓释片可通过调节羟丙甲纤维素和乳糖的用量来调节药物的释放速率。

②制备软材时，80%乙醇溶液的用量应适宜，使软材达到轻握成团、轻压即散的状态。制得的颗粒应无长条、块状和过多细粉。

③骨架型缓释片的硬度对释药速率影响较大，以将硬度控制在5～7 kgf(1 kgf=9.8 N)为宜。

（二）检查释放度

1. 标准曲线的绘制　取茶碱对照片约20 mg，精密称定，置于100 mL容量瓶中，加0.1 mol/L的盐酸溶液溶解并稀释至刻度，摇匀。精密吸取此溶液5 mL至25 mL容量瓶中，加水定容，摇匀。然后精密吸取该溶液0.5 mL、1.25 mL、2.5 mL、5 mL、7.5 mL和10 mL，分别置于25 mL容量瓶中，加水定容，摇匀。按分光光度法，在波长270 nm处测定吸光度，以浓度为横坐标，吸光度为纵坐标，绘制标准曲线，回归分析得到标准曲线方程。

2. 释放度测定　取上述茶碱缓释片6片，按《中国药典》(2020年版)四部0931项第二法(桨法)进行释放度测定。释放介质为900 mL蒸馏水，温度为(37±0.5)℃，转速为50 r/min，在1 h、2 h、3 h、4 h、5 h、6 h和12 h时，分别取释放介质3 mL，立即通过0.45 μm微孔滤膜过滤，同时补加相同温度的释放介质3 mL。取续滤液1 mL置于10 mL容量瓶中，加水定容，摇匀。按照分光光度法，在波长270 nm处测定吸光度(A)，利用标准曲线方程计算每片茶碱在不同时间的药物释放量(C)，将结果记录在表16-1中，并绘制释放曲线。

表16-1　茶碱亲水凝胶骨架片释放度检查结果记录

指标	1 h	2 h	3 h	4 h	5 h	6 h	12 h
A							
C/(μg/mL)							
累计释放度							

四、思考题

(1) 亲水凝胶骨架片的缓释原理是什么？

(2) 缓释制剂的取样时间应怎样设定？

一、概述

(一) 缓释、控释制剂的定义与特点

《中国药典》(2020年版)对缓释、控释制剂的定义如下。

缓释制剂(sustained-release preparation)是指在规定的释放介质中,按要求缓慢地非恒速释放药物,与相应的普通制剂比较,给药频率减少一半或有所减少,且能显著增加患者用药依从性的制剂。

控释制剂(controlled-release preparation)是指在规定的释放介质中,按要求缓慢地恒速释放药物,与相应的普通制剂比较,给药频率减少一半或有所减少,血药浓度比缓释制剂更加平稳,且能显著增加患者用药依从性的制剂。

缓释制剂和控释制剂的释药速率有所不同。缓释制剂的药物释放速率在一定时间内随时间推移而发生变化,一般为先快后慢非恒速释放,释药动力学通常符合一级速率过程或Higuchi动力学过程。控释制剂的药物释放速率在一定时间内不随时间推移而发生变化,保持恒定,释药动力学通常符合零级速率过程。控释制剂的血药浓度更平稳,"峰谷"波动小。普通制剂、缓释制剂和控释制剂的特征释药曲线见图16-1。

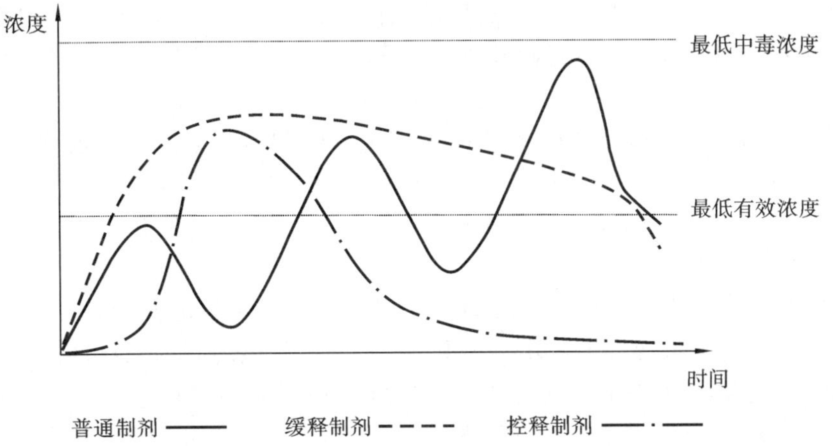

图16-1 普通制剂、缓释制剂、控释制剂的血药浓度-时间曲线示意图

与普通制剂相比,缓释、控释制剂具有以下优点。

知识链接

(1) 血药浓度平稳,药物毒副作用降低,疗效增高。缓释、控释制剂释药平稳,能够长时间维持有效血药浓度,避免"峰谷"大幅波动,进而降低毒副作用,提高药物疗效。

(2) 使用方便,患者依从性高。对于需要频繁给药的药物,可以减少服药次数。如普通制剂每天给药3次,设计为缓释或控释制剂后,可改为每天给药1次。特别适合高血压、心绞痛等疾病的治疗。

(3) 可定时、定位给药。对于存在周期性节律变化的疾病,可制备口服择时给药系统,按照生理和治疗的需要定时定量释放药物。对胃部刺激性强或对胃酸不稳定的药物,可制备成肠内释药制剂。

缓释、控释制剂同样存在不足之处。对给药剂量调整的灵活性低,若出现严重副作用,难以立刻停止治疗。这种情况可通过增加制剂剂量规格缓解,如硝苯地平有20 mg、30 mg、40 mg和60 mg等多种规格。缓释、控释制剂一般是基于健康人群的平均药动学参数设计的,对于处于疾病状态的人群,难以灵活调整给药方案。一些药物不适合制备缓释、控释制剂,如剂量很大、半衰期很短或很长、只在胃肠道特定部位吸收或溶解度很差的药物,均不宜制成缓释、控释制剂。另外,与常规制剂相比,缓释、控释制剂的生产成本较高。

（二）缓释、控释制剂的设计

1. 药物的理化性质

1）溶解度　药物在胃肠道中先溶解，后吸收。水溶性药物更适合制成缓释、控释制剂，一般认为制备缓释、控释制剂的药物的溶解度最低为 0.01 mg/mL。难溶性药物本身就具有一定的缓释性，甚至存在生物利用度差的问题，将其制成缓释、控释制剂时需要先提高其溶解度，可采用固体分散技术等。

2）解离常数　非解离型药物容易通过细胞膜，多数药物呈弱酸性或弱碱性，了解药物的解离常数 pK_a 和胃肠道吸收环境的 pH 对药物的吸收尤为重要。缓释、控释制剂在胃肠道中转运，环境 pH 逐渐升高，药物的解离状态随之改变，进而影响药物的吸收。因此 pK_a 是缓释、控释制剂设计时必须考虑的性质。

3）油水分配系数　药物的吸收实际上是药物跨过生物膜的过程，油水分配系数（$\lg P$）是评价药物跨膜能力的重要参数。$\lg P$ 过高，药物的脂溶性强，易进入生物膜，和生物膜之间产生强结合力而难以继续转运。$\lg P$ 过低，药物的亲水性强，不易穿透生物膜，导致生物利用度低。一般 $\lg P$ 在 1～5 之间的药物易通过生物膜进入血液循环。

4）胃肠道稳定性　口服缓释、控释制剂在胃肠道中停留时间较长，可能受胃肠道中酸、碱和酶的影响而发生降解。在胃中不稳定的药物可制成肠内释药制剂，在肠中不稳定的药物可考虑制成胃内滞留制剂。如果药物在胃肠液中均不稳定，则不适合制备缓释、控释制剂。

2. 药物的生物药剂学与药动学性质

1）生物半衰期　一般认为生物半衰期（$t_{1/2}$）为 2～8 h 的药物，适合制备缓释、控释制剂。$t_{1/2}$ 小于 1 h 的药物，需大幅提高剂量才能实现缓释、控释，影响患者的依从性。$t_{1/2}$ 大于 24 h 的药物，本身即具有足够长的作用时间，无须制成缓释、控释制剂。

2）吸收　缓释、控释制剂通过控制药物的释放速度，进而控制药物的吸收速率，制剂的释药速率需要小于或等于吸收速率，本身吸收很慢的药物不适合制成缓释、控释制剂。能在胃肠道整段或较长部分内吸收的药物是制备缓释、控释制剂的良好候选药物。有特定吸收部位的药物，需考虑将药物在吸收部位或吸收部位之前的滞留时间延长，以提高药物的生物利用度。例如，维生素 B_2 和二甲双胍主要在小肠上段吸收，可考虑制成胃部滞留制剂。

3）与蛋白质结合　许多药物可与血浆蛋白发生可逆性结合，形成的结合物类似于药物贮库，可缓慢释放药物，因此血浆蛋白结合率高的药物具有长效作用。此外，一些药物如季铵盐类还可与胃肠道中的黏蛋白结合。如果这种结合可逆，结合物可缓慢释放药物，则有利于药物发挥长效作用。如果这种结合不可逆，由于药物蛋白结合物不能穿透胃肠道黏膜，则会减少药物的吸收，进而减弱药物的长效作用。

4）代谢　有胃肠道代谢作用的药物制成缓释、控释制剂时，一般生物利用度会降低。胃肠道酶对药物的代谢一般具有饱和性，当药物缓慢释放到这些部位时，代谢酶过剩，可使较多的药物直接代谢，影响药效的发挥。当药物快速释放到这些部位时，代谢酶饱和，可使较多的药物吸收进入体内。可采用增加药物剂量或联合使用酶抑制剂的方式，提高生物利用度。

3. 药物的药效学性质

1）治疗指数　通常情况下，药物的治疗指数越大，表示该药越安全。缓释、控释制剂的剂量一般比普通制剂大，对于治疗指数小的药物，设计缓释、控释制剂时要精准控制药物的释放，否则会出现突释或释放过快的情况，血药浓度有可能超过最低中毒浓度，引发毒副反应。

2）剂量　一般认为口服制剂的单次给药最大剂量为 1.0 g，但随着制药技术的发展，已有很多口服片剂超过此限度。有时可采取单次服用多片的方法降低每片含药量。缓释、控释制剂的剂量可按照普通制剂的用法和用量来设定。例如，普通口服制剂每次服用 10 mg，每天服用 3 次，可设计成每次服用 30 mg，每天服用 1 次的缓释、控释制剂。也可参考药动学参数计算缓释、控释制剂的剂量。

4. 药物的设计要求

1）生物利用度　缓释、控释制剂应与普通制剂生物等效，即缓释、控释制剂的相对生物利用度为普通制剂的 80%～120%。药物在胃和小肠中的运行时间为 5～6 h，如果药物主要在胃和小肠被机体吸收，可设计成 12 h 给药一次的制剂。如果药物在大肠也有一定的吸收，则可设计成 24 h 给药一次的制剂。

2）峰谷浓度比　当缓释、控释制剂浓度达稳态时，峰谷浓度比应小于普通制剂。根据此要求，半衰期短、治疗指数小的药物，可设计成 12 h 给药一次的制剂；半衰期长、治疗指数大的药物可设计成 24 h 给药一次的药物。

二、缓释、控释制剂的释药方法和评价

（一）缓释、控释制剂的释药原理和方法

缓释、控释制剂根据结构特征和释药机制主要可分为骨架型、膜控型、渗透泵型和离子交换型四类。

1. 骨架型缓释、控释制剂　骨架型缓释、控释制剂是指药物和一种或多种惰性骨架材料通过压制、融合等技术制成片状、颗粒状或其他形状的制剂。骨架型缓释、控释制剂在水或消化液中能够维持或转变成整体式骨架结构，可避免药物的迅速溶解和释放，降低药物释放速率。药物以分子或微晶状态均匀分散在骨架材料中，骨架起贮库作用，通过多种机制缓慢释放药物。根据载体材料的不同，骨架可分为亲水性凝胶骨架、不溶性骨架和蜡质骨架三类。骨架型缓释、控释制剂可采用常规生产设备和工艺制备，应用较为广泛，上市品种较多。

1）亲水性凝胶骨架片　亲水性凝胶骨架片是由药物与亲水性高分子聚合物或天然胶类材料制成的骨架型缓释、控释制剂。

（1）载体材料：可制备亲水性凝胶骨架片的载体材料主要有羟丙甲纤维素（HPMC）、甲基纤维素（MC）、羧甲基纤维素钠（CMC-Na）、羟乙基纤维素（HEC）、羟丙基纤维素（HPC）等纤维素衍生物；聚羧乙烯（商品名为卡波普）、聚乙烯醇（PVA）等乙烯聚合物；海藻酸盐、西黄蓍胶、明胶等天然高分子化合物；壳聚糖、琼脂、半乳糖、甘露聚糖等糖类。

（2）释药机制：亲水性凝胶骨架片中药物的释放可归纳为以下三个阶段：①亲水性凝胶骨架片表面被消化液润湿，逐渐溶胀形成表面凝胶层，凝胶层中药物溶出。②消化液不断向凝胶骨架片内部渗入，凝胶层增厚，药物释放受到阻滞，且凝胶外缘逐渐溶蚀。③水分完全渗入片芯，载体材料全部转变为凝胶形式，外缘继续溶蚀直至溶蚀完全，药物全部释放。亲水性凝胶骨架片的释药速率表现为先快后慢，最后可完全溶蚀、溶解，如图 16-2 所示。

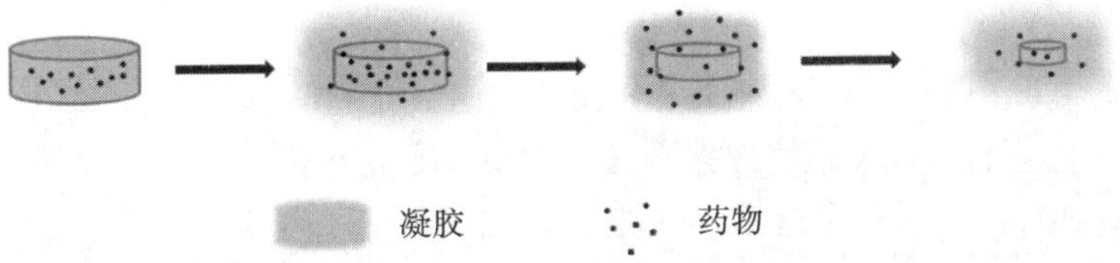

图 16-2　凝胶骨架片释药示意图

（3）影响药物释放的因素：亲水性凝胶骨架片中药物的释放速率受多种因素影响，如骨架材料的理化性质、用量，药物的理化性质和用量以及其他辅料的性质和用量等。骨架材料增多，药物的释放速率减缓。骨架材料黏度大，药物释放速率慢。骨架材料的水化速率对药物的释放也有影响。水溶性药物制备凝胶骨架片，释放机制为扩散和溶蚀作用相结合，药物释放较快。脂溶性药物制备凝胶骨架片，释放机制主要为溶蚀作用，药物释放慢。疏水性润滑剂如硬脂酸镁、滑石粉等，可使片剂表面释药速率减慢。亲水性辅料可与凝胶载体竞争片面的水分，减慢水化。难溶性药物制备凝胶骨架片，加入适量增溶剂，如吐温、SDS等，可加快药物的释放速率。

课堂互动

阿米替林缓释片（每片 50 mg）。

［处方］	阿米替林	5 g	HPMC K4M	16 g
	枸橼酸	1 g	乳糖	18 g
	硬脂酸镁	0.2 g		

［制法］ 将阿米替林和 HPMC K4M 混匀，枸橼酸溶于乙醇中作为润湿剂制备软材，制粒、干燥、整粒，加硬脂酸镁混匀，压片，即得。

问题：（1）HPMC K4M 在处方中的作用是什么？

（2）处方中枸橼酸、乳糖的作用是什么？

（3）此处方的缓释机制是什么？

2）不溶性骨架片　不溶性骨架片是以不溶于水或水溶性极小的高分子聚合物为骨架材料制成的缓释、控释制剂。

（1）载体材料：不溶性骨架片常用的载体材料有乙基纤维素（EC）、聚乙烯（PE）、聚丙烯（PP）、聚硅氧烷、乙烯-醋酸乙烯共聚物（EVA）、聚甲基丙烯酸甲酯、交联聚乙烯吡咯烷酮（PVPP）等。

（2）释药机制：不溶性骨架片的释药过程可分为三步：消化液渗入骨架孔道，药物溶解，药物从骨架孔道中扩散释放。不溶性骨架在整个过程中均不崩解，最终随粪便以完整形态排出体外，如图 16-3 所示。

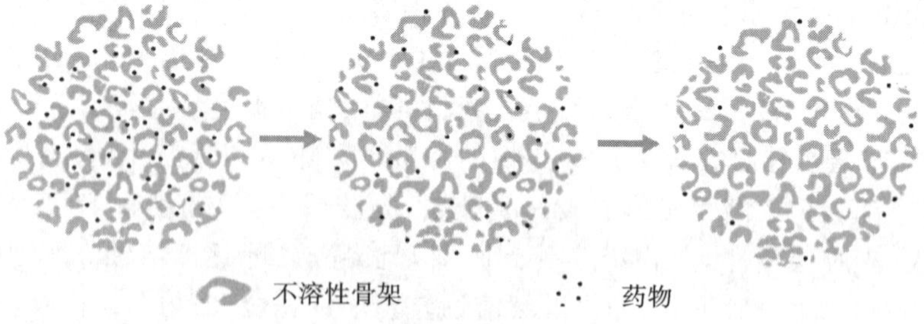

图 16-3　不溶性骨架片释药示意图

课堂互动

张先生被诊断为 2 型糖尿病，医师开出处方格列吡嗪控释片（5 mg），每日 1 片。张先生在次日的大便中发现完整药片，担心药物存在质量问题，再次找医师咨询。医师告知张先生该制剂不存在质量问题，也不属于用药错误和误区。请问这是为什么？

（3）影响药物释放的因素：不溶性骨架片的释药速率主要与药物的溶解度，骨架片的孔隙率、孔径和弯曲程度有关，受胃肠蠕动、pH、消化液中电解质和酶的影响较小。一般难溶性药物从骨架中释放过慢，不适宜制备不溶性骨架片。药物剂量较大时，可能出现释药不完全的现象，所有大剂量药物也不适宜制备不溶性骨架片。另外，可加入调节释药速率的辅料，如氯化钠、氯化钾、蔗糖、乳糖等。

3）蜡质骨架片　蜡质骨架片也叫溶蚀性骨架片，是由药物与不溶解但可溶蚀的蜡质材料制成的骨架型缓释、控释制剂。

（1）载体材料：常用的蜡质材料主要有巴西棕榈蜡、蜂蜡、鲸蜡等天然蜡质；硬质醇、鲸蜡醇等脂肪醇；硬脂酸、单硬脂酸甘油酯、氢化蓖麻油、聚乙二醇单硬脂酸酯、蔗糖酯、甘油三酯等脂肪酸及其酯类。此类材料熔点较低，制备时易出现熔融现象，常与亲水性凝胶骨架材料联合使用。

（2）释药机制：蜡质骨架片的释药机制主要为溶蚀作用。蜡质材料为疏水性物质，不能被消化液溶胀、溶解，但可被消化液降解、溶蚀，并逐渐分散为小团块，从而释放药物。骨架的释药面积随时间推移而逐渐变化，一般呈一级释药速率过程，如图 16-4 所示。

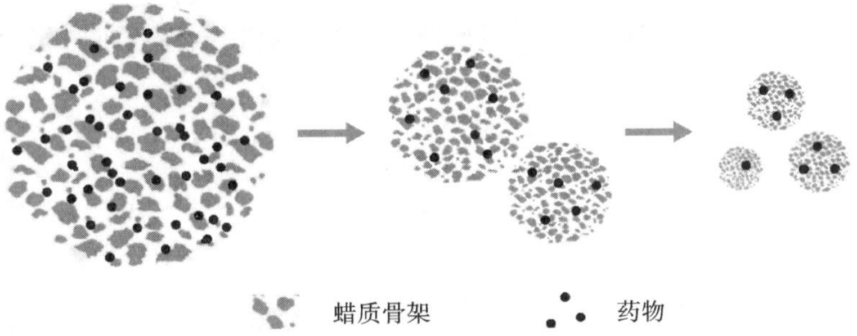

图 16-4　蜡质骨架片释药示意图

（3）影响药物释放的因素：蜡质骨架片中药物的释放速率受多种因素影响，如骨架材料的理化性质、用量，药物的理化性质和用量以及其他辅料的性质和用量等。蜡质骨架片的疏水特性可能会造成释药过缓或不完全，可加制孔剂加快药物的释放速率。常用的制孔剂有表面活性剂、甘油、氯化钠和蔗糖等。另外，消化道的 pH 和酶可影响脂肪酸酯类骨架材料的水解，进而影响药物的释放。

2. 膜控型缓释、控释制剂　膜控型缓释、控释制剂是利用一种或多种包衣材料对颗粒、片剂或小丸等进行包衣，通过调节包衣膜种类和厚度等，调节药物的释放实现缓释和控释目的的制剂。包衣膜通常为半透膜或微孔膜，药物释放的动力来自膜两侧的渗透压差，或者药物分子在膜内外的扩散行为。包衣膜除含有成膜材料外，一般还需添加增塑剂、制孔剂、抗黏剂、遮光剂、着色剂和溶剂等。

1）包衣膜的处方组成

（1）成膜材料：包衣膜的成膜材料主要有不溶性、胃溶性和肠溶性三类。不溶性成膜材料在水中既不溶解也不溶胀，其中醋酸纤维素（CA）、乙基纤维素（EC）和丙烯酸树脂较为常用；胃溶性成膜材料主要有羟丙甲纤维素（HPMC）、羟丙基纤维素（HPC）和甲基纤维素（MC）等；肠溶性成膜材料在胃中不溶，进入十二指肠后很容易溶解，主要有醋酸纤维素钛酸酯（CAP）、聚乙烯醇钛酸酯（PVAP）、醋酸纤维素苯三酸酯（CAT）等。

（2）增塑剂：一般单独使用成膜材料形成的衣膜机械性能差，脆性大，易断裂，故常在包衣液中加入提高衣膜强度和柔韧性的增塑剂。纤维素类成膜材料可使用甘油、丙二醇、PEG 等作为增塑剂；脂肪族聚合物类包衣材料可使用椰子油、蓖麻油、玉米油等作为增塑剂。

(3) 制孔剂：醋酸纤维素、乙基纤维素等包衣材料对水分和药物的通透性差，无法满足释药需求，通常在包衣液中加入水溶性物质作为制孔剂，以提高药物的释放速率。常用的制孔剂有PEG、PVP、蔗糖、糊精等。

(4) 抗黏剂：在包衣液中加入少量具有润滑性的抗黏剂，可有效防止包衣过程的粘连、结块等问题，常用的抗黏剂为滑石粉、硬脂酸镁和二氧化硅。

2）释药机制　膜控型缓释、控释制剂一般采用微孔膜包衣，水分子可自由通过，溶质分子以扩散的方式通过，药物的释放速率符合 Fick's 第一定律。

$$\frac{\mathrm{d}M}{\mathrm{d}t}=\frac{ADK\Delta C}{L} \tag{16-1}$$

式中：$\mathrm{d}M/\mathrm{d}t$ 为释药速率；A 为释药面积，即包衣膜的表面积；D 为扩散系数；K 为药物在膜与片芯之间的分配系数；L 为膜厚度，ΔC 为药物在膜内外的浓度差。若式(16-1)中，A、D、K、L、ΔC 保持恒定，则释药速率恒定，释药过程为零级速率过程。释药过程中，上述参数很难全部恒定不变。

若微孔膜中含有制孔剂，药物可通过制孔剂产生的孔道扩散释放，此时药物的释放速率可表示为

$$\frac{\mathrm{d}M}{\mathrm{d}t}=\frac{AD\Delta C}{L} \tag{16-2}$$

式中各项参数的意义同式(16-1)，缺少分配系数 K 项，药物的释放更易达到或接近零级速率过程。

3）分类

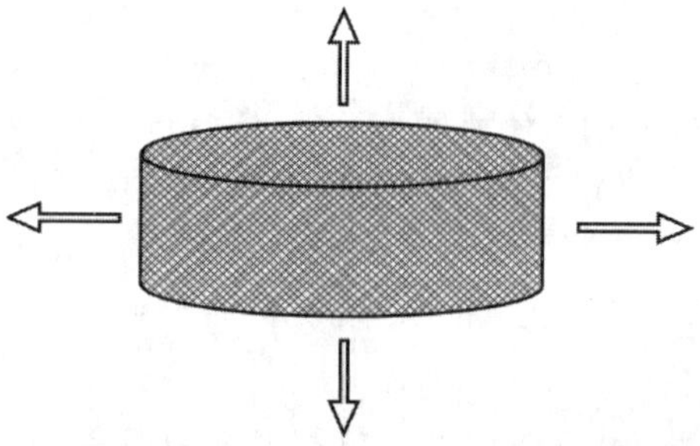

图 16-5　微孔膜包衣片结构示意图

(1) 微孔膜包衣片：微孔膜包衣片使用不溶性包衣材料加少量制孔剂作为包衣液，对普通片剂进行包衣。一般要求主药的水溶性较好，具有较快的溶出速率，制剂的释药速率完全由微孔包衣膜控制。微孔包衣膜中的制孔剂在消化液的作用下溶解，在膜上形成无数微小孔道，如图 16-5 所示。消化液通过孔道进入片芯溶解药物，膜内药物浓度及渗透压升高，溶解的药物受膜内外浓度梯度和渗透压作用，通过孔道扩散至膜外。膜内药物浓度维持在近饱和状态，膜外为漏槽条件，药物浓度较小，膜内外药物浓度差保持恒定，释药速率则为零级或接近零级速率过程。

(2) 肠溶膜控释片：对素片进行肠溶膜包衣，利用包衣膜在肠液中溶解的特性实现药物的缓释、控释。同时可在肠溶膜外包含药糖衣，此部分在胃中释放药物，起速效作用。

(3) 膜控释小丸：首先制成丸芯，直径一般为 1～2.5 mm。将丸芯进行控释膜包衣，后装入硬胶囊使用。丸芯由药物、稀释剂、黏合剂、崩解剂等组成。可选择的控释膜种类有亲水薄膜衣、不溶性薄膜衣、胃溶性薄膜衣、肠溶性薄膜衣、微孔膜包衣等。

(4) 膜控释小片：将药物和辅料按常规方法压制成小片，直径为 2～3 mm，通过缓释膜包衣后装入硬胶囊。同一胶囊可装入不同释药速率的膜控释小片，同时起到速效与长效的作用。膜控释小片生产工艺简单，易于进行质量控制。

3. 渗透泵型控释制剂　渗透泵型控释制剂(OROS)是一种口服控释给药系统，一般以片剂的形式应用，主要由药物、半透膜材料、渗透压活性物质和推动剂组成。渗透泵片利用半透性聚

合物衣膜对片芯进行包衣，用激光在薄膜衣层开一个或多个大小适宜的释药小孔，口服后消化液中的水分通过半透膜进入片芯，使内部药物溶解为饱和溶液，渗透压活性物质溶解，使膜内溶液呈高渗状态，膜内外的渗透压差使水分持续进入片芯内部，从而使药物溶液从小孔渗出。渗透泵型控释制剂释药方式独特，释药速率平稳，是目前口服缓释、控释制剂中最理想的一类制剂，国内外已有多种渗透泵片上市，如硝苯地平控释片、硫酸沙丁胺醇控释片、氢吗啡酮控释片、维拉帕米控释片、格列吡嗪控释片等。

1）渗透泵片的处方组成　渗透泵片主要由渗透压活性物质、半透膜和助推剂组成。渗透压活性物质是渗透泵片释药动力的来源，其性质和用量直接影响释药的时间长短。常用的渗透压活性物质有氯化钠、乳糖、果糖、葡萄糖、甘露醇等。半透膜是一种在消化液中不溶解的成膜聚合物，水分子可自由通过，溶质分子不能通过。常用的半透膜材料有醋酸纤维素、乙基纤维素、二棕榈酸纤维素、乙烯-醋酸乙烯共聚物等。助推剂是一类可吸水膨胀的物质，膨胀后将药物从小孔推出。常用的助推剂有分子量为 3 万～500 万的聚羟甲基丙烯酸烷基酯、分子量为 1 万～36 万的聚维酮和聚环氧乙烷等。另外，渗透泵片根据需要还可加入黏合剂、助悬剂、润湿剂和润滑剂等。

2）释药机制　渗透泵型控释制剂是以渗透压为驱动力的控释给药系统。水通过半透膜使内部药物形成饱和溶液，渗透压活性物质将膜内侧渗透压提高至胃肠道渗透压的 6～7 倍，药物在膜内外渗透压差的作用下从小孔释放。当膜内溶液为饱和状态时，药物恒速释放，符合零级释药动力学过程，遵循以下公式：

$$\frac{\mathrm{d}m}{\mathrm{d}t}=\frac{KA}{h}\cdot\Delta\pi\cdot S \tag{16-3}$$

式中：$\mathrm{d}m/\mathrm{d}t$ 为药物通过小孔的释放速率，K 为膜对水的渗透系数，$\Delta\pi$ 为膜内外渗透压差，S 为药物的溶解度(g/mL)，A 为膜的面积，h 为膜的厚度。

当渗透泵内的药量减小到饱和溶解度以下时，药物释放减慢，释药过程为非零级释药过程。

3）分类　渗透泵型控释制剂可分为单室渗透泵片、双室渗透泵片、多室渗透泵片和液态渗透泵系统，如图 16-6 所示。单室渗透泵片由水溶性药物与渗透压活性物质及其他辅料压制而成，包半透衣膜，在膜上开一个或多个小孔，结构如图 16-6(a)所示。单室渗透泵片的结构及工艺简单，适合工业生产，一般适合溶解度在 50～300 mg/mL 之间的水溶性药物。双室渗透泵片适用于难溶性药物。难溶性药物在膜内难以形成较高浓度和渗透压，需加大渗透压活性物质的用量才能维持药物的恒速释放。为了降低片重，可在片芯中加入一层推动剂，促进药物释放。这种渗透泵片又叫双层推拉型渗透泵片，上层由药物、渗透压活性物质和其他辅料组成，下层由推动剂、渗透压活性物质和其他辅料组成，双层片外包半透膜，在含药层的包衣膜上激光打孔，如图 16-6(b)所示。如需同时释放两种具有配伍禁忌的药物，可采用多室渗透泵片，制成上、下两个药室，中间用推动剂间隔，片芯外包裹半透膜，上、下衣膜各打一个释药孔，如图 16-6(c)所示，多室渗透泵片又称三层推拉型渗透泵片。液态渗透泵系统适用于液体药物，将药物包封于胶囊中，外面依次包隔离层、推动层和控释膜层，在这三层膜上打一个小孔，如图 16-6(d)所示。

4. 离子交换型缓释制剂　离子交换型缓释制剂是利用离子交换原理，将荷电药物与水不溶性离子交换树脂结合，形成具有缓释作用的递药系统。阳离子交换树脂可与有机胺类药物结合，阴离子交换树脂可与有机羧酸盐或磺酸盐交换，形成载药树脂，树脂外面还可以包衣。例如，抗组胺药美沙吡林分别与磺酸和羧酸阳离子交换树脂结合形成载药树脂，再混悬于液体介质中制备长效制剂。离子交换型缓释制剂的释药不依赖胃肠道 pH、酶活性、温度以及胃肠液的体积，而且胃肠液中离子种类和浓度相对恒定，所以载药树脂释药较易控制。

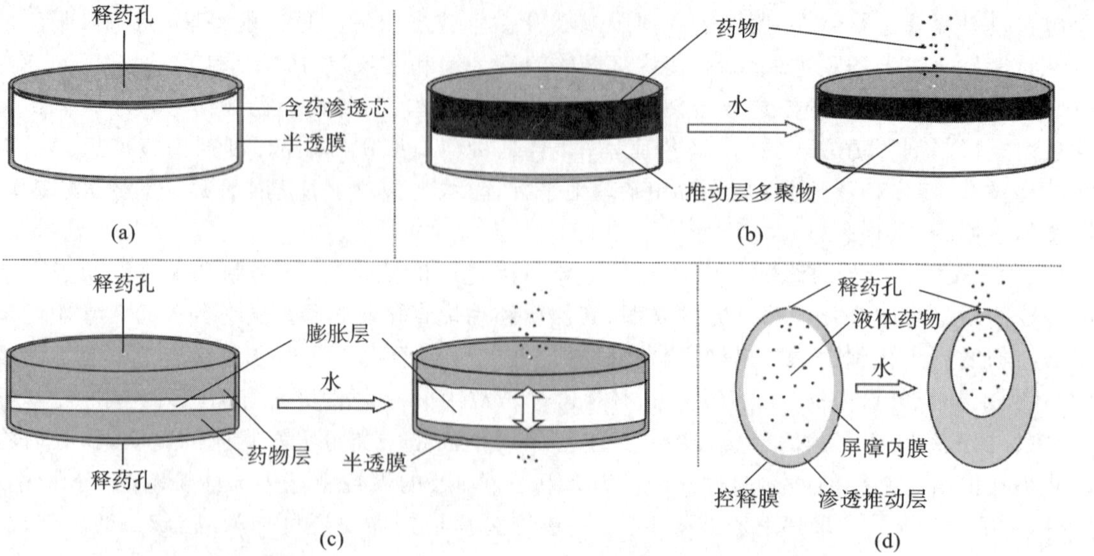

图 16-6　渗透泵片结构及释药示意图

(a)单室渗透泵片；(b)双室渗透泵片(双层推拉型渗透泵片)；
(c)多室渗透泵片(三层推拉型渗透泵片)；(d)液态渗透泵系统

(二) 缓释、控释制剂的体内、体外评价

知识链接

知识链接

按照《中国药典》(2020 年版)四部通则 9013 项下"缓释、控释和迟释制剂指导原则"规定，缓释、控释制剂的评价应进行体外释放度试验、体内试验和体内-体外相关性研究。

1. 体外释放度试验　体外释放度试验是在模拟体内消化道条件(如温度、介质的 pH、搅拌速率等)下，测定制剂的药物释放速率的试验，最后制定出合理的体外药物释放度标准，以监测产品的生产过程及对产品进行质量控制。

1) 仪器装置　除另有规定外，缓释、控释制剂的体外释放度试验可使用溶出仪进行。

2) 温度　缓释、控释制剂的体外释放度试验应将温度控制在(37±0.5)℃，模拟体温。

3) 释放介质　一般推荐选用水性介质，包括水、稀盐酸(0.001～0.1 mol/L)或 pH 3～8 的醋酸盐或磷酸盐缓冲液等；对难溶性药物通常不宜采用有机溶剂，可加适量的表面活性剂(如十二烷基硫酸钠)。释放介质的体积一般应符合漏槽条件。

4) 取样时间点　释药全过程的时间不应短于给药的间隔时间，且累积释放百分率要求在 90%以上。缓释制剂从释药曲线图中至少选出 3 个取样时间点，第一点为开始 0.5～2 h 的取样时间点，用于考察药物是否有突释；第二点为中间的取样时间点，用于确定释药特性；最后的取样时间点，用于考察释药是否基本完全。控释制剂取样点不得少于 5 个。

5) 转速　应考察不同转速对缓释、控释制剂释放行为的影响，一般不推荐过高或过低转速。

6) 释药模型的拟合　缓释制剂的释药数据可用一级方程和 Higuchi 方程等拟合。

2. 体内试验　对于缓释、控释制剂的安全性和有效性，应通过体内的药效学和药动学试验进行评价。关于药物的药动学性质，应进行单剂量和多剂量人体药动学试验，以证实制剂的缓释、控释特征符合设计要求。推荐采用药物的普通制剂(静脉用或口服溶液，或经批准的其他普通制剂)作为参考，对比其中药物释放、吸收情况，来评价缓释、控释制剂的释放、吸收情况。设

计口服缓释、控释制剂时，测定药物在肠道各段的吸收很有意义。食物的影响也应考虑在内。

药物的药效学性质应反映出在足够广泛的剂量范围内药物浓度与临床响应值(治疗效果或副作用)之间的关系。此外，应对血药浓度和临床响应值之间的平衡时间特性进行研究。如果在药物或药物的代谢物与临床响应值之间已经有很确定的关系，缓释、控释制剂的临床表现可以由血药浓度-时间关系的数据进行预测。如无法得到这些数据，则应进行临床试验和药动学-药效学试验。缓释、控释制剂进行的生物利用度与生物等效性试验，详见《中国药典》(2020 年版)四部通则 9011。

3. 体内-体外相关性 《中国药典》(2020 年版)四部通则 9013 规定，缓释、控释制剂的体内-体外相关性，是指体内吸收相的吸收曲线与体外释放曲线之间对应的各个时间点回归，得到直线回归方程的相关系数符合要求，即可认为具有相关性。

1) 体内-体外相关性的建立

(1) 基于体外累积释放百分率-时间的体外释放曲线：如果缓释、控释制剂的释放行为随体外释放度试验条件(如装置的类型，介质的种类和浓度等)变化而变化，就应该另外再制备两种供试品(一种比原制剂释放更慢，另一种更快)，研究影响其释放快慢的体外释放度试验条件，并按体外释放度试验的最佳条件，得到基于体外累积释放百分率-时间的体外释放曲线。

(2) 基于体内吸收百分率-时间的体内吸收曲线：根据单剂量交叉试验所得血药浓度-时间曲线的数据，对体内吸收符合单室模型的药物，可获得基于体内吸收百分率-时间的体内吸收曲线，体内任一时间药物的吸收百分率(F_a)可按 Wagner-Nelson 方程计算。

$$F_a=(C_t+k\mathrm{AUC}_{0\sim t})/(k\mathrm{AUC}_{0\sim\infty})\times 100\% \qquad (16\text{-}4)$$

式中：C_t 为 t 时间的血药浓度；k 是由普通制剂求得的消除速率常数。

2) 体内-体外相关性检验 当药物释放为体内药物吸收的限速因素时，可利用线性最小二乘法回归原理，将同批供试品体外释放曲线和体内吸收相吸收曲线上对应的各个时间点的释放百分率和吸收百分率进行回归，得直线回归方程。如直线的相关系数大于临界相关系数($P<0.001$)，可确定体内-体外相关。

三、缓释、控释制剂的处方和制备工艺

(一) 缓释制剂的制备

1. 亲水性凝胶骨架片的制备 亲水性凝胶骨架片的制备与传统片剂的制备方法相似，主要采用粉末直接压片法和湿法制粒压片法。

1) 粉末直接压片法 将主药和凝胶载体材料及其他辅料混合均匀后直接压片。本法对物料要求高，药物粉末需要具有适宜的粒度、结晶形态和良好的可压性，辅料需要有适宜的黏结性、流动性和可压性。一般亲水性凝胶骨架材料的可压性较好，其中羟丙甲纤维素(HPMC)具有较好的流动性，应用较多。对湿热敏感的药物可采用此法制备。

2) 湿法制粒压片法 将主药和凝胶载体材料及其他辅料混合均匀，以适当的润湿剂或黏合剂制软材，挤压过筛制得湿颗粒，干燥、整粒后加润滑剂压片，即得。所用润湿剂主要有水、醇，以及水和醇的混合物，所用黏合剂一般为 HPMC 水溶液，根据需要也可使用乙基纤维素(EC)醇溶液或丙烯酸树脂醇溶液。由于凝胶骨架材料吸收后黏度增大，容易结块，不容易过筛制粒，因此常用 60%～95%的乙醇溶液作为润湿剂。

例 1：盐酸地尔硫䓬缓释片(每片 120 mg)

[处方] 盐酸地尔硫䓬 60 g HPMC 72 g EC 19 g 乳糖 7.5 g 海藻酸钠 1.5 g 15% PVP K30 乙醇溶液适量

[制法] 将盐酸地尔硫䓬、HPMC、EC、乳糖、海藻酸钠分别过100目筛，按处方量称取后混合均匀，用适量15% PVP K30乙醇溶液润湿，制软材，过18目筛制粒，干燥，整粒，压片，即得，控制片剂硬度为9～11 kgf，共制成500片。

[注解] 以HPMC为凝胶骨架材料，加入疏水性辅料EC，能够使形成的凝胶骨架维持较长时间，还可调节药物从骨架中释放的速率。以乳糖和海藻酸钠为填充剂，可调节释药速率和片重。药物的释放基本符合一级动力学过程。

[临床适应证] 本品的适应证为冠状动脉痉挛引起的心绞痛和劳力型心绞痛，高血压，肥厚性心肌病。

例2:卡托普利亲水性凝胶骨架片(每片25 mg)

[处方] 卡托普利25 g HPMC K4M 60 g 乳糖15 g 硬脂酸镁适量

[制法] 将主药和辅料分别过80目筛，按处方量称取，以等量递加法初混，再过80目筛3次，充分混匀，随后粉末直接压片，即得，共制成1000片。

[注解] 随着凝胶骨架材料HPMC K4M的增加，药物释放速率逐渐减缓。HPMC K4M用量超过30%后，药物形成连续的凝胶层，继续增加用量，缓释效果增幅不大。

[临床适应证] 用于治疗高血压时，本品可单独应用或与其他降压药合用；用于治疗心力衰竭时，本品可单独应用或与强心利尿药合用。

2. 不溶性骨架片的制备 不溶性骨架片一般采用粉末直接压片法和湿法制粒压片法。

例:甲氧氯普胺缓释片(每片20 mg)

[处方] 甲氧氯普胺10 g EC 50 g 乳糖39.5 g 硬脂酸镁0.5 g

[制法] 将主药和辅料分别过80目筛，按处方量称取，以等量递加法初混，再过80目筛3次，充分混匀，随后粉末直接压片，即得，共制成500片。

[注解] 处方中的EC为不溶性骨架材料，乳糖为填充剂和释药速率调节剂，硬脂酸镁为润滑剂。

[临床适应证] ①各种病因所致恶心、呕吐、嗳气、消化不良、胃部胀满、胃酸过多等。②反流性食管炎、胆汁反流性胃炎、功能性胃滞留、胃下垂等。③残胃排空延迟症、迷走神经切除后胃排空延缓。④糖尿病性胃轻瘫、尿毒症、硬皮病等疾病所致胃排空障碍。

3. 蜡质骨架片的制备 蜡质骨架片的制备方法主要有湿法制粒压片法、溶剂蒸发法、熔融法和热熔挤出法等。湿法制粒压片法前面已有介绍，此处不再赘述。

1）溶剂蒸发法 用适宜溶剂将药物和辅料溶解或分散，加入熔融的蜡质材料中，蒸发除去溶剂，干燥，粉碎，制成团块，再颗粒化，压片。

2）熔融法 将蜡质材料加热熔融，加入药物与辅料，混合均匀，将熔融的物料铺开冷凝，固化，粉碎，过筛，压片，即得。本法不适用于对热稳定性差的药物。

3）热熔挤出法 将药物、辅料和蜡质材料加入可逐段控温的螺杆挤出系统，所有物料在螺杆推进下前移，并逐步软化、熔融、混合、挤出，最后切割制得蜡质骨架片。此法物料混合均匀，不使用有机溶剂，机械化程度高。

例:硝酸甘油蜡质骨架片(每片2.6 mg)

[处方] 硝酸甘油2.6 g(10%乙醇溶液29.5 mL) 十六醇66 g 硬脂酸60 g 聚维酮31 g 微晶纤维素58.8 g 乳糖49.8 g 微粉硅胶5.4 g 滑石粉24.9 g 硬脂酸镁1.5 g

[制法] 将聚维酮溶于硝酸甘油乙醇溶液中，加入微粉硅胶，混匀，加十六醇与硬脂酸，60

℃水浴加热熔融。将乳糖、微晶纤维素和滑石粉混合均匀，加入上述熔融的物料中，搅拌 1 h。将黏稠的混合物摊于盘中，室温放置 20 min，待成团块后过 16 目筛制粒，30 ℃干燥，整粒，加入硬脂酸镁，混合均匀，压片，即得，共制成 1000 片。

[注解] 处方中硬脂酸、十六醇为蜡质骨架材料，聚维酮为黏合剂，微晶纤维素和乳糖为填充剂，硬脂酸镁、微粉硅胶和滑石粉为润滑剂。

[临床适应证] 主要用于冠心病的治疗及预防，也可用于降低血压或治疗充血性心力衰竭。

（二）控释制剂的制备

1. 膜控型控释制剂的制备 膜控型控释制剂的制备方法与普通薄膜包衣片相同，只需选用适宜的辅料即可。

例 1：盐酸曲马多控释片

[处方] 片芯：盐酸曲马多 50 g 预胶化淀粉 50 g 硬脂酸镁 10 g 95%乙醇溶液适量

包衣液：醋酸纤维素 2 g PEG 400 15 g 邻苯二甲酸二丁酯 30 g

[制法] 盐酸曲马多和预胶化淀粉分别过 100 目筛，等比例过筛混匀，加 95%乙醇溶液适量，制软材，过 18 目筛制粒，60 ℃干燥，整理，加硬脂酸镁适量，混匀，压片，得片芯。按照包衣液处方，以丙酮和异丙醇 4∶1 的混合溶剂配制包衣液，采用锅包衣法包衣，衣膜增重 4%，即得。

[注解] 片芯中预胶化淀粉为稀释剂，95%乙醇溶液为润湿剂，硬脂酸镁为润滑剂，包衣液中醋酸纤维素为包衣膜材料，邻苯二甲酸二丁酯为增塑剂，PEG 400 为制孔剂。

[临床适应证] 主要用于中度、重度、急性疼痛，如术后疼痛、癌症疼痛、心脏病突发性疼痛等。

例 2：茶碱微孔膜控释小片

[处方] 片芯：茶碱 100 g 硬脂酸镁 0.5 g 5%CMC-Na 浆适量

包衣液 1：乙基纤维素 22.2 g PEG 1540 11.1 g

包衣液 2：Eudragit RL100 11.1 g Eudragit RS100 22.2 g

[制法] 取茶碱，加入 5%CMC-Na 浆制软材，过筛，制粒，干燥，整理，加入 0.5 g 硬脂酸镁，混匀，压制成直径 3 mm 的小片。分别用两种不同的包衣液包衣。包衣液 1 由乙基纤维素和 PEG 1540 以 2∶1 的比例混合，然后用异丙醇和丙酮为混合溶剂溶解制得；包衣液 2 由 Eudragit RL100 和 Eudragit RS100 以 1∶2 的比例混合制得。最后将 20 片包衣小片装入同一硬胶囊中，即得。

[注解] 片芯中 5%CMC-Na 浆为黏合剂，硬脂酸镁为润滑剂，包衣液 1 中乙基纤维素为不溶性薄膜衣材料，PEG 1540 为制孔剂。包衣液 2 中 Eudragit RL100 和 Eudragit RS100 均为水不溶性薄膜衣材料。

[临床适应证] 主要用于治疗支气管哮喘、心脏性哮喘、肺气肿、慢性支气管炎等；也可用于心源性、肾性水肿的利尿消肿。

2. 渗透泵型控释制剂的制备 单室渗透泵片的制备工艺与普通薄膜包衣片的制备工艺相似。将药物、渗透压活性物质、黏合剂和填充剂等混合均匀，制粒，干燥，整粒，压制片芯，包衣即得。双室渗透泵片的制备主要涉及二次压片。首先将药物与适宜的辅料压制成含药层，然后将推动剂加在含药层上面，进行二次压片，制成双层片。选用适宜的薄膜材料进行包衣，最后在含药层一侧的薄膜衣上打孔。

例 1：复方盐酸伪麻黄碱/马来酸溴苯那敏单层渗透泵片

［处方］ 片芯：盐酸伪麻黄碱 12 g　HPMC K15M 13 g　马来酸溴苯那敏 0.8 g　微晶纤维素 4 g　硬脂酸镁 0.2 g

包衣液：醋酸纤维素 30 g　PEG 4000 3 g

包衣溶媒：丙酮：水(97：3) 1000 mL

［制法］ 片芯的制备：将盐酸伪麻黄碱、马来酸溴苯那敏、HPMC K15M 和微晶纤维素过 80 目筛，称取处方量，等量递加混合均匀，加入 95%乙醇溶液制软材，制粒，40 ℃烘干，整粒，加入硬脂酸镁混合均匀，压片，即得片芯。包衣液的制备：取醋酸纤维素溶于丙酮中，加入 PEG 4000，溶解即得包衣液。包衣：将片芯放入包衣锅中，用上述制备的包衣液进行包衣，40 ℃干燥 24 h。激光打孔：在包衣后的片剂衣膜上打直径为 0.5 mm 的释药孔。

［注解］ 盐酸伪麻黄碱和马来酸溴苯那敏溶解后产生高渗透压环境；HPMC K15M 作为渗透泵片的助推剂，遇水膨胀，产生推动力将药物推出释药小孔；微晶纤维素可以调节释药速率；醋酸纤维素为半透膜包衣材料；PEG 4000 在衣膜中用作增塑剂和制孔剂。

［临床适应证］ 本品主要用于减轻普通感冒和流行性感冒引起的上呼吸道症状，以及鼻窦炎、花粉病引起的各种症状，特别适合用于缓解上述疾病的早期临床症状，如打喷嚏、流鼻涕、鼻塞等。

例 2：硝苯地平双室渗透泵片

［处方］ 片芯：硝苯地平 100 g　聚环氧乙烷(分子量为 20 万) 355 g　HPMC 25 g　氯化钾 10 g　乙醇 250 mL　异丙醇 250 mL　硬脂酸镁 10 g

助推层：氯化钠 72.5 g　聚环氧乙烷(分子量为 500 万) 170 g　甲醇 250 mL　异丙醇 150 mL　硬脂酸镁适量

包衣液：醋酸纤维素(乙酰基值 39.8%) 95 g　PEG 4000 5 g　三氯甲烷 1960 mL　甲醇 820 mL

［制法］ 片芯含药层的制备：取硝苯地平、聚环氧乙烷(分子量为 20 万)、HPMC、氯化钾置于混合器中，混合 20 min，用乙醇-异丙醇混合溶剂(1：1)50 mL 喷于搅拌下的辅料中，然后缓慢喷入剩余溶剂继续搅拌 20 min，过 16 目筛制粒，湿颗粒在室温下干燥 24 h，加硬脂酸镁混匀，压片。助推层的制备：取氯化钠、聚环氧乙烷(分子量为 500 万)置于混合器中，混合 20 min，用甲醇-异丙醇(5：3)25 mL 喷于搅拌下的辅料中，然后缓慢喷入剩余溶剂继续搅拌 20 min，过 16 目筛制粒，湿颗粒在室温下干燥 24 h，加硬脂酸镁混匀，取此颗粒与上述含药片芯共同压制成双层片剂。包衣：将醋酸纤维素和 PEG 4000 加入三氯甲烷和甲醇的混合溶剂中，溶解后进行流化床包衣。激光打孔：取包衣后的片剂，在含药层一侧用激光打孔机打孔。

［注解］ 片芯中聚环氧乙烷(分子量为 20 万)为填充剂和助推剂；HPMC 为填充剂和黏合剂；氯化钾为渗透压调节剂；硬脂酸镁为润滑剂。助推层中聚环氧乙烷(分子量为 500 万)为助推剂；氯化钠为渗透压调节剂；硬脂酸镁为润滑剂。包衣液中醋酸纤维素为不溶性薄膜衣材料，PEG 4000 为制孔剂。

［临床适应证］ 本品主要用于治疗支气管哮喘、心脏性哮喘、肺气肿、慢性支气管炎等；也可用于心源性、肾性水肿的利尿消肿。

课堂互动

王先生因患高血压而长期口服硝苯地平缓释片(10 mg),血压控制良好。但近期因气温骤降,王先生感觉血压明显升高,20 点自查血压高达 180/110 mmHg,考虑加服一片药,为了使药物尽快起效,王先生自行将硝苯地平缓释片嚼碎服用,21 点自测血压降到 150/100 mmHg,22 点,王先生发现血压升至 160/110 mmHg,又嚼碎一片硝苯地平缓释片吞服。30 min 后,王先生出现头晕、恶心、心悸、胸闷,继而意识模糊,被家人送往医院抢救。请简述王先生突然发病的原因。

拓展知识

择时与定位释药制剂

一、概述

某些疾病的发作存在周期性节律变化,如心脏病患者在凌晨时血压容易升高,心率易加快;哮喘患者在深夜时容易发生呼吸困难;胃溃疡患者在夜间胃酸分泌增多,选择择时释药制剂更有益于这些疾病的治疗。口服择时释药制剂是根据人体的生物节律变化,按照生理和治疗的需要定时定量释药的一种新型给药系统。患者可在睡前服药,在疾病开始发作前释药,以提高治疗效果。口服定位释药系统(oral site-specific drug delivery system)是指口服后能将药物选择性地输送到胃肠道某一特定部位,以达到速释或缓释、控释目的的药物制剂。

二、择时释药制剂简介

(一) 脉冲式递药系统

脉冲式递药系统,是指给药后不立即释放药物,而在某种条件(如一段时间、一定 pH 或某种酶的作用)下,一次或多次释放药物的制剂。此类制剂对发病存在周期性节律变化的疾病治疗效果较为理想。

1. 包衣脉冲释药系统　对片芯或丸芯进行包衣,经过一段时间,衣膜受到破坏,药物开始释放。时滞的长短与包衣材料的性质和用量有关。衣膜控制药物释放时间的机制主要有破裂、溶蚀、膨胀、pH 敏感等。制剂核心可含有崩解剂,当衣膜溶蚀或破裂后,崩解剂可促使核心中的药物快速释放。

2. 定时脉冲塞胶囊释药系统　定时脉冲塞胶囊是在水不溶性胶囊体内装入药物,在胶囊的颈口处放置定时塞,戴水溶性胶囊帽的制剂,见图 16-7。定时塞可分为膨胀型、溶蚀型和酶降解型。当定时脉冲塞胶囊与体液接触时,水溶性胶囊帽首先溶解,定时塞遇体液可发生膨胀、溶蚀或酶降解而脱离胶囊体,使药物快速释放。膨胀型定时塞一般由亲水性凝胶组成,如羟丙基纤维素、聚氧乙烯等。溶蚀型定时塞可采用低取代羟丙基纤维素、聚维酮、聚氧乙烯等。酶降解型定时塞由底物和酶组成,如果胶和果胶酶。

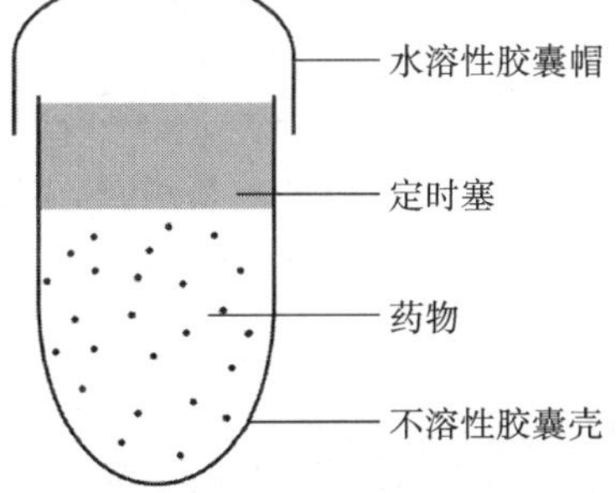

图 16-7　定时脉冲塞胶囊示意图

3. 渗透泵脉冲释药系统　渗透泵制剂本身存在时滞的特点,若自身滞留时间不够长,可通过一定厚度的迟释包衣来延长滞留时间。盐酸维拉帕米迟释型渗透泵 Covera-HS 与普通渗透泵片相比，在片芯和半透膜之间增加了一层迟释包衣。服药后，消化液中的水通过外层半透膜进入药片内，迟释层缓慢溶解，随后水进入片芯，药物通过小孔恒速释放。患者睡前服药，凌晨药物开始释放，服药后 11 h 血药浓度达峰值，于患者睡醒体内儿茶酚胺水平增高时发挥较佳疗效。

（二）胃定位释药制剂

胃定位释药制剂是利用制剂的物理性质和胃部生理特征，延长制剂在胃内滞留时间的递药系统。胃定位释药制剂可提高药物对胃、十二指肠等局部疾病的疗效；延长滞留时间，使药物吸收更加充分；提高在肠道内不稳定的制剂的生物利用度；促进弱酸性药物和在十二指肠内主动转运的药物的吸收。胃定位释药制剂主要包括胃漂浮递药系统、胃黏附递药系统、胃膨胀递药系统、磁导向定位递药系统。

（三）肠溶制剂

肠溶制剂属于口服定位释药系统，也是迟释制剂的一种，肠溶制剂可通过肠溶包衣和肠溶胶囊实现。

（四）结肠定位制剂

结肠定位制剂是指在胃肠道上部基本不释放、在结肠内大部分或全部释放的制剂。结肠定位制剂可提高结肠局部药物浓度，对某些药物可提高疗效，降低毒副作用；结肠部位酶活性低，可减少多肽、蛋白质等药物的降解，有利于该类药物的吸收；减少或避免首过效应。结肠定位制剂按照释药原理可分为时间控制型、pH 敏感型、生物降解型、压力控制型等。

项目小结

教学提纲		主要内容简述
一级	二级	
一、概述	（一）缓释、控释制剂的定义与特点	缓释、控释制剂的定义，缓释、控释制剂的优缺点
	（二）缓释、控释制剂的设计	药物的理化性质，药物的生物药剂学与药动学性质，药物的药效学性质，药物的设计要求
二、缓释、控释制剂的释药方法和评价	（一）缓释、控释制剂的释药原理和方法	骨架型缓释、控释制剂，膜控型缓释、控释制剂，渗透泵型控释制剂，离子交换型缓释制剂
	（二）缓释、控释制剂的体内、体外评价	体外释放度试验，体内试验，体内-体外相关性
三、缓释、控释制剂的处方和制备工艺	（一）缓释制剂的制备	亲水性凝胶骨架片的制备，不溶性骨架片的制备，蜡质骨架片的制备
	（二）控释制剂的制备	膜控型控释制剂的制备，渗透泵型控释制剂的制备

达标检测题

一、单项选择题

参考答案

1. 可用于制备亲水性凝胶骨架片的材料为(　　)。

A. 单棕榈酸甘油酯　B. 聚乙二醇 6000
C. 甲基纤维素　D. 甘油
E. 乙基纤维素

2. 可用于制备溶蚀性骨架片的材料为(　　)。

A. 单棕榈酸甘油酯　B. 聚乙二醇 6000　C. 甲基纤维素
D. 甘油　E. 乙基纤维素

3. 骨架型缓释制剂为(　　)。

A. 蜡质骨架片　B. 渗透泵片　C. 微囊
D. 脂质体　E. 微孔膜包衣片

4. 渗透泵型控释制剂为(　　)。

A. 蜡质骨架片　B. 渗透泵片　C. 微囊
D. 脂质体　E. 微孔膜包衣片

5. 用脂肪或蜡类物质为骨架制成的片剂为(　　)。

A. 不溶性骨架片　B. 亲水性凝胶骨架片　C. 阴道环
D. 溶蚀性骨架片　E. 渗透泵片

6. 用乙基纤维素、醋酸纤维素包衣的片剂，片面用激光打一个孔的片剂是(　　)。

A. 不溶性骨架片　B. 亲水性凝胶骨架片　C. 阴道环
D. 溶蚀性骨架片　E. 渗透泵片

7. 渗透泵型控释制剂的半透膜材料是(　　)。

A. 硬脂酸镁　B. 醋酸纤维素　C. 聚山梨酯　D. 氯化钠　E. 淀粉

8. 渗透泵型控释制剂的渗透压活性物质是(　　)。

A. 硬脂酸镁　B. 醋酸纤维素　C. 聚山梨酯　D. 氯化钠　E. 淀粉

9. 若药物可在胃、小肠内被机体吸收，在大肠内也有一定吸收，可考虑制成多少时间服一次的缓控释制剂？(　　)

A. 8 h　B. 6 h　C. 24 h　D. 48 h　E. 36 h

10. 测定缓释、控释制剂释放度时，至少应测定几个取样点？(　　)

A. 1 个　B. 2 个　C. 3 个　D. 4 个　E. 5 个

11. 对缓释、控释制剂的叙述，下列选项中错误的是(　　)。

A. 可克服普通制剂给药产生的峰谷现象
B. 控释制剂可实现恒速或接近恒速释放药物
C. 可以灵活调整给药方案
D. 设备和工艺比常规制剂复杂，成本较高
E. 广义地讲，靶向制剂、肠溶制剂、速皮吸收制剂都属于缓释、控释制剂范畴

12. 下列制备缓释、控释制剂的工艺中，基于降低溶出速率而设计的是(　　)。

A. 制成包衣小丸或包衣片剂　B. 制成微囊

C. 与高分子化合物生成难溶性盐或酯

D. 制成不溶性骨架片　　E. 制成植入剂

13. 关于缓释、控释制剂的叙述，下列选项中错误的是（　　）。

A. 缓释、控释制剂的相对生物利用度应为普通制剂的 80%～120%

B. 缓释、控释制剂的生物利用度应高于普通制剂

C. 缓释、控释制剂的峰谷浓度比应小于或等于普通制剂

D. 半衰期短、治疗指数小的药物可制成 12 h 口服一次的缓释、控释制剂

E. 缓释、控释制剂中起缓释作用的辅料包括阻滞剂、骨架材料和增黏剂

14. 制备口服长效制剂时，不可（　　）。

A. 制成微囊　　B. 将蜡类作为基质做成溶蚀性骨架片

C. 将 PEG 类作为基质制备固体分散体　　D. 将不溶性材料作为骨架制备片剂

E. 将 EC 包衣制成微丸，装入胶囊

15. 设计缓释、控释制剂对药物溶解度的要求一般为（　　）。

A. 大于 0.01 mg/mL　　B. 大于 0.1 mg/mL

C. 大于 1.0 mg/mL　　D. 大于 10 mg/mL　　E. 无要求

二、配伍选择题

题 1～4

A. 大豆磷脂　　B. 乙基纤维素　　C. 甲基纤维素

D. 单硬脂酸甘油酯　　E. 明胶

1. 可用于制备脂质体的是（　　）。

2. 可用于制备微囊的是（　　）。

3. 可用于制备亲水性凝胶骨架片的是（　　）。

4. 可用于制备溶蚀性骨架片的是（　　）。

题 5～8

A. 控制溶蚀作用的原理　　B. 控制扩散作用的原理

C. 控制溶蚀与扩散作用相结合的原理

D. 渗透泵原理　　E. 离子交换作用的原理

5. 由药物、半透膜材料、渗透压活性物质和推动剂等组成的片剂的释药原理是（　　）。

6. 由载药离子交换树脂制成的片剂的释药原理是（　　）。

7. 溶蚀性骨架片的释药原理是（　　）。

8. 水不溶性骨架片的释药原理是（　　）。

三、多项选择题

1. 有关口服控释片的解释，下列选项中正确的是（　　）。

A. 口服后，应缓慢恒速或接近恒速释放药物

B. 每 24 h 用药次数应不大于 2 次

C. 应控制释放度

D. 必须进行崩解时限检查

E. 应进行溶出度检查

2. 以减少溶出速率为主要原理的缓释制剂的制备工艺有（　　）。

A. 制成溶解度小的酯和盐　　B. 控制粒子大小　　C. 溶剂化

D. 将药物包藏于溶蚀性骨架中　E. 将药物包藏于亲水性胶体物质中

3. 口服缓释制剂可采用的制备方法有(　　)。

A. 增大水溶性药物的粒径　　B. 与高分子化合物生成难溶性盐

C. 包衣　　D. 微囊化

E. 将药物包藏于溶蚀性骨架中

4. 关于缓释、控释制剂的叙述，错误的是(　　)。

A. 生物半衰期很长的药物(大于 24 h)，一般没有太大的必要做成口服缓释、控释制剂

B. 某种药物可与羟丙甲纤维素制成片剂，延缓药物释放

C. 维生素 B_2 可制成不溶性骨架片，提高维生素 B_2 在小肠的吸收度

D. 为了减少给药次数，抗生素常制成缓释、控释制剂

E. 为了安全，减少普通制剂给药时产生的峰谷现象，作用剧烈的药物可制成缓释、控释制剂

5. 缓释、控释制剂的辅料有(　　)。

A. 阻滞剂　　B. 骨架材料　　C. 增黏剂　　D. 助悬剂　　E. 乳化剂

(高亚男)

项目十七

经皮给药制剂

扫码
看 PPT

学习目标

理论知识

掌握：经皮给药制剂的定义、特点、类型和组成；药物透皮吸收的影响因素；常用的渗透促进剂。

熟悉：经皮给药制剂的质量评价方法和基本制备方法。

了解：促进药物透皮吸收的新技术和新方法。

专业技能

能进行经皮给药制剂典型处方分析。

能根据经皮给药制剂特点、临床应用与注意事项合理指导用药。

会设计经皮给药制剂的生产工艺流程。

职业素养

能够在进行经皮给药制剂工作时，树立安全、节约、服务患者的意识；营造规范、整洁、有序的工作环境。

一、概述

（一）经皮给药制剂的定义与特点

经皮给药制剂（TDDS）是指通过完整皮肤给药，药物穿过角质层，进入真皮或皮下组织发挥局部治疗作用，或经皮下毛细血管、淋巴管吸收进入体循环发挥全身治疗作用的制剂。广义上，凝胶剂、软膏剂、涂剂、涂膜剂、外用气雾剂等均属于经皮给药制剂。狭义上，经皮给药制剂主要指贴剂或贴片（patches）。本项目所述经皮给药制剂指贴剂。

与普通制剂相比，经皮给药制剂具有如下优点。

（1）避免口服给药可能存在的肝脏首过效应和胃肠道降解，药物的吸收不受胃肠道因素的影响，避免对胃肠道的副作用。硝酸甘油口服给药后约 90% 的药物被肝脏代谢，舌下给药时药效维持时间短，制备成贴剂后避免了肝脏的首过效应，药效可维持 24 h 以上。

（2）长时间维持恒定的血药浓度，避免口服或注射给药时血药浓度的峰谷现象，从而减小了毒副作用。东莨菪碱口服或注射给药，可产生疲劳、口干、视力模糊等副作用，制成贴剂后血药浓度平稳，副作用明显降低。

知识链接

（3）具有缓释作用，延长给药间隔时间，减少给药次数，能够提高患者的依从性。可乐定贴片可维持药效 1 周。

(4) 患者可自主给药,随时中断给药,使用方便。

经皮给药制剂同样存在局限性。由于皮肤的屏障作用,药物透皮吸收少且慢,只有少数药物适合制成经皮给药制剂;对皮肤有刺激性或过敏性的药物不适合制成经皮给药制剂;透皮吸收的个体差异和给药部位差异大。

(二) 经皮给药制剂的分类与组成

贴剂一般由背衬层、药物贮库层、压敏胶层和防黏保护层组成。按照结构特征可分为膜控型经皮给药制剂、聚合物骨架型经皮给药制剂和黏胶剂骨架型经皮给药制剂等类型。

1. 膜控型经皮给药制剂 膜控型经皮给药制剂主要由无渗透性的背衬层、药物贮库层、控释膜、压敏胶层和防黏保护层组成,其中压敏胶层可根据需要分散药物。根据药物的分散状态和制剂生产工艺的不同,膜控型经皮给药制剂可分为复合膜型和充填封闭型两类,如图 17-1 所示。药物贮库层为聚合物固体微粒时,一般采用复合膜型,可用涂膜复合工艺制备。药物贮库层为混悬液或凝胶时,可采用充填热合工艺制备。芬太尼透皮贴剂(多瑞吉)属于膜控型经皮给药制剂。

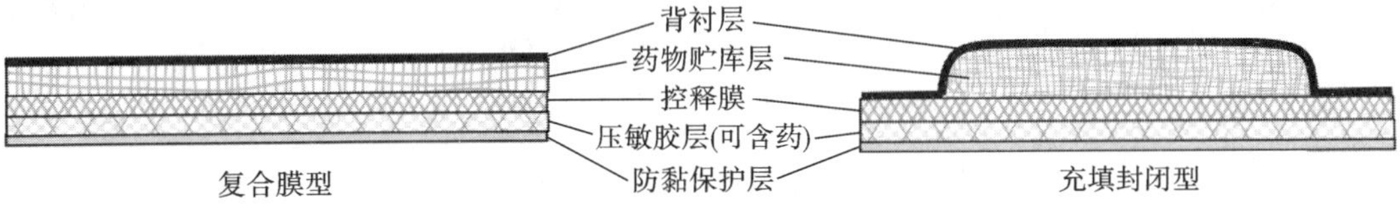

图 17-1 膜控型经皮给药制剂示意图

2. 聚合物骨架型经皮给药制剂 聚合物骨架型经皮给药制剂主要由背衬层、聚合物药物贮库层、压敏胶层和防黏保护层组成,如图 17-2 所示。药物溶解或分散在聚合物骨架中,形成聚合物药物贮库。该制剂没有控释膜,利用药物在聚合物中的扩散控制药物释放。使用时聚合物药物贮库直接与皮肤接触,四周为压敏胶。硝酸甘油贴片属于聚合物骨架型经皮给药制剂,聚合物骨架是由聚乙烯酸、聚维酮、乳糖等形成的亲水凝胶。

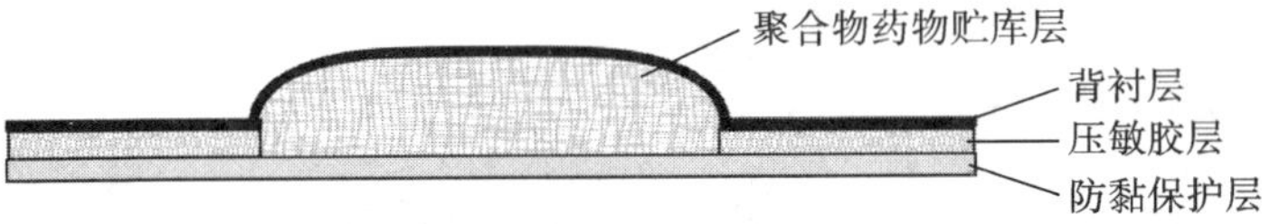

图 17-2 聚合物骨架型经皮给药制剂示意图

3. 黏胶剂骨架型经皮给药制剂 黏胶剂骨架型经皮给药制剂的结构相对简单,主要由背衬层、含药压敏胶层和防黏保护层组成,如图 17-3 所示。药物溶解或分散在压敏胶中形成药物贮库。该制剂没有控释膜,利用药物在压敏胶中的扩散控制药物释放。雌二醇贴片属于黏胶剂骨架型经皮给药制剂。

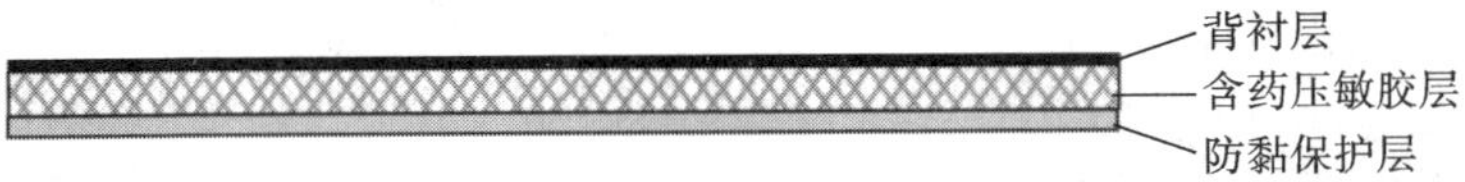

图 17-3 黏胶剂骨架型经皮给药制剂示意图

(三) 影响药物透皮吸收的因素

1. 生理因素

1) 种属 不同种属的动物皮肤角质层厚度、毛囊数、汗腺数及皮下血流情况等均不相同,导致药物透过能力差别较大。一般家兔、大鼠、小鼠和豚鼠的皮肤对药物的透过性较大,猪和猴的皮肤对药物的透过性与人体相近。

2) 皮肤状态　皮肤遭到破坏使角质层受损时,药物渗透量增大。角质细胞吸收水分后可发生膨胀,角质层致密度降低,药物渗透量提高。硬皮病、老年性角化病等疾病可增加角质层致密度,减小药物经皮透过量。

3) 皮肤部位　皮肤不同部位的角质层厚度、角质层脂质构成、附属器数量及皮下血流情况有所差异,一般渗透性顺序为阴囊>前额>背部>前臂>腹部>足底和手掌,但不尽相同。

4) 皮肤温度　药物的渗透速率随皮肤的温度升高而升高。如水杨酸在豚鼠腹部的吸收速率可因温度从 20 ℃升高到 30 ℃而提高 5 倍。

5) 其他　药物的透皮吸收速率还与年龄、性别、代谢等多种因素有关。儿童的皮肤渗透性高于老年人,女性的皮肤渗透性高于男性。皮肤内存在少量的酶,对药物的渗透吸收也存在一些影响。

2. 药物因素

1) 分子量和形状　皮肤对分子量大于 500 的药物渗透性较差,目前上市的经皮给药制剂多局限在小分子药物。药物分子的形状和立体结构对渗透性也存在较大影响,线性分子透过角质细胞间脂质双分子层的能力较非线性分子强。例如,分子量相同的正己烷和环己烷,正己烷的透皮速率要明显强于环己烷。

2) 溶解度和分配系数　皮肤的角质层是脂溶性环境,角质层下部的活性表皮是水溶性环境。基于相似相溶的原理,脂溶性药物易于通过角质层,难以通过活性表皮层,水溶性药物则相反。因此,油水分配系数适中(一般 $\lg P$ 在 1～3 之间较适宜),且在水相和油相中均有较高溶解度的药物易于透皮吸收。

3) 解离常数　分子形式的药物更易透过皮肤。多数药物为有机弱酸或有机弱碱,这些药物的解离型和非解离型占比与药物自身 pK_a 和环境 pH 有关。皮肤能耐受的 pH 一般为 5～9,可通过药物的 pK_a 调节经皮给药制剂的 pH,使分子型药物占比提高,进而促进药物的透皮吸收。

4) 熔点　低熔点的药物晶格能较小,在介质中的热力学活度大,易于透过皮肤。经皮给药制剂的药物熔点低于 200 ℃较为理想。设计制剂时,可将药物与辅料形成低共熔混合物,促进药物的透皮吸收。

5) 其他　药物分子中的氢键供体和受体,可与角质层中类脂形成氢键,阻碍药物的透皮吸收。手性药物分子的不同构型一般具有不同的皮肤透过性。

3. 剂型因素

1) 剂型　剂型对药物的释放性能影响较大,进而影响药物的透皮吸收。制剂中药物的释放速率越大,透皮吸收越快。一般半固体制剂中药物释放较快,骨架型制剂中药物释放较慢。

2) 基质　基质与药物的亲和力应适中,亲和力过大,则药物难以从基质中释放;亲和力过小,则难以达到理想的载药量。

3) pH　如前所述,经皮给药制剂的 pH 能够影响药物的解离程度,进而影响药物的透皮吸收。

4) 药物浓度　药物的透皮吸收受基质中药物浓度的影响。一定范围内,基质中的药物浓度增大,有利于药物透皮吸收。

5) 给药面积　经皮给药制剂的给药面积大,则药物透皮吸收强。但若面积过大,患者用药依从性变差。一般贴剂的面积不宜超过 60 cm^2。

6）透皮吸收促进剂　透皮吸收促进剂是经皮给药制剂的一种重要辅料，对药物的透皮吸收影响较大。加入后药物的透皮吸收速率提高，可减少给药面积和时滞。

二、经皮给药制剂的制备

（一）经皮给药制剂的高分子材料

经皮给药制剂中涉及的高分子材料主要包括控制药物释放的辅料（骨架材料或控释膜）、压敏胶、背衬材料和防黏材料。

1. 骨架材料　骨架型药物贮库一般用高分子材料作为药物载体。材料应性质稳定，对皮肤没有刺激性，对皮肤有一定的黏附性，对药物有适宜的释放速率。一般用于缓释、控释制剂的骨架材料能用于经皮给药制剂。目前常用的材料有 HPMC、PVP、PVA、聚氧硅烷、聚丙烯酸树脂等。

2. 控释膜　控释膜可控制药物从制剂中释放的速率，影响药物的透皮吸收。制备贴剂的控释膜的材料主要有乙烯-醋酸乙烯共聚物（EVA）、聚硅氧烷、聚丙烯（PP）、醋酸纤维素等。EVA 控释膜具有良好的化学稳定性和生物相容性，机械性能好，对强氧化剂、蓖麻油等油脂和高温的耐受性差，厚度一般为 50 μm。PP 控释膜具有良好的透明性、强度和耐热性，可耐受 100 ℃煮沸灭菌。

3. 压敏胶　压敏胶（pressure sensitive adhesive，PSA）是一类对压力敏感的胶黏剂，通过施加轻微压力即可实现粘贴，易剥离。贴剂需要使用压敏胶来维持药物递送系统与皮肤之间的接触。压敏胶的常见用法如下：①作为隔离层插入制剂基质和皮肤表面之间；②作为制剂基质本身的一部分；③应用于药物递送系统的外围。目前应用较多的压敏胶有聚异丁烯类、聚丙烯酸酯类、聚硅氧烷类等。

1）聚异丁烯类　一类自身具有黏性的合成橡胶。聚异丁烯的化学性质稳定，耐寒性、耐热性、耐紫外线性和抗老化性能良好。可溶于烃类有机溶剂，常用作溶液型压敏胶。因聚异丁烯的结构中缺少极性基团，与极性膜材料的黏结力差，且其内聚力较低，抗蠕变性能差，需添加适宜的增黏剂、增塑剂、填充剂等。

2）聚丙烯酸酯类　聚丙烯酸酯类压敏胶生物相容性好，皮肤黏附性优良，可与多种药物和助渗剂配伍，耐寒性和耐热性较为理想，长期存放对压敏性没有明显影响。这类压敏胶对极性膜材料的亲和性较好，对聚乙烯、聚酯等膜材润湿性较差，需添加丙二醇、丙二醇单丁醚等改善润湿性。

3）聚氧硅烷类　聚氧硅烷类压敏胶具有良好的生物相容性、化学稳定性、耐热性、耐寒性、耐水性、柔性、透气性和透湿性。软化点接近皮肤温度，与皮肤的粘贴性好。可溶于二氯甲烷、石油醚等多种有机溶剂。聚氧硅烷中的树脂成分占比增加，则压敏胶黏性降低，但易于干燥；聚氧硅烷中的二甲基硅氧烷成分占比增加，则压敏胶黏性和柔性均提高。

上述压敏胶的结构和性能见表 17-1。

表 17-1　压敏胶的结构和性能

分类	聚异丁烯类	聚丙烯酸酯类	聚氧硅烷类
结构式	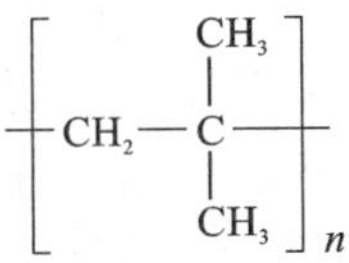	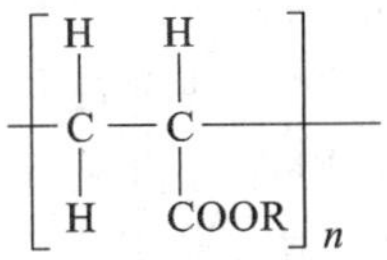	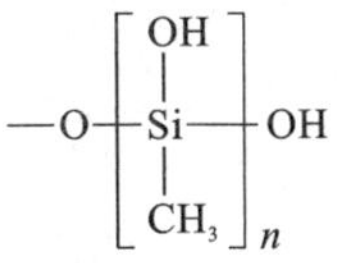

续表

分类	聚异丁烯类	聚丙烯酸酯类	聚氧硅烷类
黏附性能	易黏于非极性物质	不易黏于非极性物质	易黏于各种物质
耐溶剂性	差	好	好
对氧化和热的敏感性	敏感	不敏感	不敏感
水蒸气和氧的透过性	差	较好	好
价格	低	中	高

4. 背衬材料　背衬材料是支持药库或压敏胶等的薄膜，主要起阻隔药物、胶液、溶剂、水蒸气和光线的作用，具有良好的柔软性和拉伸强度，厚度一般为 20～50 μm。用作背衬的材料有铝箔、聚乙烯、聚丙烯、聚氯乙烯、聚酯等。常用多层复合铝箔，由铝箔与聚乙烯或聚丙烯等材料复合而成。复合膜一般具有适宜的机械强度和封闭性能，且与骨架材料或控释膜之间热合效果更好。

5. 防黏材料　主要用于保护压敏胶，使压敏胶在使用前保持完整。压敏胶与防黏材料的亲和力需低于压敏胶与骨架材料或控释膜的亲和力。常用的防黏材料主要有聚苯乙烯、聚乙烯、聚丙烯、聚碳酸酯、聚四氟乙烯等。一般需用有机硅隔离剂处理，避免与压敏胶发生黏附。也可以用石蜡或甲基硅油处理的不黏纸作为防黏材料。

（二）渗透促进剂在经皮给药制剂中的应用

渗透促进剂是指所有能够加速药物渗透穿过皮肤的物质。皮肤的屏障作用使得药物透皮吸收速率较小，应用透皮吸收促进剂是改善药物透皮吸收的首选方法。理想的渗透促进剂应无毒、无刺激性、无过敏性；应用后起效快；去除后皮肤能快速恢复正常状态；性质稳定；与药物及其他辅料无相互作用；无色、无臭、价廉等。

渗透促进剂的主要作用机制如下：可逆性改变角质层中脂质双分子层的有序排列，增加流动性；溶解角质层中的脂质，降低它对药物的扩散阻力；改变角蛋白的构象，降低它的屏障功能；提高角质层脂质对药物的溶解能力等。

常用的渗透促进剂如下：①月桂氮䓬酮；②脂肪酸、脂肪醇类，如油酸、亚油酸、月桂醇等；③表面活性剂类；④有机溶剂类，如二甲基亚砜、二甲基甲酰胺、丙二醇、乙酸乙酯、乙醇等；⑤角质保湿与软化剂，如尿素、水杨酸、吡咯酮等；⑥萜烯类，如薄荷醇、樟脑、柠檬烯、桉树脑等。

1. 月桂氮䓬酮　月桂氮䓬酮也称氮酮，商品名为 Azone。月桂氮䓬酮可与多数有机溶剂混溶，不溶于水，安全性较高，起效缓慢，维持时间长。其促渗机制为与皮肤脂质发生相互作用，提高脂质的流动性，使药物易于扩散。其对所有类型的药物都有促渗作用，对亲水性药物的促渗能力强于亲脂性药物。月桂氮䓬酮常与丙二醇、油酸等合用，常用浓度为 1%～10%。

2. 脂肪酸、脂肪醇类　脂肪酸、脂肪醇与角质细胞的细胞间脂质发生作用，增加脂质的流动性，促进药物的透皮吸收。其中，油酸应用较多，常用于阿昔洛韦、水杨酸、氢化可的松、咖啡因等药物的促渗。

3. 表面活性剂类　表面活性剂可作为药物的增溶剂、乳化剂、润湿剂或稳定剂，也可渗入皮肤改变皮肤的渗透性。非离子表面活性剂一般能增加角质层脂质的流动性，刺激性小，促渗效果较差。离子型表面活性剂与角质层的作用较强，促渗效果好，连续使用易引起皮肤红肿、干燥。常用的表面活性剂有吐温类、聚氧乙烯脂肪酸酯类和蔗糖脂肪酸酯类。

4. 二甲基亚砜及其类似物　二甲基亚砜（DMSO）可与多种有机溶剂互溶，对各种物质都有很强的溶解能力。促渗机理主要为与角质层脂质发生相互作用，增加药物的溶解度。DMSO具有皮肤刺激性和恶臭，长期大量使用具有潜在的肝损伤性和神经毒性，美国FDA已禁止DMSO在制剂中的应用。DMSO的类似物癸基甲基亚砜（DCMS）促渗性能较好，刺激性、毒性均较小。

5. 吡咯酮及其衍生物　吡咯酮及其衍生物对极性和半极性药物的促渗作用较好，浓度较高时易引起皮肤红肿、疼痛。常用的有α-吡咯酮，N-甲基吡咯酮，5-甲基吡咯酮，1,5-二甲基吡咯酮，N-乙基吡咯酮，5-羧基吡咯酮等。

（三）促进药物透皮吸收的新技术

1. 离子导入技术　离子导入技术是在皮肤上应用适当的电流，促进药物透皮吸收的一种技术（图17-4）。离子导入系统主要由电源、药物贮库系统和回流贮库系统组成。阳离子药物在阳极透过皮肤，阴离子药物在阴极透过皮肤，中性药物在电渗流的作用下也可增加经皮透过量。离子导入技术曾主要用于局部组织（如局部麻醉、局部阵痛等），随着科学技术的迅猛发展，近年来的离子导入研究已扩展到多肽、蛋白质的全身给药方面。离子导入技术可轻松实现个体化给药和程序化给药。药物的透过量与电流强度成正比，一般电流强度应控制在0.5 mA/cm^{2}以下。另外，电场持续时间、介质pH、药物解离性质、电极性质等也会影响药物的透过。离子导入给药主要经皮肤附属器官吸收，可能会对皮肤，尤其是皮肤附属器（如毛囊等）造成一定损伤。

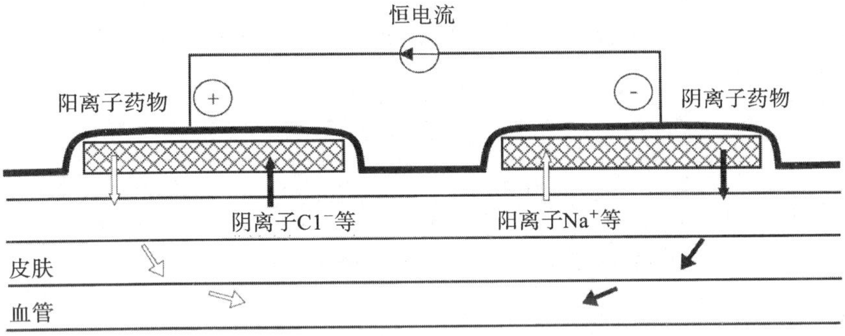

图17-4　离子导入技术原理示意图

2. 微针技术　微针又称微针阵列贴片，是一种通过微制造技术将药物制成极为精巧的微细针簇，能够穿透人皮肤的角质层或活性表皮，但又未触及神经，不会有出血和疼痛感，可持续促进药物经皮递送的装置（图17-5）。制备微针的材料主要有硅和金属，可以为实体针和空心针，药物可涂蘸在硅微针表面或者药物溶液填充于金属微针空间。应用微针时穿破角质层，越过透皮吸收的主要障碍，可显著增加药物透皮吸收量。

知识链接

3. 电致孔技术　施加瞬时高压脉冲电场于皮肤上，使角质层的脂质双分子层的定向排列发生改变，产生一个短暂的水性通道，荷电药物在电场作用下通过此通道进入体内。脉冲电场结束后，脂质双分子层重新排序为有序结构，水性通道消失，控制适宜的参数一般不会损伤皮肤。与离子导入相似，电致孔也可实现个体化给药和程序化给药，且无时滞，可应用于更为广泛的多肽和蛋白质类生物大分子药物的经皮给药。电致孔技术目前仍处于研究阶段，其临床使用安全性、渗透量等方面还有待研究。

4. 超声导入技术　超声导入是指把药物加入导声胶（如水、乳剂、油膏等）中，药物分子在超声波作用下通过皮肤被机体吸收的过程。超声波可以为脉冲形式，也可为连续形式。频率一

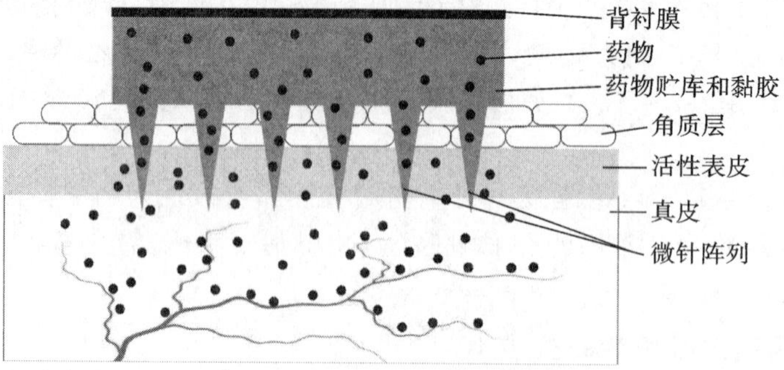

图 17-5 微针技术原理示意图

般控制在 20～100 kHz,强度一般控制在 0～4 W/cm²。高能量的超声波主要通过热效应和空化作用扰乱角质层细胞间脂质,促进药物吸收。与离子导入相比,超声导入停止后皮肤功能恢复更快,安全性更高。超声导入技术的适用范围广,不限于电离型和水溶性药物,更适合生物大分子。超声波可深入皮肤以下 5 cm,离子导入深入皮肤不超过 1 cm。影响超声导入促进药物透皮吸收的因素主要有超声波的波长、输出功率和药物的理化性质等。

(四) 经皮给药制剂的制备

经皮给药制剂的制备工艺主要有涂膜复合工艺、充填热合工艺和骨架黏合工艺。根据药物和高分子材料的性质,结合临床应用,选择适宜的制备工艺。不同经皮给药制剂的制备工艺流程见图 17-6 至图 17-9。

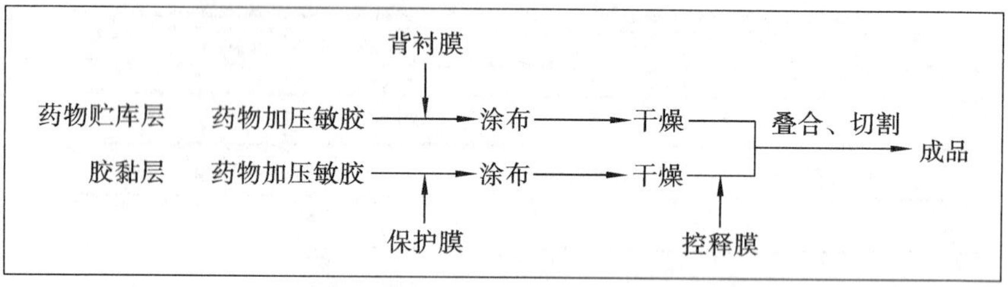

图 17-6 复合膜型经皮给药制剂的制备工艺流程

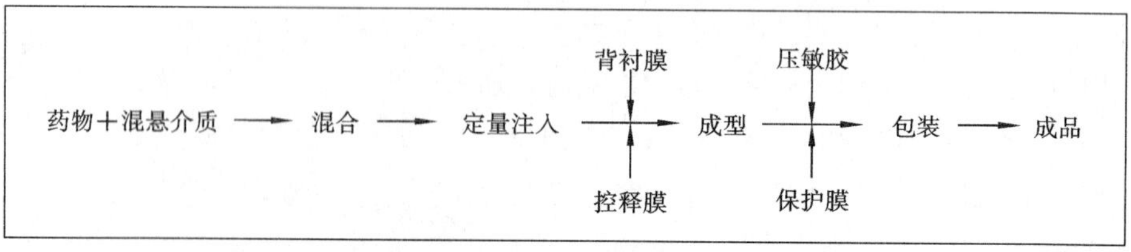

图 17-7 充填封闭型经皮给药制剂的制备工艺流程

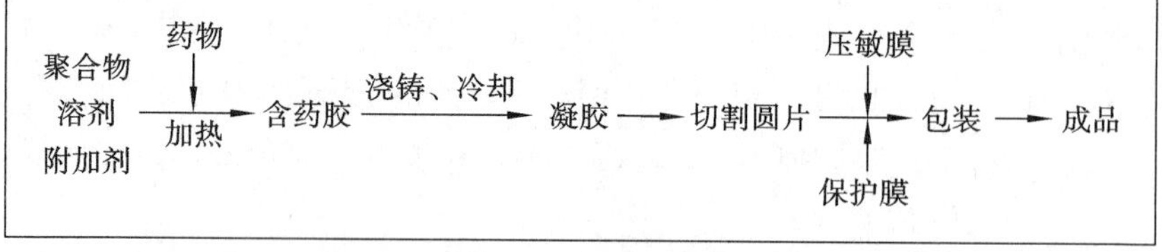

图 17-8 聚合物骨架型经皮给药制剂的制备工艺流程

压敏胶药物 → 含药胶液 → 脱气 →(背衬膜)→ 涂膜 → 干燥 →(保护膜)→ 涂膜 → 叠合 → 包装 → 成品

图 17-9 黏胶剂骨架型经皮给药制剂的制备工艺流程

例 1:复合膜型东莨菪碱贴剂

名称	药物贮库层	压敏胶层
东莨菪碱	15.7 mg	4.6 mg
聚异丁烯(MML-100)	29.2 g	31.8 g
聚异丁烯(LS-MS)	36.5 g	39.8 g
矿物油	58.4 g	63.6 g
三氯甲烷	860.2 mL	360.2 mL

[制法] 分别称取药物贮库层和压敏胶层各成分,搅拌溶解,制得药物贮库层基质和压敏胶层基质。将药物贮库层基质涂布在铝塑膜(背衬层)上,烘干,制成约为 50 μm 厚的药物贮库层。将压敏胶层基质涂布在硅纸(防黏层)上,制成约 50 μm 厚的压敏胶层。在 50 μm 厚的聚丙烯膜(控释膜层)一侧压上药物贮库层-背衬层,另一层压上压敏胶层-防黏保护层,切成 1 cm^2 的圆形贴片,即得。

[注解]

①本品为复合膜型经皮给药制剂,结构可分为五层。第一层为铝塑膜背衬层,用于防止挥发性成分逸出,可起到支撑制剂的作用;第二层为药物贮库层,药物溶解或分散在矿物油和高分子材料胶浆中;第三层为控释膜层,可调节药物的释放速率;第四层为压敏胶层,含有少量的药物,可减少时滞并粘贴于皮肤上;第五层为防黏保护层,制剂使用前揭去。

②采用高、低分子量混合的聚异丁烯为压敏胶材料,MML-100 型聚异丁烯平均分子量为 106 万~144 万,可增加压敏胶的剥离强度和内聚力,LM-MS 型聚异丁烯平均分子量为 43000~45000,可增加压敏胶层的黏度和柔软性。聚异丁烯一般用三氯甲烷、庚烷等非极性溶剂溶解。

③在需要发挥抗晕动病作用前至少 4 h,将本品贴在一侧耳后没有头发的干燥皮肤上。贴上贴剂后,应以肥皂和水彻底清洗双手。除下贴剂时,应以肥皂和水对双手及用药部位进行彻底清洗,以防止任何残留的东莨菪碱直接接触到眼睛。

④本品的常用剂量为 0.2~0.5 mg,口服或注射易产生严重的副作用,如口干、面红、散瞳、心率加快等,控制给药速率、使血药浓度保持在一定水平可有效降低副作用的发生。由于该药物剂量小、半衰期短(小于 1 h)、分子量小(303.4)、油水分配系数和解离度适宜(pK_a7.55),且对皮肤无刺激性,适合经皮给药。

[临床适应证] 本品可用于预防晕动病伴发的恶心、呕吐。

例 2:胶黏剂骨架型双氯芬酸钠贴剂

[处方] 双氯芬酸钠 1.8 g 聚丙烯酸(压敏胶)20 g 肉豆蔻酸异丙酯 4.6 g 丙二醇 3.15 g N-辛基吡咯烷酮 1.6 g 乙醇 16 g

[制法] 称取处方量各组分,加丙二醇和乙醇后搅拌溶解,得均匀溶液,静置,排出气泡后均匀涂布在防黏保护层上,60 ℃下干燥 20 min,然后压背衬层,切割,包装,即得。

[注解]

①本品为胶黏剂骨架型经皮给药制剂，结构可分为三层，分别为防黏保护层、含药压敏胶组成的骨架层、背衬层。

②本处方中，乙醇为溶剂，肉豆蔻酸异丙酯、丙二醇、N-辛基吡咯烷酮为透皮吸收促进剂，聚丙烯酸为压敏胶。

[临床适应证] 本品可用于缓解肌肉、软组织和关节的中度疼痛。例如，缓解由肌肉、软组织的扭伤、拉伤、挫伤等引起的疼痛以及各种关节疼痛等。

课堂互动

妥洛特罗贴片以片剂为参比进行相对生物利用度研究，最终得到以下药-时曲线（图 17-19）。现对于片剂，贴片的相对生物利用度为 81.05%，T_{max} 延长 6.5 倍，$t_{1/2}$ 延长 2.5 倍，MRT 延长 3.6 倍。请分析贴片与普通口服制剂相比的优势。

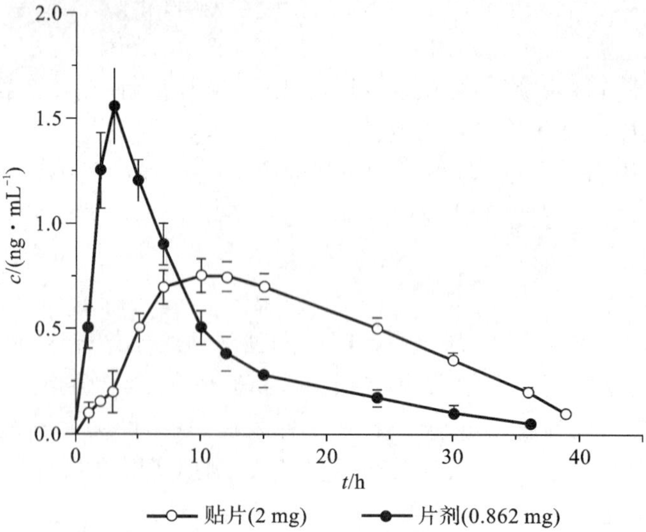

图 17-10 妥洛特罗贴片和片剂的药-时曲线图

（五）经皮给药制剂的质量评价

经皮给药制剂的质量评价主要包括以下几个方面。

1. 释放速率和释放度 经皮给药制剂的释放速率和释放度的测定可以在扩散池中进行，也可以在溶出仪中进行。《中国药典》（2020 年版）四部通则 0121 规定，贴剂的释放度照溶出度与释放度测定法（通则 0931 第四、五法）测定，应符合规定。

2. 黏附力 贴剂的压敏胶与皮肤作用的黏附力一般用初黏力、持黏力、剥离强度和黏着力四个指标衡量。照贴剂黏附力测定法（《中国药典》（2020 年版）四部通则 0952）测定，应符合规定。

3. 药物含量及含量均匀度 贴剂药物含量的测定一般先用适宜的溶剂将药物全部提出，再进行含量测定。需要排除基质对主药含量测定的影响。贴剂的含量均匀度可按《中国药典》（2020 年版）四部通则 0941 项测定，应符合规定。

4. 体外经皮渗透速率 药物的体外经皮渗透速率是经皮给药制剂的重要评价指标，是经皮给药制剂的药物、渗透促进剂和基质材料等处方组成设计和筛选的主要依据。体外经皮渗透速率测定一般在扩散池中进行，将剥离的皮肤夹在扩散池中，经皮给药制剂粘贴于皮肤的角质层面，另一面放接收介质，在设定的时间点取适量接收介质并测定药物浓度，计算药物透过量，分析药物通过皮肤的动力学。

5. 体内生物利用度 经皮给药制剂的生物利用度研究方法主要有血药法、尿药法和药理效应法等，其中血药法最为常用。血药法是指分别给予受试者经皮给药制剂和静脉注射制剂，测定特定时间的血药浓度，根据药-时曲线下面积计算生物利用度，见下式：

$$F=\frac{\mathrm{AUC}_{\mathrm{TDDS}}/D_{\mathrm{TDDS}}}{\mathrm{AUC}_{\mathrm{iv}}/D_{\mathrm{iv}}} \tag{17-1}$$

式中：$\mathrm{AUC}_{\mathrm{TDDS}}$和$\mathrm{AUC}_{\mathrm{iv}}$分别为经皮给药制剂和静脉注射制剂的药-时曲线下面积；D_{TDDS}和D_{iv}分别为经皮给药制剂和静脉注射制剂的给药剂量。

6. 重量差异 中药贴剂按如下重量差异检查法测定，应符合规定（进行含量均匀度检查的品种，可不进行重量差异检查）。除另有规定外，取供试品 20 片，精密称定总重量，求出平均重量，再分别称定每片的重量，每片重量与平均重量相比较，重量差异限度应在平均重量的±5%以内，超出重量差异限度的不得多于 2 片，并不得有 1 片超出限度 1 倍。

7. 微生物限度 除另有规定外，照非无菌产品微生物限度检查：微生物计数法（通则 1105）和控制菌检查法（通则 1106）及非无菌药品微生物限度标准（通则 1107）检查，应符合规定。

拓展知识

促进药物透皮吸收的药剂学方法

一、脂质体

脂质体具有湿润角质、加强皮肤水化作用的功能，增加皮肤渗透性。脂质体的磷脂成分可与角质层的脂质相互融合，改变角质层的脂质组成和结构，形成一种扁平的颗粒状结构，通过脂质颗粒的间隙，脂质体包封的药物便可透过皮肤。脂质体还可以通过皮脂腺、汗腺或者毛囊直接被机体吸收。另外，对于起局部作用的药物，脂质体可在皮肤部位浓集，提高疗效，降低副作用。目前已有局部用药的脂质体制剂上市，如益康唑脂质体凝胶剂。在常规脂质体的基础上，发展了一些新型经皮给药载体，如传递体和醇质体，均具有较好的透皮功能。

二、纳米乳

纳米乳一般是由油相、水相、表面活性剂和助表面活性剂组成的胶体分散体系。油相可以增加药物与皮肤的亲和力，促进药物进入角质层；水相可以增加角质层的水化，有利于药物的透皮吸收；纳米乳对脂溶性药物和水溶性药物的载药量均较高，给药后皮肤内外浓度梯度大，也可促进药物的透皮吸收。

三、固体脂质纳米粒

固体脂质纳米粒是以天然或合成的脂质为骨架材料，将药物包封于脂核中或吸附在颗粒表面，制成的固体或半固体纳米粒，粒径一般在 50～1000 nm 之间。固体脂质纳米粒应用于经皮给药制剂可提高药物稳定性和载药量，还可提高药物的皮肤靶向性。

四、环糊精包合物

环糊精可改善药物的透皮吸收性能，调节药物的释放速率。水溶性环糊精可促进难溶性药物从疏水性基质中释放，烷基化环糊精可促进水溶性药物透过角质层，提高透皮吸收量。

项目小结

教学提纲		主要内容简述
一级	二级	
一、概述	（一）经皮给药制剂的定义与特点	经皮给药制剂的定义、优缺点
	（二）经皮给药制剂的分类与组成	膜控型、聚合物骨架型、黏胶剂骨架型经皮给药制剂的组成
	（三）影响药物透皮吸收的因素	生理因素、药物因素、剂型因素
二、经皮给药制剂的制备	（一）经皮给药制剂的高分子材料	骨架材料、控释膜、压敏胶、背衬材料、防黏材料
	（二）渗透促进剂在经皮给药制剂中的应用	月桂氮䓬酮，脂肪酸、脂肪醇类，表面活性剂类，二甲基亚砜及其类似物，吡咯酮及其衍生物
	（三）促进药物透皮吸收的新技术	离子导入技术，微针技术，电致孔技术，超声导入技术
	（四）经皮给药制剂的制备	不同类型的经皮给药制剂的制备工艺流程；典型经皮给药处方举例
	（五）经皮给药制剂的质量评价	释放速率和释放度，黏附力，药物含量及含量均匀度，体外经皮渗透速率，体内生物利用度等

达标检测题

参考答案

一、单项选择题

1. 药物透皮吸收是指（　　）。
A. 药物通过表皮到达深组织
B. 药物主要通过毛囊和皮脂腺到达体内
C. 药物通过表皮在用药部位发挥作用
D. 药物通过表皮，经毛细血管和淋巴管吸收进入体循环的过程
E. 药物通过破损的皮肤进入体内的过程

2. 透皮吸收制剂中加入“Azone”的目的是（　　）。
A. 增加可塑性　　B. 产生微孔
C. 促进主药吸收　　D. 增加主药的稳定性　　E. 起分散作用

3. 经皮给药系统对药物分子量有一定要求，通常应符合哪项条件？（　　）
A. 分子量一般小于 500　　B. 分子量为 2000～6000
C. 分子量在 1000 以上　　D. 分子量在 10000 以上
E. 分子量在 10000 以下

4. 不属于经皮给药系统的是（　　）。
A. 宫内给药装置　　B. 微孔膜控释系统
C. 黏胶剂层扩散系统　　D. 三醋酸纤维素超微孔膜系统

E. 多贮库型经皮给药系统

5. 不增加药物透皮吸收性的是（　　）。

A. 氮酮类　B. 二甲基亚砜　C. 月桂醇硫酸钠　D. HPC　E. PEG 400

6. 不作为透皮吸收促进剂使用的是（　　）。

A. 表面活性剂　B. 月桂氮酮　C. 尿素　D. 二甲基亚砜　E. 三氯叔丁醇

二、配伍选择题

题 1～4

A. 背衬层　B. 药物贮库　C. 控释膜　D. 黏胶层　E. 保护层

1. 复合铝箔膜属于（　　）。
2. 药物和高分子基质材料属于（　　）。
3. 合成树脂属于（　　）。
4. 乙烯-醋酸乙烯共聚物和致孔剂属于（　　）。

题 5～6

A. 表皮　B. 真皮　C. 皮下脂肪　D. 皮肤附属器　E. 药物

5. 起屏障作用的是（　　）。
6. 大分子和离子型药物的转运途径是（　　）。

三、多项选择题

1. 以下哪些物质可以增加透皮吸收性？（　　）

A. 月桂氮䓬酮　B. 聚乙二醇　C. 二甲基亚砜　D. 薄荷醇　E. 尿素

2. 以下影响透皮吸收的因素有（　　）。

A. 药物的分子量　B. 药物的低共熔点　C. 皮肤的水合作用　D. 药物晶体　E. 透皮吸收促进剂

3. 影响药物透皮吸收的皮肤因素有（　　）。

A. 角质层的厚度　B. 皮肤水合作用的程度　C. 皮肤的温度　D. 皮肤与药物结合作用　E. 渗透促进剂

（高亚男）

项目十八

靶向制剂

扫码

看 PPT

学习目标

理论知识

掌握：靶向制剂、主动靶向制剂、被动靶向制剂和物理化学靶向制剂的定义和特点。脂质体的定义、特点和常用载体材料。

熟悉：主动靶向制剂、被动靶向制剂和物理化学靶向制剂的药物递送原理。脂质体的制备方法和理化性质。

了解：靶向性的评价方法。脂质体的质量评价方法。

专业技能

能够依据靶向递药原理，设计提高制剂靶向性的方法。

能根据靶向制剂特点、临床应用与注意事项合理指导用药。

能进行脂质体的小试制备。

职业素养

能够在进行靶向制剂工作时，坚持求实、开拓创新的思维；养成以人为本、以患者为中心的药学工作精神。

操作任务

脂质体的制备

一、操作目的

(1) 掌握薄膜分散法制备脂质体的工艺。

(2) 熟悉阳离子交换树脂法测定脂质体包封率的步骤。

(3) 了解脂质体的质量评价方法。

二、器材与药品

器材：旋转蒸发仪、100 mL 茄形瓶、恒温水浴锅、光学显微镜、磁力搅拌器、紫外分光光度计、粒度测定仪、原子力显微镜、2.5 mL 注射器、微孔滤膜(0.8 μm)、容量瓶。

药品：盐酸小檗碱、注射用大豆卵磷脂、胆固醇、无水乙醇、95%乙醇溶液、十二水合磷酸氢二钠、二水合磷酸二氢钠、阳离子交换树脂等。

三、操作内容

(一) 盐酸小檗碱脂质体的制备

[处方] 注射用大豆磷脂 0.6 g 胆固醇 0.20 g 无水乙醇 20 mL 盐酸小檗碱溶液 30 mL

[制法]

(1) pH 5.8 的磷酸盐缓冲液(PBS)的配制:称取十二水合磷酸氢二钠 0.37 g、二水合磷酸二氢钠 2.0 g,加蒸馏水适量溶解,定容至 1 L,混匀,即得。

(2) 盐酸小檗碱溶液的配制:称取盐酸小檗碱适量,以上述磷酸盐缓冲液溶解,配制浓度为 1.0 mg/mL 的溶液。

(3) 盐酸小檗碱脂质体的制备:取处方量的注射用大豆磷脂、胆固醇置于 100 mL 茄形瓶中,加无水乙醇 20 mL,55 ℃水浴中加热,使其溶解,真空旋转蒸发除去有机溶剂,直至茄形瓶内壁形成一层均匀的薄膜。退出茄形瓶,加入预热至 55 ℃的盐酸小檗碱溶液,同温度下常压水化 10 min。取出脂质体置于小烧杯内,室温下用磁力搅拌器搅拌 20 min,如果液体减少,可补加蒸馏水至 30 mL,混匀,即得。

[注解]

①磷脂和胆固醇的乙醇溶液应澄清,溶解后立即从水浴中取出。

②磷脂和胆固醇形成的薄膜应薄且均匀。

③水化时要保证所有的脂质均从瓶壁洗脱,且不得存在脂质块。

(二) 质量检查

(1) 在光学显微镜下观察脂质体的形态,测定最大粒径和最多粒径。

(2) 包封率测定:采用阳离子交换树脂法测定盐酸小檗碱脂质体的包封率。

①阳离子交换树脂分离柱的制备:在 2.5 mL 针筒注射器的底部垫少许玻璃棉,加入经 pH 5.8 PBS 水化后的阳离子交换树脂,柱高约为 1 cm,自然滴尽 PBS。

②柱分离度的考察:

a. 空白脂质体的制备:空白脂质体的制备方法与盐酸小檗碱脂质体的制备类似,将水化步骤中盐酸小檗碱替换为 PBS。

b. 盐酸小檗碱与空白脂质体混合液的制备:精密量取 1.0 mg/mL 的盐酸小檗碱溶液 0.5 mL,加入空白脂质体 1.0 mL,混匀,即得。

c. 空白溶剂的配制:取 95%乙醇溶液 12 mL,置于 20 mL 容量瓶中,加 PBS 定容至刻度,摇匀,即得。

d. 对照品溶液的配制:取 b. 项中制得的盐酸小檗碱与空白脂质体混合液 0.1 mL 置于 10 mL 容量瓶中,加入 95%乙醇溶液 6 mL,振摇使样品溶解,用 PBS 定容至刻度,摇匀,用孔径为 0.8 μm 的微孔滤膜过滤,取续滤液 4 mL 置于 10 mL 容量瓶中,加 c. 项中的空白溶剂至刻度,摇匀,即得。

e. 样品溶液的制备:取 b. 项中制得的盐酸小檗碱与空白脂质体混合液 0.1 mL 上样至阳离子交换树脂分离柱顶部,待柱顶部的液体流下后,放置 5 min,自柱顶部缓慢加入 2.5 mL PBS,注意不要将柱顶部的离子交换树脂冲散,收集洗脱液于 10 mL 容量瓶中,加入 95%乙醇溶液 6 mL,振摇使样品溶解,加 PBS 定容至刻度,摇匀,即得。

f. 柱分离度的计算:以 c. 项中制得的空白溶剂为对照,在 345 nm 处测定对照品溶液和样品溶液的吸光度,根据下式计算柱分离度。要求柱分离度大约为 0.95。

$$\text{柱分离度}=1-[A_{\text{样}}/(A_{\text{对}}\times 2.5)] \tag{18-1}$$

式中,$A_{\text{样}}$ 为样品溶液的吸光度,$A_{\text{对}}$ 为对照品溶液的吸光度。

③包封率的测定:精密量取盐酸小檗碱脂质体 0.1 mL 两份,一份置于 10 mL 容

量瓶中，按照柱分离度考察项下 d. 部分操作，并测定对应的对照品溶液在 345 nm 处的吸光度，记为 A_c；另一份上样于分离柱顶部，按照柱分离度考察项下 e. 部分操作，并测定对应的样品溶液在 345 nm 处的吸光度，记为 A_t；按照下式计算脂质体包封率。

$$包封率=[A_t/(A_c\times 2.5)]\times 100\% \tag{18-2}$$

四、实验结果与数据处理

1. 绘制显微镜下脂质体的形态图，记录显微镜下测得的最大粒径和最多粒径（表18-1）。

表 18-1　实验记录表

脂质体类型	形态	最大粒径/μm	最多粒径/μm
空白脂质体			
载药脂质体			

（2）计算柱分离度和包封率。

五、思考题

（1）脂质体的主要成分有哪些？各成分的作用是什么？

（2）阳离子交换树脂分离脂质体和游离小檗碱的原理是什么？

一、概述

（一）靶向制剂的定义与分类

1. 靶向制剂的定义　靶向制剂又称靶向递药系统（TDDS），是指载体将药物通过局部给药或全身血液循环选择性地浓集于靶组织、靶器官、靶细胞或细胞内结构的给药系统。

靶向制剂的概念最早由德国免疫学家 Paul 提出。采用对器官有亲和性的载体物质将药物带到病变部位，进而减少对正常组织或细胞的副作用，这就是 Paul 最早提出的"魔弹"理论，靶向制剂的雏形。由于技术限制，这一设想在当时并未实现。直到 1975 年，单克隆抗体技术的出现，使药物的靶向递送得以实现。随着药剂学、分子生物学、细胞生物学、药物化学、材料科学等学科的飞速发展，靶向制剂的研究取得了长足的进步。目前，以盐酸多柔比星脂质体等为代表的靶向制剂已成功应用于临床，取得了较为理想的效果。

2. 靶向制剂的分类

1）根据药物到达的靶部位分类

（1）一级靶向制剂：能够到达特定的靶组织或靶器官的制剂，如肺靶向制剂、肝靶向制剂等。

（2）二级靶向制剂：能够到达器官或组织内特定细胞的制剂，如靶向肝脏的肿瘤细胞、脑部的小胶质细胞的制剂。二级靶向制剂以一级靶向制剂为基础。

（3）三级靶向制剂：能够到达细胞内特定亚细胞结构的制剂，如靶向肝脏肿瘤细胞线粒体的制剂。三级靶向制剂建立在一级和二级靶向制剂的基础上。

2）根据药物靶向机制分类

（1）被动靶向制剂：又称自然靶向制剂，根据机体的不同组织、器官对不同大小微粒的截留作用不同，以及单核-巨噬细胞系统对不同微粒的吞噬性能差异，通过控制药物的粒径、表面性质等特征，药物在体内特定部位浓集而实现靶向递药的制剂。

一般来说，大于 12 μm 的微粒可被阻滞于毛细血管丛；7～12 μm 的微粒可被肺部截留和摄取；2～7 μm 的微粒可通过肺毛细血管，在肝脏和脾脏的毛细血管中聚积；大于 200 nm 的微粒在脾脏中截留较多；100～200 nm 的微粒进入机体后可迅速被单核-巨噬细胞系统吞噬而从血液中清除，随单核-巨噬细胞系统到达肝脏库普弗细胞溶酶体中；50～100 nm 的微粒可进入肝脏实质细胞；50 nm 以下的微粒可通过肝内皮细胞或通过淋巴系统传递至脾和骨髓。

正常组织内血管内皮间隙致密，大分子物质和微粒难以穿透血管壁，即使通过也会被淋巴系统回流。肿瘤组织的血管由于生长迅速，血管壁间隙较大，结构不完整，通透性大，大分子物质和微粒易于穿透血管内皮进入肿瘤组织。同时，肿瘤部位的淋巴管缺失或淋巴回流功能丧失，使得大分子物质或微粒在肿瘤部位堆积，这种现象称为实体瘤组织的高通透性和滞留效应，简称 EPR(enhanced permeability and retention)效应，如图 18-1 所示。利用这一原理，微粒可将药物富集在肿瘤部位。

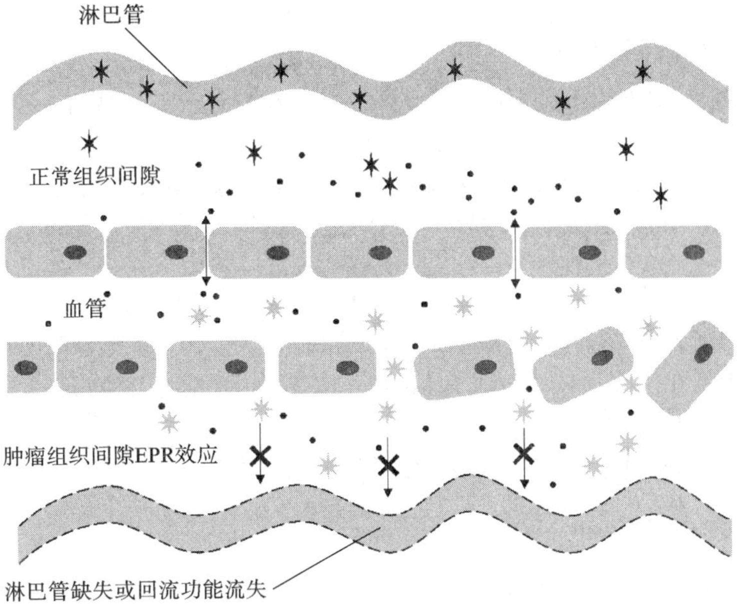

图 18-1　肿瘤组织的 EPR 效应

微粒的表面性质对其在体内的分布影响较大。单核-巨噬细胞系统通过与微粒表面吸附的调理素相互识别，完成微粒的摄取。调理素是一类能够增强单核-巨噬细胞系统吞噬功能的蛋白质。微粒的表面性质会影响所吸附调理素的种类和吸附程度，进而影响单核-巨噬细胞系统的识别能力。表面亲水的微粒，不易吸附调理素，可免受单核-巨噬细胞系统的吞噬，在血液系统中循环时间长，表面疏水的微粒恰好相反。表面带负电荷的微粒易被肝脏的单核-巨噬细胞系统吞噬，表面带正电荷的微粒易被肺毛细血管截留。

延长微粒在体循环中的滞留时间，可有效提高药物疗效。增加微粒表面的亲水性，提高微粒柔韧性和空间位阻，可使微粒免受单核-巨噬细胞系统的吞噬。目前多采用聚乙二醇(PEG)修饰微粒表面，微粒隐形，可使微粒不易被单核-巨噬细胞系统识别和吞噬。上市脂质体即采用二硬脂酰乙醇胺-聚乙二醇(DSPE-PEG)修饰，增加脂质体表面的亲水性，并形成较厚的空间位阻层，可避免血浆蛋白的调理作用，进而使脂质体免受单核-巨噬细胞系统的吞噬。

(2) 主动靶向制剂：主动靶向制剂是用特定分子修饰的能够主动识别靶组织或靶细胞的载体制剂，药物载体像设定了目标的“导弹”，能将药物定向运送到靶部位而发挥疗效。用于修饰靶向制剂的分子一般为单克隆抗体、受体的配体和对体内某些化学物质敏感的高分子物质。载药微粒通过特定的配体修饰，可与靶细胞的受体特异性结合而实现主动靶向；载药微粒也可通过单克隆抗体修饰，与体内过表达某种抗原的细胞特异性结合而实现主动靶向。另外，还可将药物制备为前药，即能在特定部位被激活的药理惰性物，进而实现药物的主动靶向递送。

（3）物理化学靶向制剂：物理化学靶向制剂（physical and chemical targeting preparation）是对某些物理或化学条件改变存在响应而释放药物的一类制剂，物理或化学条件的改变可以为体外环境条件（如磁性、温度和 pH）的改变，也可以为体内某些组织物理化学特征的改变。如载磁性物质的微球或微囊，给药后在体外施加磁场即可实现靶向；二硬脂酰磷脂酰胆碱和二棕榈酰磷脂酰胆碱在一定配比下可制备热敏性脂质体，给药后利用微波加热肿瘤部位即可实现肿瘤靶向；采用十七烷酸磷脂可制备 pH 敏感脂质体，利用肿瘤部位 pH 低于正常组织这一现象，实现肿瘤靶向；利用微球栓塞肿瘤部位的毛细血管，可实现靶向释放药物，还可阻断靶区的血供和营养，提高治疗效果。

（二）靶向性评价指标和参数

靶向性可通过药物的体内分布实验进行评价。一般按照预定的给药途径给药后，于不同时间点将动物处死，分布不同的组织器官，测定血液和不同组织中的药物含量，以同剂量普通制剂做参照，评价制剂的靶向性。通常采用相对摄取率、靶向效率、峰浓度比三种指标进行评价。

1. 相对摄取率 相对摄取率 R_e 按式（18-3）进行计算。

$$R_e=\frac{(AUC_i)_T}{(AUC_i)_C} \tag{18-3}$$

式中，AUC_i 为第 i 个器官的药-时曲线下面积，下角标 T 和 C 分别表示靶向制剂和普通制剂。$R_e>1$ 代表靶向制剂在该器官或组织具有靶向性，R_e 越大，靶向性越强，$R_e\leqslant 1$ 代表靶向制剂在该器官或组织没有靶向性。

2. 靶向效率 靶向效率 T_e 按式（18-4）进行计算。

$$T_e=\frac{AUC_T}{AUC_{NT}} \tag{18-4}$$

式中，AUC_T 是靶器官或靶组织的药-时曲线下面积，AUC_{NT} 是非靶器官或靶组织的药-时曲线下面积。代表靶向制剂对靶器官的选择性，T_e 越大，代表靶向制剂对靶器官的选择性越强。靶向制剂的 T_e 与普通制剂的 T_e 的比值为靶向制剂靶向性的增强倍数。

3. 峰浓度比 峰浓度比 C_e 按式（18-5）进行计算。

$$C_e=\frac{(C_{max})_T}{(C_{max})_C} \tag{18-5}$$

式中，C_{max} 代表药-时曲线的峰浓度，下角标 T 和 C 分别表示靶向制剂和普通制剂。C_e 代表靶向制剂改变药物在某一组织或器官分布的效果，C_e 越大，代表靶向药物改变药物分布的效果越明显。

（三）靶向制剂的作用特点

靶向制剂可选择性地递送药物至特定的组织或器官，并在靶部位滞留一定时间维持药物浓度，且靶向制剂的载体不产生毒副作用。成功的靶向制剂应具备定位浓集、控制释药、无毒可生物降解三个方面的特点，即高效低毒。与普通制剂相比，靶向制剂可提高药物对靶组织的选择性，降低药物对正常组织的毒性，减少给药剂量，进而提高药品的安全性、有效性、可靠性和患者的依从性。

知识链接

二、被动靶向制剂

（一）脂质体

1. 脂质体的定义、分类　脂质体(liposome)是指药物由脂质双分子层包封而成的超微球形载体制剂。其主要载体材料为磷脂和胆固醇，形成类似生物膜的结构，如图 18-2 所示。1965

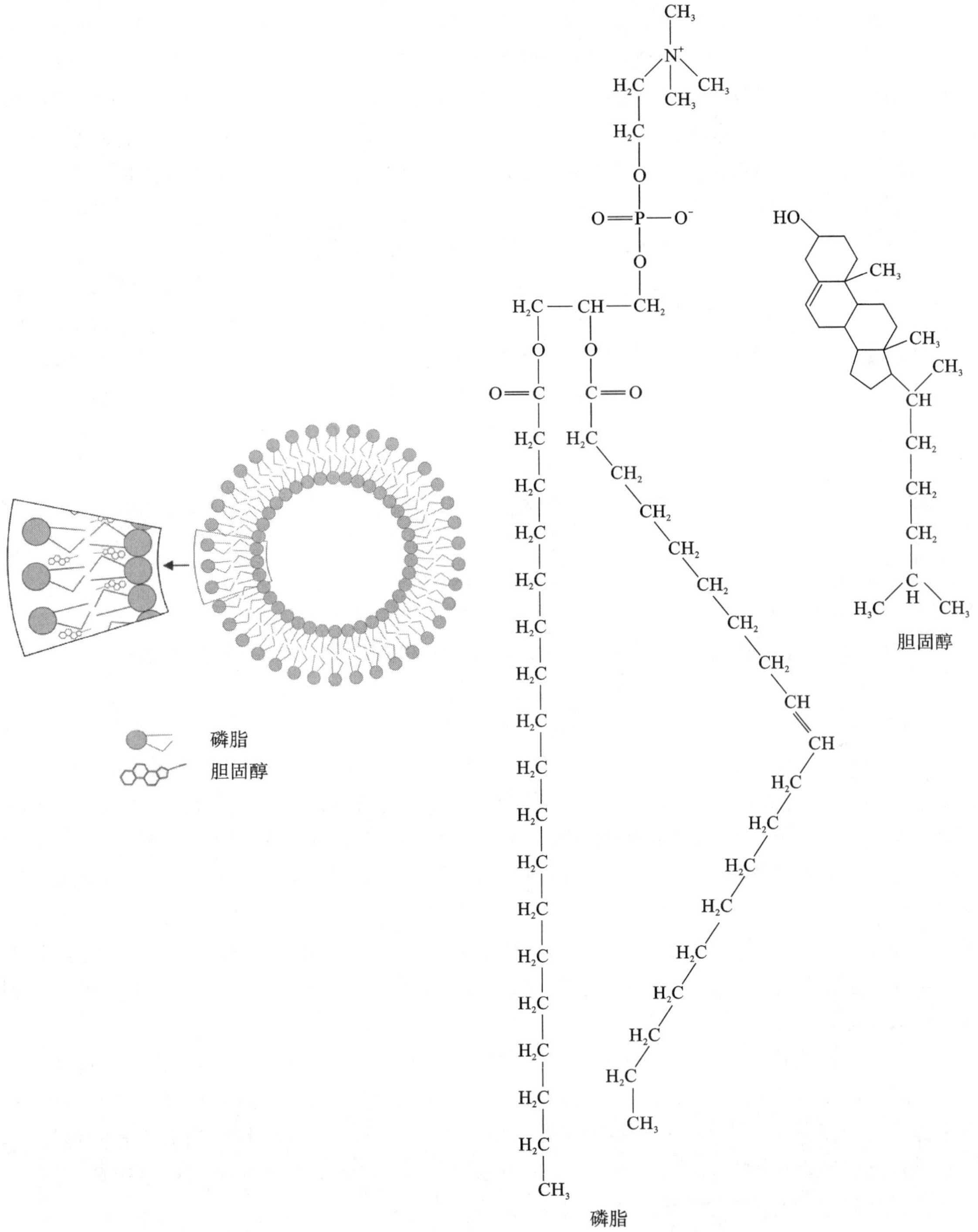

图 18-2　脂质体结构示意图

年，英国学者 Bangham 等在实验中发现磷脂分散在水中可自发形成球形闭合多层囊泡，类似洋葱结构，后来的学者将这种囊泡命名为脂质体。1988 年，首个脂质体制剂益康唑脂质体凝胶诞生。后来相继研发了两性霉素 B 脂质体、阿霉素脂质体、柔红霉素脂质体、阿糖胞苷脂质体、制霉素脂质体、甲肝疫苗脂质体等。

脂质体按照结构可分为单层脂质体和多层脂质体。小单层脂质体的粒径一般为 20～80 nm，也叫纳米脂质体；大单层脂质体的粒径一般在 0.1～1 μm；多层脂质体的粒径一般在 1～5 μm。大单层脂质体与小单层脂质体相比，更适用于水溶性药物的包封。脂质体按照性能可分为普通脂质体、长循环脂质体和特殊功能脂质体，其中特殊功能脂质体主要包括热敏脂质体、pH 敏感脂质体、配体修饰脂质体、受体修饰脂质体、免疫脂质体等。脂质体按照电荷情况可分为正电荷脂质体、负电荷脂质体和中性脂质体。脂质体的电荷主要由磷脂的电荷情况决定。

2. 脂质体的特点

1）靶向性　脂质体是目前成功应用于临床的靶向制剂，通过修饰可具有被动靶向性、主动靶向性和物理化学靶向性。①被动靶向性：脂质体进入体内后，被巨噬细胞作为异物识别、吞噬，最终在肝、脾、淋巴等单核-巨噬细胞丰富的部位集中分布，定向浓集于淋巴系统的性质也称为淋巴系统趋向性；脂质体可通过 EPR 效应被动靶向至癌症部位。②主动靶向性：脂质体本身无特异的主动靶向性，可通过抗体、激素、糖残基和配体等修饰而具有主动靶向性。③物理化学靶向性：脂质体通过包载磁性物质或掺入某些特殊脂质，对磁场、pH、温度等变化产生响应进而释放药物。

2）长效性　长循环脂质体可延长药物在体内的滞留时间，降低药物的消除速率，实现缓释。

3）降低药物毒性　脂质体主要在肝、脾等单核-巨噬细胞丰富的器官浓集，在心、肾等器官累积的药量较少，可降低药物对心、肾的毒副作用。

4）生物相容性　脂质体的磷脂双分子层与生物膜相近，具有良好的生物相容性。

3. 脂质体的膜材料　脂质体的膜材料为类脂成分，主要是磷脂和胆固醇等。常用的磷脂可分为中性磷脂、负电荷磷脂和正电荷脂质。磷脂酰胆碱（PC）是最常用的中性磷脂，是细胞膜的主要磷脂成分，也是卵磷脂和大豆磷脂的主要成分。天然磷脂酰胆碱可从蛋黄和大豆中提取，与其他磷脂相比，它价格低、性质稳定。合成磷脂酰胆碱纯度高，价格昂贵，主要有二硬脂酰磷脂酰胆碱（DSPC）、二棕榈酰磷脂酰胆碱（DPPC）、二油酰磷脂酰胆碱（DOPC，见图 18-3）。鞘磷脂（SM）、磷脂酰乙醇胺（PE）也是中性磷脂。带负电荷的磷脂也称酸性磷脂，主要包括磷脂酸（PA）、磷脂酰甘油（PG）、磷脂酰肌醇（PI）、二硬脂酰磷脂酰丝氨酸（DSPS，见图 18-3）等。带正电荷的脂质主要有脂肪胺，如硬脂胺；脂肪胺衍生物，如 1，2-二油酰基-3-三甲氨基-丙烷（DOTAP，见图 18-3）、双十八烷基二甲基溴化铵（DDAB）、十八烯氧基-N，N，N-三甲基丙胺（DOTMA，见图 18-3）等。

胆固醇也是构成生物膜和脂质体的重要物质。胆固醇属于两亲性物质，其亲油性远大于亲水性。胆固醇本身不形成双分子层结构，但它能嵌入磷脂膜，一般是羟基基团朝向亲水面、甾环及脂肪链朝向双分子层中心，防止磷脂凝集成晶体结构，调节膜的流动性。当低于相变温度时，胆固醇降低膜的有序排列，增加流动性；当高于相变温度时，胆固醇增加膜的有序排列，降低流动性。天然膜中，胆固醇与磷脂的摩尔比在 0.1～1。

4. 脂质体的理化性质

1）相变温度　脂质体膜的理化性质与环境温度关系密切，当温度高于特定值时，磷脂双分

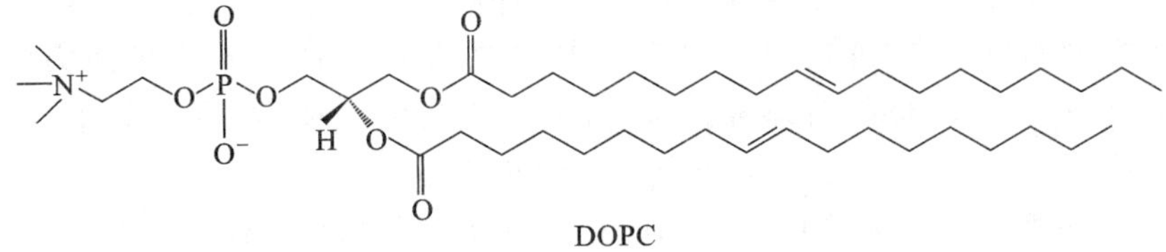

DOPC

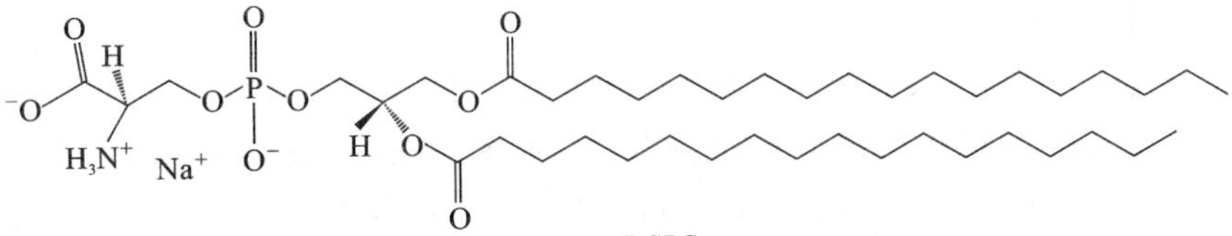

DSPS

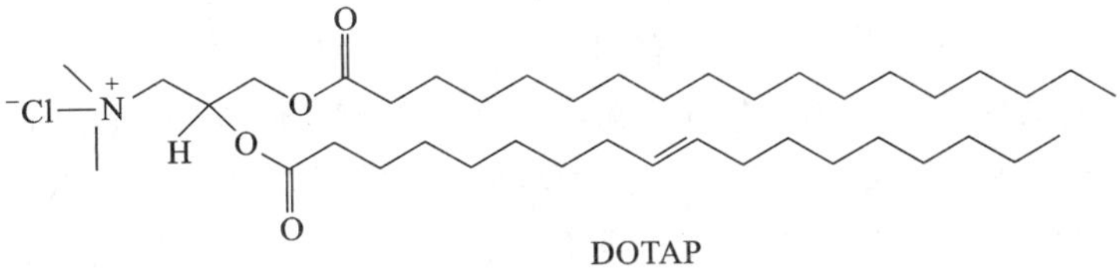

DOTAP

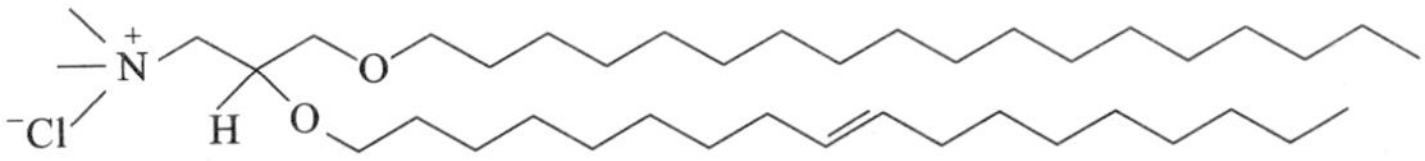

DOTMA

图 18-3　一些脂质体膜材料的分子结构

子层的磷脂酰侧链排列从有序状态变为无序状态，磷脂膜由凝胶态变为液晶态。此时脂质体直径变大、磷脂膜厚度减小、膜通透性增加。发生这种转变的温度称为相变温度（phase transition temperature，T_c）。不同磷脂分子的相变温度有所差别。相变温度时，处于液晶态和凝胶态的磷脂分子聚集体可能同时存在，磷脂出现相分离现象，膜通透性最高，内容物可快速释放。

2）膜的通透性　磷脂膜具有半透性。分子的跨膜转运速率主要与分子体积大小、油水分配系数、极性表面积、电荷状态等有关。一般来说，分子量小于 100 的电中性的小分子，如水和尿素等易于跨膜；分子量小于 1000，且在水和有机溶剂中溶解度均较好的分子也易于通过磷脂膜。蛋白质、多肽等高分子化合物、离子及多羟基极性大的分子（如葡萄糖），跨膜通透性极低。当环境温度达到或超过相变温度时，脂质体膜对所有分子的通透性均增加。

3）膜的流动性　磷脂膜的流动由磷脂分子热运动导致。凝胶态磷脂膜流动性小，液晶态磷脂膜流动性大。温度升高时，磷脂分子热运动增加，膜的流动性增加，膜通透性增大，脂质体所载药物易于释放。一般加入胆固醇可调节磷脂膜的流动性。

4）脂质体的荷电性　脂质体的荷电性主要由磷脂的荷电性决定。中性脂质体由中性磷脂如 PC 组成；阳离子脂质体由带正电荷的脂质（如 DOTAP）组成，一般用于运载基因药物，如 DNA 片段、siRNA 等；阴离子脂质体由带负电荷的磷脂（如 PG）组成，一般用于运载带正电荷的药物，通过静电吸引提高包封率。脂质体表面电荷影响其包封率、稳定性、靶器官分布及对靶细胞的作用。

5. 脂质体的入胞机制　脂质体的入胞机制主要有吸附、脂质交换、融合和内吞等。吸附可为普通的物理吸附，脂质体通过静电作用等非特异性吸附于细胞表面，也可通过配体与细胞表面的受体特异性结合而吸附。脂质交换：脂质体膜的脂类可与细胞膜中的脂类发生交换，是分子热运动的结果，也可由细胞表面的特异性蛋白介导。脂质交换使磷脂膜通透性增加，有利于药物释放和药效发挥。融合：磷脂膜与细胞膜结合而融为一体，将脂质体包载物质传递到细胞内的过程。内吞为脂质体重要的入胞机制。脂质体在机体内被单核-巨噬细胞作为异物吞噬，形成吞噬体，吞噬体与溶酶体融合形成次级溶酶体，随后脂质体被溶解、消化，进而释放药物。细胞内吞作用主要受脂质体粒径、表面理化性质的影响。

6. 脂质体的制备方法 常用的脂质体的制备方法有薄膜分散法、逆相蒸发法、注入法、pH梯度法、冷冻干燥法等。

1）薄膜分散法 薄膜分散法简单易行，较为常用。将磷脂等膜材料溶于适量的有机溶剂中，减压旋转蒸发去除溶剂，脂质成分形成薄膜，加入缓冲液，通过旋转、涡旋或振摇将薄膜水化，即形成脂质体。可进一步采用高压均质、过膜挤压、超声波分散、高速剪切等方法得到粒径小且分布均匀的脂质体。该方法的包封率较低，尤其是对水溶性药物。

2）逆相蒸发法 将磷脂等膜材料溶于有机溶剂，加入药物水溶液后进行短时超声，形成W/O型乳剂，减压蒸发去除有机溶剂，达到胶态后加入缓冲液，旋转，使器壁上凝胶脱落，继续减压蒸发，即可形成脂质体混悬液。该法对水溶性药物的包封率较高，可达60%。

3）注入法 将脂质材料在乙醚或乙醇中溶解，然后缓缓注入搅拌下的缓冲液中，通过减压、抽滤等方法去除有机溶剂，即形成脂质体。该法所得脂质体粒径大，可通过高压均质方法减小粒径。

4）pH梯度法 pH梯度法也叫"主动载药法"。弱酸性、弱碱性药物在不同pH条件下解离状态不同，通过调节脂质体内、外水相pH，膜两侧形成pH梯度，弱酸性、弱碱性药物以分子形式跨入磷脂膜，而后转变为离子形式滞留于膜内水相，如图18-4所示。该方法制备的脂质体药物包封率高，可达90%以上。类似的脂质体制备方法还有硫酸铵梯度法和醋酸钙梯度法。

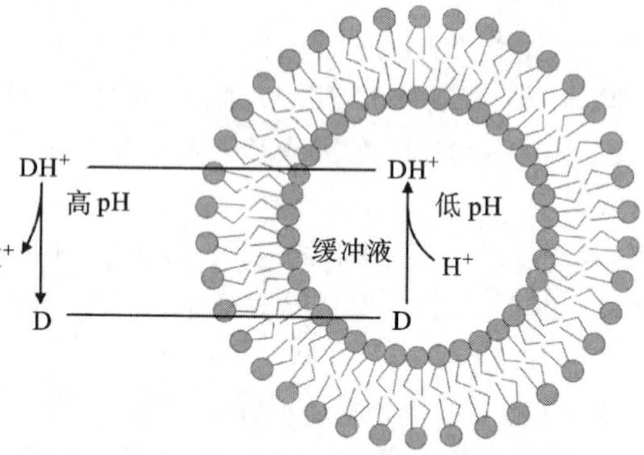

图18-4 pH梯度法制备脂质体原理示意图

7. 脂质体的质量评价 脂质体须符合制剂一般要求，如以注射方式给药，必须无菌、无热原，具有合适的渗透压和pH。此外，脂质体还需进行以下表征与检测。

1）形态、粒径及其分布 脂质体形态、粒径及其分布的检测方法主要有以下几种。①动态光散射(dynamic light scattering，DLS)法：该法能快速、便捷地测定脂质体的平均粒径及分布。②光学显微镜法：对于大粒径脂质体，可通过光学显微镜直接观察来测定粒径。③电子显微镜法：包括扫描电镜法和透射电镜法，前者适于观察样品微粒形貌，后者适于观察样品微粒结构；二者均能检测微粒大小及分布，但需要以标尺对粒子逐个进行估算。

2）包封率与载药量 一般采用重量包封率(EE)表征，即包入脂质体中的药物量占总药物量的百分比。测定包封率需要通过适当方法，如凝胶柱色谱法、离心法等，分离载药脂质体和游离药物，然后按式(18-6)计算：

$$包封率=\frac{脂质体中包封的药物量}{脂质体中包封与未包封的总药物量}\times 100\% \quad (18\text{-}6)$$

载药量(LE)是指脂质体中药物的百分含量，可以用式(18-7)计算：

$$载药量=\frac{脂质体中包封的药物量}{载药脂质体的总重量}\times 100\% \quad (18\text{-}7)$$

3）表面荷电性　采用带电荷的磷脂制备的脂质体一般也带电荷，荷电情况可用 ζ 电位表征，采用电泳光散射(electrophoretic light scattering)法可以便捷地检测脂质体的 ζ 电位。

4）突释效应　根据给药途径、给药部位特征，脂质体的释药特性可在适当介质中进行体外检测。在体外释药试验中，表面吸附的药物会快速释放，称为突释效应。开始 0.5 h 内的释放量要求低于 40%。

5）药物泄漏　脂质体在贮存期间包封率的变化可反映脂质体的泄露情况，泄漏率可通过式(18-8)计算：

$$泄漏率=\frac{贮存后泄漏到介质中的药物量}{贮存前包封的药物量}\times 100\% \quad (18\text{-}8)$$

易泄漏药物的脂质体一般采用冻干等技术制成无水产品。

6）磷脂的氧化程度　采用不饱和磷脂制备脂质体制剂时，应采取措施避免氧化。可加入抗氧剂(如维生素 E 等)、络合剂，填充惰性气体等。

氧化指数是检测双键偶合的指标。将磷脂溶于无水乙醇，测定其在波长 233 nm 及 215 nm 的吸光度，计算二者比值，即 A_{233}/A_{215}，作为氧化指数。该值低于 0.2，一般表示磷脂未被明显氧化。

磷脂氧化产生的丙二醛，酸性条件下可与硫巴比妥酸反应，生成物在 532 nm 波长处有特征吸收，吸光度的大小反映磷脂的氧化程度，可以此对磷脂氧化反应进行定量检测。

(二) 微囊与微球

微囊与微球均可实现靶向给药。普通微囊和微球在注射给药后，由于粒径不同，在体内具有特定的分布特征。当粒径小于 7 μm 时，易被肝、脾中的巨噬细胞吞噬；当粒径大于 7 μm 时，易被肺部毛细血管以机械过滤的方式截留。微囊和微球也可用作肿瘤治疗的动脉栓塞剂，将载有抗肿瘤药物的微囊或微球注入为癌细胞供血的微动脉内，切断癌细胞的营养供给，并定位释放抗肿瘤药物，实现肿瘤的靶向治疗。另外，可利用一些高分子材料对 pH、酶等的敏感性，制备胃肠道特定部位释放药物的微囊或微球。

三、主动靶向制剂

(一) 修饰的药物微粒载体系统

1. 抗体修饰的主动靶向制剂　利用抗体与抗原之间的特异性结合，抗体修饰的主动靶向制剂给药后在体内可特异性地识别作为抗原的病灶组织，并在此特定部位释放药物，实现主动靶向给药。单克隆抗体由于靶点特异性高、不良反应少，在抗体修饰的主动靶向制剂研究领域应用较多。常用的抗体有表皮生长因子受体(EGFR)抗体、血管内皮生长因子受体(VEGFR)抗体、转铁蛋白受体(TfR)抗体等。

1）免疫脂质体　免疫脂质体是指表面修饰抗体的脂质体。目前，一般是将单克隆抗体连接于长循环脂质体表面 PEG 链的末端上，同时实现脂质体的长循环和靶向。以抗肝癌单链抗体修饰的载融合蛋白脂质体，体外抗肝癌细胞的 IC_{50} 值为 0.59 g/mL，而普通脂质体的 IC_{50} 值为 92.07 g/mL，免疫脂质体较普通脂质体对肝癌的抑制效果提高了 156 倍。

2）免疫纳米粒　免疫纳米粒是利用偶联剂将单克隆抗体偶联到含有适宜基团的纳米粒上得到的纳米制剂。一般具有靶向性强、副作用小、半衰期长和药量高等特点。将抗人膀胱癌细胞 BIU-87 单抗 BDI-1 与多柔比星白蛋白纳米粒偶联制得免疫纳米粒，可连接靶细胞纤毛，对人膀胱癌细胞 BIU-87 具有明显的杀伤作用。

3）免疫微球　免疫微球是表面偶联抗体的微球。免疫微球不仅可用于靶向治疗，还可标记和分离细胞，用于疾病诊断和治疗。另外，表面结合单克隆抗体的磁性微球，可通过抗原、抗体识别选择性地与靶点结合，且对磁场有响应。

4）免疫复合物　免疫复合物是将抗体直接或间接与药物连接获得的复合物。Kadcyla 为曲妥珠单抗与小分子微管抑制剂 DM1 偶联获得。复合物中的曲妥珠单抗部位可靶向作用于乳腺癌和胃癌人表皮生长因子受体 2（HER2），释放 DM1 到肿瘤部位。

2. 配体修饰的主动靶向制剂　肿瘤细胞或肿瘤相关血管表面的受体与肿瘤生长关系密切，且多数情况下存在过表达的现象，利用配体与这些过表达的受体特异性结合的特点，可获得配体修饰的主动靶向制剂。目前研究较多的受体主要有表皮生长因子受体、低密度脂蛋白受体、去唾液酸糖蛋白受体、叶酸受体、转铁蛋白受体、白介素受体等，针对这些受体，常用的配体主要为脂蛋白、糖蛋白、叶酸、转铁蛋白和多肽等。

（二）前体药物

前体药物（prodrug）也叫前药，是指在体外无活性或活性很低，在体内经化学反应或酶反应，生成活性母体药物而发挥治疗作用的药物。可在前药中引入亲脂基团，减小药物的极性，使前药进入母体药物难以进入的靶部位，释放母体药物发挥疗效，利用这一性质可实现药物的脑靶向传递。例如，将具有氨基、羟基或羧基的活性药物与 1，4-二氢-N-甲基烟酸共价结合，可生成高脂溶性的前药，前药跨越血脑屏障后在酶的作用下释放母体药物，在脑内发挥疗效。肿瘤细胞往往具有特殊内环境，如磷酸酯酶、酰胺酶浓度高，pH 低等。将抗肿瘤药物制成磷酸酯或酰胺类前药，在肿瘤细胞内被活化为母体药物，可实现肿瘤的靶向治疗。

知识链接

四、物理化学靶向制剂

（一）磁性微球

磁性微球是指药物与磁性物质共同分散在高分子聚合物基质中形成的微小球状实体。给药后，磁性微球可在外磁场作用下携带药物在体内定向移动，浓集于病灶部位发挥疗效。外磁场一般由两个可调节距离的极板组成，每个极板含有多个小磁铁。常用的磁性物质为 Fe_3O_4 和磁流体。磁性微球的制备主要有两种方式：一种是成球前在体系中加入磁性物质，聚合物将磁性物质和药物同时包裹成球；另一种是先制备微球，然后将微球磁化。理想的磁性微球应具有下列性质：磁性物质具有超顺磁性；粒径在 100～200 nm，能自由通过最细的毛细血管壁；表面具有亲水结构修饰；可生物降解且降解物无毒。

（二）栓塞微球

栓塞微球多为负载抗肿瘤药物的微球，根据目标栓塞部位的不同，选择适宜的粒径，一般在 30～800 μm 之间。通过动脉插管将微球输送并栓塞到肿瘤组织，阻断其血供和营养，抑制肿瘤细胞的增殖，同时缓慢释放抗肿瘤药物，使肿瘤部位的药物浓度长时间维持在较高水平，降低体循环中的药物浓度，从而提高治疗效果，减少毒副作用。栓塞治疗适用于不能手术的肿瘤患者，尤其是肝部肿瘤患者，这是由于肝细胞 70%～90%的血供来自肝门静脉，而肝脏肿瘤组织 95%

的血供来自肝动脉。

（三）热敏脂质体

热敏脂质体是在稍高于人体生理温度即可有效释放药物的脂质体。可采用不同相变温度的磷脂制备热敏脂质体，低于相变温度时，脂质体保持完整，达到或高于相变温度时，脂质体双分子层由凝胶态过渡到液晶态，通透性增加，药物释放。二硬脂酰磷脂酰胆碱（DSPC）和二棕榈酰磷脂酰胆碱（DPPC）的相变温度分别为 55 ℃和 41 ℃，二者以不同比例混合可制备不同相变温度的热敏脂质体。一般可采用近红外光照射或热敷等方式，使病变局部升温，也可利用肿瘤部位温度高于正常体温的特征，结合磷脂的相变温度的选择与调节，实现热敏脂质体的定位释药。在热敏脂质体表面修饰抗体，可制备同时具有物理化学靶向性和主动靶向性的热敏免疫脂质体。

（四）pH 敏感脂质体

pH 敏感脂质体是利用肿瘤微环境的 pH 低于正常组织的特点，设计的可在较低 pH 条件下释放药物的脂质体。肿瘤的快速增殖导致供养不足，葡萄糖过度酵解，酸性物质堆积，所以一般肿瘤组织的 pH 较正常组织低，在 6.5～7.0 之间。另外，肿瘤细胞内含体和溶酶体的 pH 也较低，分别为 5.5～6.5 和 4.5～5.5。因此，设计酸性环境触发载体释药或溶酶体逃逸可实现药物的靶向递送。例如，采用对 pH 敏感的磷脂（如二油酰磷脂酰乙醇胺（DOPE））和脂肪酸制备脂质体，pH 7.4 的条件下，离子型脂肪酸可抑制 DOPE 形成六角相，维持完整的磷脂双分子层膜，当 pH 降低为 4.5～6.5 时，脂肪酸的羧基质子化，DOPE 形成六角相结构，磷脂双分子层破裂，药物释放。

项目小结

教学提纲		主要内容简述
一级	二级	
一、概述	（一）靶向制剂的定义与分类	靶向制剂的定义和起源；靶向制剂的分类
	（二）靶向性评价指标和参数	相对摄取率，靶向效率，峰浓度比
	（三）靶向制剂的作用特点	定位浓集、控制释药和无毒可生物降解
二、被动靶向制剂	（一）脂质体	脂质体的定义、分类、特点、膜材料、理化性质、入胞机制、制备方法和质量评价
	（二）微囊与微球	微囊与微球作为被动靶向制剂的实现途径
三、主动靶向制剂	（一）修饰的药物微粒载体系统	抗体修饰的主动靶向制剂，配体修饰的主动靶向制剂
	（二）前体药物	前体药物的定义和前体药物实现靶向的机理
四、物理化学靶向制剂	（一）磁性微球	磁性微球的定义、治病原理、制备方法和性质
	（二）栓塞微球	栓塞微球的特点、治病原理和适用范围
	（三）热敏脂质体	热敏脂质体的定义、治病原理
	（四）pH 敏感脂质体	pH 敏感脂质体的定义、治病原理

达标检测题

参考答案

一、单项选择题

1. 下列属于主动靶向制剂的为(　　)。
A. 固体分散体制剂　B. 微型胶囊制剂　C. 前体药物
D. 动脉栓塞制剂　E. 环糊精包合物制剂

2. 下列属于主动靶向制剂的是(　　)。
A. 糖基修饰脂质体　B. 聚乳酸微球
C. 静脉注射用乳剂　D. 氰基丙烯酸烷酯纳米囊
E. pH 敏感的口服结肠定位给药系统

3. 脂质体与细胞的作用机制不包括(　　)。
A. 吸附　B. 脂交换　C. 融合　D. 降解　E. 内吞

4. 下列关于脂质体相变温度的叙述,错误的是(　　)。
A. 与磷脂的种类有关
B. 当温度高于特定值时,磷脂双分子层的磷脂酰侧链排列从有序变为无序状态
C. 当达到相变温度或以上时,脂质体膜的厚度减小
D. 当达到相变温度或以上时,脂质体膜的流动性减小
E. 相变温度时,处于液晶态和凝胶态的磷脂分子聚集体可能同时存在

5. 下列哪项不是脂质体的特点?(　　)
A. 淋巴定向性　B. 缓释性　C. 细胞非亲和性
D. 降低药物毒性　E. 提高药物稳定性

6. 脂质体的制备方法不包括(　　)。
A. 注入法　B. 薄膜分散法　C. 复凝聚法　D. 逆相蒸发法　E. 冷冻干燥法

7. 脂质体的制备方法不包括(　　)。
A. 冷冻干燥法　B. 逆相蒸发法　C. 辐射交联法
D. 注入法　E. 超声波分散法

8. 为了延长脂质体在体内的运行时间,通常在脂质体表面修饰(　　)。
A. 环糊精　B. PEG　C. 吐温 80　D. 司盘 80　E. PVP

9. 根据机体的不同组织、器官对不同大小微粒的截留作用不同,以及单核-巨噬细胞系统对不同微粒的吞噬性能差异,药物选择性地浓集于病变部位的靶向制剂称为(　　)。
A. 被动靶向制剂　B. 主动靶向制剂　C. 物理靶向制剂
D. 化学靶向制剂　E. 物理化学靶向制剂

10. 粒径约为 3 μm 的被动靶向微粒,静脉注射易于聚集在(　　)。
A. 骨髓　B. 肝、脾　C. 肺　D. 脑　E. 肾

二、配伍选择题

题 1～4
A. 微球　B. pH 敏感脂质体
C. 磷脂和胆固醇　D. 纳米粒　E. 前体药物

1. 上述选项中,为提高脂质体的靶向性而加以修饰的脂质体是(　　)。

2. 药物溶解或分散在高分子材料形成的微小球状实体为(　　)。

3. 脂质体的主要组成成分为(　　)。

4. 在机体内使活性的母体药物再生而发挥其治疗作用的是(　　)。

题 5～9

A. 相变温度　　B. 渗漏率　　C. 峰浓度比　　D. 注入法　　E. 高效低毒

5. 靶向制剂的主要特点是(　　)。

6. 脂质体的制备方法是(　　)。

7. 脂质体的理化特性是(　　)。

8. 脂质体的质量评价指标是(　　)。

9. 药物制剂的靶向性指标是(　　)。

题 10～11

A. 长循环脂质体　　B. 免疫脂质体

C. 半乳糖修饰的脂质体　　D. 甘露糖修饰的脂质体　　E. 热敏脂质体

10. 用 PEG 修饰的脂质体是(　　)。

11. 表面连接上某种抗体的脂质体是(　　)。

三、多项选择题

1. 成功的靶向制剂应具备(　　)。

A. 定位浓集　　B. 控制释药

C. 载体无毒,可生物降解　　D. 被巨噬细胞吞噬

E. 被网状内皮系统识别

2. 主动靶向制剂中药物载体修饰的方法有(　　)。

A. 前体药物　　B. 糖基修饰　　C. 配体修饰　　D. 免疫修饰　　E. 磁性修饰

3. 影响乳剂释药特性与靶向性的因素有(　　)。

A. 乳滴粒径　　B. 油相

C. 乳化剂的种类和用量　　D. 乳剂的类型

E. 乳剂表面的修饰

4. 脂质体的质量评价包括(　　)。

A. 形态、粒径及其分布　　B. 脂质体膜的融变时限

C. 包封率和载药量　　D. 渗漏率　　E. 靶向性评价

5. 物理化学靶向制剂包括(　　)。

A. 磁性靶向制剂　　B. 栓塞靶向制剂

C. 热敏靶向制剂　　D. pH 敏感靶向制剂　　E. 前体药物

(高亚男)

药物制剂新技术

扫码
看 PPT

学习目标

理论知识

掌握：包合物、微囊、微球、固体分散体的定义、特点和常用载体材料。

熟悉：包合物、微囊、微球、固体分散体的形成机制、制备方法，以及产物的验证方法。

了解：包合物、微囊、微球、固体分散体的体内作用特点。

专业技能

能灵活应用包合物、微囊、微球、固体分散体等制剂新技术。

能应用包合物、微囊、微球、固体分散体等制剂新技术解决传统制剂中存在的问题。

职业素养

能够在包合物、微囊、微球、固体分散体等制剂工作时，树立安全、有效的意识，养成孜孜不倦、乐于求学的探究精神。

操作任务

微囊的制备

一、操作目的

(1) 掌握单凝聚法和复凝聚法制备微囊的工艺和原理。

(2) 了解光学显微镜测定微囊粒径的方法。

二、器材与药品

高速剪切分散机、恒温加热磁力搅拌器、烧杯、制冰机、光学显微镜、载玻片、盖玻片；液体石蜡、明胶、阿拉伯胶、甲醛、醋酸、氢氧化钠(NaOH)、十二水合硫酸钠($Na_2SO_4 \cdot 12H_2O$)等。

三、操作内容

(一) 液体石蜡微囊的制备(单凝聚法)

[处方]　液体石蜡 2.0 g　明胶 2.0 g　10%醋酸溶液适量　40%硫酸钠溶液适量　37%甲醛溶液 2～3 mL　20% NaOH 溶液适量　蒸馏水适量

[制法]

(1) 明胶溶液的配制：称取明胶 2.0 g，置于 150 mL 小烧杯中，加入蒸馏水 10 mL，浸泡溶胀后，放置在 50 ℃水浴中加热溶解，保温备用。

(2) 40%硫酸钠溶液的配制：称取 $Na_2SO_4 \cdot 12H_2O$ 81.6 g，加蒸馏水 90 mL，在 50 ℃水浴中搅拌溶解，保温备用。

(3) 液体石蜡乳的制备:取步骤(1)中配制的明胶溶液,加入液体石蜡 2.0 g,加水稀释至 60 mL,使用高速剪切分散机均质 5 min,即得液体石蜡乳。用 10%醋酸溶液调节初乳 pH 为 3～4,记录醋酸溶液消耗体积 V_1。取少许样品置于载玻片上,显微镜下观察乳滴形态。

(4) 微囊的制备:将液体石蜡乳转移至 500 mL 大烧杯中,置于 50 ℃恒温加热磁力搅拌器中保温,磁力搅拌下缓慢滴加 40%硫酸钠溶液,边加边在显微镜下观察是否成囊,成囊后停止加入 40%硫酸钠溶液,记录所加硫酸钠的体积 V_2。按下式计算系统中硫酸钠的浓度 $X(\%)$。

$$X(\%)=[40\%\times V_2/(60+V_1+V_2)]\times 100\%$$

(5) 硫酸钠稀释液的配制:硫酸钠稀释液的浓度为 $X+1.5\%$,应配体积为上述成囊系统总体积的 3 倍,即 $3\times(60+V_1+V_2)$mL。按此浓度和体积配制硫酸钠稀释液,置于 10 ℃左右的冰水浴中保冷。

(6) 交联固化:将凝聚囊倾倒入硫酸钠稀释液中,使凝聚囊分散,保持冰水浴温度在 10 ℃左右,搅拌下滴加 37%甲醛溶液 2.4 mL,继续搅拌 15 min,滴加 20% NaOH 溶液调节 pH 为 8～9,继续搅拌 1 h,静置,待微囊全部沉降后倾倒上清液,抽滤,用蒸馏水洗至无醛味,抽干,在 50 ℃以下干燥,即得液体石蜡微囊。

[质量检查] 在光学显微镜下观察乳滴和微囊的形态并绘制形态图,测定粒径大小(最大粒径和最多粒径)。比较乳滴和微囊的形态区别。

[注解]

①离子的存在对成囊影响较大,故制备和冲洗容器应使用蒸馏水。

②明胶为高分子化合物,在水中先进行常温溶胀,再加热搅拌使其溶解,溶解速度较快。

③40%硫酸钠溶液低温时易析出结晶,需在 50 ℃加盖保温备用。

(二) 液体石蜡微囊的制备(复凝聚法)

[处方] 液体石蜡 5.46 g 明胶 5.0 g 阿拉伯胶 5.0 g 37%甲醛溶液 2.5 mL 10%醋酸溶液适量 20% NaOH 溶液适量 蒸馏水适量

[制法]

(1) 明胶溶液的配制:称取明胶 5.0 g,置于 150 mL 小烧杯中,加入蒸馏水 100 mL,浸泡溶胀后,放置在 50 ℃水浴中加热溶解,保温备用。

(2) 阿拉伯胶溶液的配制:取蒸馏水 100 mL 置于 200 mL 小烧杯中,表面撒阿拉伯胶粉末,50 ℃水浴中搅拌使其溶解,保温备用。

(3) 液体石蜡乳的制备:称取液体石蜡 5.46 g,加入阿拉伯胶溶液中,使用高速剪切分散机均质 5 min,即得液体石蜡乳。显微镜下观察乳滴形态,并绘图。

(4) 微囊的制备:将液体石蜡乳转移至 1000 mL 烧杯中,50 ℃保温,加入步骤(1)中制备的明胶溶液,混合均匀,搅拌下滴加 10%醋酸溶液调节 pH 为 3.8～4.0。

(5) 微囊的固化:边搅拌边向步骤(4)中制得的微囊中加入 400 mL 蒸馏水,将装有微囊液的烧杯从水浴中取出,搅拌放冷至 32～35 ℃,加入适量冰块,搅拌,使温度降至 5～10 ℃,加入 37%甲醛溶液 2.5 mL,搅拌 15 min,加入 20% NaOH 溶液适量调节溶液 pH 为 8～9,继续搅拌 45 min,使微囊固化完全,显微镜下观察微囊形态,静置沉降。

(6) 分离:待微囊全部沉降后倾倒上清液,抽滤,用蒸馏水洗至无醛味,抽干,在 50 ℃以下干燥,即得液体石蜡微囊。

[质量检查] 在光学显微镜下观察乳滴和微囊的形态并绘制形态图,测定粒径大小(最大粒径和最多粒径)。比较乳滴和微囊的形态区别。

[注解]

①10%醋酸溶液调节 pH 3.8~4.0 时需要搅拌均匀,有利于成囊。

②固化完全前不要停止搅拌,以免微囊粘连。搅拌速度适中,尽量减少泡沫的产生。

四、实验结果

1. 微囊的性状 记录所制备的微囊的外观、颜色、性状,并绘制微囊和乳滴在光学显微镜下的形态图,说明两者的区别。

2. 测定微囊的大小 记录微囊的最大粒径和最多粒径。

五、思考题

(1) 微囊的特点有哪些?

(2) 使用交联剂的目的和条件是什么?

一、包合技术

(一) 概述

包合物(inclusion complex)是指一种分子被完全或部分包裹于另一种分子的空穴结构内形成的特殊复合物。其中,被包裹的物质(一般为药物)称为客分子(guest molecule),包合材料称为主分子(host molecule)。主分子具有空穴结构,能够将客分子包含在内。主、客分子通常按 1∶1 的比例包合,也称“分子胶囊”。这种将药物与包合材料相互作用形成包合物的制剂技术称为包合技术。包合过程为物理过程,主、客分子间无化学键合,主要通过范德华力、氢键、疏水键和电荷迁移力等产生相互作用。

包合技术在药剂学和日化领域的研究和应用较为广泛,包合物具有如下特点:①提高药物的稳定性;②增加药物的溶解度,提高生物利用度;③防止挥发性成分流失;④掩盖药物的不良气味和味道;⑤调节释药速率;⑥使液体药物固体化;⑦降低药物的刺激性和毒副作用。

(二) 包合材料

包合材料主要包括环糊精、淀粉、胆酸、纤维素、核酸、蛋白质等,其中环糊精及其衍生物在药剂学中较常用。

1. 环糊精 环糊精(cyclodextrin,CD)是淀粉经环糊精葡萄糖转移酶作用生成的环状低聚糖化合物,由 6~10 个 D-葡萄糖分子通过 α-1,4-糖苷键连接形成。常见的环糊精有 α、β 和 γ 三种类型,分别由 6 个、7 个和 8 个葡萄糖分子构成,结构均为两端开口的中空圆筒状,一端窄而另一端宽,内部疏水,开口处亲水。《中国药典》(2020 年版)四部对这三种辅料进行了收载。环糊精对碱、热和机械力均耐受性良好,但对酸不稳定。

三种环糊精虽结构相似,但物理性质差别较大,详见表 19-1。由于安全性较高且易于提纯,β-环糊精应用最为广泛,其分子结构示意图见图 19-1。β-环糊精的溶解度受温度影响较大,当温度从 25 ℃升高至 60 ℃时,其溶解度可提高 5 倍。药物分子可被包裹于环糊精结构的内部空穴处,主要结合方式见图 19-2 和图 19-3。多数情况下,药物和环糊精以 1∶1 的比例包合,药物可少部分、大部分或全部包裹于环糊精的空穴中。特殊情况下,药物和环糊精也可按 1∶2 的比例包合。

表 19-1 α-环糊精、β-环糊精和 γ-环糊精的基本性质

性质	α-环糊精	β-环糊精	γ-环糊精
葡萄糖单体数	6	7	8
分子量	973	1135	1297
腔内直径/nm	0.45～0.53	0.7～0.8	0.85～1.00
外周直径/nm	1.46±0.40	1.54±0.40	1.75±0.40
空穴深度/nm	0.7～0.8	0.7～0.8	0.7～0.8
20 ℃时溶解度/(g/L)	145	18.5	232
水中结晶形态	针状	棱柱状	棱柱状
比旋度$[\alpha]_D^{25}$	+150.5°	+162.5°	+177.4°
熔点/℃	250～260	255～265	240～245
碘显色	青色	黄褐色	紫褐色

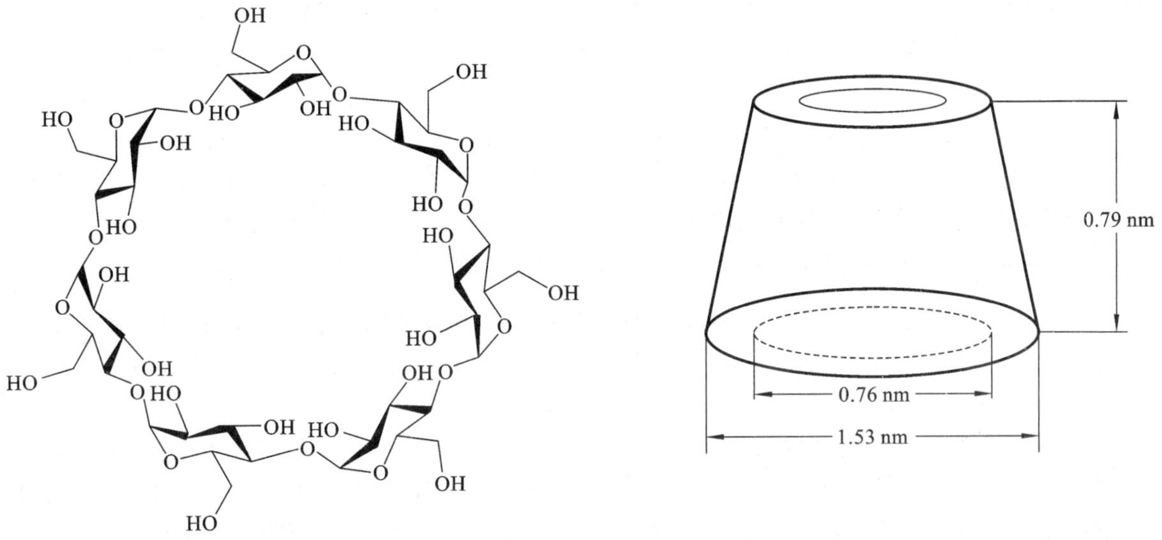

图 19-1 β-环糊精的分子结构示意图

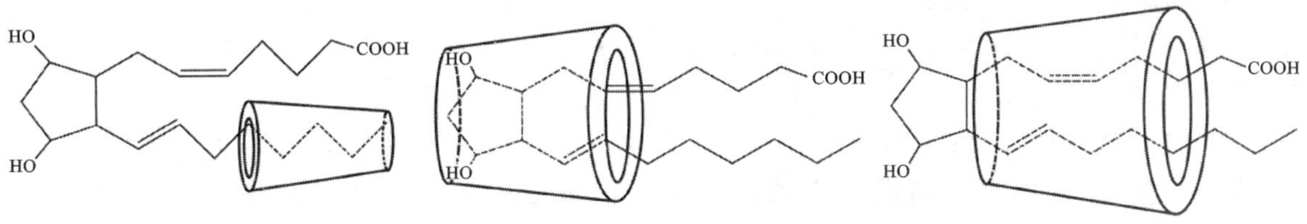

图 19-2 环糊精与前列腺素 F2α 的包合形式

具有以下特征的有机药物适合制备环糊精包合物：原子数大于 5，稠环数小于 5，分子量在 100～400 之间，水中溶解度小于 10 g/L，熔点低于 250 ℃。疏水性药物和非解离型药物易被包合。水溶液中包合物和游离药物呈平衡状态，加入其他药物时包合物中的药物可能被竞争替换。

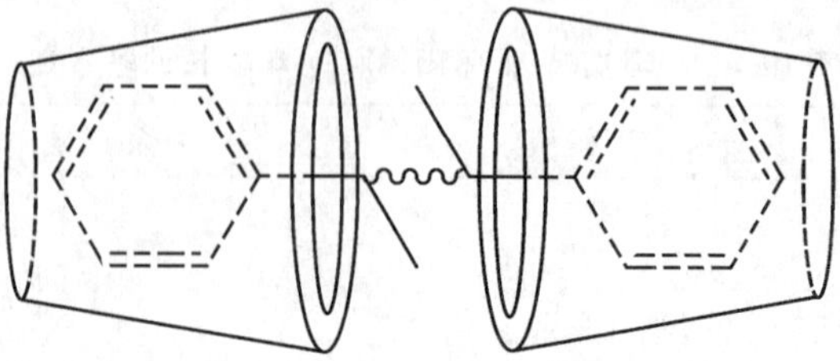

图 19-3　β-环糊精与苯丙酸光化脱羧二聚物的包合形式

2. 环糊精衍生物　β-环糊精的溶解度较低，形成的包合物的溶解度有时不够理想。对β-环糊精进行结构修饰可改变其溶解度，利用羟丙基、甲基、乙基、羟乙基、葡萄糖基等基团和β-环糊精中的羟基进行烷基化反应，可改变其理化性质。

1）水溶性环糊精衍生物　水溶性环糊精衍生物主要通过羟乙基、羟丙基、甲基、葡萄糖基、磺丁基修饰β-环糊精的羟基得到。羟丙基-β-环糊精（HP-β-CD）为β-环糊精与1，2-环氧丙烷的醚化物，已被收载于《中国药典》（2020年版）四部。羟丙基-β-环糊精极易溶于水和丙二醇，易溶于甲醇和乙醇。羟丙基-β-环糊精对难溶性药物的增溶效果理想，且能够提高药物的稳定性。甲基-β-环糊精形成的包合物水溶性好，可提高药物的溶出速率，也可提高药物的稳定性。磺丁基-β-环糊精钠为β-环糊精的磺化改性钠盐，已被《美国药典》收录，水溶性高，包合性能好，可用于注射剂。

2）疏水性环糊精衍生物　疏水性环糊精衍生物目前主要有乙基-β-环糊精（E-β-CD），利用乙基取代环糊精中葡萄糖残基的羟基。乙基-β-环糊精的水溶性较β-环糊精低，吸湿性小，对酸的耐受性略强，包合水溶性药物可实现缓释。

（三）包合物的制备方法

通常将环糊精与药物共混于溶剂中，利用搅拌、加热等方法实现包载，溶剂一般为水，也可为水与甲醇、乙醇、丙酮、乙醚等的混合溶剂。环糊精与药物生成包合物后，通过适当的方法使包合物析出，最后通过过滤等方式回收包合物。

1. 饱和水溶液法　饱和水溶液法也称共沉淀法或重结晶法，首先将环糊精制成饱和水溶液，加入药物（难溶性药物可先采用少量乙醇、丙酮、甲醇等有机溶剂溶解后加入），通过搅拌、加热或使用超声波等方式促进包合物形成，然后冷藏、浓缩等，使包合物析出沉淀，过滤、洗涤、干燥，即得。其中，使用超声波促进包合物形成的方法也叫超声波法。

2. 研磨法　将环糊精加入2～5倍量的水中，研匀，加入药物（难溶性药物可先采用少量乙醇、丙酮、甲醇等有机溶剂溶解后加入）充分研磨至糊状，低温干燥，加入适宜溶剂洗涤未包裹的药物，再次干燥，即得。

3. 冷冻干燥法　首先可采用上述方法将药物与包合物包合，然后通过冷冻干燥法除去溶剂，即得。此方法适用于不易析出包合物沉淀的药物或遇热不稳定的药物。所得产品疏松，溶解性好，可制成粉针剂。

4. 喷雾干燥法　首先可采用上述方法将药物与包合物包合，然后通过喷雾干燥的方法除去溶剂，即得。此方法产率高，适合批量生产。虽然制备过程中热空气温度高，但受热时间短，对药物稳定性影响较小。

（四）包合物的验证

1. 显微分析法　药物、环糊精和载药环糊精的晶格排列不同，进而表现出不同的外观形态,可通过扫描电子显微镜、透射电子显微镜或原子力显微镜观察其微观结构的差别。

2. X射线衍射法 X射线衍射法是判断包合物形成与否及包合物纯度的有效手段。药物形成包合物后,自身的衍射特征峰消失,环糊精的衍射特征峰也消失,出现与药物和环糊精晶体衍射特征峰均不同的新的特征峰。药物与环糊精单纯物理混合,则展现出两者各自的衍射峰。

3. 相溶解度法 难溶性药物与环糊精包合后溶解度增大,测定药物在系列浓度的环糊精溶液中的溶解度,然后以药物溶解度为纵坐标、环糊精浓度为横坐标绘制溶解度曲线,即可判断包合物是否生成,同时可获得包合物的溶解度。

4. 热分析法 热分析法是利用结晶型药物熔化吸热来判断结晶程度的方法。差示热分析法(DTA)和差示扫描量热法(DSC)较为常用。药物与环糊精包合后,结晶程度减弱或消失,热分析图谱中检测不到药物结晶的熔融峰。

5. 红外光谱法 红外光谱可展现分子振动的能级跃迁情况,这与分子结构密切相关。根据红外吸收峰的位移、降低或消失的情况,可判断包合物是否形成。药物被环糊精包裹后,分子间相互作用被阻断,氢键供体或受体的峰强度或波数均有可能发生改变。另外,还应注意药物的红外光谱变化可能被环糊精的红外光谱掩盖。

6. 核磁共振法 根据核磁共振(NMR)波谱中原子化学位移大小可判断包合物是否形成。由于筒状结构的屏障作用,一般环糊精空穴内的基团化学位移变化较小。环糊精腔内的 H_3 和 H_5 有可能受到药物的影响而发生化学位移的改变。

另外,包合物的验证方法还有薄层色谱法、紫外分光光度法、荧光光谱法、圆二色谱法等。

二、微囊与微球化技术

(一) 概述

微囊(microcapsule)是指固体或液体药物被高分子聚合物载体包封形成的微小胶囊,粒径一般在 1~250 μm 之间,若粒径在 0.1~1 μm 之间则称为亚微囊,粒径在 10~100 nm 之间称为纳米囊,如图 19-4 所示。被包裹的物质称为囊心物,用于包裹囊心物的高分子聚合物称为囊材。制备微囊的技术称为微囊化技术。微球(microsphere)是指药物溶解或分散在高分子聚合物基质中形成的微小球状实体,如图 19-4 所示。粒径一般在 1~250 μm 之间,若粒径在 0.1~1 μm 之间则称为亚微球,粒径在 10~100 nm 之间称为纳米球。制备微球的技术称为微球化技术。微囊和微球为制剂中间体,需要进一步制成注射剂、胶囊剂等剂型应用。目前,已有多种微球制剂上市,如曲普瑞林微球、布舍瑞林微球等。

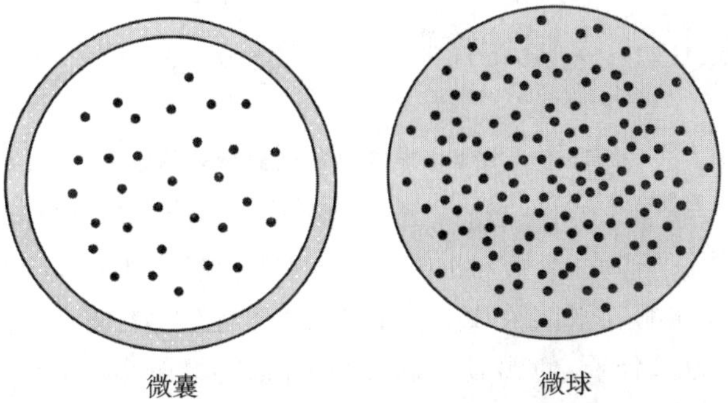

图 19-4 微囊和微球结构示意图

药物制备为微囊或微球可具有如下特点:①缓释与长效性,减少给药次数,降低血药浓度峰谷波动。②靶向性,药物微粒可通过被动分布、主动结合、磁性吸引和栓塞等方式实现靶向。

③掩盖药物的不良气味和口味。④提高药物稳定性。⑤使液体药物固体化，便于贮存和运输。

（二）微囊与微球的载体材料

1. 天然高分子材料 天然高分子材料性质稳定、无毒，是常用的制备微囊和微球的载体材料。主要包括明胶、阿拉伯胶、海藻酸盐、壳聚糖、蛋白质等。明胶可用热水溶解，冷却后即可形成凝胶。根据制备时水解方法不同，明胶可分为 A、B 两种类型，等电点分别为 7～9 和 4.7～5.0。阿拉伯胶溶于水后呈酸性，带负电荷，常与明胶配合使用。海藻酸钠在水中可溶，可与甲壳素或聚赖氨酸合用作复合材料。海藻酸钠遇钙离子生成不溶性的海藻酸钙，因此可利用钙离子将海藻酸钠固化成囊。壳聚糖可溶于酸性水溶液，带正电荷，在体内可溶胀成水凝胶。白蛋白、玉米蛋白等也可用于制备微囊或微球，需用交联固化剂（如甲醛等）进行固化。

2. 半合成高分子材料 此类载体材料多为纤维素衍生物，如羧甲基纤维素钠（CMC-Na）、邻苯二甲酸醋酸纤维素（CAP）、羟丙甲纤维素（HPMC）、乙基纤维素（EC）、甲基纤维素（MC）等。CMC-Na 遇水溶胀，体积增加，具有较强的黏性。CAP 可溶于 pH＞6 的水溶液，用量一般在 30 g/L 左右，可与明胶合用。HPMC 可用冷水溶解，形成黏稠溶液，稳定性较好。EC 可溶于乙醇，遇强酸易水解，一般需要加入增塑剂改善可塑性。MC 可在水中溶胀，用量一般在 10～30 g/L 之间，常与 CMC-Na、明胶等联用。

3. 合成高分子材料 合成高分子材料主要包括聚酯类、聚酰胺和聚酸酐等。聚酯类是由羟基酸或其内酯形成的聚合物，具有生物降解性。羟基酸主要包括乳酸或羟基乙酸。由乳酸缩聚得到的聚酯为聚乳酸（PLA）。PLA 可溶于二氯甲烷、三氯甲烷等有机溶剂，成囊性和成膜性均较好。乳酸和羟基乙酸缩聚可得乳酸-羟基乙酸共聚物（PLGA），PLGA 可溶于三氯甲烷、四氢呋喃等有机溶剂，生物相容性好，具有良好的成囊性和成膜性。聚酰胺又称尼龙，可溶于苯酚、甲酸等溶剂，柔韧性和延展性良好，在酸性溶液中不稳定。

（三）微囊的制备

1. 物理化学法 物理化学法制备微囊一般是通过改变条件使囊材和囊心物从液相系统中析出形成新相，也称相分离法。本法大体可分为四个步骤，如图 19-5 所示。根据新相形成原理不同，相分离法可细分为单凝聚法、复凝聚法、溶剂-非溶剂法、液中干燥法和改变温度法。

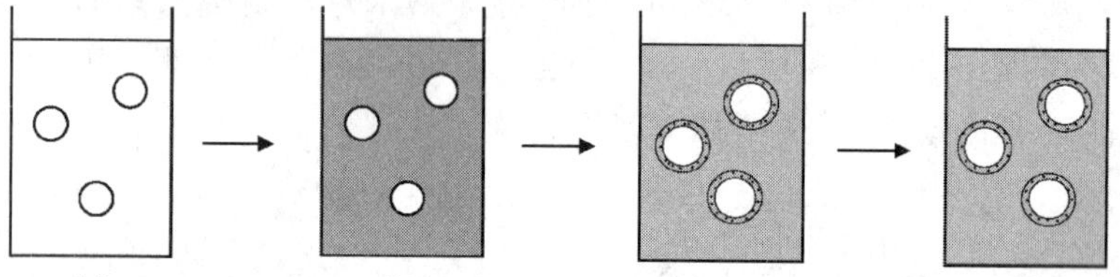

图 19-5 物理化学法制备微囊步骤示意图

（a）囊心物分散于液体介质中；（b）加囊材；（c）囊材沉积；（d）囊材固化

1）单凝聚法 在高分子囊材溶液中加入凝聚剂使囊材析出成囊，即单凝聚法。以明胶微囊为例，首先将药物分散在明胶水溶液中，然后加入硫酸钠、硫酸铵、乙醇等凝聚剂，凝聚剂竞争性地结合明胶分子表面的水分子，使明胶溶解度降低而凝聚析出，包裹药物形成微囊。这种凝聚是可逆的，当凝聚的条件改变（如加水稀释）时，形成的微囊可溶解。在制备微囊时可反复凝聚与解凝聚，直至得到满意的微囊为止。最后采用释放方法将囊材交联固化，得到不凝结、不粘连、不解聚的微囊。微囊的制备工艺流程见图 19-6。

2）复凝聚法 采用两种带相反电荷的高分子聚合物作为囊材，将囊心物分散于囊材溶液

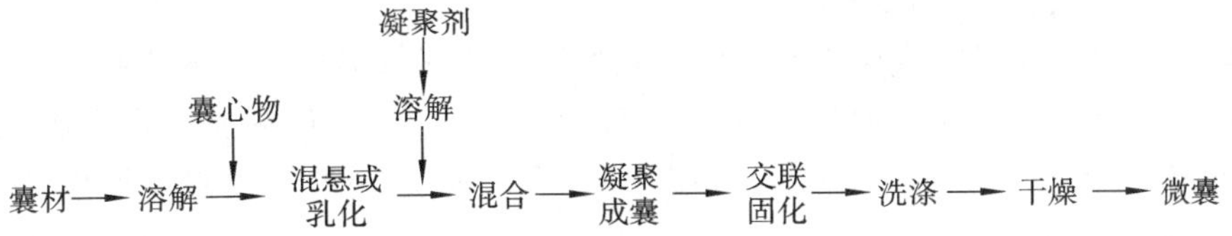

图 19-6 单凝聚法制备微囊工艺流程图

中，在一定条件下，两种带相反电荷的囊材结合形成复合物，溶解度降低，自溶液中凝聚析出成囊。以阿拉伯胶和明胶制备微囊为例，将溶液 pH 调至明胶等电点以下时，明胶带正电荷，阿拉伯胶带负电荷，正、负电荷相互吸引，两种囊材形成复合物，溶解度降低，自溶液中析出形成微囊。最后采用适宜的方法将囊壁交联固化，防止其解凝聚。复凝聚法制备微囊除了使用明胶和阿拉伯胶外，还可使用海藻酸盐与壳聚糖、海藻酸盐与明胶、白蛋白与阿拉伯胶、明胶与 CMC-Na 等。复凝聚法制备微囊的工艺流程见图 19-7。

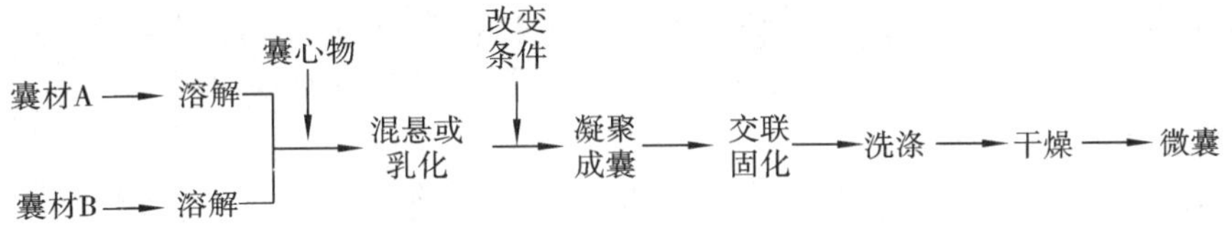

图 19-7 复凝聚法制备微囊工艺流程图

3）溶剂-非溶剂法　在囊材的溶液中加入不溶解该囊材的另外一种溶剂（非溶剂），使囊材的溶解度降低而析出，包裹药物形成微囊。本法要求囊心物在溶剂与非溶剂中均不溶解，溶剂和非溶剂可混溶。溶剂与非溶剂常用的组合方式见表 19-2。

表 19-2 溶剂与非溶剂常用的组合方式

囊材	溶剂	非溶剂
苄基纤维素	三氯乙烯	丙醇
乙基纤维素	四氯化碳、苯	石油醚
邻苯二甲酸醋酸纤维素	丙酮、乙醇	三氯甲烷
聚乙烯	二甲苯	正己烷
醋酸纤维素丁酯	丁酮	异丙醚
聚氯乙烯	四氢呋喃、环己烷	水、乙二醇
醋酸乙烯酯	三氯甲烷	乙醇
苯乙烯-马来酸酐共聚物	乙醇	乙酸乙酯

4）液中干燥法　又称乳化-溶剂挥发法。该法将药物和囊材分散于不溶性溶剂中形成乳状液，除去乳剂内相溶剂固化成囊。其中，乳剂的连续相为水相，称为水中干燥法；乳剂的连续相为油相，称为油中干燥法。乳剂内相的去除方法有溶剂萃取法、溶剂挥发法等。

5）改变温度法　通过改变温度形成微囊的方法。例如，以白蛋白作为囊材时，首先将其制备为 W/O 型乳状液，然后升高温度使白蛋白固化成囊；以蜡类物质作为囊材时，首先将其加热熔融，加入药物制成 O/W 型乳状液，然后降低温度使蜡类物质固化成囊。

2. 物理机械法　物理机械法是将固态或液态的药物在气相中微囊化的方法，需要使用特定的设备完成。主要是借助流化技术，使药物与囊材的混合液首先分散成雾滴，进而溶剂蒸发或囊材冻结形成微囊；也可将药物单独分散、悬浮，利用囊材溶液包衣成囊。常用的方法有喷雾干燥法、喷雾冷凝法、流化床包衣法。

3. 化学法　化学法制备微囊主要包括界面缩聚法和辐射交联法。界面缩聚法是指单体在囊心物的界面处，在引发剂的作用下发生聚合反应生成聚合物，包裹囊心物形成微囊的方法。辐射交联法是以明胶或聚乙烯醇作为囊材，首先制备乳状液，再通过 γ 射线照射使囊材在乳状液表面发生交联形成微囊的方法。

（四）微球的制备

微球的制备方法与微囊的制备方法类似，所用材料大部分相同。

1. 乳化分散法　乳化分散法是将药物与载体材料混合均匀后，分散于不相混溶的另外一种介质中形成乳状液，通过适当方法使内相固化，最终分离获得微球的方法。

1）加热固化法　加热固化法主要适用于蛋白质类载体材料制备微球。首先以含药蛋白水溶液为内相，制备乳状液，100～180 ℃下加热，使乳剂内相固化，最终分离获得微球。此方法常用的载体为白蛋白，且要求药物具有水溶性。

2）交联固化法　交联固化法主要适用于对热不稳定的药物。首先以载体材料为内相制备乳状液，加入甲醛、戊二醛等交联剂使乳剂内相交联固化，最终分离获得微球。适用于本法的载体材料主要有白蛋白、明胶等。

3）溶剂蒸发法　溶剂蒸发法是将脂溶性药物和载体材料溶解在有机溶剂中，再分散于水相制备 O/W 型乳状液，蒸发除去内相中的有机溶剂获得微球的方法。

2. 其他　微球的其他制备方法与微囊的制备方法基本一致。如凝聚法、聚合法、物理机械法等。

知识链接

（五）微囊与微球中药物的释放及体内运转

1. 微囊与微球中药物释放机制　微囊与微球中药物的释放规律主要与微粒的种类和药物的性质有关，一般符合零级、一级或 Higuchi 释放方程。药物的释放机制主要包括下列三种情况，同一微粒制剂的药物释放可同时包括多种机制。

1）扩散　微粒进入机体后，附着在表面的少量药物首先溶解释放，产生突释效应。同时体液向微粒中渗透转移，微粒内部药物逐渐溶解扩散或沥滤出囊壁或骨架。

2）囊壁或骨架的破裂或溶解　囊壁或骨架在机体内压力、剪切力、摩擦力等作用下可发生破裂，也可溶解于体液。破裂或溶解的速率主要与载体材料的性质，体液的组成、体积和 pH 等有关。

3）囊壁或骨架的消化或降解　囊壁或骨架在体内酶（如消化酶）的作用下发生消化或降解反应，使药物释放。一般使用合成的可生物降解的聚合物作为载体材料制备的微粒，在降解前药物早已开始释放。

2. 影响微粒中药物释放的因素

1）载体材料的性质　孔隙率小的载体材料，释药速率一般较慢。常见的几种微囊或微球的载体材料释药速率大小如下：明胶＞乙基纤维素＞苯乙烯-马来酸酐共聚物＞聚酰胺。附加剂可改变载体材料的性质，进而影响释药速率。

2）药物的性质　载体材料相同的前提下，药物在体液中的溶解度大时释药速率较快。药物在载体材料和体液之间的分配系数同样影响药物的释放速率，一般分配系数越小，药物释放速率越快。

3）微粒的粒径　在载体材料和微粒囊壁厚度相同的前提下，一般微粒粒径越小，药物释放速率越快。

4）囊壁的厚度　载体材料相同时，囊壁的厚度越大，释药速率越慢。

5）释放介质 pH　微球或微囊在不同 pH 的介质中稳定性有所差别，药物在不同 pH 的介质中溶解度也存在差异，所以介质的 pH 影响微球或微囊中药物的释放速率。

（六）微囊与微球的质量评定

1. 载药量与包封率　微囊与微球的载药量和包封率可通过式（19-1）和式（19-2）计算。微囊中的药物含量可采用溶剂提取法测定，所选溶剂应对药物溶解性好，对囊材溶解性差，且不干扰药物的含量测定。包封率一般不应低于 80%。

$$\text{载药量}=\frac{\text{微囊或微球中所含药物的重量}}{\text{微囊或微球的总重量}}\times 100\% \tag{19-1}$$

$$\text{包封率}=\frac{\text{微囊或微球中包封药物的重量}}{\text{微囊或微球中包封与未包封药物的重量}}\times 100\% \tag{19-2}$$

2. 形态、粒径及其分布　微囊与微球的外观和形态可采用光学显微镜观察，粒径较小时可采用扫描电子显微镜、透射电子显微镜等观察。粒径及其分布可采用显微镜法、激光散射法和库尔特计数法等测定。

3. 释药速率　可参照《中国药典》（2020 年版）四部 0931 项进行释药速率检查。

4. 突释效应和泄漏率　微囊或微球的突释效应和泄漏率检查见相关内容。

5. 残留有机溶剂　制备过程中使用有机溶剂时，需按《中国药典》（2020 年版）四部通则 0861 项进行残留溶剂检查，应符合规定限度。

三、固体分散技术

（一）概述

固体分散体（solid dispersion）是指药物以分子、胶态、无定形或微晶状态高度分散在适宜载体材料中形成的固态物质。将药物高度分散在载体材料中制备固体分散体的技术称为固体分散技术。固体分散体为制剂中间体，需进一步制备为片剂、胶囊剂、滴丸剂等剂型。目前，涉及固体分散技术的已上市制剂主要有灰黄霉素片、大麻隆胶囊、沙奎那韦胶囊、他克莫司胶囊、伊曲康唑胶囊、依维莫司片、维拉帕米片、联苯双酯片、尼群地平片等。

固体分散体的优点：①根据需要采用不同性质的载体材料制备固体分散体，可获得速释、缓释和肠内释药的制剂；②载体材料对药物分子具有保护作用，可增加药物的稳定性；③将液体药物固体化，方便携带和使用；④掩盖药物的不良气味，并降低药物的刺激性。

固体分散体的缺点如下。①物理稳定性差：固体分散体中的药物因高度分散而具有较高的表面自由能，贮存时易自发聚集形成晶核，晶核长大形成晶粒，或者易发生亚稳态晶型向稳态晶型的转变，这种现象称为老化（aging）。②载药量小：为了保证药物的高度分散，固体分散体中药物含量一般在 5%～20%之间；对于大剂量的药物，利用固体分散技术难以将药物制成常规大小的片剂或胶囊剂。

（二）载体材料

固体分散体中药物的溶出速率主要取决于载体的性质。理想的载体材料除应具有无毒、无刺激性、惰性、廉价等常规辅料应有的性质外，还应具有以下特点：①高玻璃化温度，减缓药物分子运动，抑制老化；②低吸湿性；③适宜的熔点；④在常规溶剂中有较高的溶解度。固体分散体的载体材料一般分为水溶性、难溶性和肠溶性三类，可单独使用也可联用。

1. 水溶性载体材料

1）聚乙二醇　常用于固体分散体制备的聚乙二醇（PEG）主要有 PEG 4000 和 PEG 6000，

熔点低(50～63 ℃)，水溶性好(1∶(2～3))，常温下为蜡状固体，可采用熔融法和溶剂法制备固体分散体。油类药物可采用PEG 6000联合高分子量PEG(如PEG 20000)共同制备固体分散体。难溶性药物联合PEG制备固体分散体时，根据需要可适当加入表面活性剂促进药物的溶解和分散。固体分散体滴丸剂大多采用PEG作为载体材料，可加入硬脂酸调节熔点。

2）聚维酮　聚维酮(PVP)的全称为聚乙烯吡咯烷酮，为无定形高分子聚合物，熔点高，热稳定性好，易溶于水和多种有机溶剂。聚维酮制备固体分散体后对多种药物具有抑晶作用，但贮存过程中易吸湿出现老化现象。

3）表面活性剂　表面活性剂类载体熔点低，易溶于水和有机溶剂，可用熔融法或溶剂法制备固体分散体。常用含有聚氧乙烯基的泊洛沙姆188、吐温80、聚乙二醇甘油酯等，载药量大，具有抑晶作用，常与其他载体合用，可增加药物的润湿性和溶解性，是理想的速释固体分散体载体。

4）糖类与醇类　糖类载体材料主要有果糖、半乳糖、壳聚糖、右旋糖酐、蔗糖等，常与PEG联合使用。醇类载体材料主要有木糖醇、甘露醇和山梨醇等。糖类与醇类载体材料水溶性好，分子中含有多个羟基，可与药物通过氢键结合形成固体分散体。

5）其他　除上述载体材料外，还可使用有机酸、纤维素等制备固体分散体。有机酸类载体材料主要有枸橼酸、酒石酸、富马酸、胆酸、琥珀酸等，可与药物形成低共熔混合物，常用熔融法制备固体分散体。纤维素类载体材料主要有羟丙基纤维素、羟丙甲纤维素等，常与乳糖、微晶纤维素合用。

2. 难溶性载体材料

1）乙基纤维素　乙基纤维素(EC)不溶于水，可溶于乙醇、丙酮等多种有机溶剂。作为固体分散体的载体材料稳定性好，载药量高，不易老化，可实现药物的缓释。一般加入羟丙基纤维素、聚乙二醇等水溶性载体材料调节药物的释放速率。多采用乙醇作为溶剂，以溶剂蒸发法制备固体分散体。乙基纤维素溶解后呈网状骨架结构，溶剂蒸发后药物以分子或微晶形式包埋在网状骨架结构中，溶解时释放缓慢，属于扩散控制释放。

2）聚丙烯酸树脂　难溶性固体分散体载体材料可采用含有季铵基的聚丙烯酸树脂，如聚丙烯酸树脂Ⅳ号、Eudragit RL和Eudragit RS等。此类材料不溶于胃肠液，也不被机体吸收，安全性高，是一种优良的缓释型固体分散体载体。多采用溶剂蒸发法制备，加入聚维酮、聚乙二醇等调节药物的释放速率。

3）脂质　脂质类载体材料主要有胆固醇、棕榈酸甘油酯、β-胆甾醇、巴西棕榈蜡和胆固醇硬脂酸酯等。一般采用熔融法制备固体分散体，释药速率常随载体材料的增多而降低，可加入聚维酮、糖类等水溶性表面活性剂调节释药速率。

3. 肠溶性载体材料

1）纤维素　纤维素类载体材料主要为醋酸纤维素钛酸酯(CAP)和羟丙甲纤维素钛酸酯(HPMCP)，不溶于胃液，可溶于肠液，可制备肠道定位释药的固体分散体，也具有一定的缓释作用，可用于遇酸不稳定的药物或要求在肠道释放的药物。

2）聚丙烯酸树脂　肠溶性固体分散体载体材料主要有聚丙烯酸树脂Ⅱ号、聚丙烯酸树脂Ⅲ号，Eudragit L型和Eudragit S型。常用Eudragit L 100和Eudragit S 100，两者可联合使用。

（三）固体分散体的类型

1. 简单低共熔混合物　简单低共熔混合物是指药物和载体材料按照低共熔混合物的比例进行混合，熔融后骤冷固化至低共熔温度时，药物与载体同时生成晶核，两组分的分子向各自的晶核扩散使晶核长大，同时迅速固化产生的空间阻滞作用可相互抑制对方的晶核生长，最终药物和载体均以微晶的形式析出而形成的物理混合物。

2. 固体溶液 药物以分子状态分散在载体材料中形成的均相体系称为固体溶液。与液体溶液相同，药物以分子状态分散，可以理解为药物溶解在固体溶剂中。选择适宜的载体，可显著提高药物的溶出速率。按照药物与载体是否混溶分为连续型和非连续型。药物与载体可以任意比例完全混溶时，称为连续型固体溶液。药物与载体不能完全混溶，称为非连续型固体溶液，也叫部分互溶固体溶液。水杨酸和 PEG 6000 可组成部分互溶固体溶液。

按照药物分子在载体材料中的分布方式，固体溶液可分为置换型、填充型和无定形三类。①置换型固体溶液：药物分子取代部分载体分子形成的晶体结构，也称完全互溶固体溶液。②填充型固体溶液：药物分子填充进入载体分子的晶格空隙中，也称部分互溶固体溶液。③无定形固体溶液：药物分子不规则地分散在无定形载体材料中形成的固体溶液。在熔融的透明状无定形载体中加入药物溶解，骤冷，可得透明质脆的固体溶液，也叫玻璃溶液。

3. 共沉淀物 共沉淀物是药物与载体材料以适当的比例溶解于有机溶剂，除去溶剂后两者同时沉淀析出形成的无定形物。药物以分子状态存在，溶出速率较大。常用的载体材料主要为多羟基化合物，如聚维酮、枸橼酸、纤维素衍生物和蔗糖等。载体的无定形网络结构使药物分子受到限制，阻滞药物析出。

（四）固体分散体的制备方法

1. 熔融法 药物与载体材料混合，加热熔融，剧烈搅拌下迅速冷却成固体；或将熔融混合物倾倒在钢板上形成薄层，钢板下采用冰块、干冰等制冷；也可将熔融混合物浸入液氮使之迅速冷却。骤冷后可迅速形成晶核，且晶核不长大，有利于药物的高度分散。此法适用于遇热稳定的药物，若先加热使载体熔融，再加入药物，可缩短药物的受热时间，有利于保护药物的稳定性。熔点低、不溶于有机溶剂的载体材料可使用熔融法制备固体分散体，如聚乙二醇、糖、有机酸等。热熔挤出法是在传统熔融法的基础上改良的一种制备方法。该法将药物与载体材料混合后置于热熔挤出机的具有逐段控温功能的机筒中，物料在机筒中螺杆的推进下进一步混合并前移，在特定控温区段的加热作用下物料熔融或软化，最后以一定的压力、速度和形状挤出，经冷凝形成固体分散体。热熔挤出技术可实现固体分散体的工业化生产，在多种上市产品中得到应用，如利托那韦胶囊、伊曲康唑胶囊等。

2. 溶剂蒸发法 溶剂蒸发法也叫溶解法、共沉淀法，该法将药物和载体溶解于有机溶剂中，蒸发除去有机溶剂，使药物和载体同时析出，再次干燥除尽有机溶剂，可得共沉淀固体分散体。除去溶剂的方法主要有冷冻干燥法、喷雾干燥法、超临界流体法、流化床干燥法等。遇热不稳定的药物可用本法制备固体分散体。

3. 溶剂-熔融法 将药物溶解于少量有机溶剂中，然后加入熔融的载体材料中，混合均匀，蒸发去除有机溶剂，按熔融法骤冷固化即得。一般药物溶液占固体分散体的比例不超过 10%，否则不易形成脆而易碎的固体分散体。本法适用于鱼肝油，维生素 A、维生素 D、维生素 E 等油状药物或热稳定性差的药物，一般要求药物剂量小于 50 mg。

4. 研磨法 将药物与较大比例的载体材料混合，强力研磨，借助机械力降低药物的粒度或使药物载体以氢键结合，形成固体分散体。该法制备过程中的主要影响因素为药物与载体的比例和研磨时间。该法适用于对热不稳定或易挥发的药物。

（五）固体分散体的验证

1. 溶出速率测定法 药物制成固体分散体后，溶出速率发生变化。可通过比较药物、药物与载体材料的物理混合物以及固体分散体溶出情况，判断固体分散体是否形成。

2. 热分析法 热分析法是利用程序控温测定物质的理化性质随温度变化的函数关系的方

法。主要包括热重分析法(TG)、差示热分析法(DTA)和差示扫描量热法(DSC)。其中DSC最为常用。通过比较药物、载体、药物与载体材料的物理混合物以及固体分散体的DSC曲线,观察药物晶体吸热峰的变化情况,判断药物在载体中的分散状态及程度。

3. 红外光谱法 红外光谱法可确定固体分散体中有无复合物形成或是否存在其他相互作用。若无相互作用,无论是低共熔混合物还是固体溶液的红外光谱,均应与相应的物理混合物相同。在形成复合物或强氢键等情况下,固体分散体中药物和载体的某些吸收峰可消失或发生位移。

4. X射线衍射法 X射线衍射法可用于判断药物在固体分散体中的存在状态。若药物以晶体形式存在,谱图中呈现药物的晶体衍射特征峰;若药物以无定形形式存在,谱图中药物的晶体衍射特征峰消失;若药物以低共熔混合物形式存在,谱图中可呈现药物的晶体衍射特征峰,但峰强度一般较弱。

项目小结

教学提纲		主要内容简述
一级	二级	
一、包合技术	(一)概述	包合物的定义、特点
	(二)包合材料	环糊精、环糊精衍生物
	(三)包合物的制备方法	饱和水溶液法、研磨法、冷冻干燥法、喷雾干燥法
	(四)包合物的验证	显微分析法、X射线衍射法、相溶解度法、热分析法、红外光谱法、核磁共振法
二、微囊与微球化技术	(一)概述	微囊和微球的定义、特点
	(二)微囊与微球的载体材料	天然高分子材料,半合成高分子材料,合成高分子材料
	(三)微囊的制备	物理化学法,物理机械法,化学法
	(四)微球的制备	乳化分散法,其他
	(五)微囊与微球中药物的释放及体内运转	微囊与微球中药物释放机制,影响微粒中药物释放的因素
	(六)微囊与微球的质量评定	载药量与包封率,形态、粒径及其分布,释药速率,突释效应和泄漏率,残留有机溶剂
三、固体分散技术	(一)概述	固体分散体的定义、优缺点
	(二)载体材料	水溶性载体材料,难溶性载体材料,肠溶性载体材料
	(三)固体分散体的类型	简单低共熔混合物,固体溶液,共沉淀物
	(四)固体分散体的制备方法	熔融法,溶剂蒸发法,溶剂-熔融法,研磨法
	(五)固体分散体的验证	溶出速率测定法,热分析法,红外光谱法,X射线衍射法

达标检测题

参考答案

一、单项选择题

1. 微囊与胶囊剂比较,特殊之处在于(　　)。

A. 可使液体药物固体化　　B. 增加药物稳定性

C. 提高生物利用度　　D. 使药物释放延缓

E. 掩盖药物的不良气味

2. 以明胶为囊材,采用单凝聚法制备微囊时,常用的固化剂是(　　)。

A. 甲醛　　B. 硫酸钠　　C. 乙醇　　D. 丙酮　　E. 氯化钠

3. 关于微囊概念的叙述,正确的是(　　)。

A. 将固体药物或液体药物包裹在天然的或合成的高分子材料中而形成微小囊状物的技术,称为微囊

B. 将固体药物或液体药物包裹在天然的或合成的高分子材料中而形成微小囊状物的过程,称为微囊

C. 将固体药物或液体药物包裹在天然的或合成的高分子材料中而形成的微小囊状物,称为微囊

D. 将固体药物或液体药物包裹在环糊精材料中形成的微小囊状物,称为微囊

E. 将固体药物或液体药物包裹在环糊精材料中形成微小囊状物的过程称为微囊

4. 关于微囊特点的叙述,错误的是(　　)。

A. 微囊能掩盖药物的不良气味

B. 制成微囊能提高药物的稳定性

C. 微囊能防止药物在胃内失活或减少对胃的刺激

D. 微囊能使液体药物固体化,便于应用与贮存

E. 微囊能提高药物溶出速率

5. 磁性微球是将药物与下列哪种材料一起用适当高分子材料制成的微球制剂?(　　)

A. 蛋白质　　B. 明胶　　C. 铁磁性物质　　D. PVP　　E. CMC

6. β-环糊精与挥发油制成的固体粉末为(　　)。

A. 微囊　　B. 化合物　　C. 微球

D. 低共熔混合物　　E. 包合物

7. 关于包合物的叙述,错误的是(　　)。

A. 包合物是一种分子被包藏在另一种分子的空穴结构内的复合物

B. 包合物是一种药物被包裹在高分子材料中形成的囊状物

C. 包合物能增加难溶性药物的溶解度

D. 包合物能使液体药物粉末化

E. 包合物能促进药物稳定化

8. 将挥发油制成包合物的主要目的是(　　)。

A. 防止药物挥发　　B. 减少药物的副作用和刺激性

C. 掩盖药物的不良气味　　D. 能使液体药物粉末化

E. 能使药物浓集于靶区

9. 目前应用较多的包合材料的是(　　)。

A. γ-环糊精　　B. α-环糊精　　C. β-环糊精

D. 羟丙基-β-环糊精　　E. 乙基-β-环糊精

10. 可用作缓释作用的包合材料是(　　)。

A. γ-环糊精　　B. α-环糊精　　C. β-环糊精

D. 羟丙基-β-环糊精　　E. 乙基-β-环糊精

11. 关于固体分散体的叙述,错误的是(　　)。

A. 固体分散体是药物以分子、胶态、微晶等均匀分散于另一种水溶性、难溶性或肠溶性固态载体物质中所形成的固体分散体系

B. 固体分散体采用肠溶性载体,增加难溶性药物的溶解度和溶出速率

C. 利用载体的包裹作用,可延缓药物的水解和氧化

D. 能使液体药物粉末化

E. 掩盖药物的不良气味和刺激性

12. 下列不能作为固体分散体载体材料的是(　　)。

A. PEG 类　　B. 淀粉　　C. 聚维酮　　D. 甘露醇　　E. 泊洛沙姆

13. 下列可作为水溶性固体分散体载体材料的是(　　)。

A. 乙基纤维素　　B. 微晶纤维素　　C. 聚维酮

D. 聚丙烯酸树脂Ⅳ号　　E. HPMCP

14. 下列关于固体分散体的叙述,错误的是(　　)。

A. 熔融法是将药物与载体的熔融物在搅拌情况下慢慢冷却的方法

B. 共沉淀物是由固体药物与载体以恰当比例存在而形成的非结晶性无定形物

C. 固体分散体的类型有简单低共熔混合物、固体溶液、共沉淀物

D. 常用的固体分散技术有熔融法、溶剂蒸发法、溶剂-熔融法、研磨法等

E. 固体药物以分子状态分散于载体中,称为固体溶液

15. 下列关于包合物的叙述,错误的是(　　)。

A. 一种分子被包嵌于另一种分子的空穴结构内形成包合物

B. 包合过程是化学过程

C. 主分子具有较大的空穴结构

D. 客分子必须与主分子的空穴形状和大小相适应

E. 包合物为客分子被包嵌于主分子的空穴结构内形成的分子囊

二、配伍选择题

题 1～2

A. PEG 类　　B. Eudragit RL　　C. β-环糊精

D. 淀粉　　E. HPMCP

1. 不溶性固体分散体的载体材料是(　　)。

2. 水溶性固体分散体的载体材料是(　　)。

题 3～6

A. 明胶　　B. Eudragit RS　　C. β-环糊精

D. 聚维酮　　E. 明胶-阿拉伯胶

3. 某水溶性药物制成缓释固体分散体可选择的载体材料是(　　)。

4. 某难溶性药物若要提高溶出速率可选择的固体分散体载体材料为(　　)。
5. 单凝聚法制备微囊可用囊材为(　　)。
6. 复凝聚法制备微囊可用囊材为(　　)。

题 7～8

A. β-环糊精　　B. 聚维酮　　C. γ-环糊精
D. 羟丙基-β-环糊精　　E. 乙基-β-环糊精

7. 固体分散体的载体材料可选择(　　)。
8. 片剂黏合剂可选择(　　)。

三、多项选择题

1. 下列可作为微囊囊材的是(　　)。

A. 微晶纤维素　　B. 甲基纤维素　　C. 乙基纤维素
D. 聚乙二醇　　E. 羧甲基纤维素

2. 关于包合物的叙述,正确的是(　　)。

A. 包合物能防止药物挥发
B. 包合物是一种药物被包裹在高分子材料中形成的囊状物
C. 包合物能掩盖药物的不良气味
D. 包合物能使液体药物粉末化
E. 包合物能使药物浓集于靶区

3. 关于固体分散体的叙述,正确的是(　　)。

A. 固体分散体是药物分子包藏在另一种分子的空穴结构内的复合物
B. 固体分散体采用肠溶性载体,增加难溶性药物的溶解度和溶出速率
C. 固体分散体采用难溶性载体,延缓或控制药物释放
D. 固体分散体可掩盖药物的不良气味和刺激性
E. 能使液体药物粉末化

4. 下列可作为水溶性固体分散体载体材料的是(　　)。

A. PEG 类　　B. Eudragit RL　　C. 聚维酮　　D. 甘露醇　　E. 泊洛沙姆

5. 下列可作为不溶性固体分散体载体材料的是(　　)。

A. 乙基纤维素　　B. PEG 类　　C. 聚维酮　　D. Eudragit L　　E. HPMCP

(高亚男)

参考文献

[1] 李忠文.药剂学[M].3 版.北京:人民卫生出版社,2018.
[2] 张平平,侯飞燕,王琳.药剂学[M].2 版.南京:江苏凤凰科学技术出版社,2018.
[3] 陆丹玉,封家福,王利华.药物制剂技术[M].2 版.南京:江苏凤凰科学技术出版社,2018.
[4] 丁立,郭幼红.药物制剂技术[M].北京:高等教育出版社,2020.
[5] 张健泓.药物制剂技术[M].3 版.北京:人民卫生出版社,2018.
[6] 方亮.药剂学[M].8 版.北京:人民卫生出版社,2016.
[7] 杨凤琼,徐芳辉,江荣高.药物制剂[M].武汉:华中科技大学出版社,2016.
[8] 朱照静,张荷兰.药剂学[M].2 版.北京:中国医药科技出版社,2021.
[9] 国家药典委员会.中华人民共和国药典(2020 年版)[M].北京:中国医药科技出版社,2020.
[10] 何勤,张志荣.药剂学[M].3 版.北京:高等教育出版社,2021.
[11] 胡兴娥,刘素兰.药剂学[M].北京:高等教育出版社,2006.
[12] 韦超,侯飞燕.药剂学[M].3 版.郑州:河南科学技术出版社,2019.
[13] 徐宁,刘燕,蔡兴东.药物分析[M].武汉:华中科技大学出版社,2017.
[14] 张琦岩.药剂学[M].2 版.北京:人民卫生出版社,2013.
[15] 崔福德.药剂学实验指导[M].3 版.北京:人民卫生出版社,2011.
[16] 崔福德.药剂学[M].7 版.北京:人民卫生出版社,2011.
[17] 孟胜男,胡容峰.药剂学[M].2 版.北京:中国医药科技出版社,2021.
[18] 唐星.药剂学[M].4 版.北京:中国医药科技出版社,2019.
[19] 潘卫三.工业药剂学[M].3 版.北京:中国医药科技出版社,2015.
[20] 王建新,杨帆.药剂学[M].2 版.北京:人民卫生出版社,2015.
[21] 周建平,唐星.工业药剂学[M].北京:人民卫生出版社,2014.
[22] 杨丽.药剂学[M].北京:人民卫生出版社,2014.
[23] 龙晓英,田燕.药剂学[M].2 版.北京:科技出版社,2016.